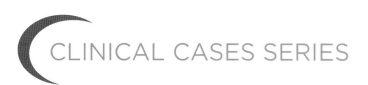

CLINICAL CASES SERIES

种植
临床病例解析

Clinical Cases in Implant Dentistry

（美）纳迪姆·卡瑞姆巴克斯（Nadeem Karimbux）
（美）汉斯-彼得·韦伯（Hans-Peter Weber） 主编

吴轶群　王　凤　主译

北方联合出版传媒（集团）股份有限公司
辽宁科学技术出版社
沈 阳

图书在版编目（CIP）数据

种植临床病例解析 /（美）纳迪姆·卡瑞姆巴克斯（Nadeem Karimbux），（美）汉斯-彼得·韦伯（Hans-Peter Weber）主编；吴轶群，王凤主译. — 沈阳：辽宁科学技术出版社，2019.6

ISBN 978-7-5591-0973-6

Ⅰ.①种… Ⅱ.①纳… ②汉… ③吴… ④王… Ⅲ.①种植牙—口腔外科学 Ⅳ.①R782.12

中国版本图书馆CIP数据核字（2018）第241552号

出版发行：辽宁科学技术出版社
　　　　　（地址：沈阳市和平区十一纬路25号　邮编：110003）
印　刷　者：广州市番禺艺彩印刷联合有限公司
经　销　者：各地新华书店
幅面尺寸：210mm×285mm
印　　张：30
插　　页：4
字　　数：700千字
出版时间：2019年6月第1版
印刷时间：2019年6月第1次印刷
责任编辑：陈　刚　苏　阳　殷　欣
封面设计：袁　舒
版式设计：袁　舒
责任校对：李　霞

书　　号：ISBN 978-7-5591-0973-6
定　　价：498.00 元

投稿热线：024-23280336
邮购热线：024-23280336
E-mail:cyclonechen@126.com
http://www.lnkj.com.cn

译者名单Translators

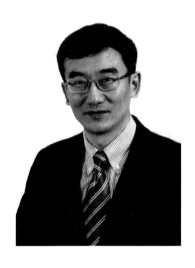

主译

吴轶群
口腔医学博士　博士研究生导师
上海交通大学医学院附属第九人民医院主任医师
国际口腔种植协会专家组委员（ITI fellow）
国际口腔种植协会中国分会教育部主任
ITI奖学金中心（上海）主任
中华口腔医学会口腔种植专业委员会副主任委员
上海市口腔医学会口腔种植专业委员会常委

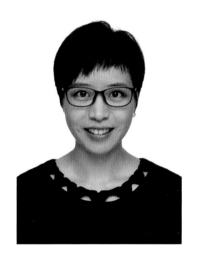

主译

王凤
口腔医学博士
上海交通大学医学院附属第九人民医院口腔种植科副主任医师
美国密歇根大学牙学院临床研究中心访问学者
国际口腔种植协会专家组委员（ITI fellow）

译者名单（按拼音排序）
洪国峰　黄　伟　王　凤　吴轶群　赵　凯　周文洁　邹多宏

序Foreword

在过去的半个多世纪中，口腔种植学的开创、发展到成熟已成为20世纪口腔医学的重大进展之一。有人说它是口腔医学领域的一场革命，给人类提供了第三副牙齿；有人说它的发展和成熟在根本上改变并持续改变着口腔医学的发展进程，引来了口腔医学的一系列重大变化和重组。口腔种植学已发展成为一门新兴的综合性学科，它涉及口腔颌面外科、口腔修复科、口腔牙周科、口腔放射科、口腔材料、口腔生物力学、口腔技工工艺等学术领域。

我国自20世纪80年代起研究、发展、引进和应用种植牙技术。尽管我国起步较晚，但通过同仁们的不懈努力，尤其是近10余年，通过"走出去，请进来"的方法，参加了一系列国际高水平的学术会议，并加入了国际顶级学术团体，同时邀请了国际知名专家来国内讲学，使我国的口腔种植技术和水平在短时间内得到了快速发展。随着国内各家医院、民营诊所纷纷开展种植业务，种植体使用数量逐年大幅攀升。据不完全统计，近年来我国种植体的植入数量以每年30%以上的速度递增，充分说明口腔种植在我国存在巨大的发展潜力，中国成为种植大国已经指日可待。

与此同时，伴随大量种植体的植入，各类并发症也层出不穷，给众多医师带来了困扰。如何使植入种植体保持长期成功率，如何使患者获得长期稳定的美学和功能疗效，这是我们每一名种植医师的追求和愿望。实现这一目标需要不断加强自身学习，学习国际先进技术，掌握国际最新动态，吸取前人经验教训，少走弯路。

《种植临床病例解析》一书的原作者来自哈佛大学种植团队，它是近年出版的一本好书，内容涉及术前检查与诊断、种植体设计、种植外科与修复、软硬组织处理、种植体周围疾病并发症预防等诸多种植领域内容。编者们凭借长期的临床经验和丰富的病例向读者展示了不同难易程度的种植治疗程序、治疗方法与治疗风险。同时又结合相关文献回顾，科学地展示了诊断、治疗、预后相结合的规范体系。这种从理论入手、结合临床实践的方法，有利于种植医师在阅读本书后能更好地开展临床工作。本书通过临床病例展示的形式，对种植理论进行梳理的全新教学方式，也会给同仁们带来新的启发和思路。

本书译者均为上海交通大学医学院附属第九人民医院种植专业医师，长期从事口腔种植临床工作。在翻译本书过程中，译者力求以真实面貌还原书中的49个典型病例。衷心希望各位读者能够从中受益，用书中严谨科学的医者精神指导今后的种植临床工作；通过我们的精准治疗，给患者带来良好的疗效，这就是我们翻译此书的初衷。

上海交通大学医学院附属第九人民医院
口腔种植科主任医师　教授　张志勇

2018年12月20日于上海

编者名单Contributors

Paul ina Acosta
Private Practice
Tijuana, Baja, CA, USA

Mohammed N. Alasqah
Periodontist and Esthetic Dentistry
Assistant Professor
Department of Preventive Dental Sciences
College of Dentistry
Prince Sattam Bin Abdulaziz University
Al Kharj, Saudi Arabia

Abdullah Al Farraj Aldosari
Director of Dental Implant and Osseointegration
Research Chair
Associate Professor and Consultant of Prosthodontics
and Implantology
Department of Prosthetic Science
College of Dentistry
King Saud University
Riyadh, Saudi Arabia

Shatha Alharthi
Advanced Graduate Resident
Department of Periodontology
School of Dental Medicine
Tufts University
Boston, MA, USA

Emilio Arguello
Clinical Instructor
Division of Periodontology
Department of Oral Medicine, Infection, and Immunity
Harvard University School of Dental Medicine
Boston, MA, USA

Federico Ausenda
Advanced Graduate Resident
Department of Periodontology
Tufts University School of Dental Medicine
Boston, MA, USA

Gustavo Avila-Ortiz
Assistant Professor
Department of Periodontics
University of Iowa, College of Dentistry
Iowa City, IA, USA

Christopher A. Barwacz
Assistant Professor
Department of Family Dentistry
University of Iowa, College of Dentistry
Iowa City, IA, USA

Seyed Hossein Bassir
Division of Periodontology
Department of Oral Medicine, Infection and Immunity
Harvard School of Dental Medicine
Boston, MA USA

Francesca Bonino
Advanced Standing Student for Internationally Trained
Dentists
Henry M. Goldman School of Dental Medicine
Boston University
Boston, MA, USA

Suheil M. Boutros
Private practice limited to periodontics and dental implants
Grand Blanc, MI, USA;
Visiting Assistant Professor
Department of Periodontics and Oral Medicine
The University of Michigan
Ann Arbor, MI, USA

Eriberto Bressan
Professor
Department of Neuroscience
University of Padova
Padova, Italy

Minh Bui
DMD Candidate
Department of Diagnosis & Health Promotion
Tufts University School of Dental Medicine
Boston, MA, USA

Michael Butera
Prosthodontist
Private Practice
Boston, MA, USA

Jacinto Cano-Peyro
Periodontist, Private Practice
Marbella, Spain;
Visiting Professor, Department of Restorative Dentistry
Complutense University of Madrid
Madrid, Spain

Chun-Jung Chen
Instructor in Periodontics
Department of Dentistry
Chi Mei Medical Center
Tainan, Taiwan

Sung Mean Chi
Prosthodontist
Private Practice
Stow, OH, USA

Sung-Kiang Chuang
Associate Professor in Oral and Maxillofacial Surgery
Massachusetts General Hospital and Harvard School of Dental Medicine
Boston, MA, USA

Luis Del Castillo
Clinical Assistant Professor
Department of Prosthodontics
Tufts University School of Dental Medicine
Boston, MA, USA

Rustam DeVitre
Director of Alumni
Tufts University School of Dental Medicine
Boston, MA, USA;
Private Practice
Boston, MA, USA

Irina Dragan
Department of Periodontology
Tufts University School of Dental Medicine
Boston, MA, USA

Satheesh Elangovan
Associate Professor
Department of Periodontics
The University of Iowa College of Dentistry
Iowa City, IA, USA

Karim El Kholy
Advanced Graduate Resident
Division of Periodontics
Department of Oral Medicine, Infection, and Immunity
Harvard School of Dental Medicine
Boston, MA, USA

Waeil Elmisalati
Clinical Assistant Professor of Periodontology
University of New England College of Dental Medicine
Portland, ME, USA

Zameera Fida
Associate in Pediatric Dentistry
Boston Children's Hospital
Boston, MA, USA

Marcelo Freire
Advanced Graduate Resident
Division of Periodontology, Oral Medicine, Infection and Immunity
Harvard School of Dental Medicine
Boston, MA, USA

Rumpa Ganguly
Assistant Professor and Division Head
Oral and Maxillofacial Radiology
Department of Diagnostic Sciences
Tufts University School of Dental Medicine
Boston, MA, USA

Hamasat Gheddaf Dam
Adjunct Assistant Professor in Prosthodontics
Tufts University School of Dental Medicine
Private Practice
Boston, MA, USA

Hadi Gholami
Research Fellow
Department of Prosthodontics
Tufts University School of Dental Medicine
Boston, MA, USA

Mindy Sugmin Gil
Visiting Postgraduate Research Fellow
Department of Oral Medicine, Infection, and Immunity
Harvard School of Dental Medicine
Boston, MA, USA

Luca Gobbato
Clinical Instructor
Department of Oral Medicine, Infection and Immunity
Division of Periodontics
Harvard University School of Dental Medicine
Boston, MA, USA

Maria E. Gonzalez
Clinical Assistant Professor
Division of Operative Dentistry
Comprehensive Care Department
Tufts University School of Dental Medicine
Boston, MA, USA

Mitchell Gubler
Advanced Graduate Resident
Department of Periodontics
University of Iowa College of Dentistry
Iowa City, IA, USA

Sergio Herrera
Post Graduate Resident
International Academy of Dental Implantology
San Diego, CA, USA

Daniel Kuan-te Ho
Assistant Professor
Department of Periodontics
School of Dentistry
University of Texas Health Science Center at Houston
Houston, TX, USA

Hsiang-Yun Huang
Private Practice
Taipei, Taiwan;
Clinical Instructor
School of Dentistry
National Defense Medical Center
Taipei, Taiwan

Yong Hur
Assistant Professor
Department of Periodontology
Tufts University School of Dental Medicine
Boston, MA, USA

Y. Natalie Jeong
Assistant Professor
Department of Periodontology
Tufts University School of Dental Medicine
Boston, MA, USA

Nadeem Karimbux
Division of Periodontology
Department of Oral Medicine, Infection and Immunity
Harvard School of Dental Medicine
Boston, MA, USA;
Professor of Periodontology
Department of Periodontology
Tufts University School of Dental Medicine
Boston, MA, USA

Ioannis Karoussis
Assistant Professor of Periodontology
Dental School
University of Athens
Athens, Greece

David Minjoon Kim
Associate Professor
Director, Postdoctoral Periodontology
Director, Continuing Education
Division of Periodontology
Department of Oral Medicine, Infection & Immunity
Harvard School of Dental Medicine
Boston, MA, USA

Samuel Koo
Assistant Professor
Department of Periodontology
Tufts University School of Dental Medicine
Boston, MA, USA

Chun-Teh Lee
Post-Doctoral Fellow in Periodontology
Harvard School of Dental Medicine
Boston, MA, USA

Samuel Lee
Director of International Academy of Dental
Implantology
San Diego, CA, USA

Paul A. Levi, Jr.
Associate Clinical Professor
Department of Periodontology
Tufts University School of Dental Medicine
Boston, MA, USA

Diego Lops
Assistant Professor in Periodontology and Implant
Dentistry
University of Milan
Milan, Italy

Lauren Manning
Assistant Professor
Oregon Health & Science University
Portland, OR, USA

Sonja Mansour
Assistant Professor
Department of Prosthodontics
Institute for Dental and Craniofacial Sciences
Charité
Berlin, Germany

Mariam Margvelashvili
Postdoctoral Fellow
Department of Prosthodontics
Tufts University School of Dental Medicine
Boston, MA, USA

Fabio Mazzocco
Visiting Professor
Department of Implantology at Padova
University of Dental Medicine
Padova, Italy

Luigi Minenna
Research Centre for the Study of Periodontal and Peri-
Implant Diseases
Department of Periodontology
School of Dentistry
University of Ferrara
Ferrara, Italy

Adrian Mora
Post Graduate Resident
International Academy of Dental Implantology
San Diego, CA, USA

Lorenzo Mordini
Advanced Graduate Resident
Department of Periodontology
Tufts University School of Dental Medicine
Boston, MA, USA

Hidetada Moroi
Assistant Clinical Professor
Department of Periodontology
Tufts University School of Dental Medicine
Boston, MA, USA

Zuhair S. Natto
Visiting Assistant Professor
Department of Periodontology
Tufts University School of Dental Medicine
Boston, MA, USA;
Assistant Professor
Department of Dental Public Health
School of Dentistry, King Abdulaziz University
Jeddah, Saudi Arabia

Christina Nicholas
Department of Anthropology and Dows Institute for
Dental Research
The University of Iowa College of Dentistry
Iowa City, IA, USA

Yumi Ogata
Board Diplomate
American Board of Periodontology
Assistant Professor
Department of Periodontology
Tufts University School of Dental Medicine
Boston, MA, USA

Rory O'Neill
Associate Clinical Professor
Department of Periodontology
Tufts University School of Dental Medicine
Boston, MA, USA;
Clinical Professor of Dentistry
Roseman University
College of Dental Medicine
Henderson, NV, USA

Pinelopi Pani
Advanced Graduate Resident
Department of Periodontology
Tufts University School of Dental Medicine
Boston, MA, USA

Gianluca Paniz
Visiting Professor
Department of Implantology at Padova
University of Dental Medicine
Padova, Italy

Panos Papaspyridakos
Assistant Professor of Postgraduate Prosthodontics
Department of Prosthodontics
Tufts University School of Dental Medicine
Boston, MA, USA

Kwang Bum Park
Director
MIR Dental Hospital
Daegu, South Korea

Carlos Parra
Department of Periodontics
Texas A & M University College of Dentistry
Dallas, TX, USA

Lucrezia Paterno Holtzman
Department of Periodontology
Tufts University School of Dental Medicine
Boston, MA, USA

Aruna Ramesh
Diplomate, ABOMR
Associate Professor and Interim Chair
Department of Diagnostic Sciences
Division of Oral and Maxillofacial Radiology
Tufts University School of Dental Medicine
Boston, MA, USA

Tannaz Shapurian
Associate Clinical Professor
Department of Periodontology
Tufts University School of Dental Medicine
Boston, MA, USA

Teresa Chanting Sun
Department of Periodontology
Tufts University School of Dental Medicine
Boston, MA, USA

Rainier A. Urdaneta
Prosthodontist
Private Practice
Implant Dentistry Centre
Jamaica Plain, MA, USA

Jeff Chin-Wei Wang
Clinical Assistant Professor
Department of Periodontics and Oral Medicine
University of Michigan School of Dentistry
Ann Arbor, MI, USA

Hans-Peter Weber
Professor
Department of Prosthodontics
Tufts University School of Dental Medicine
Boston, MA, USA

Wichaya Wisitrasameewong
Post-Doctoral Fellow
Division of Periodontology
Department of Oral Medicine, Infection and Immunity
Harvard School of Dental Medicine
Boston, MA, USA

前言 Preface

我们很高兴向各位读者展示49个临床口腔种植病例。这些病例由来自世界各地，拥有各种不同教育背景和临床经验的医师和住院医师共同完成。本书中的每个病例均展示了患者的真实情况，包括临床表现和影像学信息。每一例治疗过程包括病情诊断、治疗计划的制订、种植外科和种植修复等方面。

尽管本书中的每个章节都拥有一个专题名称，但我们发现许多病例和讨论的内容会有交叉。作者在对各自病例进行自问自答讨论时，不免会出现重复，但我们确信，这些林林总总的临床建议和文献综述恰恰可以呈现给读者分属于不同主题的病例所具有的多重挑战。

在阅读每个病例相关的讨论和参考文献时，上述这一点应得到重视。我们希望今后在遇到相关领域的实际问题时，你能想到这些病例，并能运用到书中所提供的信息。

Hans-Peter Weber
Nadeem Karimbux

致谢Acknowledgments

特别感谢我的妻子和孩子（Hema Ramachandran 和Tarin Karimbux），能够忍受我为了自己的学术事业，长时间地对着计算机，完成本书各章节的写作。

——NK

没有大量个人时间的投入是不可能完成这本书的。因此特别感谢我的妻子Cheryl对我事业的支持和理解。

——HPW

此外，还要感谢哈佛大学和塔弗茨大学口腔专业的住院医师们。你们学习临床知识和技能的同时，我们也在学习。特别鸣谢带教老师对学生们的教导，以及对本书各章节的贡献。

——NK，HPW

目录Contents

第1章

检查和诊断

病例1

临床检查

病例介绍

患者，39岁，白人男性。刚搬入本地居住。主诉：下颌磨牙缺失，要求固定修复治疗。患者5个月前#46突发咬合痛，牙周检查发现#46远中探诊深度7mm，舌尖叩诊（＋）。主治牙医怀疑#46根折，进行了翻瓣术探查。翻瓣后见该牙根折至根中1/2，故将#46拔除并行拔牙位点保存术。此次就诊时，该患牙已拔除并完成位点保存5个月。患者自诉定期进行口腔卫生维护，包括专业牙周维护。

学习目标

■ 能从临床检查及患者病史中明确诊断

■ 能通过多项检查辅助诊断以评估及制订种植方案

■ 理解种植治疗前系统评估、牙周评估和美学评估的重要性

既往史

患者患有2型糖尿病，目前病情控制良好，就诊前1个月糖化血红蛋白检测值为6.2，患者每天服用降血糖药物（二甲双胍）1000mg，并否认存在其他系统性疾病史及过敏史。

一般情况

- 重要生命体征
  - 血压：120/77mmHg
  - 心率：76次/分钟
  - 呼吸：14次/分钟

社会与行为史

患者无吸烟史，饮酒适度。

口外检查

颌面部无明显异常，面型左右对称，颞下颌关节动度正常，未触及肿大的淋巴结。

口内检查

- 未查及可疑癌性病变
- 软组织检查包含颊黏膜、舌体、口底均无异常
- 牙周检查全口牙周探诊深度均为2~3mm（图

| 頬侧 | 323 | 323 | 333 | | 212 | 212 | 212 | 222 | 212 | | 212 | 323 | 213 | 323 | 323 | 333 | 323 |
| 腭侧 | 333 | 323 | 333 | | 222 | 323 | 213 | 212 | 212 | | 212 | 212 | 223 | 212 | 313 | 333 | 323 |

| 頬侧 | 323 | 323 | | 323 | 213 | 212 | 212 | 212 | 212 | 212 | 313 | 323 | 323 | | 323 | 333 | 323 |
| 舌侧 | 323 | 323 | | 333 | 322 | 323 | 213 | 212 | 212 | 212 | 212 | 323 | 312 | | 323 | 323 | 323 |

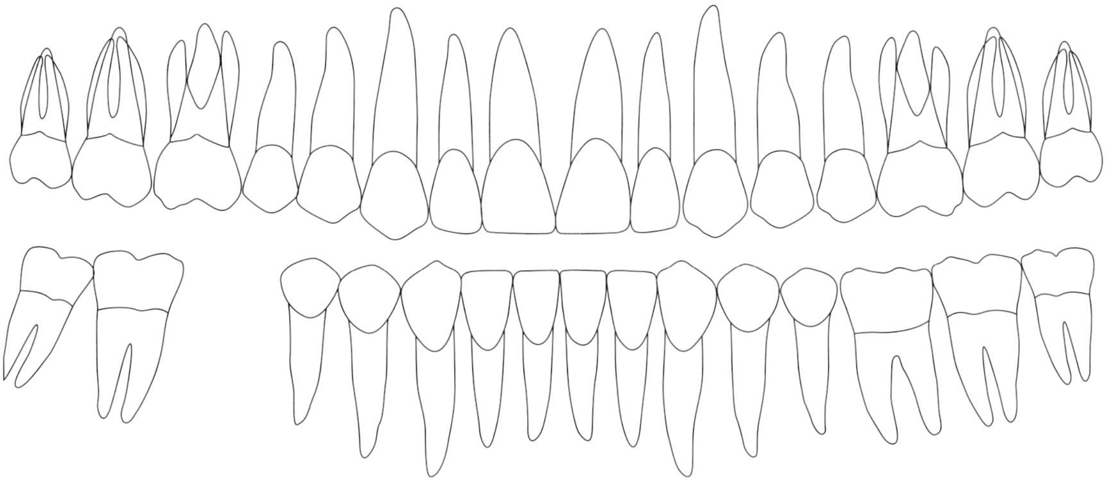

图1：初诊时牙周探诊检查表

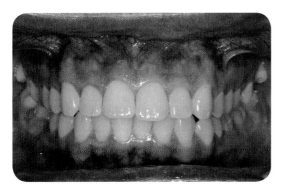

图2：初诊时口内照（正面观）

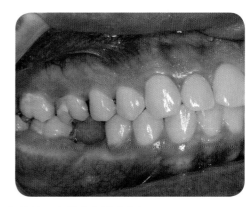

图3：初诊时口内照（右侧面观）

1)

- 除下颌前牙舌侧龈缘红肿外，其余牙龈色泽和形态均无异常
- 口腔卫生保持良好（图2~图4）
- 少数牙存在菌斑堆积
- 下颌前牙舌侧存在少量龈上结石
- 少数牙龋坏，包括原发龋及继发龋
- #46牙位区域愈合良好，颊侧存在少量骨缺损

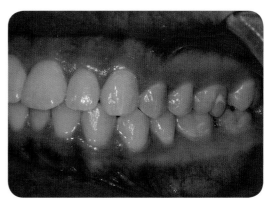

图4：初诊时口内照（左侧面观）

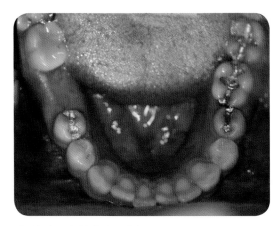

图5：初诊时口内照（殆面观）

（图5）

- 触诊判断#46缺牙区剩余骨量充足可满足常规种植体的植入，无须进行额外的骨增量操作
- #46缺牙区牙槽骨无明显的舌侧凹陷
- #46缺牙区具有足够厚度及宽度的角化附着龈（图3）
- 患者咬合状态稳定，#46缺牙区具有足够的近远中向及殆龈向间隙可满足未来修复需求（图3）

咬合检查

未观察到咬合功能失调及殆干扰等症状。

影像学检查

行全口系列根尖片检查。图6根尖片分别显示#46拔除前、#46拔除并行位点保存术后及种植体植入后影像。#46拔除后影像可见植骨材料充满拔牙窝，缺牙区牙槽嵴平齐邻牙牙槽嵴水平，所有根尖片均未见下颌神经管。

诊断

根据美国牙周学会诊断标准，该患者存在菌斑性牙龈炎、获得性膜龈形态异常及下颌牙列缺损（#46缺失）。

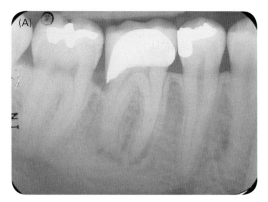

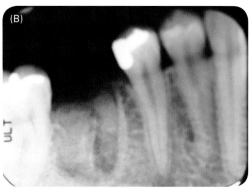

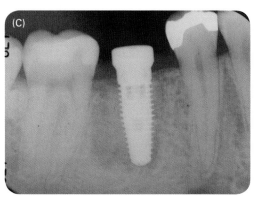

图6：根尖片。（A）拔牙前。（B）拔牙后。（C）种植术后

治疗计划

此患者的治疗计划包括术前口腔卫生指导以消除牙龈炎症。植入种植体并在种植体骨结合完成后（4个月），行上部结构修复。

临床检查及病史采集

该患者就诊时#46已拔除5个月，拔牙位点的愈合情况良好。虽然该患者患有糖尿病，但其血糖控制良好且无吸烟史。牙周检查结果显示除存在局部牙龈炎外,其余牙周组织基本健康。根据其口腔治疗史判断,该患者依从性良好且定期进行口腔卫生维护。咬合检查未见咬合异常。综合上述检查结果可认为该患者适合进行种植修复治疗。根据临床及影像学检查显示#46缺牙区牙槽嵴宽度充足,且具有足够的修复空间来容纳修复体。种植体植入术区未邻近下颌神经管。具有足够的可用骨高度,因此

患者未行CBCT检查。初诊完成口腔印模制取并用于制作诊断蜡型,以便于制作手术导板。拍摄患者面部及口内照片便于进行宣教并与修复医师沟通。治疗方案确定后,对患者进行种植治疗及相关流程宣教。隔天在手术导板辅助下,按厂商推荐流程完成种植体植入。

自学问题

A: 为什么全身评估对于需要种植治疗的患者如此重要?

B: 吸烟是否会影响种植治疗的成功率?

C: 种植治疗前的牙周评估是否重要?

D: 什么是种植术区评估?

E: 前牙美学区种植需考虑哪些因素?

F: 种植术前应仔细检查哪些解剖标志?

G: 种植术前需逐一进行的辅助检查有哪些?

H: 牙槽骨骨吸收如何分类?

参考文献

[1] Chen H, Liu N, Xu X, et al. Smoking, radiotherapy, diabetes and osteoporosis as risk factors for dental implant failure: a meta-analysis. PLoS One 2013;8(8):e71955.

[2] Oates TW, Huynh-Ba G, Vargas A, et al. A critical review of diabetes, glycemic control, and dental implant therapy. Clin Oral Implants Res 2013;24(2):117–127.

[3] Johnson GK, Hill M. Cigarette smoking and the periodontal patient. J Periodontol 2004;75(2):196–209.

[4] Heitz-Mayfield LJ, Huynh-Ba G. History of treated periodontitis and smoking as risks for implant therapy. Int J Oral Maxillofac Implants 2009;24(Suppl):39–68.

[5] Safii SH, Palmer RM, Wilson RF. Risk of implant failure and marginal bone loss in subjects with a history of periodontitis: a systematic review and meta-analysis. Clin Implant Dent Relat Res 2010;12(3):165–174.

[6] Heitz-Mayfield LJ. Peri-implant diseases: diagnosis and risk indicators. J Clin Periodontol 2008;35(8 Suppl):292–304.

[7] Lin GH, Chan HL, Wang HL. The significance of keratinized mucosa on implant health: a systematic review. J Periodontol 2013;84:1755–1767.

[8] Weber HP, Buser D, Belser UC. Examination of the candidate for implant therapy. In: Lindhe J, Lang NP, Karring T (eds), Clinical Periodontology and Implant Dentistry, 5th edn. Oxford: Wiley-Blackwell; 2008, pp 587–599.

[9] Benavides E, Rios HF, Ganz SD, et al. Use of cone beam computed tomography in implant dentistry: the International Congress of Oral Implantologists consensus report. Implant Dent 2012;21(2):78–86.

[10] Handelsman M. Surgical guidelines for dental implant placement. Br Dent J 2006;201(3):139–152.

[11] Seibert JS. Reconstruction of deformed partially edentulous ridges using full thickness onlay grafts: part I – technique and wound healing. Compend Contin Educ Dent 1983;4:437–453.

自学问题回答

A:

种植治疗成功的影响因素有许多。全身因素是其中之一，对于种植治疗效果有重要影响。全身状态会影响骨组织形成及创伤的愈合进程，因此在术前需对患者全身状态进行仔细评估。目前系统综述已证实吸烟及放射治疗（种植术前及术后）会增加种植治疗的失败率（分别为35%和70%）[1]。而对于其他全身因素，如糖尿病，鉴于延长种植体骨结合时间可能获得理想的治疗效果，故血糖控制不良的糖尿病患者也并非种植治疗的绝对禁忌证[2]。其他可能影响种植治疗方案的常见系统性疾病包括未控制的高血压、正在服用抗凝血剂或双膦酸盐的患者及精神异常的患者。对于此类患者，术前需要经过相关疾病的临床医师会诊是否可进行种植手术。因此，计划种植治疗前患者的全身系统性疾病的仔细评估是极其重要的。

B:

目前已证实吸烟可以通过多种机制影响牙周组织的健康[3]，且吸烟会对口腔微生物菌群产生不利的影响，抑制免疫系统及改变微血管环境，不利于伤口愈合[3]。吸烟者种植体失败率为非吸烟者的2倍[1]。除此之外，其种植体周围炎（与天然牙的牙周炎类似）的发生率也高于非吸烟者[3-4]，虽然吸烟并不是种植治疗的绝对禁忌证，但口腔医师有义务在术前告知患者吸烟是种植失败的高风险因素。

C:

种植治疗前的牙周检查与全身系统性疾病的评估同样重要。牙周检查可帮助口腔医师了解患者目前的牙周疾病状态、口腔卫生情况及膜龈指标（如系带附着水平、角化龈宽度和龈沟深度等）。一项中等强度的证据显示有牙周病病史的患者（尤其是侵袭性牙周病）种植体失败率及种植体边缘骨吸收风险更高[5]。口腔卫生不良也是另外一项导致种植体失败的重要风险因素[6]。对于某些膜龈异常，如前庭沟过浅、系带附着过高等均需在种植治疗前行软组织手术。越来越多的证据表明，种植体周围缺少角化龈容易造成菌斑堆积、炎症和膜龈退缩[7]。因此，术前彻底的牙周检查可帮助口腔医师了解患者的牙周状况以便在此基础上设计治疗方案。

D:

在种植体植入前，需确认缺牙区是否具有足够的颊舌向及殆龈向空间，以进行上部结构的修复。除此之外，还需通过影像学检查缺牙区牙槽嵴剩余骨高度及骨宽度是否充足。在通常情况下，若欲植入4mm直径的种植体，则需确保缺牙区近远中向存在至少7mm的间隙及牙槽骨颊舌向骨量充足，以保证种植体植入过程中不会损伤邻近重要解剖结果及发生骨开裂等并发症。通常认为，种植体与邻牙间至少需保持1.5mm的距离，而两颗种植体之间需保持至少3mm的距离。此外，种植体植入前还需确认种植体平台与对颌牙之间具有足够的间隙，并选择相应尺寸的基台及修复体。

E:

前牙美学区种植时应考虑以下因素[8]：

- 患者的笑线水平（高、中、低笑线）及龈缘形态
- 患者牙龈生物型（厚龈型或薄龈型）
- 患者天然牙尺寸及空间分布
- 患者天然牙牙冠解剖形态
- 天然牙临床牙冠长宽比
- 缺牙区软硬组织的解剖形态
- 缺牙区邻牙牙槽嵴顶水平（影像学检查）
- 咬合评估（覆𬌗及覆盖）

F：

对于上颌种植而言，当种植位点邻近上颌窦、鼻腔、切牙管、下颌神经管时，需进行仔细术前评估以免损伤上述解剖结构。此外，对于下颌后牙区的种植需注意下牙槽神经管冠根向及颊舌向的走行及舌下腺窝的凹陷程度。通常通过拍摄CBCT进行评估。由于部分影像学检查存在图像变形的现象，通常种植体与下颌神经管之间至少需保持2mm的距离。部分患者下颌正中区域存在神经血管束，其出口位于下颌骨舌侧，若损伤该血管束可能会导致严重的出血并引起舌下区血肿，甚至危及患者生命。

G：

除了包括牙周状况评估在内的口腔临床检查之外，部分患者需进行附加辅助检查来明确诊断并制订治疗方案，如进行影像学检查、制作诊断蜡型及拍摄临床照片等。影像学检查包括根尖片、𬌗翼片、曲面体层片及CBCT，由于CBCT能提供三维解剖结构信息，故其较传统X线片更有优势，可帮助口腔医师精确测量术区与周围重要解剖结构之间的距离[9]。诊断蜡型能辅助医师制订治疗方案、制作手术导板及易于与患者解释治疗计划[10]。临床照片的拍摄对于前牙美学区的治疗极其重要，可记录患者的笑线并方便同行病例交流。

H：

目前存在许多牙槽骨骨吸收的分类法，其中以1983年Seibert教授提出的牙槽骨骨吸收分类使用最为广泛[11]。该分类提出最初的设想是为辅助软组织增量，然而随后却被大量应用于种植术区的骨量评估。

Seibert教授将牙槽骨骨吸收分为3型：

Ⅰ型——颊舌/腭向吸收（水平）

Ⅱ型——冠根向吸收（垂直）

Ⅲ型——颊舌/腭向伴冠根向吸收（水平伴垂直）

病例2

系统性疾病

病例介绍

  患者，70岁，白人男性。主诉：多颗后牙缺失，咀嚼困难。患者#17～#14、#24～#27、#37、#36、#42及#44～#47数年前因重度牙周病拔除，第三磨牙在年轻时因阻生而拔除（图1和图2）。患者已行上颌及下颌局部可摘义齿修复，但不经常佩戴。患者定期进行余留牙的维护治疗，自诉每天刷牙2次且每天使用牙线至少1次。该患者#35及#34颊侧V类洞的树脂充填，#11切缘树脂充填。

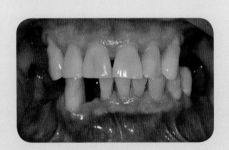

图1：治疗前口内照（正面观）

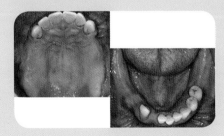

图2：治疗前口内照（殆面观）

学习目标

- 掌握可能增加种植治疗失败及并发症风险的系统性疾病
- 理解可能影响种植治疗的系统性疾病史
- 认识种植治疗的绝对禁忌证
- 认识种植治疗前系统性疾病控制的重要性

既往史

  患者患有2型糖尿病且已服用药物控制（二甲双胍），数周前糖化血红蛋白（HbA1c）为6.7%，空腹血糖为120mg/dL。患者有高血压病史，正在服用降压药控制血压（氢氯噻嗪、甲磺酸多沙唑嗪及贝那普利）。该患者还患有高脂血症，服用辛伐他汀治疗。此外，该患者4年前曾因膝关节损伤而引发肺血管栓塞，其膝关节已行手术治疗且正在服用华法林。最近一次测量国际标准化比值（INR）为2.3。患者身体质量指数（BMI）为33.9，属于肥胖范围。患者否认任何药物过敏史。

一般情况

- 重要生命体征
  - 血压：135/70mmHg
  - 心率：85次/分钟
  - 呼吸：16次/分钟

社会与行为史

患者治疗期间无吸烟及饮酒史。

口外检查

患者颌面部无明显异常，面型左右对称，颞下颌关节动度正常，未触及肿大的淋巴结。

口内检查

- 未查及可疑癌性病变
- 软组织检查包括颊黏膜、舌体、口底均无异常
- 牙周检查全口牙周探诊深度均为1~3mm（图3）
- 局部牙龈轻度炎症
- 除部分天然牙周围存在牙龈炎外，其余牙龈色泽均无异常
- 多数天然牙存在附着丧失及牙龈萎缩
- 上、下颌颊系带发育异常，并延伸至后牙区
- 部分天然牙存在菌斑堆积，菌斑指数达90%

- 缺牙区牙槽骨存在水平向及垂直向骨吸收（Seibert III 型）
- #35及#34颊侧行V类洞的树脂充填，#11切缘行树脂充填。

咬合检查

患者前牙覆𬌗及覆盖分别为4mm、3.5mm，因双侧后牙均缺失，故无法确定安氏磨牙分类。仅可根据左侧上下尖牙关系进行分类（II类）。天然牙磨耗严重及动度明显，推断该患者可能存在继发性𬌗创伤。咬合功能分析见该患者前伸运动时前牙存在𬌗干扰，侧向运动时为尖牙诱导。

影像学检查

患者进行了全口系列根尖片及CBCT检查（图4）。影像检查结果显示患者存在广泛水平向骨吸收，缺牙区牙槽骨还存在垂直向骨吸收。CBCT显示右侧上颌后牙区剩余骨高度为4.95mm，左侧上颌后牙区剩余骨高度为8mm，双侧下颌后牙区剩余骨高度为12mm，右侧颏孔上可用骨高度为10mm（图5）。所有缺牙区颊舌向骨宽度均充足。

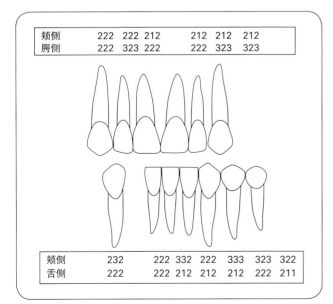

图3：初诊时牙周探诊检查表

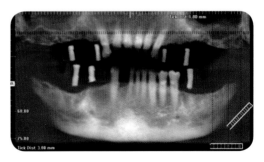

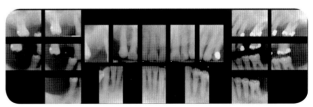

图4：治疗前影像学检查

右侧上颌窦内可见圆形低密度影，占据右侧上颌窦内大部分区域。左侧上颌窦膜稍增厚（图5）。

广泛性中度牙周炎伴重度局部慢性牙周炎，膜

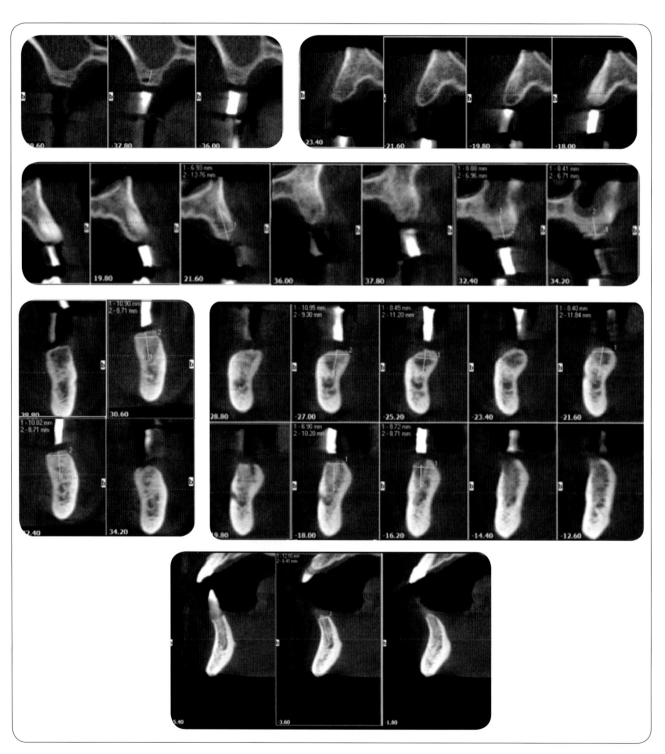

图5：治疗前CBCT检查

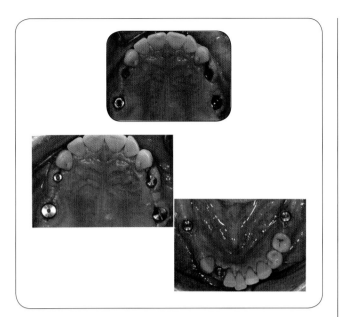

图6：种植体植入后口内照

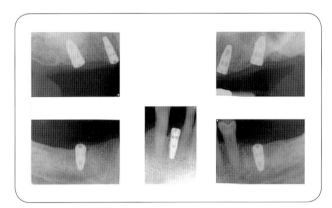

图7：种植体植入后影像学检查

龈形态异常，天然牙唇侧、舌侧及邻间牙龈退缩，系带形态异常，缺牙区牙槽骨水平向及垂直向骨吸收，继发性殆创伤。上颌为肯氏I类牙列缺损，下颌为肯氏I类（2分类）牙列缺损。

治疗计划

经多学科联合会诊结合诊断模型及蜡型提出了多种治疗方案。结合患者经济条件情况，最终的治疗计划为术前基础治疗消除牙龈炎，#16和#14区行上颌窦外提升术并同期植入种植体，#24和#26区行上颌窦内提升术，#36、#42及#46区行种植体植入

术（图6和图7）。经过充足时间（上颌6～8个月，下颌4个月）的骨结合后行上部结构修复。

治疗程序

种植治疗前，先经内科医师及耳鼻喉科医师会诊。内科医师建议患者术前停止服用华法林5天，改为依诺肝素（低分子量肝素）服用至术前24小时。术后24小时恢复服用华法林及依诺肝素，待其INR值≥2后停用依诺肝素。

耳鼻喉科医师诊断患者右侧上颌窦内为良性无症状潴留性囊肿，左侧上颌窦膜轻度增厚，均不影响种植体植入及上颌窦底提升。但一旦发生术中上颌窦膜穿孔，应立即停止种植或植骨操作，并由耳鼻喉科会诊行囊肿摘除术并治疗窦内病变。

在上述治疗完成后再进行种植手术（图6和图7）。

种植体的植入及修复内容将于后续章节讲解，本章节不再阐述。

讨论

在此病例中，需考虑的最主要因素为患者的现病史及既往史。此患者患有多种系统性疾病且均已通过服用药物控制病情。在种植手术前应清楚患者所有的系统性疾病，以减少并发症的发生，达到获得最佳种植治疗效果。

研究报告指出的部分种植系统在健康患者中10年成功率为90%～95%。种植治疗的长期成功率除了受系统性疾病等全身因素影响外，还与局部因素如种植体愈合期内骨结合不良、种植体负载后折断或种植体周围炎及其他一些影响因素有关。因此，某些全身因素及局部因素被认为是种植治疗的禁忌证[1-2]。

虽然目前已有少数随机对照研究指出健康状况与种植成功存在相关性，但全身状况影响种植治疗

效果的机制尚未明确[1]。尽管某些全身情况如未控制的糖尿病、凝血功能异常、免疫功能低下及精神疾病等因素可影响术后愈合,增加种植失败的风险,然而至今,尚缺乏充足的高质量证据证明这些影响[1-2]。综上所述,合理选择种植适应证可增加种植治疗成功率。

值得注意的是,系统性疾病的控制程度远重要于疾病本身,种植治疗前需对患者进行个体化的系统性疾病控制,因为对于许多患者而言通过种植治疗带来的生活水平提高的收益远大于治疗过程中的风险[1]。对于此类患者,基于患者种植体修复的收益,如生活质量的改善及寿命做出的临床评估及判断就显得极为重要。同时,种植手术的实施需尽量实现严格的无菌操作、微创操作,避免大量出血形成血肿。同样重要的是术后维护,包括保持良好口腔卫生,避免吸烟及任何影响种植治疗效果的高危因素[1-2]。

自学问题

A:种植治疗成功与否会受到哪些系统性疾病及/或药物的影响?

B:哪些系统性疾病是种植治疗的禁忌证?

C:与种植的成功率相关的高危系统性疾病/用药状况有哪些?这些系统性疾病与种植体的骨结合丧失、种植体周围骨吸收及种植失败的关联程度如何?

D:与种植的成功率显著相关的系统性疾病/用药状况有哪些?这些系统性疾病与种植体的骨结合丧失、种植体周围骨吸收及种植失败的关联程度如何?

E:与种植的成功率相关的系统性疾病/用药状况有哪些?这些系统性疾病与种植体的骨结合丧失、种植体周围骨吸收及种植失败的关联程度如何?

F:哪些系统性疾病会降低种植的成功率?这些系统性疾病与种植体的骨结合丧失、种植体周围骨吸收及种植失败的关联程度如何?

G:哪些系统性疾病为种植治疗的绝对禁忌证?

H:哪些药物可能影响骨结合?

参考文献

[1] Diz P, Scully C, Sanz M. Dental implants in the medically compromised patient. J Dent 2013;41:195–206.
[2] Gómez-de Diego R, Mang-de la Rosa M, Romero-Pérez MJ, et al. Indications and contraindications of dental implants in medically compromised patients: update. Med Oral Patol Oral Cir Bucal 2014;19(5):e483–e489.
[3] Bornstein MM, Cionca N, Mombelli A. Systemic conditions and treatments as risks for implant therapy. Int J Oral Maxillofac Implants 2009;24(Suppl):12–27.
[4] Clementini M, Rossetti PHO, Penarrocha D, et al. Systemic risk factors for peri-implant bone loss: a systematic review and meta-analysis. Int J Oral Maxillofac Surg 2014;43:323–334.

[5] Berglundh T, Lindhe J, Ericsson I, et al. The soft tissue barrier at implants and teeth. Clin Oral Implants Res 1991;2:81–90.

[6] Sanz M, Alendaz J, Lazaro P, et al. Histopathologic characteristics of peri-implant soft tissues in Brånemark implants with 2 distinct clinical and radiographic patterns. Clin Oral Implants Res 1991;2:128–134.

[7] Quirynen M, Van Steenberghe D. Bacterial colonization of the internal part of two stage implants: an in vivo study. Clin Oral Implants Res 1993;4:158–161.

[8] Hermann JS, Cochran DL, Nummicoski PV, et al. Crestal bone changes around titanium implants: a radiographic evaluation of unloaded nonsubmerged and submerged implants in the canine mandible. J Periodontol 1997;68:1117–1130.

[9] Jansen VK, Conrads G, Richter EJ. Microbial leakage and marginal fit of the implant abutment interface. Int J Oral Maxillofac Implants 1997;12:527–540.

[10] De Souza JGO, Pereira Neto ARL, et al. Impact of local and systemic factors on additional peri-implant bone loss. Quintessence Int 2013;44:415–424.

[11] Albrektsson T, Isidor F. Consensus report of session IV. In: Lang NP, Karring, T (eds), Proceedings of the 1st European Workshop on Periodontology. London: Quintessence; 1994, pp 365–369.

[12] Wennström J, Palmer R. Consensus report session 3: clinical trials. In: Lang NP, Karring T, Lindhe J (eds), Proceedings of the 3rd European Workshop on Periodontology. Implant Dentistry. Berlin: Quintessence; 1999, pp 255–259.

[13] Fransson C, Lekholm U, Jemt T, Berglundh T. Prevalence of subjects with progressive bone loss at implants. Clin Oral Implants Res 2005;16:440–446.

[14] Meijer GJ, Cune MS. Surgical dilemmas. Medical restrictions and risk factors. Ned Tijdschr Tandheelkd 2008;115:643–651 (in Dutch).

[15] Bornstein MM, Cionca N, Mombelli A. Systemic conditions and treatments as risks for implant therapy. Int J Oral Maxillofac Implants 2009;24(Suppl):12–27.

[16] American Society of Anesthesiologists. New classification of physical status. Anesthesiology 1963;24:111.

[17] Maloney WJ Weinberg MA. Implementation of the American Society of Anesthesiologists physical status classification system in periodontal practice. J Periodontol 2008;79:1124–1126.

[18] Smith RA, Berger R, Dodson TB. Risk factors associated with dental implants in healthy and medically compromised patients. Int J Oral Maxillofac Implants 1992;7:367–372.

[19] Van Steenberghe D, Quirinen M, Molly L, Jacobs R. Impact of systemic diseases and medication on osseointegration. Periodontol 2000 2003;33:163–171.

[20] Blanchaert RH. Implants in the medically challenged patient. Dent Clin North Am 1998;42:35–45.

[21] Sugerman PB, Barber MT. Patient selection for endosseous dental implants: oral and systemic considerations. Int J Oral Maxillofac Implants 2002;17:191–201.

[22] Hwang D, Wang HL. Medical contraindications to implant therapy: part I: absolute contraindications. Implant Dent 2006;15:353–360.

[23] Hwang D, Wang HL. Medical contraindications to implant therapy: part II: relative contraindications. Implant Dent 2007;16:13–23.

[24] Buser D, von Arx T, ten Bruggenkate CM, Weingart D. Basic surgical principles with ITI implants. Clin Oral Implants Res 2000;11(Suppl):59–68.

[25] Sugerman PB, Barber MT. Patient selection for endosseous dental implants: oral and systemic considerations. Int J Oral Maxillofac Implants 2002;17:191–201.

[26] Mombelli A, Cionca N. Systemic diseases affecting osseointegration therapy. Clin Oral Implants Res 2006;17(Suppl):97–103.

[27] Krennmair G, Seemann R, Piehslinger E. Dental implants in patients with rheumatoid arthritis: clinical outcome and peri-implant findings. J Clin Periodontol 2010;37:928–936.

[28] Weinlander M, Krennmair G, Piehslinger E. Implant prosthodontic rehabilitation of patients with rheumatic disorders: a case series report. Int J Prosthodont 2010;23:22–28.

[29] Friberg B, Sennerby L, Roos J, Lekholm U. Identification of bone quality in conjunction with insertion of titanium implants: a pilot study in jaw autopsy specimens. Clin Oral Implants Res 1995;6:213–219.

[30] Jaffin RA, Berman CL. The excessive loss of Branemark fixtures in type IV bone: a 5-year analysis. J Periodontol 1991;62:2–4.

[31] Sakakura CE, Marcantonio Jr E, Wenzel A, Scaf G. Influence of cyclosporin A on quality of bone around integrated dental implants: a radiographic study in rabbits. Clin Oral Implants Res 2007;18:34–39.

[32] Heckmann SM, Heckmann JG, Linke JJ, et al. Implant therapy following liver transplantation: clinical and microbiological results after 10 years. J Periodontol 2004;75:909–913.

[33] Gu L, Yu YC. Clinical outcome of dental implants placed in liver transplant recipients after 3 years: a case series. Transplant Proc 2011;43:2678–2682.

[34] Gu L, Wang Q, Yu YC. Eleven dental implants placed in a liver transplantation patient: a case report and 5-year clinical evaluation. Chin Med J (Engl) 2011;124:472–475.

[35] Dijakiewicz M, Wojtowicz A, Dijakiewicz J, et al. Is implanto-prosthodontic treatment available for haemodialysis patients? Nephrol Dial Transplant 2007;22:2722–2724.

[36] Porter SR, Scully C, Luker J. Complications of dental surgery in persons with HIV disease. Oral Surg Oral Med Oral Pathol 1993;75:165–167.

[37] Scully C, Watt-Smith P, Dios P, Giangrande PLF. Complications in HIV-infected and non-HIV-infected hemophiliacs and other patients after oral surgery. Int J Oral Maxillofac Surg 2002;31:634–640.

[38] Oliveira MA, Gallottini M, Pallos D, et al. The success of endosseous implants in human immunodeficiency virus-positive patients receiving antiretroviral therapy: a pilot study. J Am Dent Assoc 2011;142:1010–1016.

[39] Koo S, König Jr B, Mizusaki CI, et al. Effects of alcohol consumption on osseointegration of titanium implants in rabbits. Implant Dent 2004;13:232–237.

[40] Marchini L, de Deco CP, Marchini AP, et al. Negative

effects of alcohol intake and estrogen deficiency combination on osseointegration in a rat model. J Oral Implantol 2011;37(6):633–639.

[41] Galindo-Moreno P, Fauri M, Avila-Ortiz G, et al. Influence of alcohol and tobacco habits on peri-implant marginal bone loss: a prospective study. Clin Oral Implants Res 2005;16:579–586.

[42] Alissa R, Oliver R. Influence of prognostic risk indicators on osseointegrated dental implant failure: a matched case–control analysis. J Oral Implantol 2011;38:51–61.

[43] Linsen SS, Martini M, Stark H. Long-term results of endosteal implants following radical oral cancer surgery with and without adjuvant radiation therapy. Clin Implant Dent Relat Res 2012;14:250–258.

[44] Harrison JS, Stratemann S, Redding SW. Dental implants for patients who have had radiation treatment for head and neck cancer. Special Care Dent 2003;23:223–229.

[45] Javed F, Al-Hezaimi K, Al-Rasheed A, et al. Implant survival rate after oral cancer therapy: a review. Oral Oncol 2010;46:854–859.

[46] Landes CA, Kovacs AF. Comparison of early telescope loading of non-submerged ITI implants in irradiated and non-irradiated oral cancer patients. Clin Oral Implants Res 2006;17:367–374.

[47] Granström G. Radiotherapy, osseointegration and hyperbaric oxygen therapy. Periodontology 2000 2003;33:145–162.

[48] Coulthard P, Patel S, Grusovin GM, et al. Hyperbaric oxygen therapy for irradiated patients who require dental implants: a Cochrane review of randomised clinical trials. Eur J Oral Implantol 2008;1:105–110.

[49] Esposito M, Grusovin MG, Patel S, et al. Interventions for replacing missing teeth: hyperbaric oxygen therapy for irradiated patients who require dental implants. Cochrane Database Syst Rev 2008;(1):CD003603.

[50] Verdonck HW, Meijer GJ, Laurin T, et al. Implant stability during osseointegration in irradiated and non-irradiated minipig alveolar bone: an experimental study. Clin Oral Implants Res. 2008;19:201–206.

[51] Michaeli E, Weinberg I, Nahlieli O. Dental implants in the diabetic patient: systemic and rehabilitative considerations. Quintessence Int 2009;40:639–645.

[52] McCracken M, Lemons JE, Rahemtulla F, et al. Bone response to titanium alloy implants placed in diabetic rats. Int J Oral Maxillofac Implants 2000;15:345–354.

[53] Fiorellini JP, Nevins ML, Norkin A, et al. The effect of insulin therapy on osseointegration in a diabetic rat model. Clin Oral Implants Res 1999;10:362–368.

[54] Morris HF, Ochi S, Winkler S. Implant survival in patients with type 2 diabetes: placement to 36 months. Ann Periodontol 2000;5:157–165.

[55] Alsaadi G, Quirynen M, Komárek A, van Steenberghe D. Impact of local and systemic factors on the incidence of late oral implant loss. Clin Oral Implants Res 2008;19:670–676.

[56] Dowell S, Oates TW, Robinson M. Implant success in people with type 2 diabetes mellitus with varying glycemic control: a pilot study. J Am Dent Assoc 2007;138:355–361.

[57] Anner R, Grossmann Y, Anner Y, Levin L. Smoking, diabetes mellitus, periodontitis, and supportive periodontal treatment as factors associated with dental implant survival: a long-term retrospective evaluation of patients followed for up to 10 years. Implant Dent 2010;19:57–64.

[58] Turkyilmaz I. One-year clinical outcome of dental implants placed in patients with type 2 diabetes mellitus: a case series. Implant Dent 2010;19:323–329.

[59] Oates TW, Dowell S, Robinson M, McMahan CA. Glycemic control and implant stabilization in type 2 diabetes mellitus. J Dent Res 2009;88:367–371.

[60] Javed F, Romanos GE. Impact of diabetes mellitus and glycemic control on the osseointegration of dental implants: a systematic literature review. J Periodontol 2009;80:1719–1730.

[61] Tawil G, Younan R, Azar P, Sleilati G. Conventional and advanced implant treatment in the type II diabetic patient: surgical protocol and long-term clinical results. Int J Oral Maxillofac Implants 2008;23:744–752.

[62] Beikler T, Flemmig TF. Implants in the medically compromised patient. Crit Rev Oral Biol Med 2003;14:305–316.

[63] Gornitsky M, Hammouda W, Rosen H. Rehabilitation of a hemophiliac with implants: a medical perspective and case report. J Oral Maxillofac Surg 2005;63:592–597.

[64] Scully C. Medical Problems in Dentistry, 6th edn. London: Elsevier; 2010.

[65] Madrid C, Sanz M. What influence do anticoagulants have on oral implant therapy? A systematic review. Clin Oral Implants Res 2009;20:96–106.

[66] Bacci C, Berengo M, Favero L, Zanon E. Safety of dental implant surgery in patients undergoing anticoagulation therapy: a prospective case–control study. Clin Oral Implants Res 2011;22:151–156.

[67] Hong CH, Napeñas JJ, Brennan MT, et al. Frequency of bleeding following invasive dental procedures in patients on low-molecular-weight heparin therapy. J Oral Maxillofac Surg 2010;68:975–979.

[68] Napeñas JJ, Hong CH, Brennan MT, et al. The frequency of bleeding complications after invasive dental treatment in patients receiving single and dual antiplatelet therapy. J Am Dent Assoc 2009;140:690–695.

[69] Glaser DL, Kaplan FS. Osteoporosis. Definition and clinical presentation. Spine 1997;22(24, Suppl):12S–16S.

[70] Glösel B, Kuchler U, Watzek G, Gruber R. Review of dental implant rat research models simulating osteoporosis or diabetes. Int J Oral Maxillofac Implants 2010;25:516–524.

[71] Blomqvist JE, Alberius P, Isaksson S, et al. Factors in implant integration failure after bone grafting: an osteometric and endocrinologic matched analysis. Int J Oral Maxillofac Surg 1996;25:63–68.

[72] Alsaadi G, Quirynen M, Komarek A, van Steenberghe D. Impact of local and systemic factors on the incidence of oral implant failures, up to abutment connection. J Clin Periodontol 2007;34:610–617.

[73] Slagter KW, Raghoebar GM, Vissink A. Osteoporosis and edentulous jaws. Int J Prosthodont 2008;21:19–26.

[74] Dvorak G, Arnhart C, Heuberer S, et al. Peri-implantitis and late implant failures in postmenopausal women: a cross-sectional study. J Clin Periodontol 2011;38:950–955.

[75] Friberg B, Ekestubbe A, Mellström D, Sennerby L. Brånemark implants and osteoporosis: a clinical exploratory study. Clin Implant Dent Relat Res 2001;3:50–56.

[76] Sheper HJ, Brand HS. Oral aspects of Crohn's disease. Int Dent J 2002;52:163–172.

[77] Alsaadi G, Quirynen M, Michilis K, et al. Impact of local and systemic factors on the incidence of failures up to abutment connection with modified surface oral implants. J Clin Periodontol 2008;35:51–57.

[78] Alsaadi G, Quirynen M, Komarek A, van Steenberghe D. Impact of local and systemic factors on the incidence of late oral implant loss. Clin Oral Implants Res 2008;19:670–676.

[79] Khadivi V, Anderson J, Zarb GA. Cardiovascular disease and treatment outcomes with osseointegration surgery. J Prosthet Dent 1999;81:533–536.

[80] Van Steenberghe D, Jacobs R, Desnyder M, et al. The relative impact of local and endogenous patient-related factors on implant failure up to the abutment stage. Clin Oral Implants Res 2002;13:617–622.

[81] Bayes J. Asymptomatic smokers: ASA I or II? Anesthesiology 1982;56(1):76.

[82] Wilson Jr TG, Nunn M. The relationship between the interleukin-1 periodontal genotype and implant loss. Initial data. J Periodontol 1999;70:724–729.

[83] Bain CA, Moy PK. The association between the failure of dental implants and cigarette smoking. Int J Oral Maxillofac Implants 1993;8:609–615.

[84] De Bruyn H, Collaert B. The effect of smoking on early implant failure. Clin Oral Implants Res 1994;5:260–264.

[85] Lambert PM, Morris HF, Ochi S. The influence of smoking on 3-year clinical success of osseointegrated dental implants. Ann Periodontol 2000;5:79–89.

[86] Weyant RJ. Characteristics associated with the loss and peri-implant tissue health of endosseous dental implants. Int J Oral Maxillofac Implants 1994;9:95–102.

[87] Minsk L, Polson AM, Weisgold A, et al. Outcome failures of endosseous implants from a clinical training center. Compend Contin Educ Dent 1996;17:848–850.

[88] Kumar A, Jaffin RA, Berman C. The effect of smoking on achieving osseointegration of surface-modified implants: a clinical report. Int J Oral Maxillofac Implants 2002;17:816–819.

[89] Sverzut AT, Stabile GA, de Moraes M, et al. The influence of tobacco on early dental implant failure. J Oral Maxillofac Surg 2008;66:1004–1009.

[90] Bain CA, Weng D, Meltzer A, et al. A meta-analysis evaluating the risk for implant failure in patients who smoke. Compend Contin Educ Dent 2002;23:695–699.

[91] Itthagarun A, King NM. Ectodermal dysplasia: a review and case report. Quintessence Int 1997;28:595–602.

[92] Candel-Marti ME, Ata-Ali J, Peñarrocha-Oltra D, et al. Dental implants in patients with oral mucosal alterations: an update. Med Oral Patol Oral Cir Bucal 2011;16:e787–e793.

[93] Sweeney IP, Ferguson JW, Heggie AA, Lucas JO. Treatment outcomes for adolescent ectodermal dysplasia patients treated with dental implants. Int J Paediatr Dent 2005;15:241–248.

[94] Bergendal B, Ekman A, Nilsson P. Implant failure in young children with ectodermal dysplasia: a retrospective evaluation of use and outcome of dental implant treatment in children in Sweden. Int J Oral Maxillofac Implants 2008;23:520–524.

[95] Guckes AD, Scurria MS, King TS, et al. Prospective clinical trial of dental implants in persons with ectodermal dysplasia. J Prosthet Dent 2002;88:21–29.

[96] Percinoto C, Vieira AE, Barbieri CM, et al. Use of dental implants in children: a literature review. Quintessence Int 2001;32:381–383.

[97] Scully C, Carrozzo M. Oral mucosal disease: lichen planus. Br J Oral Maxillofac Surg 2008;46:15–21.

[98] Hernandez G, Lopez-Pintor RM, Arriba L, et al. Implant treatment in patients with oral lichen planus: a prospective-controlled study. Clin Oral Implants Res 2012;23:726–732.

[99] Czerninski R, Eliezer M, Wilensky A, Soskolne A. Oral lichen planus and dental implants – a retrospective study. Clin Implant Dent Relat Res 2013;15(2):234–242.

[100] Wolff K, Johnson RA, Suurmond D. Fitzpatrick's Color Atlas & Synopsis of Clinical Dermatology, 5th edn. New York: McGraw Hill; 2006, pp 398–402.

[101] Jensen J, Sindet-Pedersen S. Osseointegrated implants for prosthetic reconstruction in a patient with scleroderma: report of a case. J Oral Maxillofac Surg 1990:48:739–741.

[102] Langer Y, Cradash HS, Tal H. Use of dental implants in the treatment of patients with scleroderma: a clinical report. J Prosthet Dent 1992:68(6):873–875.

[103] Patel K, Welfare R, Coonae HS. The provision of dental implants and a fixed prosthesis in the treatment of a patient with scleroderma: a clinical report. J Prosthet Dent 1998;79:611–612.

[104] Haas SE. Implant supported, long span fixed partial denture for a scleroderma patient: a clinical report. J Prosthet Dent 2002;87:136–139.

[105] Öczakir CS, Balmer S, Mericske-Stern R. Implant prosthodontic treatment for special care patients: a case series study. Int J Prosthodont 2005;18:383–389.

[106] Ekfeldt A. Early experience of implant-supported prostheses in patients with neurologic disabilities. Int J Prosthodont 2005;18:132–138.

[107] Addy L, Korszun A, Jagger RG. Dental implant treatment for patients with psychiatric disorders. Eur J Prosthodont Restor Dent 2006;14:90–92.

[108] Cune MS, Strooker H, Van der Reijden WA, et al. Dental implants in persons with severe epilepsy and multiple disabilities: a long-term retrospective study. Int J Oral Maxillofac Implants 2009;24:534–540.

[109] Delaleu N, Jonsson R, Koller MM. Sjögren's syndrome. Eur J Oral Sci 2005;113:101–113.

[110] Mathews SA, Kuien BT, Scofield RG. Oral manifestations of Sjögren's syndrome. J Dent Res 2008;87:308–318.

[111] Isidor F, Brondum K, Hansen HJ, et al. Outcome of treatment with implant-retained dental prosthesis in patients with Sjögren syndrome. Int J Oral Maxillofac Implants 1999;14:736–743.

[112] Attard NJ, Zarb GA. A study of dental implants in medically treated hypothyroid patients. Clin Implant Dent

Relat Res 2002;4:220–231.

[113] Carabello B. Valvular heart disease. In: Goldman L, Ausiello D (eds), Cecil Textbook of Medicine, 22nd edn. St. Louis, MO: Saunders; 2004, pp 439–442.

[114] Chambers H. Infective endocarditis. In: Goldman L, Ausiello D (eds), Cecil Textbook of Medicine, 22nd edn. St. Louis, MO: Saunders; 2004, pp 1795–1796.

[115] Proceedings of the Seventh ACCP Conference on Antithrombotic and Thrombolytic Therapy: evidence-based guidelines. Chest 2004;126:172S–696S.

[116] Drews RE. Critical issues in hematology: anemia, thrombocytopenia, coagulopathy, and blood product transfusions in critically ill patients. Clin Chest Med 2003;24:607–622.

[117] Jolly DE. Interpreting the clinical laboratory. J Calif Dent Assoc 1995;23:32–40.

[118] Mealey BL. Periodontal implications: medically compromised patients. Ann Periodontol 1996;1:256–321.

[119] Karr RA, Kramer DC, Toth BB. Dental implants and chemotherapy complications. J Prosthet Dent 1992;67:683–687.

[120] Steiner M, Windchy A, Gould AR, et al. Effects of chemotherapy in patients with dental implants. J Oral Implantol 1995;21:142–147.

[121] Kennedy J. Alcohol use disorders. In: Jacobson J (ed.), Psychiatric Secrets, 2nd edn. Philadelphia, PA: Hanley & Belfus; 2001, p 103.

[122] Fu E, Hsieh YD, Nieh S, et al. Effects of cyclosporin A on alveolar bone: an experimental study in the rat. J Periodontol 1999;70:189–194.

[123] Wu X, Al-Abedalla K, Rastikerdar E, et al. Selective serotonin reuptake inhibitors and the risk of osseointegrated implant failure: a cohort study. J Dent Res 2014;93(11):1054–1061.

[124] Ferlito S, Liardo C, Puzzo S. Bisphosphonates and dental implants: a case report and a brief review of literature. Minerva Stomatol 2011;60:75–81.

[125] Flichy-Fernández AJ, Balaguer-Martínez J, Peñarrocha-Diago M, Bagán JV. Bisphosphonates and dental implants: current problems. Med Oral Patol Oral Cir Bucal 2009;14:E355–E360.

[126] Wang HL, Weber D, McCauley LK. Effect of long-term oral bisphosphonates on implant wound healing: literature review and a case report. J Periodontol 2007;78:584–594.

[127] Lazarovici TS, Yahalom R, Taicher S, et al. Bisphosphonate-related osteonecrosis of the jaw associated with dental implants. J Oral Maxillofac Surg 2010;68:790–796.

[128] Jacobsen C, Metzler P, Rössle M, et al. Osteopathology induced by bisphosphonates and dental implants: clinical observations. Clin Oral Investig 2013;17(1):167–175.

[129] Memon S, Weltman RL, Katancik JA. Oral bisphosphonates: early endosseous dental implant success and crestal bone changes. A retrospective study. Int J Oral Maxillofac Implants 2012;27:1216–1222.

[130] Advisory Task Force on Bisphosphonate-Related Ostenonecrosis of the Jaws, American Association of Oral and Maxillofacial Surgeons. American Association of Oral and Maxillofacial Surgeons position paper on bisphosphonate-related osteonecrosis of the jaws. J Oral Maxillofac Surg 2007;65:369–376.

[131] Madrid C, Sanz M. What impact do systemically administrated bisphosphonates have on oral implant therapy? A systematic review. Clin Oral Implants Res 2009;20:87–95.

[132] Javed F, Almas K. Osseointegration of dental implants in patients undergoing bisphosphonate treatment: a literature review. J Periodontol 2010;81:479–484.

自学问题回答

A：种植体骨结合为口腔种植学中重要的生物学概念[3]，在临床上，骨结合种植体周围骨组织的长期维持对于种植成功至关重要，而种植体周围的骨改建是影响种植体长期留存率的重要因素[4]。目前造成种植体周围骨吸收的因素有许多，如局部因素、手术操作、种植系统、修复操作及患者的自身因素（系统性疾病、药物应用、遗传因素、酗酒、吸烟等）[4]。目前广泛接受的理论是，种植体周围骨吸收与生物学宽度密切相关。种植体周围骨组织会发生改建以适应软组织结构形态，通常种植体与软组织结合处根方1.5～2mm的骨组织会进行改建而发生骨吸收[5-9]，随后每年种植体周围骨组织也会逐渐产生一定程度的骨吸收。

有学者对种植体周围骨吸收进行了相关研究[10]，认为种植体负载后第1年骨吸收0.2mm，随后每年骨吸收量<0.2mm的种植体可认为是成功的种植体[11]。另一项研究认为，在种植5年后边缘骨吸收<2mm即为成功的种植体[12]。然而，最近一项研究指出，种植体植入后5～20年，种植体与基台连接处会发生约3mm的骨吸收[13]。虽然这些研究[11-13]均认为种植体在植入后数年骨吸收程度均会超过2mm，但这些研究结果尚未得到公认。此外，全身因素及局部因素与种植体周围骨吸收间的相关性仍然存在争议[10]。

目前，患者全身健康状况对种植治疗的影响尚不明确，仅有少数随机对照研究评估全身状况对种植治疗的影响。原则上仅美国麻醉医师协会（American Society Anesthesiologists, ASA）分类中的Ⅰ类（P1：全身健康状况良好的患者）和Ⅱ类（P2：存在轻度系统性疾病的患者）患者可进行选择性手术操作，如牙种植术，且在术前需权衡手术风险及种植治疗的利弊关系[1,14-16]。对于重度全身系统性疾病及健康状况不佳的患者（ASA分类为P3～P6），应避免进行任何种植相关手术。近期有研究提出，当患者的ASA分类为P4及以上时，应推迟任何种植手术操作，待患者的健康状况恢复到P3时才可行种植手术[17]。

全身系统性疾病可增加口腔对于口内疾病的易感性，并影响伤口愈合。此外，用于治疗系统性疾病的药物或其他治疗也会影响种植效果及组织愈合[3]。虽然已有许多研究，多为回顾性研究，报道了全身健康状况、系统性疾病及其药物应用与种植治疗间的相互关系，但由于研究条件及病例收集存在一定的局限性，其研究推断的结果仅可作为参考[18-19]。一些学者认为，存在部分系统性疾病的患者不应该或不推荐进行种植手术操作，但这些论点仍缺乏循证医学证据支持[20-23]。因此，目前关于某些系统性疾病是否会影响种植体周围骨结合及组织愈合的问题仍存在争议[18-19]。

B：健康状况不佳的患者是指生理或心理状态与同年龄人群间存在差异的人群。与健康人群相比，此类患者的种植治疗风险更高[2]。对于此类患者，通过全面的系统评估不仅可以帮助医师判断应该采取何种检查手段，同时还可以帮助评估患者的手术风险。ASA分类常用来评估需要进行牙科治疗患者的治疗风险[23]。ASA分类可帮助口腔医师评估患者的全身状况，及预测全身状况较差者种植治疗的成功率[2]。而对于种植治疗而言，系统性疾病控制的重要性远大于疾病本身，因此这类患者术前疾病的控制就显得极其重要[1]。

为了获得良好的种植体骨结合及种植治疗效果，术前必须仔细评估患者的适应证与禁忌证。严格的病例选择是治疗计划制订中关键的一步[20]。种植治疗的禁忌证可分为全身禁忌证和局部禁忌证。在最近一项共识会议[24]中将全身性风险因素分为两组：

• *第一组（极高风险）*：具有严重系统性疾病（类风湿关节炎、骨质软化、成骨不全症）、免疫缺陷患者（HIV患者、应用免疫抑制剂的患者）、药物滥用者、酗酒者及无法与医师合作者（精神疾病患者及心理障碍者）。

• *第二组（高风险）*：已行放射线治疗患者、严重的糖尿病（特别是1型糖尿病）、出血性疾病及严重吸烟患者。

有部分学者提出，将下列特定情况列为种植治疗的相对禁忌证[25]：

• 儿童及青少年
• 癫痫病
• 严重出血倾向
• 心内膜炎
• 放射性骨坏死
• 心肌梗死

此外，也有研究将老龄人、骨质疏松、吸烟、糖尿病、白细胞介素基因阳性、HIV阳性、心血管疾病、甲状腺功能减退和克罗恩病列为种植治疗的相对禁忌证[22]。

最近的研究指出，有些疾病可能增加种植失败的风险，如：硬皮病、舍格伦综合征、神经精神疾病/帕金森病、扁平苔藓/口腔扁平苔藓、HIV感染者、外胚层发育不全、长期使用免疫抑制剂的器官移植患者、心血管疾病、克罗恩病、糖尿病、骨质疏松、双膦酸盐用药者、接受放疗的患者等[3,26]。

种植治疗的绝对禁忌证（通常指严重或急性的全身状况）包括：急性感染、重度支气管炎、严重的肺气肿、未控制的糖尿病、未控制的高血压、肝功能异常、肾炎、严重的精神疾病、高出血风险状态、心内膜炎、近期的心肌梗死及脑血管疾病、器官移植手术、长期的免疫抑制状态、恶性肿瘤患者、药物滥用者、双膦酸盐用药者[1,15,23]。然而上述大部分因素仍缺乏足够的证据支持[1]。

一般来说，由于关于健康状况不佳患者种植疗效的随机对照研究数量不足，因而其证据强度相对受限[2]。因此有学者试着根据现存的科学证据，包括病例报告及队列研究（动物研究及临床研究）将视为种植治疗禁忌证的特定疾病进行分类[1]。

种植治疗效果的评估包括组织学评估及影像学评估，以主观或客观评估种植治疗效果[1]。

种植治疗的禁忌证的判断主要基于种植手术相关的医源性并发症的发生（如凝血功能异常患者的出血风险）及健康状况不佳患者种植治疗的成功率（如接受放疗的头颈肿瘤患者）[1]。

系统性疾病风险因素将根据上述不同分类系统（极高风险、高风险、相对风险及其他疾病状态）进行分析。

C:
• *类风湿关节炎*。一些综述报道了患类风湿关节炎（伴或不伴结缔组织病）女性患者的种植治疗效果，结果显示此类患者的种植体及修复体具有高成功率，但对于伴结缔组织病的患者而言，种植体周围骨吸收程度及出血情况更加严重[27-28]。

- **骨质软化**：骨质软化是机体骨基质（如胶原）矿化缺陷的一类疾病。这种疾病与维生素D及营养缺乏有关。维生素D缺乏减少了肠道钙摄入率并动员骨钙流失进而造成低钙血症，进一步引起甲状旁腺激素分泌增加，导致肾脏对磷的清除率增加，从而阻碍正常骨组织矿化。在影像学检查中，骨质软化患者的皮质骨相对较薄，骨小梁区密度较低[19]。目前尚无研究报道骨质软化与种植治疗成功率之间的相关性。这类患者可能因为骨质为Ⅳ类而被认为种植失败率偏高[29-30]。

- **免疫缺陷患者**（HIV感染者，免疫抑制剂服用者）。许多研究（多数为动物实验）指出，环孢菌素会影响种植体周围骨愈合及种植体骨结合[31]。然而，对于许多接受器官移植并长期服用环孢菌素的患者（多为肝脏及肾脏移植），其种植治疗也取得了良好的效果[32-35]。同样，对于HIV阳性者进行牙槽手术后未见明显异常[36-37]。最近有一项报道是关于接受抗反转录病毒治疗的HIV阳性者的病例对照研究，研究评估了种植体周围组织健康状况后指出，对于HIV阳性者可接受种植治疗，无须考虑CD4计数、病毒负载量及抗反转录病毒的治疗类型[38]。因此，牙种植体可能在HIV感染者体内能形成良好的骨结合，短期种植疗效具有可预见性，但受限于证据强度，长期疗效仍然未知。因此，建议此类患者在CD4比率较高及采用抗反转录病毒治疗时进行种植治疗。目前，尚无证据表明免疫缺陷病为种植治疗的禁忌证，但需在术前对患者进行专业的医疗评估，在术中采取严格的抗HIV病毒措施[1,3]。

- **酗酒者**（酒精）。目前尚无可靠的证据证实酗酒为牙种植的禁忌证。但酗酒可能会增加种植并发症发生的风险。动物实验中已证实酒精会对骨密度及种植体骨结合产生不利影响[39-40]。有临床研究指出，酗酒会加速种植体周围骨吸收并增加种植体失败率[41-42]。一般来说，酗酒者在接受种植治疗前应考虑到：（1）酗酒常与吸烟（常被认为是种植治疗的禁忌证）相联系；（2）酗酒会损害肝功能而引起出血性疾病；（3）酗酒可能会造成骨质疏松（种植治疗的相对禁忌证）；（4）酗酒可能会损害机体免疫应答；（5）酗酒可能会妨碍营养物质摄入，特别是叶酸（维生素B₉）及维生素B[1]。

D：

- **放射治疗**（简称放疗）。放疗显著影响种植体植入后的愈合过程[43]。放疗可能会引起动脉内膜炎，导致颌骨放射性骨坏死[1]。有研究指出，放疗患者的种植成功率较低[44]。但也有部分研究指出，放疗患者种植体植入后可形成骨结合并行使功能[45]。另外一些研究指出，虽然放疗患者可获得成功的种植疗效，但可能会发生晚期并发症，例如：由于唾液分泌减少导致菌斑堆积而引起的种植体周围骨吸收及黏膜退缩[46]。目前许多病例对照研究指出，放疗患者接受高压氧治疗可减少放射性骨坏死及种植体的失败[47]，然而最近一项系统综述指出，目前并无足够证据支持高压氧治疗可以提高种植治疗的疗效，因此认为对放疗患者进行高压氧治疗并不能带来显著性效益[48-49]。目前研究已经证实，在接受的放射剂量>50Gy时，口腔外种植体成功率会降低[23]。一项在动物体内进行的病例对照研究指出，在接受过放疗的颌骨（24~120 Gy）中植入的种植体长期种植体稳定系数ISQ（implant stability quotient）值低于未接受放疗的颌骨[50]。

为了增加接受放疗的头颈肿瘤患者的种植体成功率，可参考下列的预防措施[47]：

1. 种植手术最好至少在放疗前21天实施
2. 总放射剂量应该<66Gy，甚至<50Gy，可减少放射性骨坏死的发生概率
3. 如果放疗患者的放射剂量>50Gy，则应对其进行高压氧治疗
4. 在放疗期间禁止进行种植手术
5. 在放疗患者存在黏膜炎的时期禁止进行种植手术
6. 应在放疗9个月之后再实施种植体植入术
7. 对于放疗患者应采用种植体支持式修复体，避免修复体与黏膜接触，且不建议进行即刻负载
8. 严格遵循无菌手术操作
9. 预防性应用抗生素

• *糖尿病*。糖尿病是一种由胰岛素缺乏而引起血糖升高的代谢紊乱性疾病。糖尿病是目前最常见的内分泌疾病，也是在西方国家中造成患者残疾的第三大原因[51]。糖化血红蛋白（HbA1c）为一项血糖长期监测指标。正常值为4%～6%，血糖控制良好为6%～7.5%，血糖控制一般为7.6%～8.9%，血糖控制不良为9%～20%[51]。

糖尿病患者更容易发生与伤口愈合相关的并发症，伤口延期愈合较为多见[2]。糖尿病分为两种类型；1型糖尿病（*胰岛素依赖型*）为自身免疫反应损害胰岛β细胞导致胰岛素生成不足；2型糖尿病（*非胰岛素依赖型*）为胰岛素拮抗同时伴有胰岛素代偿性生成不足[3]。

糖尿病引起的代谢变化包括胰岛素相关的成骨细胞基质合成。成骨细胞分化与激素水平变化共同调节钙代谢使得骨组织矿化达到稳态，骨基质水平的改变可促进成骨细胞的产生，促进骨结合[2]。一项在动物体内进行的病例对照研究指出，未控制血糖的糖尿病患者的种植体周围骨密度多发生异常[52-53]，且有多项研究证实此研究结果。一项3年的回顾性研究中指出糖尿病患者（7.8%）种植体失败率高于正常人（6.8%）[54]。

上述结果也在近期综述中得到证实[3,26]。然而，一些近期的研究报道了不同于以往认为糖尿病为种植失败的高风险因素的研究结果[51,55]。多项病例报告、队列研究及系统综述认为，对于血糖控制良好的患者而言，其种植成功率与正常人无显著性差异[51,56-58]。但血糖过高会影响种植体骨结合[59]。在一项近期的系统综述中指出，血糖控制不良不利于种植体骨结合[60]。此研究结果与已知的高血糖状态可引起免疫系统受损、微血管病变及骨质疏松的结论相符合[1]。目前糖尿病并非种植治疗的禁忌证，但是HbA1c水平与术后并发症关系密切。因此糖尿病患者在种植术前应寻求内科医师会诊，监测和严格控制术前及术后血糖水平[61]。且在种植手术前后应用青霉素、阿莫西林、克林霉素及甲硝唑等抗生素控制微生物感染[62]。糖尿病患者同时也应戒烟，保持口腔卫生，使用抗菌漱口水降低种植体周围组织感染的发生率[1]。

鉴于以上结果，以往认为的糖尿病患者易发生感染引起种植失败因而作为种植治疗禁忌证的理念已得到了修正[51]。对于糖尿病患者，若在术前已进行血糖控制、预防性应用抗生素、遵从无菌手术操作并使用0.12%氯己定含漱，则其种植失败率将与正常人无差异[54,62]。

- *出血性疾病/严重出血倾向*（易出血体质，药物诱导的抗凝作用）。出血是种植术中相对常见的并发症，目前无可靠证据表明出血性疾病为种植手术的禁忌证，甚至血友病患者也能获得成功的种植治疗效果[63]。任何口腔手术都可能造成出血及血容量减少，如果其血液流至颌面部及颈部间隙则会压迫呼吸道而危及生命[1]。对于患有出血性疾病的患者，特别是服用华法林或醋硝香豆素等抗凝药的患者[64]。种植手术后通常凝血时间较长，此类患者目前推荐若INR值<3或3.5，在种植术前可不调整抗凝药用量[64]。有研究指出，应用抗凝药物的患者，如其INR值在2~4范围内时，不调整抗凝药用量，术后出血量并未显著增加[65]，应用常规止血剂可有效防止术后出血。因此，牙槽外科手术（如种植体植入术）的实施无须终止抗凝药物的应用，但前提条件是上述操作不包含自体骨移植术、广泛翻瓣、块状骨移植术等复杂操作[1,66]。对于应用肝素的患者，手术出血风险也相对较低[67]。尽管出血性疾病患者存在术后凝血时间延长及出血量增加的风险，但目前仍无证据表明出血性疾病为种植治疗的绝对禁忌证。但此类患者尤其是先天性出血性疾病患者在种植手术前必须经内科医师会诊[1]。内科医师多在术前应用低分子量肝素将其INR值调整至合适的水平，以利于手术的实施，切勿擅自停药而引起严重的血栓栓塞[68]。

E：

- *骨质疏松*。骨质疏松为一种常见的代谢异常，通常表现为骨量减少及骨密度下降，但不伴有骨结构异常，骨质疏松可导致骨折的风险增加[3]。世界卫生组织已提出骨质疏松的诊断标准，该诊断标准基于通过二维射线骨密度仪对骨密度进行测量。骨质疏松的诊断为矿化骨密度水平T值低于正常年轻患者平均水平（T≤2.5）2.5倍标准差[69]。骨质疏松影响种植的主要原因为：患者骨质发生改变，影响新骨的形成、创伤的愈合及种植体的骨结合[23]。在对骨质疏松患者种植治疗长期效果的评估过程中，虽然有动物实验[70]及临床研究[71-72]证实骨质疏松患者的种植体长期失败率高于正常人，但一项系统综述指出，骨矿化密度（BMD）状态及骨质量与种植体失败间并无相关性，因此提出骨质疏松并非种植治疗的禁忌证[73]。另外有研究指出，骨质疏松与种植体周围炎并无关联[74]，甚至是严重的骨质疏松患者也可获得良好的种植修复效果[22,75]。综合近年来的研究结果，可以总结认为，单纯的骨质疏松并不会影响种植治疗的成功率[23]。但一项最近的综述认为，骨质疏松与种植治疗之间存在薄弱的关联[3]。因此对于这类患者，在行种植治疗前应仔细地评估骨质情况。骨质疏松患者潜在的风险为应用抗骨吸收药物影响种植骨组织改建，及双膦酸盐用药后导致的颌骨坏死（BRONJ）[1]。

- *克罗恩病*。克罗恩病为特发性慢性先天性胃肠道炎性疾病，同时也可累及口腔。该疾病的病程特点为病情反复发作，间歇性加重与缓解[76]。克罗恩病被认为是牙种植的相对禁忌证。其病情与营养及免疫缺陷相关，因此克罗恩病可能会影响种植治疗的成功率[72]。然而目前关于克罗恩病与牙种植相关的研究十分稀少，二者间关联的证据强度不足[3]。部分前瞻性及回顾性研究指出，对克罗恩病患者植入的种植体可形成骨结合，但个别种植体也发生了早期失败[72,77-78]。基于目前证据尚不足，无法得出最终结论，但对于此类患者的种植治疗仍需谨慎。在种植手术开始前应注意其抗原-抗体复合物可能会产生自身免疫反应，从而影响种植体-骨界面间的骨结合。除此之外，克罗恩病患者本身应用的药物及营养不良状态也可能影响种植治疗的效果[2]。

- *心血管疾病*。高血压、动脉粥样硬化、血管狭窄、冠状动脉疾病、充血性心脏病等5种心血管疾病可能会影响依赖于良好血液供应的组织愈合过程[23]。心脏疾病会减少骨组织的血氧及营养供给，从而影响种植体的骨结合。一些学者甚至将特定心脏疾病列为种植治疗的相对禁忌证，因为种植手术是引起感染性心内膜炎的危险因素[3,23]。与之相反的是，目前尚未有研究证实这些特定心脏疾病与种植体骨结合丧失间存在联系，一篇回顾性病例研究提出，心血管疾病患者与正常人群组间种植体的失败率无显著性差异[79]。虽然心血管疾病会造成患者生理状态改变，但这似乎并不影响种植治疗的临床效果。除此之外，在同一医学中心进行的两项回顾性研究及一项前瞻性研究均指出：心血管疾病与种植体的早期成功率无相关性[72,77,80]。关于心血管疾病与种植体的成功率及失败率的相关研究极少。目前患者心血管疾病似乎并不影响种植体的早期留存率。需要注意的一点是，此类患者经常服用控制疾病的相关药物，可能对种植治疗产生不利影响。

- *吸烟*。吸烟按照ASA分类为Ⅱ类生理状态（轻度系统性疾病）[81]。烟草的副产物有尼古丁、一氧化碳及能引起毒性反应的氰化物。尼古丁可抑制红细胞、成胶原细胞及巨噬细胞的增殖，增加血小板黏附，并通过释放肾上腺素来引起血管收缩，从而减少术区的血流灌注而影响创面愈合。一氧化碳可与血红蛋白竞争性结合减少组织的氧气供应。氰化物可抑制氧化代谢及细胞转运所需的酶系统。吸烟还可促进炎性介质（如肿瘤坏死因子和前列腺素E_2等）的释放，抑制中性粒细胞的趋化作用、吞噬作用及其氧化迸发机制（oxidative burst mechanisms）。除此之外，吸烟也增加了多核中性粒细胞金属蛋白酶基质的产生（如胶原酶及胰肽酶）[23]。许多学者探讨烟草与种植体失败之间的联系。多项回顾性研究显示，吸烟者种植体的失败率为非吸烟者的2.5倍[82]，尤其对于上颌的种植治疗而言，吸烟者种植体的失败率显著高于非吸烟者[83-84]。在一项长达8年的随机对照、前瞻性临床试验中，研究者指出，在种植体植入后持续性地吸烟将破坏种植体周围骨组织及牙周组织适应性改建的能力。因此，建议所有接受种植治疗的吸烟患者均应戒烟[85]。只有少数研究提出，吸烟并不影响种植体的成功率[86-88]。两项回顾性研究指出，吸烟量并非是引起种植体失败的决定性因素[72,89]。另一项研究中观察到经过表面改性的种植体可抵抗吸烟的负面影响[90]。综上所述，吸烟严重影响上颌种植体的成功率，在种植手术前停止吸烟可提高种植治疗的效果。总而言之，多数学者仍然认为种植体失败与吸烟存在密切联系[23,72,77]。虽然证据有限，但植入表面改性的种植体可能降低种植体失败的风险[23]。

F:

- *外胚层发育不全*。外胚层发育不全是以一种或多种外胚层来源组织结构发育异常为特征的遗传性疾病。常见的全身及口腔临床表征包括：头发及眉毛稀疏、额部隆起、鼻梁凹陷、嘴唇前突、先天少牙或无牙、畸形牙、牙列不齐[91]。已有多项病例研究报道了外胚层发育不全患者的种植治疗效果，多数研究报道了成年外胚层发育不全患者良好的种植治疗效果[92]。然而这些病例中部分术者将种植体植入儿童或青少年的上颌骨或下颌正中区的做法并不值得提倡[93-94]。关于发育阶段的儿童的最终种植手术时机目前仍存在争议[95-96]。目前尚无对照研究证明外胚层发育不全是否会对种植治疗产生有利或者不利的影响。

- *扁平苔藓*。口腔扁平苔藓通常是由T细胞介导的病因未明的自身免疫性疾病，仅累及角化鳞状上皮[97]。口腔扁平苔藓患者角化上皮难以附着于钛表面，因而牙种植治疗并非此类患者的首选治疗方案[20]。然而现有的病例报告及病例对照研究提出：口腔扁平苔藓患者也可获得良好的种植治疗效果。尽管种植治疗并不会影响扁平苔藓疾病本身，但口腔扁平苔藓患者发生种植体周围黏膜炎及种植体周围炎的概率稍高于正常对照组，剥脱性龈炎患者种植体周围黏膜炎的发生率显著增高[98]。因此，此类患者种植治疗后，应长期监测其扁平苔藓病损及种植体的状态[92]。基于现有的证据，扁平苔藓被列为牙种植治疗的风险因素，其长期种植成功率仍不明确。

- *硬皮病*。硬皮病是一种多系统的疾病，其特征为皮肤，不同的内脏器官包括肺、心脏及消化道等的炎症及硬化性改变。典型的面部形态特征有面具脸、薄唇、小口畸形、口周辐射纹路、辐射状舌下系带、舌硬化等[100]，其面部、嘴唇、口腔黏膜均呈现紧绷状态，不利于口腔治疗操作。目前对于硬皮病患者的牙种植治疗仅

有病例报告，且最多患者数也仅为2例[101-105]。最近的综述中也提到，目前无存在硬皮病与牙种植相关的研究发表。因此，至今尚无足够证据证实硬皮病与种植疗效之间存在联系[3]。

- *神经精神疾病*。目前关于神经精神疾病患者种植治疗的研究数量较少且存在争议。部分个案病例及系列病例研究报道了不同程度智障及生理性残疾的患者也能获得良好的种植效果，包括脑性瘫痪、唐氏综合征、认知紊乱、痴呆、暴食症、帕金森病及重度癫痫等[105-108]。然而此类患者常常伴随口腔卫生不良、磨牙症、口腔习惯（如吸吮手指等）及行为异常等，均容易引起种植相关并发症。因此，在对于此类患者行种植治疗前，应详细评估并进行相关会诊，尽量选择覆盖义齿修复，便于口腔卫生清洁[3]。

- *舍格伦综合征*。舍格伦综合征是一种影响外分泌腺、唾液腺及泪腺的慢性自身免疫性疾病。常见症状表现为极度疲劳伴眼干（干燥性角膜结膜炎）及口干（口干症）。口干症最终将导致吞咽困难、猖獗龋或口腔感染。目前对于舍格伦综合征并无有效的治愈方法，仅能通过对症治疗缓解症状[109-110]。关于舍格伦综合征患者种植治疗相关研究报道极少。无对照性研究发表；仅存在一项系列病例报告提出以种植体为单位的种植失败率为16.7%，及以患者为单位的种植失败率为50%[111]。

- *甲状腺功能减退*。甲状腺功能紊乱会影响骨组织的新陈代谢。甲状腺素和碘塞罗宁能调节多项功能保持机体稳态。甲状腺分泌的激素能促进软组织及骨折的愈合。甲状腺功能减退会抑制骨细胞的动员、成熟和激活，通过减少胰岛素样生长因子-1的循环作用降低骨形成及骨吸

收的功能[23]，从而减缓骨折愈合。因此可以推断：甲状腺功能减退可能会影响种植体的骨结合而导致种植体失败率增加。然而少量研究显示，甲状腺功能状态与种植体成功率之间并无相关性[80,112]。对于控制良好的甲状腺功能减退患者，其病情并不影响种植体的留存率[23]。

G:

- *近期心肌梗死、脑卒中及缺血性卒中。*当心脏或脑组织发生局部缺血时，组织细胞易发生坏死及功能障碍，直到病发后6～12个月患者才会恢复稳定状态。在病发后3～6个月之内应避免任何手术等刺激，以免触发缺血后并发症的发生。鉴于心肌缺血及脑血管意外的高并发症风险，口腔治疗应等到患者心脑状态稳定后再进行。对于必要的牙科治疗也需等到心脑疾病病发后6个月才能进行。此外，种植治疗前也应详细了解患者抗凝血及溶血栓治疗的用药史，权衡是否需要中断药物来进行种植治疗[22]。

- *器官移植或心脏瓣膜置换。*通常用于修补心脏及血管缺损的自体组织或人工材料在移植后的第1个月内即可完全包裹于心内膜或内皮组织，避免细菌侵犯。若心内膜或内皮组织暴露，则心内膜炎或动脉内膜炎等的风险会增加。尤其对于已行瓣膜修复的进行性充血性心力衰竭、全身性栓塞或心内膜炎等具有细菌感染倾向的患者更是如此[22,113]。目前存在3种形式的瓣膜：生物假体（猪瓣膜）、机械瓣膜及自体或同种异体移植物。除了自体移植外，所有的移植物都可能引起心内膜炎、反流、狭窄及退化等。瓣膜修复后心内膜炎的发生率为1%～3%，最易发生感染的时期为术后3个月内[114]。在术后第6个月，心内膜炎的发生率

降至0.4%。对于行心瓣膜置换的患者，至少在术后6个月至1年，移植的瓣膜组织才进入稳定期[113-114]。在此期间，为了避免细菌感染甚至瓣膜修复失败，应避免进行具有创伤性的牙周治疗操作。临床医师会依据瓣膜的类型（机械或生物移植），对患者采用不同的药物治疗（抗凝剂或血浆增量剂）[113]。对于此类患者，在牙科侵入性治疗前及种植治疗术前应预防性使用抗生素，且专科医师在术前需清楚患者的用药史。

- *严重出血风险。*若术中出血无法进行有效止血，就不应进行手术操作。难以控制的出血可由多种因素引起，包括血小板及凝血因子功能紊乱，通常多由服用药物引起。对于因心血管疾病而服用抗凝血药（如阿司匹林、华法林及氯吡格雷）的患者，必须关注其出血时间及INR指标。凝血酶原时间控制在正常值的1.5～2倍内时，牙科治疗中大出血的风险将显著减少。有研究提出，当患者INR值<3时，即可接受拔牙及种植等手术治疗[115]。在某些特殊情况下，患者的INR值需保持在较高水平时，则不适合进行牙种植治疗[22]。由于感染、特发性血小板减少性紫癜、放射治疗、骨髓抑制及白血病等疾病导致的血小板减少均会引起术中及术后出血。轻度的血小板减少症或血小板计数在50000～100000/mm^{3}时，可能会发生术后异常出血；当血小板计数< 50000/mm^{3}时，可能会发生术后大出血；当血小板计数<20000/mm^{3}时，将会发生自发性黏膜出血[116]。此类患者通常需术前备血。对大多数牙科治疗患者，红细胞比容不能低于正常值的60%，如果采用镇静或全身麻醉，血红蛋白及红细胞比容值则不能低于正常值的75%～80%[117]。

- *免疫抑制*。适当的免疫反应对于创伤愈合至关重要。当白细胞总数<1500～3000/mm³时应视为口腔手术的禁忌证。此时患者易于发生感染，组织修复及再生能力减弱[118]。中性粒细胞的正常值为3500～7000/mm³，当中性粒细胞的数值在1000～2000/mm³时，要求对患者使用广谱抗生素治疗[117]。当中性粒细胞的数值在1000/mm³以下时，应立即对患者进行治疗，不能进行种植[22]。

- *恶性肿瘤治疗期*。恶性肿瘤治疗期间往往需要接受放化疗以杀灭癌细胞，然而放化疗同时也会破坏患者的防御机制及造血功能。癌症患者在这种情况下伤口无法正常愈合，因此严禁行种植手术[22]。通常肿瘤的放疗总剂量在50～80Gy，每周放疗剂量为1～10Gy，在杀灭肿瘤细胞的同时对宿主细胞产生的损伤最小。放疗的生物学反应有4个阶段，总的来说，牙周膜组织对放射线损伤的恢复要快于骨髓、皮肤及胃肠道等组织。头颈部局部放疗易直接对牙周组织造成损伤，放射线离子可导致板状层外侧及松质骨骨细胞的死亡及哈弗氏管内的血管堵塞，放射线损伤黏膜和唾液腺引起黏膜炎及口腔干燥，进一步加剧口腔环境恶化。放疗导致血管的通畅性和骨髓的造血功能减退，由于下颌骨后部距离放射源较近，且其血管及骨小梁较少，因此发生放射性骨坏死的风险更高。另外，下颌骨血供较差，骨小梁稀疏，进一步增加了放射性骨坏死的风险。使用细胞毒素类抗癌药物会引发粒细胞及血小板减少，从而影响种植治疗效果[22]。关于化疗对种植留存率的影响至今仅有少量研究报道。且其中的几项病例报告结果不一致[119-120]。

- *严重的精神疾患*。对于此类无法正常理解和接受牙科治疗的患者，不应行种植修复。下列情况已被证实不宜进行种植治疗，如精神分裂、严重的人格特征紊乱、脑损伤、阿尔茨海默病、酗酒及药物滥用[22]。上述疾病引起种植失败并无生物学因素（至少目前尚未被证实），但多项病例报告显示了精神疾病患者种植失败的案例[22]。

- *酗酒/药物滥用*。酗酒及药物滥用会降低机体对疾病的抵抗力，增加感染发生的风险，减缓创伤的愈合，并造成不良的口腔卫生环境[121]。酗酒容易引发肝脏疾病而导致血小板病变、高血压、肝硬化、动脉瘤及内出血。除此之外，酗酒及药物滥用者多处于脱离现实的精神状态，不适合接受种植治疗[22]。

H:

在种植治疗期间部分药物的使用，可能会影响种植体早期及晚期的骨结合，甚至导致种植失败。

- *可引起牙龈增生的药物*。
  - 抗癫痫药（苯妥英钠）：苯妥英钠是一种在菌斑存在的情况下可引起牙龈增生的抗癫痫药物。牙龈的增生可能发生于穿龈基台菌斑堆积处，可采用牙龈切除术或翻瓣术切除增生的牙龈组织。目前尚无关于服用苯妥英钠与种植治疗相关性的研究[19]。
  - 抗高血压药（钙通道阻滞剂）：牙龈增生是二氢吡啶类钙通道阻滞剂的常见副作用。然而目前关于该药物的服用与种植后牙龈增生的相关研究极少[19]。
  - 免疫抑制剂（环孢菌素）：环孢菌素为器官移植患者的免疫抑制药物，常见的副作用为牙龈增生。服用此类药物患者的牙龈增生与菌斑堆积无关。环孢菌素可破坏骨代谢平衡进而影响种植体的骨结合[19,122]。

- *选择性5-羟色胺再摄取抑制剂（SSRIs）*。选择性5-羟色胺再摄取抑制剂是治疗抑郁症最常用的药物。研究指出，该药物可干扰骨代谢，通过增加破骨细胞的分化对骨形成有直接的负面影响。该药物的使用会减少骨量和骨密度，增加骨质疏松症及骨折的风险。在最近的一项队列研究中，学者发现SSRIs的使用会增加种植体失败的风险。因此，对于使用SSRIs的患者应在种植治疗前为其制订详细的治疗计划[123]。

- *双膦酸盐*。双膦酸盐药物多用于与骨吸收相关疾病（如骨质疏松症或佩吉特病）、癌症骨转移、副肿瘤综合征、多发性骨髓瘤等的预防和治疗。双膦酸盐可口服或静脉注射[2]。关于双膦酸盐类药物引起骨坏死的风险至今已达成共识，命名为BRONJ[124-126]。有报道显示，在大量的种植后发生BRONJ的患者中，有27例为口服或静脉注射双膦酸盐的患者。颌骨骨坏死发生的平均时间为种植体植入后的第16个月[127]。另一组种植后发生BRONJ的人群中，也包含了口服或静脉注射双膦酸盐类药物的患者，且后牙区种植后发生骨坏死的风险更高[128]。静脉注射双膦酸盐的患者会发生颌骨骨坏死毋庸置疑，但口服双膦酸盐类药物的患者发生BRONJ仍较为少见[1]。在种植体植入及愈合过程中，口服双膦酸盐类药物并不会影响种植体的早期成功[129]。美国口腔颌面外科医师协会于2007年基于患者的临床状况及治疗周期提出了双膦酸盐的用药指南[130]，指南指出，在服用双膦酸盐类药物后的前3年内，任何手术治疗操作都应极为谨慎。两项系统综述指出，口服双膦酸盐类药物并不会影响牙种植体的短期留存率，也并不会导致BRONJ。学者认为，种植治疗对于口服双膦酸盐的用药期<5年的患者是安全可行的[131]，所植入的种植体均能形成良好的骨结合并行使功能[132]。总而言之，对静脉注射双膦酸盐的癌症患者而言，种植治疗应视其为禁忌证[131]。而对于骨质疏松服用双膦酸盐的患者，应在术前强调种植手术引发骨坏死的风险，获得患者的知情理解并同意后再对其进行种植治疗[1]。

- *糖皮质激素*。皮质类固醇的不良反应包括骨密度降低、皮肤脆性增加及免疫抑制等[64]。全身应用糖皮质激素可能会影响种植体的骨结合及伤口愈合。目前并无证据表明使用糖皮质激素是种植的禁忌证，但重要的是要考虑到系统应用糖皮质激素可能抑制下丘脑-垂体-肾上腺轴，因此，服用糖皮质激素患者在进行手术治疗前，应采取标准化操作模式。药品监管机构建议即使使用了3周以内全身糖皮质激素治疗，患者仍会处于应激状态（如创伤、手术、感染）。还有一些是存在肾上腺皮质功能不全的患者，这些患者仍需在治疗期间接受系统性糖皮质激素治疗[64]。

总结

种植体留存率与种植病例的选择直接相关。多数情况下，良好的术后愈合是种植成功的关键因素。并非所有就诊患者均需种植修复。对于种植治疗的禁忌证应严格把关，以免造成感染、种植失败，甚至是患者死亡。医师应理解疾病的本质，评估此类患者种植治疗的效果，再基于自身知识水平挑选合适的病例。只要种植术前仔细评估患者的全身情况，合理选择病例，那么多数能取得可预期的治疗效果。种植治疗存在大量的相对禁忌证。如果控制得当，大部分疾病并不会影响种植体的留存率[22-23]。并非所有寻求种植治疗的患者都满足种植治疗的适应证，好的临床医师应该具备区分种植适应证与非适应证的能力，做出最佳选择，必要时可寻求其他科室会诊。

病例3

种植体稳定性

病例介绍

患者，30岁，白人女性。14年前#21曾因外伤接受治疗，6个月前自觉该患牙松动。

学习目标
- 掌握种植治疗的主要诊断原则
- 掌握种植体稳定性的测量工具的使用
- 理解前牙美学区即刻种植的重要特征

既往口腔治疗史

患者#21及#22曾行根管治疗和金属烤瓷冠修复，目前双侧上颌中切牙切缘不对称，前牙开𬌗（图1）。

既往史

患者及其家族均无系统性疾病史，患者有严重吸烟史（10支/天）。

一般情况

- 重要生命体征
  - 血压：110/72mmHg
  - 心率：73次/分钟
  - 呼吸：15次/分钟

社会与行为史

患者吸烟及饮酒，正在戒烟。

口外检查

颌面部无明显异常，面型左右对称，颞下颌关节动度正常，未触及肿大的淋巴结。

口内检查

- 软组织检查：颊黏膜、舌体及口底均无异常
- 口腔卫生保持良好，O'Leary 菌斑评分为22%
- 下颌前牙少量牙结石堆积
- #21牙列拥挤，双侧上颌中切牙切缘不对称，#21唇侧倾斜（图1）
- 牙周检查显示牙周探诊深度均在2~3mm（图2）
- #12、#11及#21间存在附着丧失和"黑三

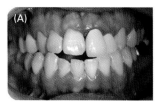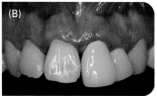

图1：（A）口内照。（B）#21正面观

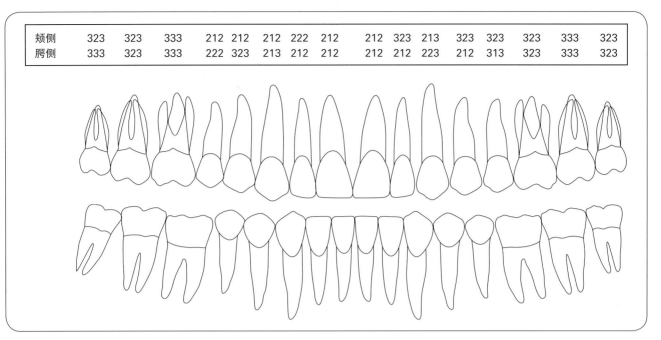

颊侧	323	323	333	212	212	212	222	212	212	323	213	323	323	323	333	323
腭侧	333	323	333	222	323	213	212	212	212	212	223	212	313	323	333	323

图2：初诊时上颌牙周探诊检查表

角"（图1）

- 无牙体龋坏，存在轻度牙龈炎
- #21龈缘局限性红肿
- 角化龈宽度及厚度正常

咬合检查

患者前牙开殆，组牙功能殆。

影像学检查

拍摄曲面体层片（图3）、全口根尖片及CBCT。选择CBCT合适断面评估上颌前牙颊侧骨板的厚度及牙槽骨的高度。CBCT三维重建显示患者上颌前牙区颊侧骨板较薄（图4和图5）。

诊断

根据美国牙周学会诊断标准，该患者诊断为菌斑性牙龈炎、牙外伤及生理性损伤[1]。

治疗计划

患者的治疗计划包括控制牙龈炎及#21外科及修复治疗。

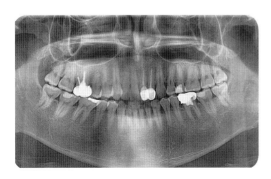

图3：口腔曲面体层片

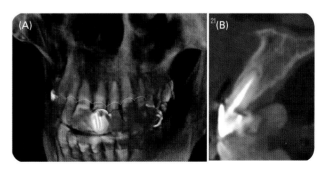

图4：（A）CBCT重建。（B）CBCT前牙牙槽骨纵断面

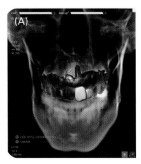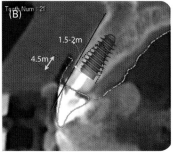

图5：种植体植入位置设计。（A）正面观。（B）纵断面观

临床检查及治疗阶段

患者就诊时主诉上颌前牙松动。详细询问患者口腔及全身治疗史。患者全身状况良好，但有吸烟史。#21及#22曾行根管治疗及烤瓷联冠修复。牙周检查显示患者存在轻度局限性牙龈炎，双侧上颌中切牙切缘不对称，前牙开𬌗。综合分析该患者适合进行种植治疗。

患者治疗计划的第一步为治疗牙周炎症。临床及影像学检查提示上颌前牙牙槽骨宽度及修复间隙充足，适合种植修复。制取印模，制作#21诊断蜡型及种植手术导板。微创拔除#21后，在手术导板引导下不翻瓣即刻植入种植体（图6）。采用Osstell动度测量仪测量种植体颊舌向及近远中向稳

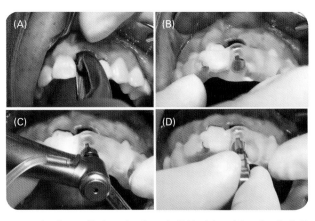

图6：（A）#21拔除。（B）固定种植手术导板。（C）种植窝洞预备。（D）植入种植体

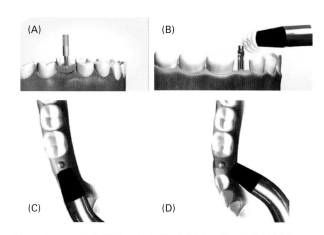

图7：Osstell动度测量仪的操作示意图。（A）安装测量杆。（B）电磁波共振。（C）测量种植体近远中向。（D）测量种植体颊舌侧

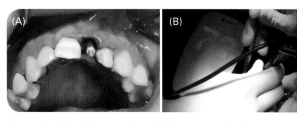

图8：种植体稳定性的临床检测。（A）安装SmartPeg。（B）Osstell测量

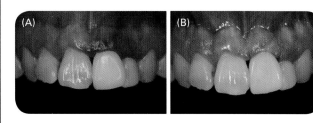

图9：（A）临时冠即刻修复。（B）种植术后2周

定性（图7和图8）。即刻临时修复#21并调整#21无咬合接触。术后2周复诊，种植术区周围牙龈健康（图9）。术后CBCT显示种植体植入角度良好（图10）。术后8周行最终烤瓷冠修复（图11和图12）。

讨论

目前口腔种植治疗发展迅速，以往认为应在牙拔除后3~6个月待拔牙窝完全愈合后再进行种植体

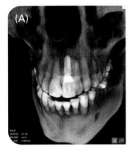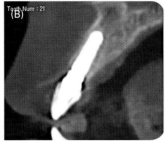

图10：术后CBCT检查。（A）正面观。（B）纵断面观

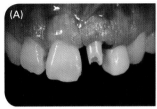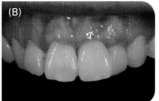

图11：（A）全瓷基台戴入。（B）最终冠修复

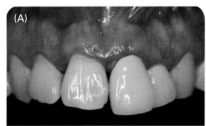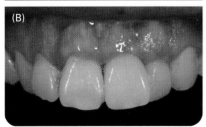

图12：（A）拔牙前。（B）种植体植入后8周

及生物学成功均至关重要。因此本文介绍了术前种植位点的诊断评估及种植体稳定性的测量技术。

种植区的术前评估是决定种植体短期及长期成功的重要因素[5-7]。影响种植治疗效果的因素有许多，如牙龈生物型及牙龈厚度、牙槽骨形态及骨量、拔牙窝愈合程度、术区邻牙的牙周情况、患者原先口腔疾病状态和美学考量。此病例中，患者种植术区满足即刻种植所需的各方面条件。临床上薄龈生物型是美学效果不佳的风险因素，此类患者在种植体植入后可能会发生颊侧骨板吸收及龈缘退缩[8-10]（图13）。对于种植术区颊侧骨板已存在吸收，而在种植体植入时未行骨增量的患者，美学风险将会显著增加。因此，对于薄龈型患者，建议在种植体植入同期实施骨增量。同时，为减少种植术区软硬组织的创伤，应尽量实施微创操作。同时，术区必须有足够健康的骨组织及软组织以利于种植体植入[11]。

在所有影响种植成功的因素中，种植体的初期稳定性是最关键的。足够的初期稳定性也是行使即刻修复的必要条件[7,12-14]。此病例通过Osstell动度测量仪[15]评估了种植体的初期稳定性。种植体初期稳定性不足引起的微动会影响种植体与骨组织之

植入[3]，并认为在种植体愈合过程中，早期负载会影响骨原细胞及种植体骨结合。事实上，种植体埋入的目的是为了避免感染及上皮长入，从而促进种植体骨结合。种植治疗的高成功率促进了即刻修复的发展[4]。良好的术前诊断对于种植体的临床成功

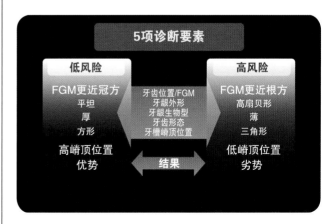

图13：诊断要点（FGM：游离龈缘位置）

间的骨结合[16]。此时，可观察到种植体周围形成结缔组织结合。许多研究证实当种植体的微动超过100～150μm时，种植体无法形成良好的骨结合，甚至会形成结缔组织结合[17-18]。因此，种植位点及种植体植入术前/术后的评估是获得良好种植体骨结合的重要措施。

自学问题

A：影响即刻种植的关键因素有哪些？

C：临床上如何测量种植体的稳定性？

B：即刻种植如何影响美学区的种植效果？

参考文献

[1] Armitage GC. Development of a classification system for periodontal diseases and conditions. Ann Periodontol 1999;4(1):1–6.

[2] Brånemark PI, Adell R, Breine U, et al. Intra-osseous anchorage of dental prostheses. I. Experimental studies. Scand J Plast Reconstr Surg 1969;3(2):81–100.

[3] Albrektsson T, Zarb G, Worthington P, Eriksson AR. The long-term efficacy of currently used dental implants: a review and proposed criteria of success. Int J Oral Maxillofac Implants 1986;1(1):11–25.

[4] Schulte W, Kleineikenscheidt H, Lindner K, Schareyka R. The Tübingen immediate implant in clinical studies. Dtsch Zahnarztl Z 1978;33(5):348–359 (in German).

[5] Schwartz-Arad D, Chaushu G. Placement of implants into fresh extraction sites: 4 to 7 years retrospective evaluation of 95 immediate implants. J Periodontol 1997;68(11):1110–1116.

[6] Becker W, Dahlin C, Lekholm U, et al. Five-year evaluation of implants placed at extraction and with dehiscences and fenestration defects augmented with ePTFE membranes: results from a prospective multicenter study. Clin Implant Dent Relat Res 1999;1(1):27–32.

[7] Polizzi G, Grunder U, Goene R, et al. Immediate and delayed implant placement into extraction sockets: a 5-year report. Clin Implant Dent Relat Res 2000;2(2):93–99.

[8] Zigdon H, Machtei EE. The dimensions of keratinized mucosa around implants affect clinical and immunological parameters. Clin Oral Implants Res 2008;19(4):387–392.

[9] Kim BS, Kim YK, Yun PY, et al. Evaluation of peri-implant tissue response according to the presence of keratinized mucosa. Oral Surg Oral Med Oral Pathol Oral Radiol Endod 2009;107(3):e24–e28.

[10] Gobbato L, Avila-Ortiz G, Sohrabi K, et al. The effect of keratinized mucosa width on peri-implant health: a systematic review. Int J Oral Maxillofac Implants 2013;28(6):1536–1545.

[11] Barone A, Orlando B, Cingano L, et al. A randomized clinical trial to evaluate and compare implants placed in augmented versus non-augmented extraction sockets: 3-year results. J Periodontol 2012;83(7):836–846.

[12] Becker W, Sennerby L, Bedrossian E, et al. Implant stability measurements for implants placed at the time of extraction: a cohort, prospective clinical trial. J Periodontol 2005;76(3):391–397.

[13] Artzi Z, Beitlitum I, Kolerman R. From an immediate implant placement in the post-extraction phase towards immediate loading application: current status. Refuat Hapeh Vehashinayim (1993) 2011;28(1):36–45,78 (in Hebrew).

[14] Schrott A, Riggi-Heiniger M, Maruo K, Gallucci GO. Implant loading protocols for partially edentulous patients with extended edentulous sites – a systematic review and meta-analysis. Int J Oral Maxillofac Implants 2014;29(Suppl):239–255.

[15] Meredith N, Alleyne D, Cawley P. Quantitative determination of the stability of the implant–tissue interface using resonance frequency analysis. Clin Oral Implants Res 1996;7(3):261–267.

[16] Brunski JB. Avoid pitfalls of overloading and micromotion of intraosseous implants. Dent Implantol Update 1993;4(10):77–81.

[17] Prendergast PJ, Huiskes R, Soballe K. ESB Research Award 1996. Biophysical stimuli on cells during tissue differentiation at implant interfaces. J Biomech 1997;30(6):539–548.

[18] Szmukler-Moncler S, Salama H, Reingewirtz Y, Dubruille JH. Timing of loading and effect of micromotion on bone–dental implant interface: review of experimental literature. J Biomed Mater Res 1998;43(2):192–203.

自学问题回答

A：

影响种植体留存率的因素有许多。全身因素及局部因素均可直接或间接影响种植治疗效果。免疫功能抑制、未控制的糖尿病及其他系统性疾病均可能影响种植治疗的效果。种植体的失败分为早期失败及晚期失败，种植体早期失败指种植体未形成骨结合，而种植体晚期失败多因菌斑引起的种植体周围炎及种植体超负载所致。种植体早期失败多与高血压、胃部疾病、骨质疏松、1型及2型糖尿病、化疗和药物应用有关，严重吸烟的患者因其血运循环不佳且组织愈合能力下降，被视为即刻种植的相对禁忌证。

骨组织及软组织等局部因素也是影响种植成功的重要因素。与多颗种植体相比，单颗种植体留存率较高、并发症较少。种植区骨量及牙槽骨吸收程度均会影响早期及晚期治疗效果。除此之外，种植术区的颊侧骨板、牙龈生物型、种植位点也会影响种植治疗的效果。

B：

即刻种植会增加美学并发症的风险。因此，美学区即刻种植需进行术前仔细评估，通常还需要实施软硬组织的增量。许多研究指出，唇侧龈缘退缩是美学区即刻种植的主要并发症。为了获得理想的唇侧龈缘水平，种植体需植入正确的冠根向位置，种植体唇侧骨板需有足够高度及厚度支撑上方的软组织。龈乳头的高度也是评估美学区种植的重要因素，龈乳头高度与许多因素有关，如拔牙方式、切口位置、种植体植入的时机及邻牙的软硬组织条件和邻牙位置等。因此，生物学因素及操作因素均会影响美学区种植效果。

C：

目前有许多方式可以测量种植体的稳定性，例如：反转扭矩、种植体-骨接触面积，微动度及共振频率分析（ISQ）等。1999年Integration Diagnostics Ltd（瑞士）公司出品了Osstell动度测量仪，通过测量种植体与骨组织间的振动频率来评估种植体的稳定性。ISQ值范围为0～100，当种植体的ISQ值达到70～85时，即认为具有良好的稳定性（可进行负载）；当种植体的ISQ值为65～70时，即认为具有中等程度的稳定性（可采取非埋入式愈合）；当种植体的ISQ值为60～65时，即认为稳定性不良（需采取埋入式愈合）。Osstell动度测量仪可测量种植体的初期及愈合期稳定性，及用以评价早期负载是否过载。目前认为ISQ作为种植体与骨组织之间生物学结合过程中的评估指标，具有一定的标准性和可预期性。

种植体扭矩是由种植体和骨组织之间的摩擦力产生，通常以N·cm作为其计量单位。种植体植入中测得的扭矩是由种植体植入过程中，种植体顶端与骨组织之间的切削摩擦力及种植体表面与骨壁之间的摩擦力产生。种植体植入后扭矩是指种植体在完全植入后，对已植入的种植体反向施力来测得种植体与骨壁间的摩擦力，但此种测量方式可能对种植体的初期稳定性产生不利影响。

病例4

咬合及解剖因素

病例介绍

患者，60岁，女性。要求行左上颌（#23～#26）及右下颌（#45～#47）区域种植修复。#37缺失。患者自诉曾行缺牙区修复治疗，5年前因修复体失败而拔除。患者拒绝#37修复。患者自诉有磨牙症，已佩戴𬌗垫，经检查其𬌗垫已磨损需重新制作。图1为患者近期的曲面体层片。

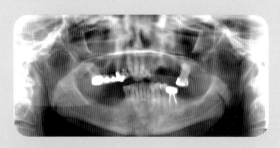

图1：曲面体层片

学习目标

- 理解以修复为导向种植理念的重要性及其与不同解剖标志的关联
- 与种植手术相关的解剖结构的分类及评估
- 认识哪些病理状态会影响种植体的植入
- 理解种植团队相互合作的重要性

既往史

患者否认系统性疾病史。

一般情况

患者无吸烟及饮酒史。

口外检查

患者面部对称，颌面部无肿胀、无包块、无淋巴结肿大，颞下颌关节无异常动度。

口内检查及影像学检查

如图1～图4。

- 患者为I类𬌗关系，覆𬌗覆盖均正常
- 开口度正常
- #37、#23～#26、#45～#47缺失

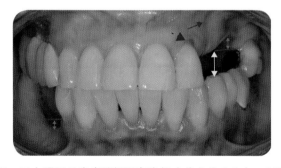

图2：口内照显示患者𬌗龈距离降低（黄色箭头处）；#22唇侧牙龈退缩（蓝色箭头处）；颊系带附着（红色箭头处）；垂直向骨缺损（粉红色箭头处）。图片来源：Dr. Francesca Bonino

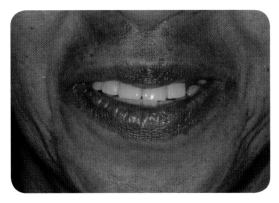

图3：患者微笑照。图片来源：Dr. Francesca Bonino

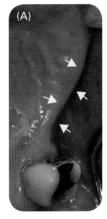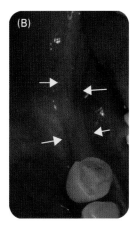

图4：(A)上颌缺牙区𬌗面照显示剩余牙槽骨萎缩（箭头处）。(B)下颌缺牙区𬌗面照显示剩余牙槽骨萎缩（箭头处）。图片来源：Dr. Francesca Bonino

- 缺牙区牙槽骨萎缩
- 口腔软组织无异常表现
- 低笑线
- 牙周探诊深度为3～4mm
- 局限性牙龈炎，口腔卫生情况一般
- 前牙牙龈生物型为薄龈型
- #22唇侧龈缘退缩2mm
- #28颊侧龈缘退缩2.5mm
- 口内多个修复体，#36根尖周骨密度减低
- #27伸长
- #22～#27间近远中径约30mm
- #45远中至下颌升支间的距离为37mm

种植诊断及治疗计划

根据患者临床及影像学检查，治疗计划制订为：上颌#23行种植体支持式单冠修复，#24～#26行种植体支持式局部固定桥修复，下颌#45～#47行种植体支持式三单位局部固定桥修复。通过诊断蜡型对缺牙区域大小、解剖形态、种植体三维位置及未来修复体咬合空间进行评估。拍摄CBCT并制作放射导板（图5），对缺牙位点进行详细评估，最后再将放射导板制作成数字化手术导板。

种植位点的评估

分别在患者口内、诊断蜡型及CBCT上对种植位点进行评估。在CBCT上使用测量工具进行相关测量（图6）。

种植位点#23

- 在CBCT纵断面影像上，可见该处皮质骨和松质骨密度均无异常
- CBCT显示该处剩余骨高度为19.68mm，剩余骨宽度为4.08mm
- #22天然牙根尖偏向远中，可能影响#23种植体植入（图6A的红色箭头处）
- 剩余骨高度受限于鼻底或硬腭（图6B）
- 牙槽骨唇侧存在凹陷，种植体植入时要仔细评估植入角度，避免穿破唇侧皮质骨（图6A黄色箭头处）

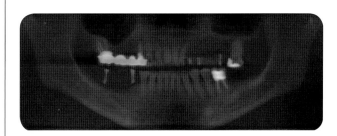

图5：CBCT中曲面体层片显示患者佩戴放射导板

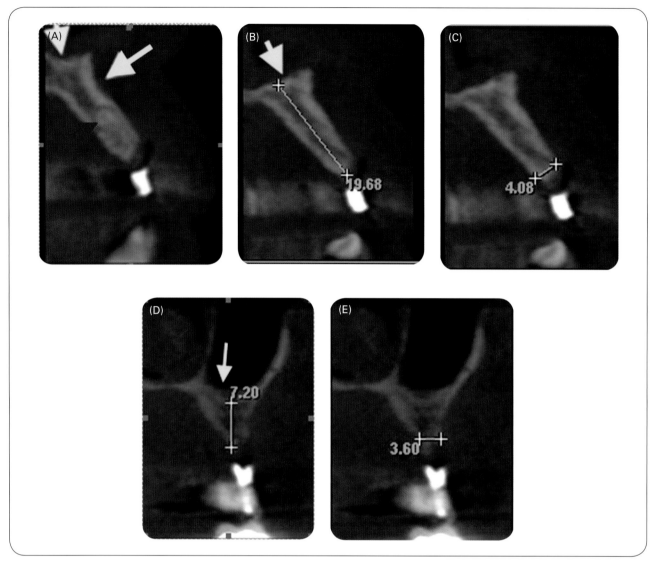

图6：（A）CBCT显示#23区鼻底（箭头处）、牙槽骨唇侧凹陷（黄色箭头处）及#22牙根（红色箭头处）。（B）CBCT显示#23区剩余骨高度（箭头处）。（C）CBCT显示#23区剩余骨宽度。（D）CBCT显示#26区剩余骨高度（箭头处）。（E）CBCT显示#26区剩余骨宽度

- 唇侧角化龈宽度约4mm
- 𬌗龈距离约8.5mm

种植位点#24

- CBCT显示该处的皮质骨和松质骨均无异常
- CBCT显示该处剩余骨高度为18.01mm，剩余骨宽度为2.34mm，牙槽嵴顶呈分刃状

- 临床检查该处系带附着位置较低
- 临床检查颊侧角化龈宽度为6mm
- 临床检查𬌗龈距离为8mm

种植位点#26

- CBCT显示该处的皮质骨密度减低，松质骨密度正常

- 剩余骨高度受限于上颌窦底（图6D）

- CBCT显示该处剩余骨高度为7.20mm，剩余骨宽度为3.60mm（图6D和图6E）

- 左侧上颌窦膜轻度增厚，种植体植入位点处存在上颌窦炎（图6D和图6E）

- 临床检查颊侧角化龈宽度为4mm

- 临床检查𬌗龈距离为15mm

种植位点#45

- CBCT显示颏孔位于标记物远中下方6.5mm处

- CBCT显示，余留骨高度受限于下牙槽神经（图7）

- CBCT显示该处剩余骨高度为15.79mm，剩余骨宽度为5.03mm（图7）

- 临床检查颊侧角化龈宽度为3.5mm

- 临床检查𬌗龈距离为10mm

种植位点#47

- 余留骨高度受限于下牙槽神经（图8）

- CBCT显示该处剩余骨高度为11.10mm，剩余骨宽度为6.90mm

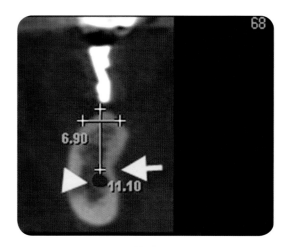

图8：CBCT显示#47区下牙槽神经（红点处）上方可用骨高度及#47区剩余骨宽度，黄色箭头处显示下颌下腺窝

- 临床检查颊侧角化龈宽度为3mm

- 临床检查𬌗龈距离为11.50mm

治疗方案

　　首先对患者进行口腔卫生维护及指导，消除牙龈炎症。

上颌种植修复

　　由于上颌缺牙区余留骨宽度不足，因此需在种植体植入前进行骨增量手术恢复足够骨宽度（图9）。愈合后，在#23及#25位点分别植入细直径及常规直径种植体各1颗，并在手术导板下于#26位点处植入宽直径种植体1颗（图10）。所有种植体均稍向舌倾以获得良好的螺丝固位修复效果。#23种植体植入时应避免损伤#22牙根。患者牙龈属于薄龈型、#22存在牙龈萎缩且#23和#24区颊系带附着位置较低，故植入的种植体略向腭侧倾斜以保留更多的颊侧骨板和角化附着龈。#23及#25区种植体均植入略深（种植体平台约位于#22釉牙骨质界根方3mm处）以免后期修复暴露金属边缘。患者为薄龈生物型，增加了前牙美学区的种植风险。#26种

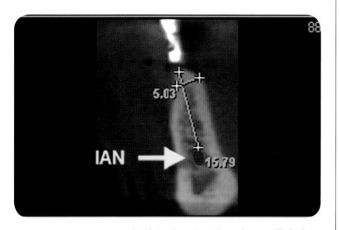

图7：CBCT显示#45区颏神经（红点处）上方可用骨高度及#45区剩余骨宽度

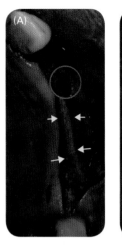
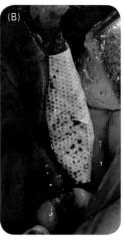

图9：手术照显示：（A）上颌术区牙槽嵴（箭头处）及其唇侧缺损（绿色圆圈处）。（B）上颌术区骨增量操作。图片来源：Dr. Francesca Bonino

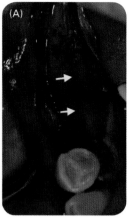
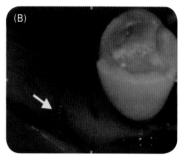

图11：（A）术中照显示下颌术区牙槽嵴（箭头处）。（B）术区翻瓣后显示颏孔位置（箭头处）。图片来源：Dr. Francesca Bonino

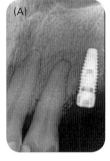
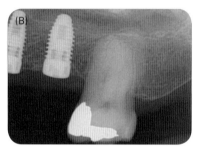

图10：术后根尖片显示：（A）#23区植入细直径种植体。（B）#25及#26区分别植入常规直径及宽直径种植体

下颌种植修复

由于#45及#46缺牙区剩余颊舌向骨宽度不足（图12），因此在#45及#46种植体植入前先进行骨增量手术（图11）。术中翻瓣，暴露颏孔位置并在直视下完成手术（图11B）。待骨组织愈合完成后，在种植手术导板的引导下于#45及#46位点处分别植入常规直径及宽直径种植体各1颗（图13）。#45和#46种植体保持平行以利于将来的固定修复。

下颌修复体采取螺丝固位。种植体骨结合完成后，为获得种植体及桥体周围良好的软组织形态，先行临时修复。临时修复体佩戴数周后，完成最终三单位固定桥修复。与上颌相同，因患者有夜磨牙习惯，下颌修复体采用金属𬌗面。

种植修复结束后要求患者佩戴夜磨牙𬌗垫。

讨论

此患者可选择植入短种植体（种植体长度<10mm），避免上颌窦内提升术。许多研究也支持在

植时因剩余骨量不足，同期进行了上颌窦内提升，#24和#26种植体保持平行一致利于将来固定桥的修复。

种植体获得骨结合后，为获得种植体及桥体周围良好的软组织形态先行临时修复。临时修复体佩戴数周后对#23进行烤瓷单冠修复，#24～#26行螺丝固位三单位固定桥修复。因患者有夜磨牙习惯，#24～#26采用金属𬌗面修复以免发生崩瓷。

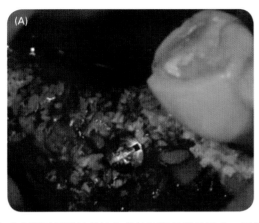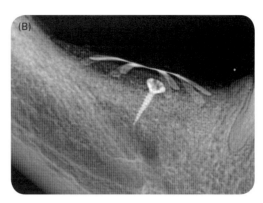

图12：（A）术中照显示种植体植入前的下颌骨增量手术。图片来源：Dr. Francesca Bonino。（B）术后根尖片显示骨增量区域

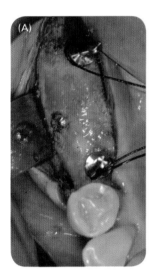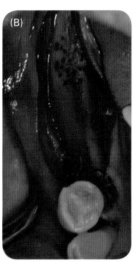

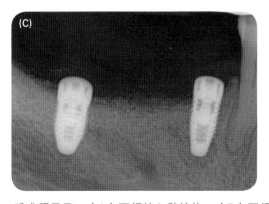

图13：手术照显示：（A）下颌植入种植体。（B）下颌植骨术前。图片来源：Dr. Francesca Bonino。（C）根尖片显示下颌已植入种植体

修复及咬合条件均合适的情况下采用短种植体[1]。

　　虽然患者为低笑线，但患者牙龈生物型为薄龈型，是高美学风险患者[2-3]。因此，种植的术前计划及种植体的植入操作均十分重要。如果此患者需进行软组织移植，最佳的移植时间为临时修复阶段。通过调整临时修复体的外形，使软组织在最终修复前重新塑形。为了对种植治疗的难度进行分类，1999年瑞士口腔种植学会从种植手术及修复的考量提出了下述的分类系统。在SAC分类中S类代表简易（simple）、A类代表较难（advanced）、C类代表复杂（complex）。在这个分类中，所有涉及美学区的种植均属于A类及C类，因为前牙美学区的种植多具有挑战性且大部分需要实施骨增量[4]。

　　对于连续牙位的种植治疗（如此病例的#25和#26），如何将种植体植入合适的位置以获得良好的龈下肩台的位置、理想的穿龈轮廓及良好的龈乳头外形是有一定挑战性[2]。

　　种植医师与患者的交流十分重要。在完成临床及影像学评估后，应将不同的治疗方案及其预期的

治疗效果与患者进行沟通，帮助患者理解目前的限制因素及可选择的治疗方法。这样不仅能帮助患者选择最适合的治疗方案，也有利于取得可预期的、成功的治疗效果[5]。

自学问题

A： 修复引导种植外科的重要性体现在哪些方面？其与种植术区解剖结构有何相关性？

B： 如何对种植术区的解剖结构进行分析及分类？

C： 哪些病理状态会影响种植治疗的疗效？

D： 种植团队的相互合作起到什么重要作用？

参考文献

[1] Sun HL, Huang C, Wu YR, Shi B. Failure rates of short (≤10 mm) dental implants and factors influencing their failure: a systematic review. Int J Oral Maxillofac Implants 2011;26(4):816–825.

[2] Buser D, Martin W, Belser UC. Optimizing esthetics for implant restorations in the anterior maxilla: anatomic and surgical considerations. Int J Oral Maxillofac Implants 2004;19:43–61.

[3] Belser UC, Buser D, Higginbottom F. Consensus statements and recommended clinical procedures regarding esthetics in implant dentistry. Int J Oral Maxillofac Implants 2004;19:73–74.

[4] Dawson, A., Stephen, C. The SAC Classification in Implant Dentistry. Quintessence; 2009.

[5] Tatum Jr OH, Lebowitz MS. Anatomic considerations for dental implants. J Oral Implantol 1991;17(1):16–21.

[6] Garber GA, Belser UC. Restoration driven implant placement with restoration generated site development. Compend Contin Educ Dent 1995;16:796–804.

[7] Floyd P, Richard P, Barrett V. Treatment planning for implant restorations. Br Dent J 1999;187:297–305.

[8] Lekholm U, Zarb GA. Patient selection and preparation. In: Brånemark PI, Zarb GA, Albrektsson T (eds), Tissue Integrated Prostheses: Osseointegration in Clinical Dentistry. Chicago, IL: Quintessence; 1985, pp 199–209.

[9] Prasad DK, Shetty M, Mehra DR. Anatomical considerations in implant selection and positioning. Int J Oral Implantol Clin Res 2013;4(1):24–29.

[10] Shah KC, Lum MG. Treatment planning for single tooth implant restoration: general considerations and the pretreatment evaluation. J Calif Dent Assoc 2008;36:827–834.

[11] Blum IR, Smith GA. A quick and simple method to obtain a radiographic evaluation of remaining alveolar bone height before implant placement. Aust Dent J 2002;47:266–268.

[12] Kois JC. Predictable single tooth peri-implant esthetics: five diagnostic keys. Compend Contin Educ Dent 2001;22:199–206.

[13] Jung RE, Zembic A, Pjetursson BE, et al. Systematic review of the survival rate and the incidence of biological, technical, and aesthetic complications of single crowns on implants reported in longitudinal studies with a mean follow-up of 5 years. Clin Oral Implants Res 2012;23:2–21.

[14] Misch CE. Contemporary Implant Dentistry, 3rd edn. St Louis: Mosby; 2010, pp 40, 130–146, 245–250, 280.

[15] Isidor F. Influence of forces on peri-implant bone. Clin Oral Implants Res 2006;17:8–18.

[16] Reiser GM, Bruno JF, Mahan PE, Larkin LH. The subepithelial connective tissue graft palatal donor site: anatomic considerations for surgeons. Int J Periodontics Restorative Dent 1996;16(2):130–137.

[17] Sonick M, Abrahams J, Faiella R. A comparison of the accuracy of periapical, panoramic and computerized tomographic radiographs in locating the mandibular canal. Int J Oral Maxillofac Implants 1994;9:455–460.

[18] Angelopoulos C, Thomas SL, Hechler S, et al. Comparison between digital panoramic radiography and cone-beam computed tomography for the identification of the mandibular canal as part of presurgical dental implant assessment. Int J Oral Maxillofac Implants 2008;66:2130–2135.

[19] Tyndall DA, Price JB, Tetradis S, et al. Position statement of the American Academy of Oral and Maxillofacial Radiology on selection criteria for the use of radiology in dental implantology with emphasis on cone beam computed tomography. Oral Surg Oral Med Oral Pathol Oral Radiol 2012;113:817–826.

自学问题回答

A：

种植修复的成功依赖于合理的病例选择及治疗方案的制订。若患者确定为种植治疗的适应证，应按照流程对种植术区的条件进行评估。此章节回顾了种植医师在临床上常见的种植相关解剖结构。

对种植术区解剖结构的合理评估及以修复为导向的治疗理念利于获得最佳的修复效果。通过将修复体的形态进行虚拟重建不仅有利于种植体植入最佳位置，也可帮助了解种植术区的软硬组织是否充足。

清晰准确的印模可获得缺牙区牙槽骨、剩余天然牙、咬合关系、缺牙区修复间隙等信息。诊断蜡型及放射导板可辅助确定种植体植入的安全区与危险区。诊断蜡型有助于获得种植体植入的位置及角度、修复牙的数量及位置、与对颌牙间的咬合关系等信息。可直接以诊断蜡型为模板制作树脂导板，作为放射导板及手术导板[6-7]。

B：

种植术中辨认并避免损伤重要的解剖结构是种植体长期成功的关键因素。

术前可对种植术区解剖结构进行一般检查及专项检查（表1）：

表1：解剖结构的一般及专项检查	
一般检查	**专项检查**
骨密度	上颌骨
缺牙区近远中向空间	● 上颌窦/上颌窦底壁
缺牙区剩余牙槽骨宽度	● 前磨牙唇侧凹陷
缺牙区剩余牙槽骨高度	● 鼻腔底壁
邻牙的倾斜程度	● 鼻腭管
颌间修复间隙	● 腭大孔及其神经血管束
咬合力	下颌骨
牙龈生物型及笑线	● 下颌神经管及颏孔
	● 颏神经前分支
	● 双侧颏孔间区域
	● 舌侧营养管
	● 下颌下腺窝
	● 舌下腺窝

一般检查

● *骨密度*。种植术区骨密度是决定治疗方案的首要因素，并贯彻手术操作、愈合时间及最终修复的全过程。Lekholm及Zarb将颌骨骨质按照骨密度分为4型：Ⅰ型为颌骨几乎完全由均质的皮质骨构成；Ⅱ型为厚层的皮质骨包绕骨小梁密集排列的松质骨；Ⅲ型为薄层的皮质骨包绕骨小梁密集排列的松质骨；Ⅴ型为薄层的皮质骨包绕疏松排列的松质骨[8]。颌骨骨密度在不同区域具有不同的特点。一般来说，上颌骨密度要低于下颌骨，后牙区骨密度低于前牙区。

总体上，对于种植治疗最理想的颌骨密度应保持适中状态。皮质骨过多会影响骨结合的时间，松质骨过多又会影响种植体的初期及早期稳定性[9]。

- *缺牙区近远中向空间*。缺牙区必须具有足够的近远中向空间，以提供间隙进行可模拟天然牙形态的最终修复体制作。除此之外，缺牙区近远中向空间还可帮助判断种植体的植入数量。同时上述空间需结合患者缺牙区牙槽骨颊舌向宽度、诊断蜡型预成修复体的位置及邻牙倾斜程度综合考虑。过多或不足的近远中向空间均需在种植前进行正畸、片切去釉或修复纠正缺牙间隙[5]。

在选择植入种植体尺寸及评估缺牙区近远中向空间时建议如下[10]：

○ 种植体距离邻牙应至少保持1.5mm的距离
○ 相邻种植体之间应至少保持3mm的距离

种植体植入位置太靠近邻牙会导致邻间隙处牙槽骨吸收。牙槽骨吸收会进一步引起龈乳头高度降低，引起外展隙及穿龈轮廓形态不佳，影响最终修复效果。

- *缺牙区剩余牙槽骨宽度*。种植术区首要评估项目之一就是颊舌侧牙槽骨形态，包括是否具有足够的骨宽度，是否存在牙槽骨唇侧骨吸收及舌侧倒凹。若种植区牙槽骨宽度不足或存在骨缺损时，就需进行骨增量手术以保证种植体精确植入。局部倒凹的存在可能会引起种植体穿孔。临床检查及三维影像检查技术，如CT和CBCT可用以诊断这些缺损[11]。

种植体植入后需确保其周围至少存在1mm的余留骨量以维持软组织的稳定。这在前牙美学区尤为重要，因为任何骨吸收及龈缘软组织退缩都会极大地影响美学效果[3]。

- *缺牙区剩余牙槽骨高度*。牙槽骨剩余骨高度的测量多为从牙槽嵴顶至限制种植体植入的解剖止点（如鼻底、上颌窦底、颏神经及下牙槽神经等）。种植体植入深度需与重要的解剖结构留有足够的安全距离，尤其要考虑到部分种植钻头长度稍长于相应种植体长度。目前公认种植体顶端与神经血管等结构至少要保持2mm的安全距离[5]。

另外，种植术区牙槽嵴位置过高也需引起重视。此时植入的种植体会因位置偏向冠方而影响整体的𬌗平面。某些情况下，需对骨组织及软组织进行修整以利于种植体植入理想的位置，保证种植体形成与邻牙相协调的理想的穿龈轮廓，从而获得合适的冠根比及理想的咬合设计[9,12]。

可在CBCT上将上述解剖结构进行精确描记以便测量剩余骨高度。临床上将垂直向骨缺损患者的种植修复列为极具挑战性的病例，因为目前无任何可靠的外科技术能保证成功恢复缺失的垂直向骨量。为尝试恢复患者缺失的骨量，一些学者提出可通过正畸𬌗向牵拉垂直向骨缺损处的残留牙根，促进其周围骨组织的新生来重建缺损的方法[13-14]。此外，如能保证咬合力均匀分布，不良咬合习惯得到控制，应用短种植体也可获得良好的临床效果[1]。

- *邻牙的倾斜程度*。种植术区邻牙牙冠或牙根过于倾斜会影响种植手术操作。术区拍摄曲面体层片及根尖片可帮助判断牙根间隙。种植术区邻牙倾斜会减少缺牙区的种植修复间隙。

- *颌间修复间隙*。颌间修复间隙为后牙𬌗平面或前牙切缘至牙槽嵴顶之间的距离。此间隙直接影响将来修复体材料、固位方式（粘接固位或螺丝固位）及外科方法的选择。

要获得满意的修复效果必须保证种植术区具有足够的修复间隙。理想的修复间隙应在种植体平台上方留有3mm的软组织高度、5mm的基台高度及2mm的修复材料厚度。

同粘接固位相比，螺丝固位修复体可降低对修复空间的要求，因为上部结构可直接通过螺丝与种植体相连[13]。

修复间隙不足会导致基台高度降低、修复体材料不足、不能满足强度及美学需求，最终导致修复体相关并发症及因穿龈轮廓不佳而引起的口腔卫生问题。

- 咬合力。种植体可承受的咀嚼力与天然牙相当。且种植牙对轴向殆力的承受能力优于侧向殆力[15]。然而，由于种植牙不存在牙周膜内的本体感受器，与天然牙相比，过度咬合负载更易引起损伤。因此种植医师需了解患者种植牙的受力状态，任何受力过大的情况及磨牙症等不良口腔习惯均会影响种植体的长期成功率[13]。

- 软组织的评估。种植术前的软组织评估，包括角化附着龈的量、纤维结缔组织的厚度及牙龈外形的协调程度等。厚龈型患者除了易于治疗外，更易获得可预期的美学效果，薄龈型患者则较易发生牙龈退缩的风险[2]。薄龈型患者通常具有高拱的牙龈形态及尖圆形的牙齿外形，而厚龈型患者的牙龈轮廓通常较为圆钝，牙齿形态常为方圆形[3]。种植体周围软组织的情况是影响种植体肩台放置位置的关键因素。具有高笑线及薄龈生物学的患者属于美学风险极高的种植病例。如伴有骨量不足时往往需先进行骨增量操作（如GBR），再选择同期或分期进行种植体植入以获得良好的美学效果。

专项检查

上颌骨

- 上颌窦。上颌后牙区的剩余骨量往往受限于上颌窦的形态和大小。准确观察影像学检查中上颌窦的形态，包括骨性分隔的位置，对于术前评估余留骨高度、预防术中医源性窦膜穿孔十分重要。上颌后牙区医源性窦膜穿孔被认为是种植体失败的潜在病因[9]。在进行上颌窦底侧壁提升术时，应通过CBCT明确患者上牙槽后动脉的走行，避免术中伤及该动脉而引起不必要的出血。

- 上颌骨前区。上颌骨前区为前牙美学区及外伤易发区。该区包含双侧切牙、侧切牙、尖牙及第一前磨牙这8个牙位。由于涉及患者的美学需求及预先存在的解剖缺陷，如前牙区拔牙后形成的唇侧凹陷，因此，上颌骨前区的种植治疗极具挑战。如种植体难以植入到理想的位置，此时多需进行骨增量操作[5]。

- 鼻腔底壁。上颌前牙区的剩余骨量受限于鼻腔底壁的形态和大小。术前在影像学检查准确评估鼻底的位置能有助于评估余留骨高度，预防术中医源性鼻底穿孔。上颌前牙区医源性鼻底穿孔被认为是种植体失败的潜在病因。

- 鼻腭管。鼻腭管影响上颌中切牙区域种植体植入。鼻腭管位于腭中缝，开口于上颌中切牙腭侧，其内含鼻腭神经、鼻腭动脉血管束及纤维结缔组织。熟悉鼻腭管的解剖结构能避免术中的意外损伤。种植体与神经组织的任何接触都会影响种植体的骨结合，同时还能引起神经损伤的相关症状[10]。因此，建议在对上颌前牙区进行种植手术前先拍摄CBCT，在3个平面上分别确定鼻腭管的位置及形态，避免术中损伤鼻腭管。

- *腭大孔及其神经血管束*。腭大孔及腭小孔区域由于存在较厚的软组织，常作为软组织瓣移植的供区。手术获取此处软组织时，需尽量避免损伤穿行于腭大孔的神经血管束。术前需在CBCT中确定腭大孔及腭小孔的位置，以免术中损伤。

下颌骨

- *下颌神经管及颏孔*。下颌神经管为下颌后牙区种植体植入时最重要的解剖结构，其内部包含数束神经血管。种植体植入过程中如发生下牙槽神经及下牙槽动脉的医源性损伤，会导致感觉丧失或异常、疼痛及过度出血。

  下牙槽神经走行至颏孔处，出下颌神经管并走行于皮质骨颊侧移形为颏神经。下牙槽神经在下颌神经管内的直径约3mm，形态各异，可呈平缓的曲线状朝向颏孔，或存在陡升及陡降的形态。下颌神经管可根据在下颌骨的颊舌方向分为3型：Ⅰ型（70%）：下颌神经管紧贴下颌骨体部及升支的舌侧皮质骨；Ⅱ型（15%）：下颌神经管位于下颌升支中央偏远中区域延伸至第二磨牙；Ⅲ型（15%）：下颌神经管位于下颌升支及下颌体的中央区域。在影像学中，根据下颌神经管在下颌骨内的冠根向位置关系可将其分为：高位（位于距第一、第二磨牙根尖2mm以内）、中位及低位神经管[5]。

  种植术前定位下颌神经管的方法有许多，如曲面体层片、三维CT或CBCT及手术暴露神经等。然而，许多研究已证实曲面体层片和根尖片无法准确评估下颌神经管的位置及其变异[17-18]。

  双下颌神经管的病例偶有报道。尽管双下颌神经管的病例极为少见，种植医师也应在术前仔细判断。

- *下牙槽神经前分支及回袢*。下牙槽神经回袢指下牙槽神经出颏孔后仍向前走行于颌骨内的一段神经。术前应在影像学检查中仔细评估，尽量避免损伤神经回袢。如果术前影像学检查中无法识别神经回袢，则可在术中进行探查。

- *舌侧营养管*。舌侧营养管位于下颌骨正中联合处，其内含神经及血管。舌侧营养管的结构在CBCT中清晰可见。种植手术中应避免损伤该解剖结构以免引起患者感觉异常。

- *双侧颏孔间区域*。该区域为下颌骨双侧颏孔间的牙槽骨区域。

- *下颌下腺窝*。下颌下腺窝也被称为下颌骨舌侧凹陷，位于下颌舌骨肌的下方。该区域可能存在一些变异，限制种植体按理想的角度植入。该区在种植前应做仔细检查，避免种植体植入时突破舌侧骨壁而引起手术并发症[19]。

- *舌下腺窝*。舌下腺窝位于下颌骨前区的舌侧，舌下腺窝过深会影响种植体植入，如倒凹会导致扩孔时舌侧侧穿。虽然这些骨性凹陷可在术前诊断时触及，但其上方厚重的软组织可能会影响医师的判断。CBCT检查可帮助临床医师准确评估这些骨性凹陷，避免术中损伤舌下动脉而引起严重的血肿[19]。

C：

　　除上述重要解剖结构外，种植区域也应仔细评估，排除任何可能影响种植治疗效果的局部疾病。常见的局部病变，如慢性牙源性炎性病变，可能影响手术区域的创伤愈合。术前应对于局部骨组织的结构改变（如根尖周牙骨质发育异常、骨瘤及先天性骨硬化等）及全身性骨质异常（如骨质疏松）仔细评估。彻底的临床检查及影像学评估对于排除这些病变十分重要。若已通过手术去除局部病变，在种植体植入后，仍需注意愈合过程中周围是否有足够健康的骨组织确保完成骨结合。某些情况下，需在种植体植入前先行软硬组织移植。

D：

为成功应对日常工作中美学种植面临的挑战，团队合作十分有益，也值得提倡。一个优秀的种植团队应该包括种植外科医师、种植修复医师、口腔颌面放射医师和牙科技师，对于处理特殊病例时，还需口腔正畸医师的协助[13-14]。

种植修复的学习有一定的学习曲线。种植体需植入理想的位置，这样才能有效地支持上部修复，并保持种植体与周围软硬组织的协调状态，同时避免了损伤邻近的重要解剖结构。

病例5

影像学检查及诊断

病例介绍

患者，78岁，亚裔男性。主诉：上颌后牙缺失，影响咀嚼，要求种植治疗。

学习目标

- 掌握种植相关的基本影像学原则
- 掌握种植术前、术中及术后的各项影像学检查
- 理解在种植治疗各阶段，并合理应用各项影像学检查
- 理解辐射防护及放射量选择指标
- 辨别与种植治疗相关的正常解剖结构及异常解剖变异

既往史

该患者6年前曾病发心肌梗死，随后安装心脏支架，同时患有高血压、甲状腺功能减退和巨细胞性贫血，该患者正在应用美托洛尔、阿司匹林、阿托伐他汀、缬沙坦、左甲状腺素钠及维生素B$_{12}$。

一般情况

- 重要生命体征
  - 血压：107/65mmHg
  - 心率：53次/分钟
  - 呼吸：14次/分钟

社会与行为史

患者无烟酒史。

口外检查及口内检查

患者颌面部及口腔内未见明显异常，未触及肿大的淋巴结，面型左右对称。无口腔溃疡及疣状病损。

咬合检查

咬合稳定，无殆干扰。

影像学检查

图1为患者初诊时拍摄的曲面体层片，#14已完成根管治疗，但影像学显示其根尖周仍然存在慢性

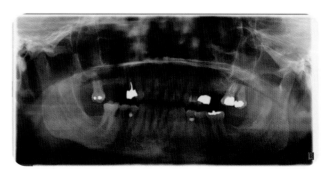

图1：患者初诊时曲面体层片，评估该患者右上颌后牙区的剩余骨量及余留牙情况

炎症。#14拔除且在拔牙窝愈合后拍摄CBCT，制订种植方案。放射导板在#16及#14牙位处标记阻射物定位种植位点。CBCT显示#16区牙槽骨存在骨吸收，图2~图4显示缺牙区的剩余骨高度及骨宽度。

该患者右上颌窦内存在窦膜增厚提示为上颌窦炎。#16区牙槽骨的剩余骨量及骨密度为Seibert I型及Lekholm & Zarb IV型。#14区牙槽骨量较为充足，该处骨密度为II型，即厚层的皮质骨包绕骨小梁密

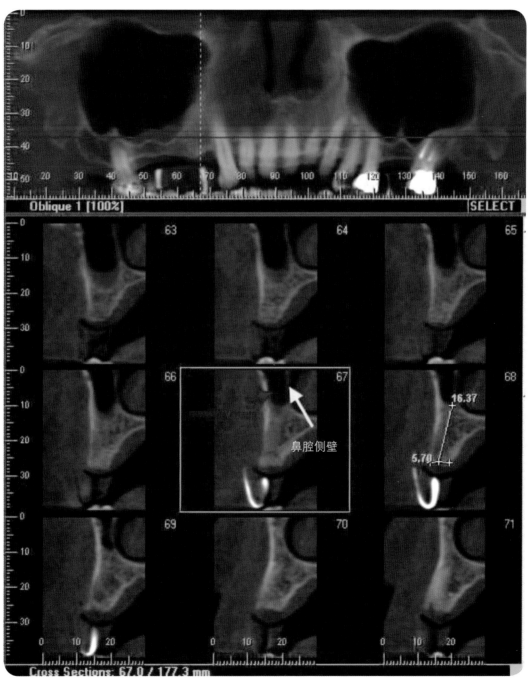

图2：术前CBCT的纵断面及全景断面显示患者佩戴放射导板，并从中定位#14区的剩余牙槽骨的高度和宽度，以及显示该区域的上颌窦底壁及鼻腔侧壁的解剖结构

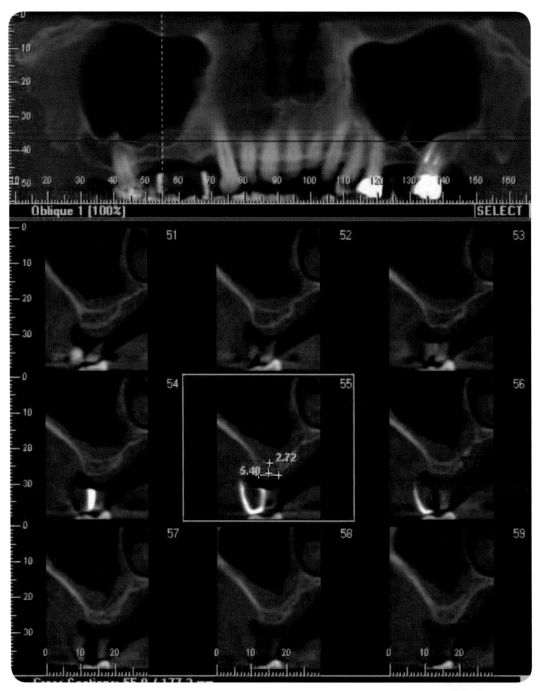

图3：术前CBCT的纵断面及全景断面显示患者佩戴放射导板，并从中定位#16区的剩余牙槽骨的高度和宽度，以及显示该区域的上颌窦底壁及上颌窦膜的解剖结构

集排列的松质骨。

图5为该患者行上颌窦外提升术后2个月时拍摄的CBCT影像，通过该CBCT影像可评估上颌窦外提升术的成骨效果。图6为上颌窦外提升术后4个月种植体植入后的根尖片，显示了种植体植入后的二维方向。

影像学诊断

术前影像学检查对保证种植治疗效果具有重要作用。随着影像软件的发展，种植医师可在术前将种植体虚拟植入三维重建的颌骨中。此病例的目的在于通过影像学检查获得的信息为患者制订种植治

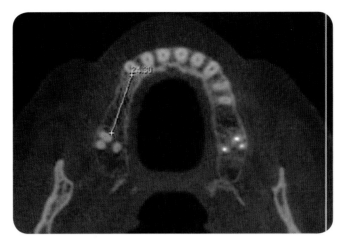

图4：CBCT的横断面显示上颌缺牙区的近远中向距离

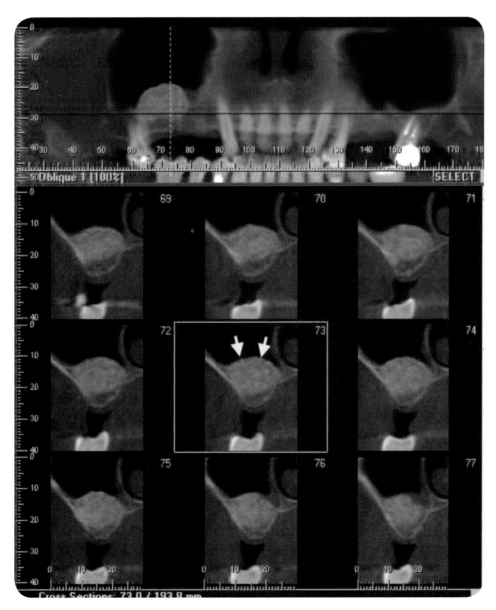

图5：上颌窦底提升术后CBCT显示#16区植骨后的骨愈合状态

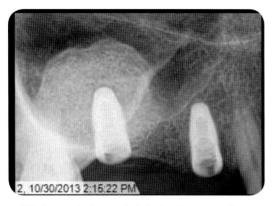

图6：种植术后根尖片显示该患者右上颌后牙区植入2颗种植体

疗方案。进行影像学检查时应注意以下内容：

- 放射医师应掌握各种仪器的拍摄技术，如患者的拍摄体位、放射线的照射角度及接收器的位置等以提高影像的精准性
- 对于需要使用放射导板的患者应在进行影像拍摄时佩戴放射导板
- 术前影像学检查范围应包含种植术区及可能影响种植手术的解剖结构
- 应调整影像显影密度及对比度便于术前诊断
- 应具备解读影像学检查资料的能力

术前影像学检查的类型

1. 根尖片
2. 曲面体层片
3. CBCT

合理的影像学检查模式有助于以最低的放射剂量获得最佳的影像效果。国际放射学会已提出在不影响临床需求的情况下，应对患者采用最低放射剂量的检查方式，以达到最低放射剂量原则（ALARA）[1-2]。CBCT能提供三维的影像信息，其成像效果优于根尖片及曲面体层片。CBCT的放射量为52～1025μSv，其差距取决于仪器本身及拍摄模式。CBCT的放射量为曲面体层片的4～77倍，相当于在美国人日常生活中5～103天内所接受的辐射

量。传统的头部CT放射量为1400～2100μSv，要显著大于CBCT[3]。选择影像学检查方式时应根据临床需求、检查的部位及最低放射剂量原则进行选择。

CBCT拍摄的参数设定
视野

CBCT拍摄时，目标区域的大小可决定影像质量及放射剂量。目标区域越小，成像越清晰，放射剂量也越小。CBCT扫描容积的大小取决于检查对象的范围和形态、放射线投影成像及放射线校准水平等。当在选择CBCT的视野时，应主要先考虑扫描对象的目标区域，虽然小视野扫描能获得较高的图像分辨率，但扫描范围除了种植术区之外，还应包含上颌窦或对颌颌骨等解剖结构。每名患者在拍摄CBCT前可先进行拍摄探查片来获得精准的扫描视野，以免因扫描视野偏离对象而进行多次拍摄[4]。

体素大小

CBCT扫描后的数据以单帧体素（体积元素）的形式记录及显示。视野越小，图像分辨率越高，则体素也越小。影响CBCT体素的因素包含球管大小、放射线投影成像及电晶体检测器的像素大小等[4]。

扫描时间

CBCT的扫描时间应尽量缩短以减少由于患者的移动造成的图像变形。口内的金属如修复体及种植体均会在其周围产生伪影，并且以现有技术尚无法消除，这会影响到对图像细节的观察[4]。

口腔种植治疗的影像学检查流程
初诊

此阶段影像学检查的目的在于总体评估患者的牙列及颌骨情况，并初步确定种植位点及种植治

流程，传统的影像学检查如根尖片、骀翼片及曲面体层片即可满足这些需求。

特殊种植区域检查

对于特殊区域的影像学检查常采用CBCT，特别是需要进行上颌窦底提升术及骨增量术时往往需拍摄CBCT[5]，CBCT搭配放射导板可帮助术前种植位点的定位及辨别术区周围邻近解剖结构。放射导板需在相应的种植位点用阻射物标记，并使用不具阻射性的塑料制作放射导板。放射导板在CBCT中可精准地显示标记处以明确种植位点，理想的阻射标记物为非金属的材料，如牙胶和复合树脂，以免因金属伪影而影响图像。放射导板也可直接转化为手术导板来引导种植体的植入，尤其有助于种植体的倾斜植入。术前种植区域的影像学检查能帮助种植医师评估患者的解剖结构，探查种植术区是否存在其他病变，以及预估未来的修复方式。

种植术区剩余牙槽骨的骨量

CBCT可评估种植术区剩余牙槽骨的骨量及骨密度，牙槽骨骨量的评估应包括垂直骨高度、水平骨宽度、是否存在凹陷缺损，以及皮质骨和松质骨的厚度及密度，目前有许多对剩余牙槽骨骨量及骨密度的分类标准，根据Seibert的分类标准可将剩余牙槽骨分为3型：

- Ⅰ型：剩余牙槽骨颊舌向骨宽度存在缺损，而其冠根向骨高度无缺损
- Ⅱ型：剩余牙槽骨冠根向骨高度存在缺损，而其颊舌向骨宽度无缺损
- Ⅲ型：剩余牙槽骨颊舌向骨宽度及冠根向骨高度均存在缺损

根据Lekholm & Zarb的分类标准[8]可将剩余牙槽骨按骨密度分为4型：

- Ⅰ型为颌骨几乎完全由均质的皮质骨构成

- Ⅱ型为厚层的皮质骨包绕骨小梁密集排列的松质骨
- Ⅲ型为薄层的皮质骨包绕骨小梁密集排列的松质骨
- Ⅴ型为薄层的皮质骨包绕骨小梁疏松排列的松质骨

对于剩余牙槽骨的骨量应根据CBCT中断层面上的影像来进行评判。

种植术区的解剖结构分析

- 上颌种植相关的解剖结构
  - *上颌窦底壁及鼻腔底壁*。上颌牙槽骨的剩余骨高度取决于牙槽嵴顶至上颌窦底及鼻底之间的距离，术前精确的评估能有效地防止术中损伤该解剖结构，并有助于此术区骨增量操作的实施。
  - *鼻腭管及切牙孔*。鼻腭管及切牙孔位于上颌中线处，在上颌前牙区行种植体植入术时应关注此解剖结构，鼻腭管的损伤可能会导致术后患者感觉异常及血肿，或影响种植体的骨结合从而导致种植失败。
  - *唇侧凹陷*。上颌前牙区为种植治疗的美学区，部分患者该区域牙拔除后存在唇侧牙槽骨骨壁凹陷，为了获得良好的种植疗效多需进行骨增量术以恢复术区骨量，不良的种植体植入角度容易突破牙槽骨唇侧皮质骨而影响种植疗效。
- 下颌种植相关的解剖结构
  - *下颌神经管及颏孔*。下颌神经管及颏孔是下颌种植需要关注的重要解剖结构。下颌神经管及颏孔存在解剖变异，其在下颌骨内的空间位置因人而异。部分患者的下颌神经管壁皮质骨密度较低而难以辨别，不利于种植术前诊断。此外少数患者还存在下牙槽神经前

分支、双下牙槽神经或副颏孔等解剖变异。颏孔一般开口于下颌前磨牙区颊侧。另外，在下颌前牙区行种植体植入时，还需注意避免伤及舌侧营养管及较大的神经血管束等结构。

○ *下颌下腺窝及舌下腺陷窝*。下颌骨前牙区及后牙区均存在舌侧陷窝，因此在下颌种植时，若植入角度不良可能会突破牙槽皮质骨而损伤唾液腺及其血管。

种植修复注意事项

为了获得良好的最终修复效果，应在已有的解剖条件下依据修复引导种植外科的理念来进行种植体植入。术前的诊断模型可用来评估种植术区的剩余牙槽骨量、余留牙情况、患者咬合状态及未来的修复体形态等。此外，术前放射导板的制作及CBCT的拍摄可帮助种植医师明确种植位点及种植体植入的角度，以获得更加理想的修复效果。

术中影像学检查

有时需在术中进行影像学检查，如确认种植窝预备的方向及深度，或寻找失败的种植体等，术中影像学检查可采用根尖片、曲面体层片或CBCT。

术后影像学检查

术后影像学检查多用来评价骨–种植体界面及种植体周围的牙槽骨骨量。然而对不具临床症状的患者进行过多的影像学检查是不必要的。通常术后影像学检查多采用根尖片、曲面体层片及CBCT，但种植术后的CBCT影像会在种植体周围产生一定程度的伪影，从而影响种植体周围细部结构的观察。此时，根尖片及曲面体层片可能提供更加清晰的图像。对于部分存在临床症状的种植体，其影像学检查可能会出现种植体周围骨密度的降低和牙槽骨的吸收，这些影像学表现均提示种植体处于病变状态[9]，此时应结合临床表现判断种植体是否失败。若临床诊断确为种植体失败，则需对其拍摄CBCT来进行定位，以便于取出失败种植体。

自学问题

A：如欲将#41拔除后行种植体植入术，则拔牙前应选用何种影像学检查来进行术前评估？

B：如#41已拔除，欲拍摄CBCT对种植术区进行评估，则在拍摄CBCT时有哪些注意事项？

C：对于多牙位种植的复杂病例应如何选择相应影像学检查？

参考文献

[1] National Council on Radiation Protection and Measurements. Radiation protection in dentistry, NCRP report 145. Bethesda, MD: National Council on Radiation Protection and Measurements; 2003.

[2] American Dental Association Council on Scientific Affairs. The use of dental radiographs: update and recommnedations. J Am Dent Assoc 2006;137:1304–1312.

[3] Ludlow JB, Davies-Ludlow LE, Brooks SL, Howerton WB. Dosimetry of 3 CBCT devices for oral and maxillofacial radiology: CB Mercuray, New Tom 3G and i-CAT. Dentomaxillofac Radiol 2006;35:219–226.

[4] Scarfe WC, Farman AG. Cone-beam computed tomography. In: White SC, Pharoah MJ (eds), Oral Radiology: Principles and Interpretation, 6th edn. Oxford: Mosby Elsevier; 2009, pp 225–243.

[5] Tyndall DA, Price JB, Tetradis S, et al. Position statement of the American Academy of Oral and Maxillofacial

Radiology on selection criteria for the use of radiology in dental implantology with emphasis on cone beam computed tomography. Oral Surg Oral Med Oral Pathol Oral Radiol 2012;113:817–826.

[6] Seibert J, Nyman S. Localized ridge augmentation in dogs; a pilot study using membranes and hydroxyapatite. J Periodontol 1990;61:157–165.

[7] Seibert JS. Reconstruction of deformed, partially edentulous ridges, using full thickness onlay grafts. Part I. Technique and wound healing. Compend Contin Educ Dent 1983;4:437–453.

[8] Lekholm U, Zarb GA. Patient selection and preparation. In: Brånemark P-I, Zarb GA, Albrektsson T (eds), Tissue-Integrated Prosthesis: Osseointegration in Clinical Dentistry. Chicago, IL: Quintessence; 1985, pp 199–209.

[9] Benson BW, Shetty V. Dental implants. In: White SC, Pharoah MJ (eds), Oral Radiology: Principles and Interpretation, 6th edn. Oxford: Mosby Elsevier; 2009, pp 597–612.

自学问题回答

A：

在患牙尚未拔除前，根尖片及曲面体层片是进行术前种植位点评估的最佳选择。

B：

种植术前最好让患者佩戴放射导板拍摄CBCT。对于单颗牙种植时CBCT可采用小视野及小体素的参数设置以尽量满足最低放射剂量原则，同时扫描范围应包含种植术区及邻近解剖结构。

C：

对于多牙位种植的复杂病例应采用CBCT检查，CBCT视野可包含单颌、双颌甚至颞下颌关节。

（洪国峰 赵 凯 译）

第2章

种植体设计

病例1

常规平台种植体

病例介绍

患者，33岁，白人男性。自诉：我的牙齿发炎了，我想要一个最终的治疗方案（图1~图3）。临床检查发现#14为边缘封闭不良的金属烤瓷冠（图2）。影像学检查显示患牙存在大范围根面龋及根尖区低密度透射影（图4）。患者定期前往医院进行专业口腔维护，每天刷牙2次，使用牙线1次。

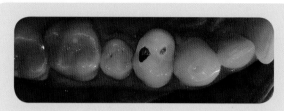

图3：术前状况（殆面观）

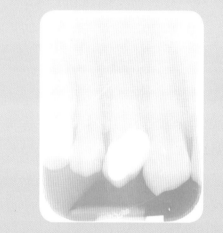

图4：术前根尖片

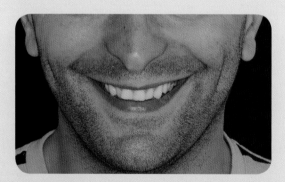

图1：术前状况（口外观）

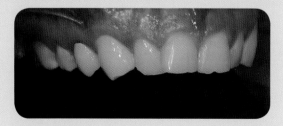

图2：术前状况（口内观）

学习目标

■ 理解常规平台种植体的概念

■ 理解何时使用常规平台种植体

■ 理解常规平台种植体的修复选择

■ 理解常规平台种植体的负载选择

■ 理解导板引导下种植手术的优点

既往史

无特殊病史或已知的药物过敏史。

一般情况

- 重要生命体征
  - 血压：115/75mmHg
  - 脉搏：75次/分钟
  - 呼吸：16次/分钟

社会与行为史

患者无吸烟和酗酒习惯。

口外检查

口外检查无异常，面部无肿块、无肿胀，颞下颌关节无异常。面部对称，淋巴结触诊无异常。

口内检查

- 口腔肿瘤筛查阴性
- 软组织检查，包括舌与口底，无异常
- 牙周检查显示菌斑控制良好（<20%），未探及深牙周袋
- 厚龈生物型[1]
- #24区膜龈缺损为Seibert分类I型[2]
- #14轻度的牙龈退缩
- 中等笑线

咬合检查

患者无𬌗干扰及异常。

影像学检查

牙槽骨维持正常水平。根尖片显示#14大范围根面龋和根尖区透射影（图4）。

诊断

#14大范围根面龋，慢性根尖周炎。

#14拔除前先行影像学检查，评估颊侧皮质骨是否存在及其完整性。

治疗计划

拔牙、即刻种植；如种植体获得初期稳定性，可进行即刻负载。

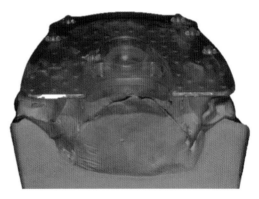

图5：用于制作手术导板的压膜板

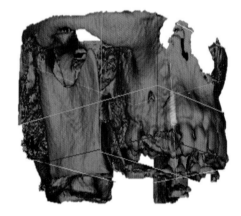

图6：三维设计

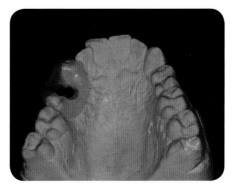

图7：将手术导板戴入工作模型

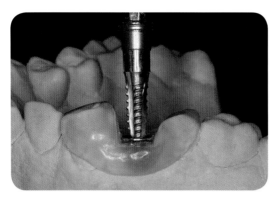

图8：在导板引导下将替代体植入工作模型

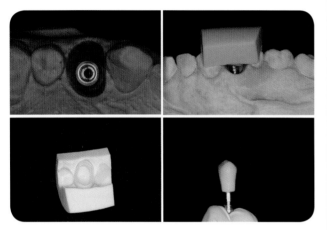

图9：使用Pick-up印模技术在工作模型上制作临时修复体

治疗前准备

利用SICAT (SIRONA, Long Island City, NY, USA)提供的压膜板在工作模型上制作放射导板（图5）。CBCT扫描后，使用SICAT软件进行术前规划，确定种植体植入位点后制作手术导板（图6和图7）。在导板引导下将替代体植入工作模型，用于制作即刻修复的螺丝固位临时冠（图8）。

最后，在模型上运用传统Pick-up印模技术，使用成品丙烯酸树脂冠在临时基台上制作临时冠（图9）。

治疗程序

局麻下不翻瓣拔除#14，清理肉芽组织（图10和图11）。拔牙后探查确认拔牙窝唇侧骨板完整。戴入手术导板，依次使用直径2.35mm、2.8mm和3.6mm的钻进行种植窝洞预备（图12和图13）。

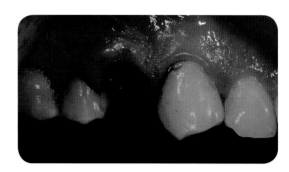

图10：拔牙术后（颊面观）

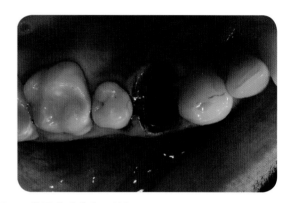

图11：拔牙术后（殆面观）

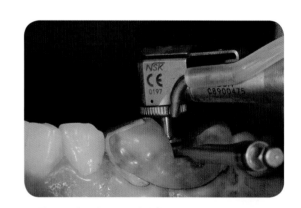

图12：使用手术导板预备种植窝（颊面观）

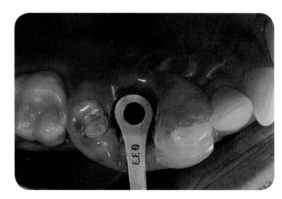

图13：使用手术导板预备种植窝（殆面观）

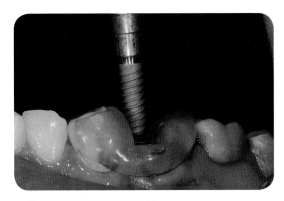

图14：使用手术导板植入种植体

在窝洞预备全部完成后，植入直径4.0mm、长度12mm的种植体（Klockner Implant System, Andorra, Spain）（图14）。全程导板引导下扩孔和植入种植体可以有效控制窝洞预备及种植体植入时的深度与方向。

种植体植入扭矩和稳定系数（ISQ）分别为45N·cm和71，符合临床所要求的种植体植入最低初期稳定性ISQ60～65和最小植入扭矩20～45N·cm[3]。

将异种骨材料（Bio-Oss, Geistlich Biomaterials,

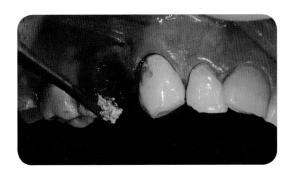

图15：将异种骨材料植入种植体和颊侧骨板的间隙内

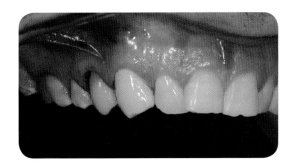

图16：术后种植体和临时冠就位（颊面观）

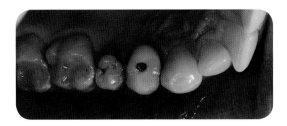

图17：术后种植体和临时冠就位（殆面观）

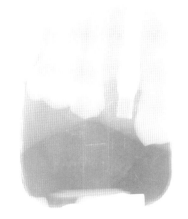

图18：种植术后根尖片

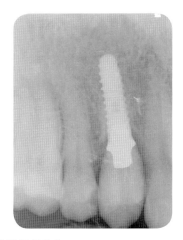

图19：2年随访时根尖片

Wolhusen, Switzerland）小心地放置于种植体和颊侧骨板之间的间隙内（图15）。戴上螺丝固位的临时冠，临时冠与对颌牙无咬合接触（图16～图18）。

要求患者术后服用5天抗生素（阿莫西林1000mg），每天3次。

种植体植入后12周将临时修复体更换为永久全

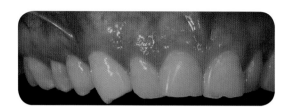

图20：2年随访时口内照

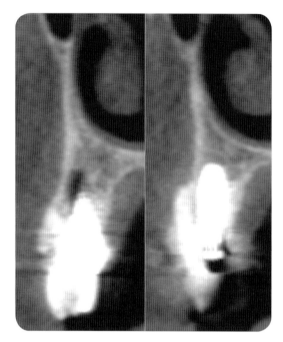

图21：2年后CBCT显示种植体颊、腭侧骨板完整

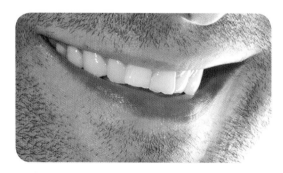

图22：种植体植入后2年口外照

瓷冠。

2年随访期间的临床和影像学检查显示，种植体周围软组织健康，美学效果理想（图19～图22）。

讨论

在这个病例中，修复体边缘封闭不良是造成生物学宽度不足的主要原因。为了获得良好的生物学宽度，可选择采用正畸牵引或者冠延长手术。生物学宽度可理解为牙齿或种植体周围的天然封闭，用以保护牙槽骨远离细菌的侵害。具体的定义是指附着于牙槽嵴顶以上牙冠部分的软组织，是维护牙周健康非常关键的因素[4-5]。

该病例牙齿拔除后可有两种修复选择。第一种是三单位固定桥，即以#15和#13作为基牙，#14作为桥体。第二种就是种植体支持式的单冠修复。基于治疗时间的考虑和对健康天然牙的保护，患者选择了种植加即刻修复的方案。

近几十年来，种植修复牙列缺损或牙列缺失已成为一种可靠、标准的治疗方法。然而，选择何类型的种植体，采用何种负载方案仍是千变万化。总体而言，患者的临床情况起到了决定性作用[3,6]。在这个病例中，考虑到患者现存骨量、缺牙位点以及美学要求，我们选择植入常规平台种植体并进行了即刻负载。然而，即刻负载并不适用于所有病例，即使是有经验的医师也应该谨慎选择。选择合适的患者和合理的植入位点，对提高种植体的成功率至关重要[3,7]。该患者在整个治疗期间始终保持良好的口腔卫生，也是我们为他选择此方案一个重要的考量因素。

为了确保种植体的精确植入，本病例使用了三维手术导板。同时基于ITI共识对此类型病例的治疗，我们在种植体颊侧骨板间隙内放置了异种骨材料进行了同期骨增量。

自学问题

A：什么是常规平台种植体，何时选用常规平台种植体？

B：常规平台种植体对骨量的最低要求是多少？

C：常规平台种植体如何选择负载时机？

D：什么是平台转移技术？

E：常规平台种植体的修复选择有哪些？

F：导板引导手术的优势是什么？

参考文献

[1] De Rouck T, Eghbali R, Collys K, et al. The gingival biotype revisited: transparency of the periodontal probe through the gingival margin as a method to discriminate thin from thick gingiva. J Clin Periodontol 2009;36:428–433.

[2] Seibert JS. Reconstruction of deformed, partially edentulous ridges, using full thickness onlay grafts. Part II. Prosthetic/periodontal interrelationships. Compend Contin Educ Dent 1983;4:549–562.

[3] Gallucci GO, Benic GI, Eckert SE, et al. Consensus statements and clinical recommendations for implant loading protocols. Group 4 consensus statement. Int J Oral Maxillofac Implants 2014;29(Suppl):287–290.

[4] Gargiulo AW, Wentz FM, Orban B. Dimensions and relations of the dentogingival junction in humans. J Periodontol 1961;32:261–267.

[5] Nugala B, Kumar BS, Sahitya S, Krishna PM. Biologic width and its importance in periodontal and restorative dentistry. J Conserv Dent 2012;15:12–17.

[6] Borie E, Orsi IA, De Araujo CP. The influence of the connection, length and diameter of an implant on bone biomechanics. Acta Odontol Scand 2015;73(5):321–329.

[7] Weber HP, Morton D, Gallucci GO, et al. Consensus statements and recommended clinical procedures regarding loading protocols. Int J Oral Maxillofac Implants 2009;24(Suppl):180–183.

[8] Pjetursson BE, Thoma D, Jung R, et al. A systematic review of the survival and complication rates of implant-supported fixed dental prostheses (FDPs) after a mean observation period of at least 5 years. Clin Oral Implants Res 2012;23(Suppl 6):22–38.

[9] Schrott A, Riggi-Heiniger M, Maruo K, Gallucci, GO. Implant loading protocols for partially edentulous patients with extended edentulous sites – a systematic review and meta-analysis. Int J Oral Maxillofac Implants 2014;29(Suppl):239–255.

[10] Degidi M, Piattelli A, Carinci F. Clinical outcome of narrow diameter implants: a retrospective study of 510 implants. J Periodontol 2008;79:49–54.

[11] Coelho Goiato M, Pesqueira AA, Santos DM, et al. Photoelastic stress analysis in prosthetic implants of different diameters: mini, narrow, standard or wide. J Clin Diagn Res 2014;8:ZC86–ZC90.

[12] Klein MO, Schiegnitz E, Al-Nawas B. Systematic review on success of narrow-diameter dental implants. Int J Oral Maxillofac Implants 2014;29(Suppl):43–54.

[13] Sánchez-Pérez A, Moya-Villaescusa MJ, Jornet-Garcia A, Gomez S. Etiology, risk factors and management of implant fractures. Med Oral Patol Oral Cir Bucal 2010;15:e504–e508.

[14] Ding X, Zhu XH, Liao SH, et al. Implant–bone interface stress distribution in immediately loaded implants of different diameters: a three-dimensional finite element analysis. J Prosthodont 2009;18:393–402.

[15] Tarnow DP. Commentary: replacing missing teeth with dental implants: a century of progress. J Periodontol 2014;85:1475–1477.

[16] Tarnow DP, Cho SC, Wallace SS. The effect of inter-implant distance on the height of inter-implant bone crest. J Periodontol 2000;71:546–549.

[17] Schneider D, Grunder U, Ender A, et al. Volume gain and stability of peri-implant tissue following bone and soft tissue augmentation: 1-year results from a prospective cohort study. Clin Oral Implants Res 2011;22:28–37.

[18] Schropp L, Wenzel A, Kostopoulos L, Karring T. Bone healing and soft tissue contour changes following single-tooth extraction: a clinical and radiographic 12-month prospective study. Int J Periodontics Restorative Dent 2003;23:313–323.

[19] Romanos GE, Javed F. Platform switching minimises crestal bone loss around dental implants: truth or myth? J Oral Rehabil 2014;41:700–708.

[20] Sailer I, Muhlemann S, Zwahlen M, et al. Cemented and screw-retained implant reconstructions: a systematic review of the survival and complication rates. Clin Oral Implants Res 2012;23(Suppl 6):163–201.

[21] Wöhrle PS. Predictably replacing maxillary incisors with implants using 3-D planning and guided implant surgery. Compend Contin Educ Dent 2014;35:758–768.

[22] Vercruyssen M, Hultin M, Van Assche N, et al. Guided surgery: accuracy and efficacy. Periodontol 2000;66:228–246.

自学问题回答

A：

几十年来，口腔种植学逐步成为研究热点，日益发展壮大，极大地影响了牙列缺损及缺失患者的修复选择。目前，种植修复已成为一种公认的、有文献支持的治疗方案[8~9]。然而，目前在种植体形状、表面处理、连接、直径、平台和种植体的设计上仍具有多样性[6]。

种植体直径是影响临床、影像学和美学长期结果的种植体相关因素之一[10]。种植体直径直接影响到了种植体-骨接触面积（BIC）。根据直径大小，种植体可分为窄径<3.75mm、常规径<4mm和宽径>4mm[11~12]。

常规直径种植体经由科学依据支持，具备良好的长期临床结果。换言之，在引入窄径种植体和宽径种植体之前，常规平台种植体的使用最为普遍[12]。常规平台种植体罕见断裂，发生率仅为0.2%[13]。另一个潜在优势是，这类型种植体在种植体-骨界面上的应力分布更为理想。当种植体的直径从4.1mm减少到3.3mm时，界面上的应力值会显著上升。但当其直径从4.8mm减少到4.1mm时，却没有这种应力上升趋势[14]。

此病例为在两颗天然牙间植入一颗种植体行单冠修复。常规种植体也同样适用于多颗牙缺失的修复。此时，采用常规尺寸的种植体能够保证在种植体基台连接水平上，种植体之间有3mm以上的骨量。而使用宽径种植体有时则无法实现。如果两颗种植体之间的距离≤3mm，那么种植体之间牙槽嵴吸收的风险就会增加[15]。又由于牙槽嵴顶的骨和牙龈乳头的存在是呈正相关的，这就会进一步影响到种植体之间牙龈乳头的存留[16]。

B：

种植体直径的选择取决于临床状况，其中缺牙类型和可用骨量是临床考量的重点[10]。种植体周围通常要求至少有1mm的骨包绕。因此，植入一颗常规平台种植体至少需要6~7mm的骨宽度。当一颗种植体邻近天然牙或种植体植入时，其邻面需要有额外2~3mm厚度的骨量。拔牙后常伴有骨吸收和颊侧骨板的丧失，导致剩余骨量不足，难以放置常规植体，这成为常规直径种植体使用的局限之一[15,17~18]。

C：

负载时机分为常规负载、早期负载和即刻负载3类，时间分别为在种植体植入后2个月、1周至2个月之间和1周内。3种负载方案都有充分的证据支持，但常规负载仍然被认为是唯一适用于所有临床情况的方案。尽管如此，仍有大量高质量的对照研究支持种植单冠即刻负载。但需要有20~45N·cm的最小植入扭矩和60~65的最小ISQ值。此外，即刻负载的同时推荐同期植骨。总体而言，对于前牙和前磨牙，即刻负载是一种可靠的方案。然而由于在即刻负载软组织方面缺乏足够证据，因此在面对美学高风险区时，即便是有经验的临床医师也要谨慎选择[3]。

D：

平台转移是指将窄径基台放置于宽径种植体上，形成水平向上尺寸的不匹配。学者们推测，相较于常规非平台转移技术，使用平台转换可以减少种植体周围骨的吸收。然而，目前研究结果仍存在争议。一项由Romanos和Javed完成的高质量的系统综述提示，种植体周围骨吸收受多因素影响，如种植体的颈部设计、种植体的植入位点、修复理念、骨量以及种植体与基台界面的微动。因此，单一的平台转移概念可能不是种植体周围骨水平的决定因素[19]。

E：

学者们长期致力于开发更优的临床材料和技术，用以改善种植上部修复体的临床预后[8]。热点之一便是种植体和修复体之间的固位方式。在螺丝固位和粘接固位这两种主要固位方式中，螺丝固位常用于无牙颌的固定修复，而粘接固位则常用于单冠修复。粘接固位操作简便；然而，由粘接剂残留引发的种植体周围炎以及发生机械并发症后难以拆卸是临床医师常常担心的问题。与之相对，螺丝固位修复则具有可拆卸的优点和更好的生物适应性[20]。但鉴于螺丝口开孔位置，选择螺丝固位对种植体植入三维位置有更高的要求。总体而言，粘接固位通常与种植体失败或边缘骨吸收等生物学并发症有关，而螺丝固位发生机械并发症的概率更高。

单冠修复时，两种固位方式都适用。考虑到螺丝固位具有可拆卸的优点，同时又是在美学区种植，良好的生物学反应至关重要，所以本病例选择了螺丝固位修复。

F：

使用CBCT和三维设计软件可以实现种植体的精准植入。手术导板对实现种植体在术前模拟位置的植入是非常重要的。当缺牙间隙有限时，手术导板的使用显得更为重要。植入位置的偏差会引起骨的改变和软组织的相应变化。同样的，当计划采用螺丝固位修复时，精确的种植体植入位置尤为重要。引导手术能帮助外科医师综合各方面因素，最大限度利用可用的骨量和空间[20-21]。使用引导手术，不仅能考虑到骨量，还可以考虑到修复体的参数，实现美学和功能恢复的双重效果。

总之，引导手术使数字虚拟计划在外科手术中得以实现[22]。手术导板可以是手工制作，也可以利用机械定位设备和/或钻床，或者使用计算机辅助设计与制作（CAD/CAM）技术完成。

病例2

宽径种植体

病例介绍

　　患者，73岁，白人男性。他就诊的目的是咨询如何修复缺失的3颗右下后牙。他的主诉是"我的右侧牙无法良好咀嚼"。他的右下后牙原本是一个烤瓷桥，由于远中基牙（右下第二磨牙）根折，遂截断桥体#45和#46连接处，并拔除根折牙。拔牙时间是在就诊前的3个月。这名患者每6个月会进行常规的口腔维护。

学习目标

■ 宽径种植体的组成

■ 宽径种植体和宽平台/宽颈种植体的区别

■ 宽平台/宽颈种植体在修复磨牙中的优点和缺点

■ 选择种植体直径和平台时的重要指标

既往史

　　患者5年前有心脏病发作史，随后进行了冠状动脉搭桥和主动脉瓣置换手术。手术后恢复非常良好，体型健康无超重。患者每天服用5mg雷米普利来控制血压，这是一种血管收缩转换酶。同时服用20mg瑞舒伐他汀控制高血脂，50mg美托洛尔（β受体阻滞剂）以及2片阿司匹林（162mg）。医师要求患者每次牙科治疗前预防用药，即治疗前1小时服用2g阿莫西林。

一般情况

- 重要生命体征
  - 血压：120/80mmHg
  - 脉搏：72次/分钟
  - 呼吸：17次/分钟

社会与行为史

　　患者是一名半退休的医师，他的保险覆盖部分牙科治疗，无吸烟史或使用烟草制品习惯，仅在社交情况下偶尔饮酒，每天走路作为个人保健运动。

口外检查

　　口外检查未发现异常，面部对称、无包块或缺损，头颈部未触及淋巴结。患者颞下颌关节运动时无不适，无弹响，无捻发音。下颌运动无受限。头颈部肌肉触诊时无压痛。

口内检查

　　口底、舌、颊、上腭、咽部未发现异常，触诊无包块及病损。唾液流量正常。

上颌：#24多年前缺失，#23、#25和#26作为基牙，支持一个四单位烤瓷桥进行修复。上颌牙无缺失，包括第三磨牙。上颌4颗前牙的邻面及唇侧充填物完好。上颌的其余牙齿均使用金属烤瓷冠、全瓷冠或黄金高嵌体进行修复。除#26，其余上颌牙均为活髓。

下颌：#37、#45和#46缺失，使用金属烤瓷桥修复15年余。现在由于#47牙折，要求拔除，导致#45和#46桥体一同移除。这名患者就诊时#45~#47缺失，#47拔牙创口愈合良好，#45~#47缺牙区牙槽嵴骨量充足并且覆盖健康、宽度足够的角化龈。#38、#35、#34、#33、#43和#44牙髓电活力测试均为阴性。

牙周检查

患者口腔卫生保持良好。下颌前牙舌侧、后牙区牙冠周围与邻间隙处局部有菌斑。下颌前牙舌侧、上颌第一磨牙区域（颊侧）有牙结石。全口牙周检查显示患者牙周情况稳定。未探及深度>3mm的牙周袋，仅局部有轻度的探诊出血。

咬合检查

磨牙和尖牙为安氏Ⅰ类关系。全口无咬合异常和𬌗干扰。侧方为组牙功能𬌗，前伸时后牙无接触。

影像学检查

患者带来了在之前牙医处拍摄的近期影像片，包括1张曲面体层片（图1）和1张右下后牙区的根尖片（图2）。尽管曲面体层片拍摄质量一般，但并不影响诊断。影像片未发现病理性改变或病损，颌骨显示正常骨小梁结构。

双侧上颌窦气化正常。牙槽骨水平无明显下降。#26、#38、#35、#34、#33、#43和#44根管

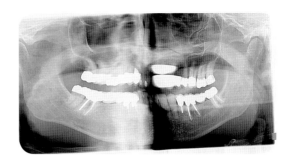

图1：治疗前曲面体层片（由患者提供）

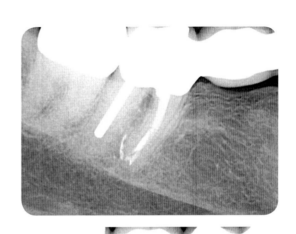

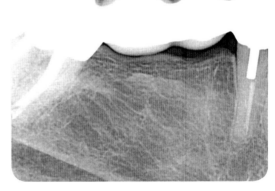

图2：#47拔除前#45~#47区域的根尖片（由患者提供）

治疗成功，桩冠修复良好。牙冠边缘及其他区域未发现龋损。#12远中、#11远中、#22近中及颊侧充填物完整。影像片显示右下缺牙区骨高度充足，满足种植体植入骨量要求（图2）。缺牙区临床检查包括下颌后牙区的骨量和舌侧凹陷的触诊。鉴于此患者临床检查显示缺牙区的骨量充足，覆盖有大约2mm厚的牙龈，且牙槽骨的舌侧下方未触及明显凹

陷，故未进行进一步的CBCT等影像学检查。

诊断

因基牙折断、固定烤瓷桥拔除后造成的右下象限牙列缺损；局部轻度至中度的牙龈炎。

治疗计划

该患者的治疗计划包括种植手术前的基础治疗，即口腔预防和口腔卫生指导，保证种植治疗前有良好的口腔情况。修复计划包括植入3颗软组织水平种植体、上部连接粘接固位的单冠来修复缺失牙。在#45区域设计植入1颗常规颈种植体，在#46和#47区域计划植入2颗宽颈种植体。从外科手术的角度出发，判断修复方案的可行性。从临床和获得的影像学信息进一步确认手术方案的可行性。通过根尖片和曲面体层片来确定种植体的长度。从牙槽嵴顶到下牙槽神经管的距离＞12mm。鉴于曲面体层片有20%的放大失真率，因此最终选择10mm作为种植体的安全长度。种植体规格分别如下：#45 Straumann美学常规颈种植体，SLActive表面，直径4.1mm，长度10mm。#46和#47分别植入2颗Straumann美学宽颈种植体，SLActive表面，直径4.8mm，长度10mm（Straumann USA, Andover, MA）。

治疗程序
手术治疗

患者的术前准备已全部完成，包括手术前的设计和手术导板的制作。种植手术前1小时给予患者抗生素（口服2g的阿莫西林）。局麻前使用0.12%复方氯己定含漱液含漱30秒。用含1∶100000肾上腺素的2%利多卡因3.6mL进行局部浸润麻醉。自第一前磨牙远中沿牙槽嵴顶切开至第二磨牙近中，切口经龈沟延伸至第一前磨牙近中及第二磨牙远中。

翻起全层黏骨膜瓣后，按计划植入3颗种植体，光滑表面颈部位于牙槽嵴顶上方。手术中使用植入扭矩工具测得3颗种植体均获得良好的初期稳定性（≥35N·cm）。3颗种植体均覆盖以2mm高的愈合螺丝，使用4-0缝线关闭创口，非埋入式愈合。术后拍摄曲面体层片，确定种植体植入在正确位点（图3）。

术后治疗

嘱患者口服阿莫西林875mg，每天2次，服用3天。布洛芬600mg，疼痛时使用。0.12%复方氯己定漱口，每天2次，每次30秒，坚持使用1周。种植体植入后1周拆线，拆线时伤口愈合良好。

修复治疗

种植体植入后8周，种植体周围组织愈合良好（图4），并进行最终修复体的取模。卸下愈合螺丝（图5），放置闭口式取模柱和印模帽（#45：SynOcta RN；#47和#48SynOcta WN；Straumann USA, Andover, MA）。同时完成比色（图6）。

将SynOcta粘接固位基台置于工作模型的替代体上，稍降低基台高度，预留足够的𬌗龈空间，以满足修复材料所需的厚度（最少1.5mm）（图7）。制作二硅酸锂全瓷冠（e.max pressed, Ivoclar,

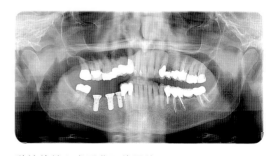

图3：种植体植入术后曲面体层片

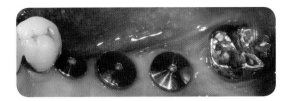

图4：种植体植入后6周，种植体周围软组织愈合

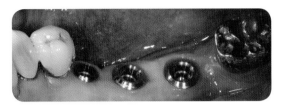

图5：　卸下愈合螺丝后的种植体：#45常规颈种植体，#46和#47宽颈种植体 (Straumann USA, Andover, MA)

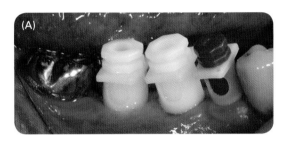

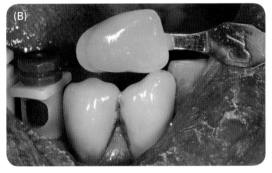

图6：（A）在种植体上安放闭口式取模柱和印模帽。（B）使用Vita比色板比色(Vita, Stein-Säckingen, Germany)

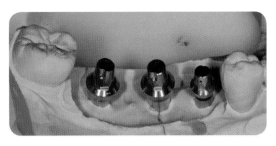

图7：将SynOcta粘接固位基台置于工作模型的种植体替代体上

e.max冠随后使用NE临时粘接剂进行粘接（Kerr Corporation, Orange, CA）（图11）。戴牙完成后拍摄根尖片，确认牙冠完全就位以及多余的粘接剂全部清理干净（图12）。

给予患者口腔卫生指导，包括按时使用软毛牙刷刷牙并使用牙线清洁。预约患者4周后复查。鼓励患者每6个月去口腔卫生士或牙医那里常规复诊。

该患者取消了1个月随访的预约，因为他觉得一切良好。随后他每年在我们诊所复诊，复诊时行临床和影像学检查，未发现异常（图13）。

讨论

这名患者表现为单侧后牙（1颗前磨牙和2颗磨牙）缺失，使用3颗种植体进行修复。种植方案的选择取决于修复设计。这名患者有2种选择来修复他连续缺失的3颗牙：单冠修复需要植入3颗种植体；或者2颗种植体支持式的烤瓷桥修复[1]。选择单冠修复初始费用高，但是降低了修复复杂性，减少了处理并发症（生物学、机械或者技术并发症）可能使用的花费。告知患者这两种修复方法的优点和缺点，患者最终同意选择单冠修复。

从修复学角度来看，宽修复平台（宽颈）种植体适用于磨牙区，更有利于形成磨牙修复体周围良好的外形轮廓，而常规平台种植体则更适合前磨牙

Vivadent, Schaan, Liechtenstein）（图8）。在牙冠完成后进行的种植义齿初戴，旋入基台、试冠（图9和图10），调整近中接触点与咬合接触，并用全瓷抛光工具进行椅旁抛光。使用手动扭力扳手（Straumann USA, Andover, MA）将3个基台加力矩至35N·cm。基台螺丝孔使用特氟龙胶带和复合材料（Fermit®, 3M Espe, St. Paul, MN）封闭。

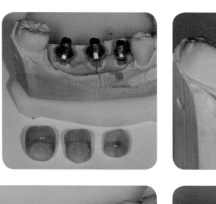
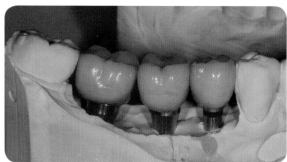
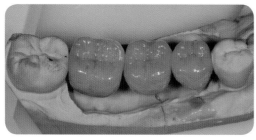
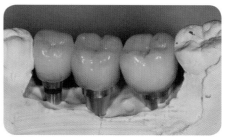

图8：二硅酸锂全瓷冠（e.max pressed; Ivoclar Vivadent, Schaan, Liechtenstein）戴入粘接式钛基台后不同面观。牙冠由Brendon Cornell加工所完成，CDT, Boston, MA

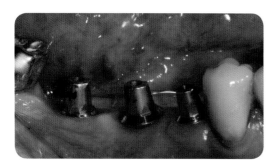

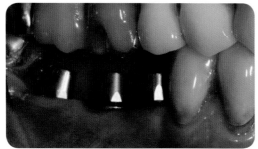

图9：口内基台试戴

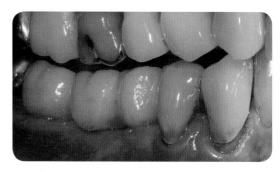

图11：粘接后的e.max全瓷冠

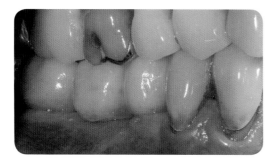

图10：牙冠试戴

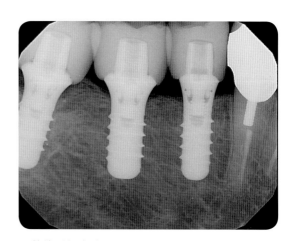

图12：粘接后根尖片

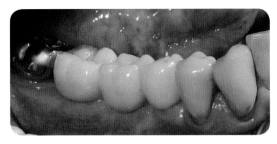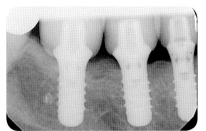

图13：2年随访时的临床和影像学资料

的修复。

　　出于生物学和机械特性的考虑[2]，本病例选择了软组织水平种植体。在后牙区植入软组织水平种植体通常使用同期穿龈的方法，这就可以减少手术的次数，缩短整体治疗时间，减轻患者的不适感。选择宽平台（宽颈）种植体意味着我们选用的是直径为4.8mm的种植体（宽直径种植体）。手术前拍摄影像片结合仔细的临床检查，触诊缺牙区骨形态及下颌后牙区是否有舌侧凹陷等，确保可以在#46和#47位点植入宽直径种植体，在#45位点植入标准直径种植体。本病例选择早期负载，即在种植体植入手术后6周进行修复，此时，骨和软组织已经达

到足够的成熟，可以获得长期可预测的结果。和传统负载（3～6个月）相比，早期负载（6～8周）的安全性以及有效性已经获得文献充分支持[3-4]。

　　最后使用了预成基台，粘接固位。技工微调基台的高度，以获得修复材料应有的厚度和空间。传统的金属烤瓷冠是主流的选择，但现在二硅酸锂或氧化锆的全瓷冠已经使用得越来越广泛。二硅酸锂可以和树脂以外的所有材料粘接。本病例中使用的是无丁香油的氧化锌作为临时粘接剂。多余的粘接剂可以被轻松地清除，将生物学并发症的风险降到最低。牙冠精准就位后，通常可以维持很长一段时间，但医师也可轻松取下再次粘接。

自学问题

A：宽径种植体由什么组成？"宽直径"和"宽平台/宽颈"有什么区别？

B：宽平台/宽颈种植体的适应证和禁忌证是什么？

C：使用穿龈愈合组织水平种植体修复后的优势是什么？

D：种植体单冠修复和联冠修复的优势分别是什么？

参考文献

[1] Weber HP, Sukotjo C. Does the type of implant prosthesis affect outcomes in the partially edentulous patient? Int J Oral Maxillofac Implants 2007;22(Suppl):140–172.

[2] Hermann JS, Buser D, Schenk RK, et al. Biologic width around titanium implants. A physiologically formed and stable dimension over time. Clin Oral Implants Res 2000;11(1):1–11.

[3] Buser D, Janner SF, Wittneben JG, et al. 10-year survival and success rates of 511 titanium implants with a sandblasted and acid-etched surface: a retrospective study in 303 partially edentulous patients. Clin Implant Dent Relat Res 2012;14(6):839–851.

[4] Gallucci GO, Benic GI, Eckert SE, et al. Consensus statements and clinical recommendations for implant loading protocols. Int J Oral Maxillofac Implants 2014;29(Suppl):287–290.

[5] Brånemark PI, Zarb GA, Albrektsson T (eds). Tissue Integrated Prostheses. Chicago, IL: Quintessence Publishing; 1985.

[6] Misch CE. Implant body size: a biological and esthetic rationale. In: Contemporary Implant Dentistry, 3rd edn. St Louis, MO: Mosby; 2007, pp 160–178.

[7] Langer B, Langer L, Herrmann I, Jorneus L. The wide fixture: a solution for special bone and a rescue for the compromised implant. Part 1. Int J Oral Maxillofac Implants 1993;8:400–408.

[8] Van Steenberghe D, Lekholm U, Bolender C, et al. Applicability of osseointegrated oral implants in the rehabilitation of partial edentulism: a prospective multicenter study on 558 fixtures. Int J Oral Maxillofac Implants 1990;5:272–282.

[9] Davarpanah M, Martines H, Kebir M, et al. Wide-diameter implants: new concepts. Int J Periodontics Restorative Dent 2001;21:149–159.

[10] Ivanoff CJ, Sennerby L, Lekholm G. Influence of mono- and bicortical anchorage on the integration of titanium implants. A study in the rabbit tibia. Int J Oral Maxillofac Surg 1996;25:229–235.

[11] Ivanoff CJ, Sennerby L, Johansson C, et al. Influence of implant diameters on the integration of screw implants. An experimental study in rabbits. Int J Oral Maxillofac Surg 1997;26:141–148.

[12] Balshi TJ, Wolfinger GJ. Two-implant supported single molar replacement: interdental space requirements and comparison to alternative options. Int J Periodontics Restorative Dent 1997;17:427–435.

[13] Davarpanah M, Martinez H, Tecucianu JF, et al. Les implants de large diamètre. Résultats chirurgicaux à 2 ans. Implant 1995;1:289–300.

[14] Anner R, Better H, Chaushu G. The clinical effectiveness of 6 mm diameter implants. J Periodontol 2005;76:1013–1015.

[15] Ivanoff CJ, Grondahl K, Sennerby L, et al. Influence of variations in implant diameters: a 3- to 5-year retrospective clinical report. Int J Oral Maxillofac Implants 1999;14:173–180.

[16] Attard NJ, Zarb GA. Implant prosthodontics management of partially edentulous patients missing posterior teeth: the Toronto experience. J Prosthet Dent 2003;89:352–359.

[17] The Academy of Prosthodontics. The glossary of prosthodontic terms. J Prosthet Dent 2005;94(1):10–92.

[18] Faucher RR, Bryant RA. Bilateral fixed splints. Int J Periodontics Restorative Dent 1983;3(5):8–37.

[19] Grossmann Y, Sadan A. The prosthodontic concept of crown-to-root ratio: a review of the literature. J Prosthet Dent 2005;93:559–562.

[20] Gross M, Laufer BZ. Splinting osseointegrated implants and natural teeth in rehabilitation of partially edentulous patients. Part I: laboratory and clinical studies. J Oral Rehabil 1997;24:863–870.

[21] Grossmann Y, Finger IM, Block MS. Indications for splinting implant restorations. J Oral Maxillofac Surg 2005;63(11):1642–1652.

[22] Weinberg LA. Reduction of implant loading using a modified centric occlusal anatomy. Int J Prosthodont 1998;11:55–69.

[23] Brunski JB, Puleo DA, Nanci A. Biomaterials and biomechanics of oral and maxillofacial implants: current status and future developments. Int J Oral Maxillofac Implants 2000;15(1):15–46.

[24] Isidor F. Loss of osseointegration caused by occlusal load of oral implants. A clinical and radiographic study in monkeys. Clin Oral Implants Res 1996;7:143–152.

[25] Isidor F. Influence of forces on peri-implant bone. Clin Oral Implants Res 2006;17:8–18.

[26] Leung KCM, Chow TW, Wat YP. Peri-implant bone loss: management of a patient. Int J Oral Maxillofac Implants 2001;16:273–277.

[27] Guichet DL, Yoshinobu D, Caputo AA. Effect of splinting and interproximal contact tightness on load transfer by implant restorations. J Prosthet Dent 2002;87:528–535.

[28] Wang TM, Leu LJ, Wang J, Lin LD. Effects of prosthesis materials and prosthesis splinting on peri-implant bone stress around implants in poor-quality bone: a numeric analysis. Int J Oral Maxillofac Implants 2002;17:231–237.

[29] Huang HL, Huang JS, Ko CC, et al. Effects of splinted prosthesis supported a wide implant or two implants: a three-dimensional finite element analysis. Clin Oral Implants Res 2005;16(4):466–472.

自学问题回答

A：

在过去的几十年里，种植体宽度逐渐增加，从<2mm（如20世纪60年代的Scialom种植体）到Brånemark第一次引入的3.75mm[5]。那个时候4mm直径的种植体被作为"后备"种植体使用。到20世纪90年代晚期，直径为5mm和更宽直径的种植体开始投入生产，主要目的是为了在修复磨牙时能增加骨结合和机械强度。今天的共识是3.75～4.1mm为常规（标准）种植体直径，而直径≥5mm认为是宽径种植体。该数值是指种植体植入到骨内部分的直径[6]。

术语"宽平台"或"宽颈"种植体，在这里指的是修复平台。一段式（组织水平）种植体是一个整体，无法修改。而两段式（骨水平）种植体的修复平台是由种植体基台决定的，是可以个性化定制的。

B：

宽径种植体是基于骨结合的基本概念发展而来的。鉴于种植体接触对初期稳定性的获得至关重要，宽径种植体的适应证如下：（1）骨质差；（2）骨高度不足；（3）种植体骨结合失败或种植体折断取出时能够即刻植入一颗更宽直径的种植体[7]。另一个宽径种植体的适应证是拔牙后即刻种植。许多牙齿或牙根的直径>4mm，宽径种植体可以更好地与拔牙窝骨壁接触，从而增加了初期稳定性。一段式软组织水平种植体的颈部直径更接近于磨牙的直径，因此牙冠穿出轮廓更美观，长期美学效果更令人满意。

种植体的直径增加已被证实可以改进种植体支持式的磨牙修复的生物力学表现。研究表明，

使用宽径种植体可以减少种植体失败率[8-9]，在骨密度低的情况下增加种植体的初期稳定性。此外，宽体部直径种植体更好地利用了磨牙区双重皮质骨（颊/舌侧），尤其是下牙槽神经上方无法获得双层皮质骨固定的区域[10-11]。

已经证实使用宽径种植体不仅能够增加种植体强度，还能增加骨-种植体表面接触，更好地利用皮质骨[7,12]。宽径种植体也更有利于后牙种植体承担咬合力，为合适的修复设计创造了一个更宽的平台。

然而，宽径种植体应该限制在有充分颊舌向宽度的情况下使用[9]。事实上，种植体太大可能会减少皮质骨的支持，尤其是种植体颈部周围的皮质骨，继而影响种植体的初期稳定性。当牙槽嵴的宽度≥8mm时可以考虑使用宽径种植体[13]。宽径种植体的一个生物学限制是由于松质骨减少，血液供给下降[14]。临床报告中宽径种植体失败率更高[15-16]，主要与术者的学习曲线、骨质密度低、种植体设计、术区预备，以及作为"补救种植体"的使用有关[15]。

C：

软组织水平种植体的设计包含穿龈部分，即位于牙槽嵴上部的机械表面（光滑表面）。这意味着除非将种植体植入过深（如出于美观原因），种植体与上部结构（牙冠、个性化基台）的连接均位于骨平面的冠方。因此，由于黏膜下连接或种植体与上部结构微间隙造成的潜在的组织感染风险被降到最低。以往的研究已经清楚地表明一段式种植体在穿龈区域无任何连接微间隙干扰，有利于种植体周围形成与天然牙

相似的软组织界面[2]。一段式软组织水平种植体的设计十分适合一期种植体植入，即非埋入式愈合。颈部凹槽和基台内部连接的设计增强了种植体–基台复合体的机械性能，联合使用预加工基台，粘接固位，是种植体修复缺失牙时最直接和性价比最高的修复方法。

D：

根据《口腔修复学的术语词汇表》，联冠被定义为"使用固定或活动修复体/设备，将两颗或更多的牙齿连接成为一个刚性单位"[17]。联冠一直被认为是咬合治疗的至关重要的组成部分，它可以控制传递到牙齿上的咬合力，提供修复体位置和功能上的稳定性，从而减轻牙周病损[18]。联冠的一个经典临床适应证是增加了冠根比[19]。然而，支持该适应证的文献证据均为大量牙缺失[20-21]，种植体行联冠修复在这种情况下是否有生物力学优势尚不明确[21]。

种植体行联冠修复和天然牙采用联冠修复的理由不同。联冠可以给松动的牙齿提供稳定性，而种植体则是不会移动的。因此，当非轴向或水平向力量作用在种植体上时，种植体不能像天然牙一样立即从作用力中移开；相反，力量集中在种植体与基台连接处和支撑的牙槽嵴顶处[22-23]。咬合过载可能导致修复体零件机械性折断和微骨折，这将最终导致种植体的失败[24-26]。因此，种植体联冠的目的是为了种植体之间力量合理分布，尽可能减少种植体–基台界面上的应力，将种植体–基台界面上过度水平负载的风险降到最低。

一项光弹研究显示，当施加非正中𬌗向力时，联冠修复可以共同承担咬合负载，使得种植体受力更加均匀[27]。另有三维有限元模型研究评估种植体植入松质骨时，联冠修复体对种植体周围骨应力的作用，结果显示将相邻种植体使用刚性的修复材料连接，可以减少水平负载下种植体周围骨应力，因此推荐骨质较差的情况下种植体行联冠修复[28]。联冠修复体分散负载的优势不是绝对的。它主要适用于修复体下方的种植体所受生物力学有显著性差异时，例如在前磨牙区使用标准种植体并在磨牙区使用宽径或两颗种植体[29]。在前牙引导斜度很大时，例如深覆𬌗、天然牙接触点较少、种植体修复包括尖牙，或者存在不良口腔习惯的患者，前牙种植体联冠修复是有利的方式。此外，在考虑是否需要行联冠修复时，还需参考修复体的抗力和固位形式。

需要强调，联冠修复不应影响患者口腔卫生的维护。当制作一个联冠修复体时，技师需要设计合适的邻间隙和外展隙空间，以方便清洁工具（牙线、牙线清洁器及牙缝刷）轻松进入。从这个角度，非联冠修复体的一个主要优势是患者能用牙线保持最佳的口腔卫生，就像天然牙齿使用牙线一样。《种植体支持式联冠修复指南》见表1。

表1：《种植体支持式联冠修复指南》[21]

种植体应当联冠修复	不需要联冠修复
天然咬合接触点较少	多个天然咬合接触点
大斜度的前牙引导	较平缓的前牙引导
不良口腔习惯	咬合力正常
非轴向、倾斜的种植体	种植体位置良好
种植体位于牙弓转角处	种植体线性排列
种植体修复包括尖牙	种植体修复不包括尖牙
上颌无牙颌	下颌无牙颌，种植体植入双侧后牙区
修复零件抗力和固位不良	修复零件抗力和固位良好

病例3

特殊表面

既往史

　　患者无严重的系统性疾病及已知药物过敏史。自述最近服用非甾体类抗炎药和抗生素（克林霉素）治疗 #11的慢性炎症。

一般情况

- 重要生命体征

  ○ 血压：115/75mmHg

  ○ 脉搏：75次/分钟

  ○ 呼吸：20次/分钟

社会与行为史

　　患者仅在社交情况下饮酒，不吸烟。

口外检查

　　口外检查未发现异常，面部对称无包块或缺损，头颈部未触及淋巴结。双侧颞下颌关节咀嚼时有轻度弹响，无不适感。

口内检查

- 口内软组织检查包括舌体未见异常
- 牙周检查显示#11周围龈缘局部轻度红肿，向内翻卷（图1）

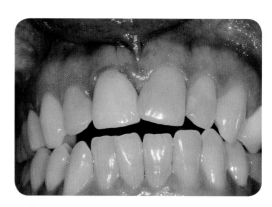

图1：术前口内正面观

• 咬合检查显示前牙开𬌗

影像学检查

根尖片显示由于#11根管治疗失败导致根尖周严重骨破坏。CBCT进一步明确#11根尖周严重骨吸收及颊侧骨板的破坏（图2）。

诊断

回顾患者的健康情况以及牙科治疗史，结合患者的临床表现及影像学检查，诊断为#11根折造成的根管治疗失败。

治疗计划

根据患者全身情况、牙科病史，结合目前临床状况，我们就患者的治疗选择进行探讨。#11根折无法修复，同时对抗生素治疗无效，必须予以拔除。第一种治疗方案是拔牙后行拔牙位点保存，保存现有牙槽嵴和软组织的形态，利用邻牙（#12和#21）行固定桥修复缺失牙。第二种治疗选择是拔除#11行即刻种植。种植体将植入到上颌前牙美学区最显著的位置，如果植入时能获得良好的初期稳定性，可以为这名患者制作一个无咬合接触的临时修复体。患者不希望植骨，也不希望损害邻牙，更加倾向于第二种治疗方案。

考虑到上颌前牙区骨量及骨质欠佳[1]，可考虑选用有利于提高初期稳定性的种植体设计。该病例我们选择了混合设计的TM种植体（Trabecular Metal dental implant, Zimmer Dental Inc., Carlsbad, CA)。该种植体体部为多重螺纹的纯钛材料，中间部分采用了无螺纹、高孔隙结构的钽材料。TM（Zimmer TMT, Parsippany, NJ）种植体中部相当于一个仿生支架，可模拟骨小梁的多孔结构和弹性特征[2]。钽材料为互通的多孔结构，孔隙率高达75%～80%，利于新生骨组织和血管的长入[3]。材料自身兼具纳米和微米级别的混合设计，也有利于新骨的附着[4]。自1997年来，TM已广泛应用于髋关节、膝关节和脊柱方面的植入，近几年才逐渐应用于制作混合设计的牙科种植体[2-3,5-6]。

治疗程序

第一阶段：手术

患者口服镇静剂（Halicon 0.5mg），注射含1：100000肾上腺素的2%利多卡因72mg进行局部浸润麻醉。微创拔除#11，尽量保存牙槽骨壁（图3）。清理拔牙窝内肉芽及感染组织。为保护角化龈形态，沿前庭沟做切口，翻开黏骨膜瓣，清理根尖区病损（图4）。在内外冲水充分冷却下，逐级扩孔预备种植窝（图5和图6）。

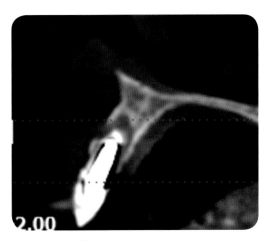

图2：术前CBCT扫描

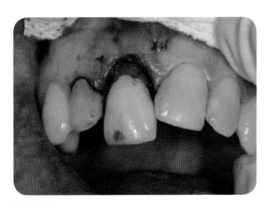

图3：微创拔除 #11

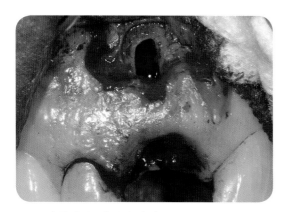

图4：翻开黏骨膜瓣，探查根尖病损

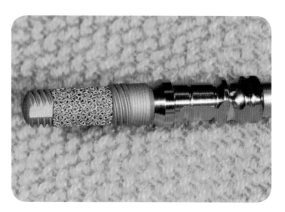

图7：TM种植体（4.1mm×13mm）

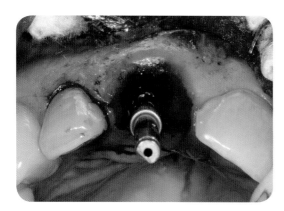

图5：在拔牙窝偏腭侧预备种植窝

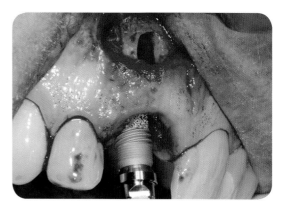

图8：将TM种植体植入预备好的窝洞（#11）

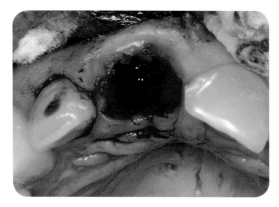

图6：完成种植窝洞预备

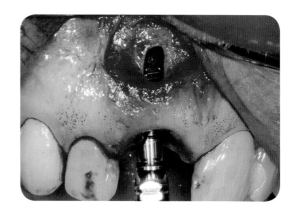

图9：连接杆显示TM种植体植入后冠-根方向

将TM种植体（4.1mm×13mm）沿腭侧植入（图7~图9）。种植体植入扭矩>35N·cm，具备足够的初期稳定性可以进行即刻负载[5]。卸下连接杆，安装临时基台（图10和图11）。在根尖缺损区和拔牙窝剩余间隙内植入矿化同种异体骨（Puros

Cancellous Allograft, Zimmer Dental Inc.）与脱矿骨基质（Puros DBM, Zimmer Dental Inc.）的混合物（图12和图13）。

软组织瓣对位，使用4-0爱惜康（Ethicon）铬肠线缝合切口（图14）。制作无咬合接触的丙烯酸

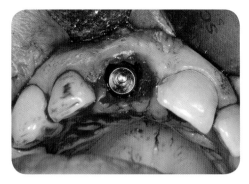

图10：卸下连接杆后可见种植体颊舌向位置

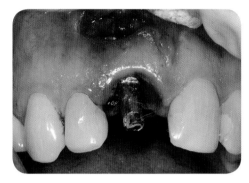

图11：重新安装连接杆，用作临时基台

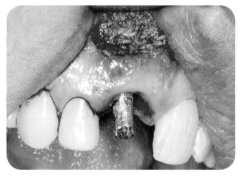

图12：根尖区缺损使用Puros矿化同种异体骨和脱矿骨基质进行充填

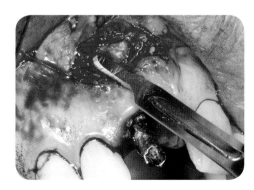

图13：将胶原膜覆盖在移植骨材料上，用于引导骨再生

树脂临时冠，在舌隆突处开孔，将基台与临时冠暂时粘接（图15）。棉球封闭螺丝孔后使用树脂材料封闭开口，防止口腔细菌进入。4周后患者复诊拆线，伤口愈合良好，无并发症。

第二阶段：最终修复

种植体植入6周后，卸下临时修复体，制备种植体水平终印模（图16）。然后重新戴入临时修复体，直到下次复诊。数字化设计、研磨个性化钛基台（Zimmer Zfx® CAD/CAM abutment, Zimmer Dental Inc.），制作上部e.max冠（图17～图20）。种植体植入12周后卸下临时修复体，安装永久基

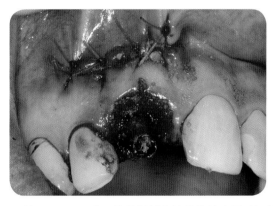

图14：使用Puros同种异体骨材料充填种植体和骨壁间的间隙

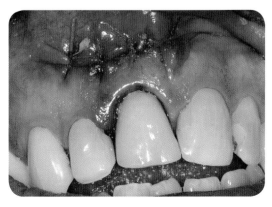

图15：即刻临时过渡义齿戴入

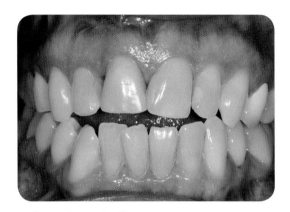

图16：术后愈合6周时的情况

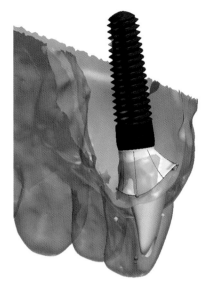

图19：数字化基台设计：Zfx CAD设计理想的穿出轮廓

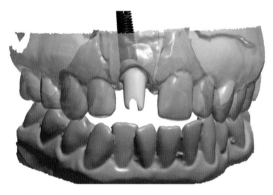

图17：数字化基台设计：Zfx系统计算机辅助设计（CAD）

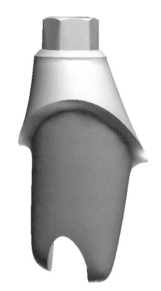

图20：数字化基台设计：Zfx CAD最终基台设计

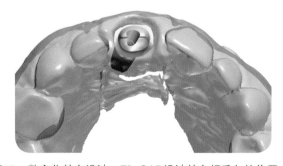

图18：数字化基台设计：Zfx CAD设计基台颊舌向的位置

台，加力矩至32N·cm。将最终修复体和个性化基台粘接后调整咬合，最后对患者进行口腔卫生指导。嘱患者6个月后复查种植体（图21和图22），1年后复查口腔卫生（图23～图25）。

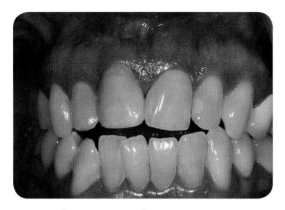

图21：最终修复后6个月口内情况

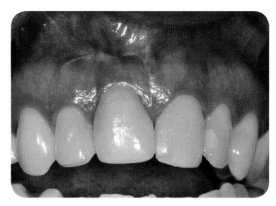

图23：最终修复后1年口内情况

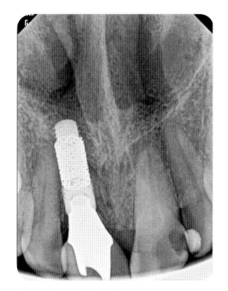

图22：最终修复后6个月根尖片

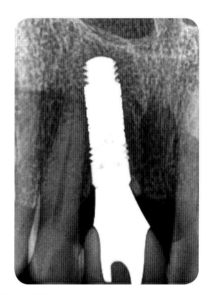

图24：最终修复后1年根尖片

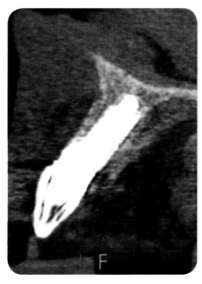

图25：最终修复后1年CBCT扫描显示，种植体植入方向理想，边缘骨水平稳定

自学问题

A: 骨–种植体界面的特性是什么？

B： 影响骨结合的因素有哪些？

C: 什么样的表面处理将影响愈合/骨结合？

D: 本病例使用了哪种新材料？是否有足够的证据支持？

E： TM的结构是什么？设计目的是什么？

F： 目前TM的相关研究和临床证据有哪些？

参考文献

[1] Truhlar RS, Orenstein IH, Morris HF, Ochi S. Distribution of bone quality in patients receiving endosseous dental implants. J Oral Maxillofac Surg 1997;55(12 Suppl 5):38–45.

[2] Bencharit S, Byrd WC, Altarawneh S, et al. (2013) Development and applications of porous tantalum Trabecular Metal-enhanced titanium dental implants. Clin Implant Dent Relat Res 2014;16(6):817–826.

[3] Kim D-G, Huja SS, Tee BC, et al. Bone ingrowth and initial stability of titanium and porous tantalum dental implants: a pilot canine study. Implant Dent 2013;22(4):399–405.

[4] Bobyn JD, Stackpool GJ, Hacking SA, et al. Characteristics of bone ingrowth and interface mechanics of a new porous tantalum biomaterial. J Bone Joint Surg Br 1999;81(5):907–914.

[5] Schlee M, van der Schoor WP, van der Schoor ARM. Immediate loading of Trabecular Metal-enhanced titanium dental implants: interim results from an international proof-of-principle study. Clin Implant Dent Relat Res 2015;17(Suppl 1):e308–e320.

[6] Schlee M, Pradies G, Mehmke W-U, et al. Prospective, multicenter evaluation of Trabecular Metal-enhanced titanium dental implants placed in routing dental practices: 1-year interim report from the development period (2010–2011). Clin Implant Dent Relat Res 2015;17(6):1141–1153.

[7] Albrektsson T. Hard tissue implant interface. Aust Dent J 2008;53(Suppl 1):S34–S38.

[8] Lian Z, Guan H, Ivanovski S, et al. Effect of bone to implant contact percentage on bone remodeling surrounding a dental implant. Int J Oral Maxillofac Surg 2010;39(7):690–698.

[9] Brånemark P-I. Introduction to osseointegration. In: BrånemarkP-I, ZarbGA, AlbrektssonT (eds), Tissue-Integrated Prostheses, Osseointegration in Clinical

Dentistry, 1st reprinting. Chicago, IL: Quintessence; 1985, pp 11–76.

[10] Albrektsson T. Bone tissue response. In: BrånemarkP-I, ZarbGA, AlbrektssonT (eds), Tissue-Integrated Prostheses, Osseointegration in Clinical Dentistry, 1st reprinting. Chicago, IL: Quintessence; 1985, pp 129–143.

[11] Vandamme K, Naert I, Sloten JV, et al. Effect of implant surface roughness and loading on peri-implant bone formation. J Periodontol 2008;79(1):150–157.

[12] Hujoel P, Becker W, Becker B. Monitoring failure rates of commercial implant brands; substantial equivalence in question? Clin Oral Implants Res 2013;24(7):725–729.

[13] Spector M. Historical review of porous-coated implants. J Arthroplasty 1987;2(2):163–177.

[14] Lüthy H, Strub JR, Schärer P. Analysis of plasma flame-sprayed coatings on endosseous oral titanium implants exfoliated in man: preliminary results. Int J Oral Maxillofac Implants 1987;2(4):197–202.

[15] Weiss MB, Rostoker W. Development of an endosseous dental implant (I). Quintessence Int Dent Dig 1977;8(9):87–91.

[16] Weiss MB, Rostoker W. Development of a new endosseous dental implant. Part I: animal studies. J Prosthet Dent 1981;46(6):646–651.

[17] Weiss MB, Rostoker W. Development of a new endosseous dental implant. Part II: human studies. J Prosthet Dent 1982;47(6):633–645.

[18] Weiss MB. Titanium fiber-mesh metal implant. J Oral Implantol 1986;12(3):498–507.

[19] Hacking SA, Bobyn JD, Toh KK, et al. Fibrous tissue ingrowth and attachment to porous tantalum. J Biomed Mater Res 2000;52(4):631–638.

[20] Zardiackas LD, Parsell DE, Dillion LD, et al. Structure, metallurgy, and mechanical properties of a porous tantalum foam. J Biomed Mater Res 2001;58(2):180–187.

[21] Wigfield C, Robertson J, Gill S, et al. Clinical experience

with porous tantalum cervical interbody implants in a prospective randomized controlled trial. Br J Neurosurg 2003;17(5):418–425.

[22] Nasser S, Poggie RA. Revision and salvage patellar arthroplasty using a porous tantalum implant. J Arthroplasty 2004;19(5):562–572.

[23] Bobyn JD, Poggie RA, Krygier JJ, et al. Clinical validation of a structural porous tantalum biomaterial for adult reconstruction. J Bone Joint Surg Am 2004;86-A(Suppl 2):123–129.

[24] Shimko DA, Shimko VF, Sander EA, et al. Effect of porosity on the fluid flow characteristics and mechanical properties of tantalum scaffolds. J Biomed Mater Res B Appl Biomater 2005;73(2):315–325.

[25] Tsao AK, Roberson JR, Christie MJ, et al. Biomechanical and clinical evaluations of a porous tantalum implant for the treatment of early-stage osteonecrosis. J Bone Joint Surg Am 2005;87-A(Suppl 2):22–27.

[26] Unger AS, Lewis RJ, Gruen T. Evaluation of a porous tantalum uncemented acetabular cup in revision total hip arthroplasty. Clinical and radiological results of 60 hips. J Arthroplasty 2005;20(8):1002–1009.

[27] Levine BR, Sporer S, Poggie RA, et al. Experimental and clinical performance of porous tantalum in orthopedic surgery. Biomaterials 2006;27(27):4671–4681.

[28] Gruen TA, Poggie RA, Lewallen DF, et al. Radiographic evaluation of a monoblock acetabular component: a multicenter study with 2- to 5-year results. J Arthroplasty 2005;20(3):369–378.

[29] Black J. Biological performance of tantalum. Clin Mater 1994;16(3):167–173.

[30] Ring ME. A thousand years of dental implants: a definitive history – part 2. Compend Contin Educ Dent 1995;16(11):1132, 1134, 1136 passim.

[31] Grenoble DE, Voss R. Analysis of five years of study of vitreous carbon endosseous implants in humans. Oral Implantol 1977;6(4):509–525.

[32] Ulm C, Kneissel M, Schedle A, et al. Characteristic features of trabecular bone in edentulous maxillae. Clin Oral Implants Res 1999;10(6):459–467.

[33] Ulm C, Tepper G, Blahout R, et al. Characteristic features of trabecular bone in edentulous mandibles. Clin Oral Implants Res 2009;20(6):594–600.

[34] Froum SJ, Wallace SS, Cho S-C, et al. Histomorphometric comparison of a biphasic bone ceramic to anorganic bovine bone for sinus augmentation: 6- to 8-month postsurgical assessment of vital bone formation. A pilot study. Int J Periodontics Restorative Dent 2008;28(3):273–281.

[35] Spinato S, Zaffe D, Felice P, et al. A Trabecular Metal implant 4 months after placement: clinical–histologic case report. Implant Dent 2014;23(1):3–7.

[36] Frost HM. Bone's mechanostat: a 2003 update. Anat Rec A Discov Mol Cell Evol Biol 2003;275(2):1081–1101.

[37] Misch CE, Suzuki JB, Misch-Dietsh FM, et al. A positive correlation between occlusal trauma and peri-implant bone loss: literature support. Implant Dent 2005;14(2):108–116.

[38] Ormianer Z, Ben Amar Z, Duda M, et al. Stress and strain patterns of 1-piece and 2-piece implant systems in bone: a 3-dimensional finite element analysis. Implant Dent 2012;21(1):39–45.

[39] Tagger Green N, Machtei EE, Horwitz J, et al. Fracture of dental implants: literature review and report of a case. Implant Dent 2002;11(2):137–143.

自学问题回答

A:

种植体植入时首先获得机械稳定性，随后通过骨结合获得生物学稳定性。通常骨与种植体的直接接触面积占种植体表面积的50%～80%，接触面积大小与种植体植入的位置相关。文献报道也证实了骨与种植体界面存在软组织[7-8]。然而，对于增大骨-种植体接触面积是否能获得更好的种植体稳定性仍不明确[7]。人们在超微结构水平上发现，无论种植体长短如何，矿化骨并不是与种植体表面发生直接接触的，而是有一层厚20～500nm的致密无定形物质介于两者之间[7]。当纤维组织与种植体接触时，这一层物质便不复存在。因此研究人员推断它来源于有机骨基质[7]。在最接近种植体部分是钙沉积的蛋白多糖，偶尔可见其与钛表面直接接触[7]。

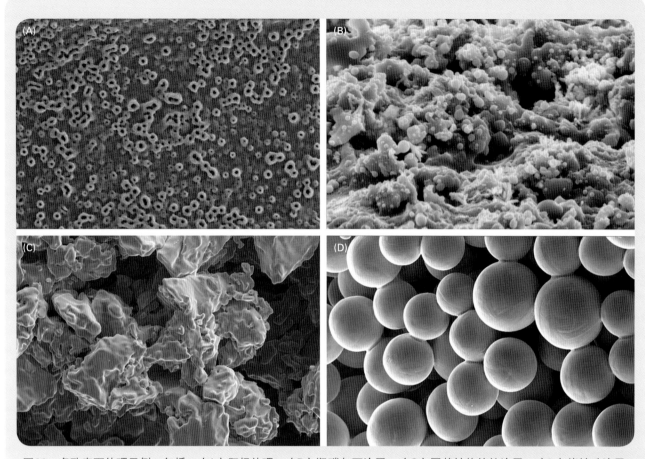

图26：多孔表面处理示例，包括：（A）阳极处理；（B）羟磷灰石涂层；（C）网状结构的钛涂层；（D）烧结珠涂层

B：

种植体表面特性和其他许多因素，例如种植体材料的生物相容性、可用骨质和骨量、负载状况以及种植体设计都可以影响骨结合率及骨结合质量[8-10]。过去50年间，学者们一直致力于增加种植体的表面积，改良表面化学结构，以获得种植体与骨更多的接触[11]。一些表面改良的种植体能获得良好的短期效果，但在长期留存率或对牙槽嵴高度维持方面是否优于普通种植体仍不明确[12]。多孔表面涂层最初用于骨科，随后扩大至牙科领域。使用多孔表面涂层的目的是希望骨组织能生长进入到多孔区域内，增强种植体的固位力[13]（图26）。然而，现有的多孔表面涂层形状均不规则，能为骨生长提供的孔隙空间有限[12]，并且在生物环境中常易发生破裂、分层或溶解[14]。

C：

人们在骨科和牙科领域引入一些高孔隙率的生物材料用来解决多孔涂层的问题[15-18]。20世纪70年代，研究人员[15-18]引入了一种由烧结的弯曲钛丝制成的钛网种植体。该材料的交联孔隙达到了50%以上，且大多数孔隙通道有足够的空间形成骨组织[18]。尽管这种设计可以实现骨组织向种植体表面孔隙内生长，但在骨和种植体之间总会有纤维组织长入[18]。人们将这种情况归咎

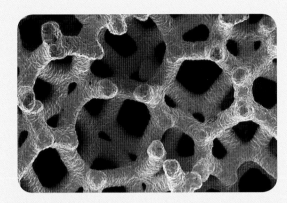

图27：TM结构

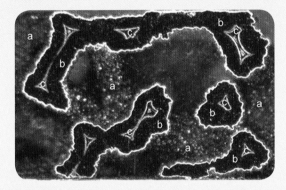

图28：TM横断面显示了一层厚钽层（a）覆盖了一个玻璃状碳核（b）

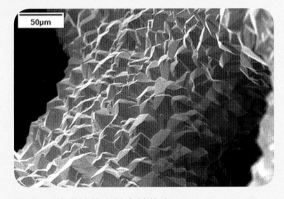

图29：TM的微结构和纳米结构表面

于：圆柱形种植体失去了利于自身机械稳定的外部螺纹结构，缺少了阻止上皮细胞向下生长的屏障[18]。

D：

　　TM（Zimmer TMT）种植体是骨科研究人员研发出来的一种仿生模型，模拟了骨小梁的多孔结构和弹性特征[19-28]。

E：

　　TM（Zimmer TMT）是通过化学气相沉积过程，将元素钽涂于玻璃状碳支架制作而成的[2]（图27~图29）。自20世纪40年代初以来，钽（约占TM的98%）在医学上被广泛地用作植入物材料，并于1947年[29-30]首次被引入作为种植体材料。玻璃状碳核芯（约占TM的2%）因其良好的生物相容性，于20世纪70年代被用作种植体材料[31]。TM和钛合金种植体在骨科和牙科

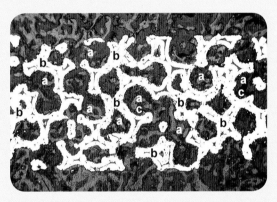

图30：TM的内部和外部表面（b）有新骨形成（a），可与镶嵌混合物（c）区别开来（反向散射电子/能量分散射线，犬齿模型）。来源：图片来自Do-Gyoon Kim, PhD

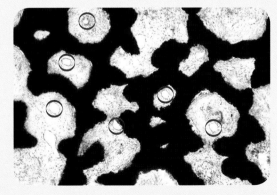

图31：人类骨生长，第2周：TM材料孔隙内有组织、细胞和新生血管（循环）长入（氨基甲苯蓝染色）。来源：图片来自Celia Clemente de Arriba, MD

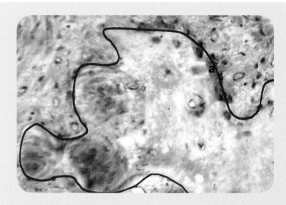

图32：人类骨生长，第3周：新骨形成（紫线），TM孔内可见一成骨细胞（a）（HE染色）。来源：图片来自Celia Clemente de Arriba, MD

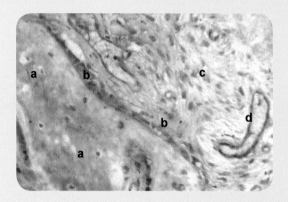

图33：人类骨生长，第6周：在外周TM孔可见编织骨（a）、一条成骨细胞线（b）、多能干细胞组织（c）和一条血管纵切面（d）（苏木素和曙红染色）。来源：图片来自Celia Clemente de Arriba, MD

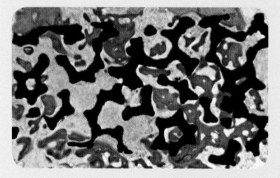

图34：人类骨生长，第12周：新生成的骨小梁（蓝色）长入TM圆柱结构（黑色）（氨基甲苯蓝染色）。来源：图片来自Celia Clemente de Arriba, MD

上的广泛使用，证实了钽、玻璃碳和钛合金材料的良好生物相容性与抗腐蚀能力。

TM种植体与骨之间除了产生传统的骨结合外，骨还可以长入TM种植体的多孔材料中，使其稳定性进一步增强，这两种结合被统称为"osseoincorporation"（图30～图34）。尽管该植体材料在骨科已经应用了将近20年，TM小梁状金属牙科种植体（Zimmer Dental Inc.）在种植牙领域的使用时间仍然较短。因此，关于TM的临床研究仍在进行中，期待同行评审的出版物报道相关的临床研究。

F：

在犬类模型中，Kim等（2013）在0周、2周、4周、8周、12周愈合期将钽-钛TM种植体与锥形Screw-Vent® 种植体 (Zimmer Dental Inc.) 进行比较。结果显示，两种种植体均未发生术中或术后并发症。试验组和对照组种植体在不同愈合期的稳定性（共振频率分析）均无显著性差异。两种种植体设计的皮质骨-种植体接触率均超过65%，无统计学差异。组织学检测和背散射扫描电子显微镜分析显示，种植体表面发生进行性骨结合（骨表面生长），在多孔的钽材料内部同时存在骨的向内生长并逐渐成熟。骨-种植体接触率和TM内成骨呈显著正相关。

Schlee等[5]报道了一项针对TM种植体即刻负载3年的前瞻性临床研究。1年中期报告结果提示，第一批共有22颗TM种植体植入17名患者（10名女性，7名男性），种植体在植入48小时内行无咬合临时修复，14天内负载咬合。1年随访期内未见种植体失败或不良事件发生，平均牙槽骨吸收（0.43±0.41）mm。

Schlee等的第二项临床研究[6]是关于TM种

植体的一个非随机、国际多中心、前瞻性研究。在这个5年研究中，医师依据临床状况自主选择相应种植体进行植入，随后对TM种植体的功能情况进行评估。此项非干预性研究设计目的是保证以临床状况为依据选择种植体，从而避免选择偏倚。随后对结果进行系统记录和统计学分析。为确保研究进行，研究者们建立了一个纵向数据收集系统，用于监控研究数据，并为研究人员提供一个安全可靠的数据收集方法。在这个系统中，案例报告以电子形式存储在一个密码保护数据库中。患者选择和治疗设计由经验丰富的研究人员完成，同时由5个欧盟国家成立的审查委员会负责22个研究中心的监督。到目前为止，该纵向数据收集项目共纳入268名研究对象，植入377颗TM种植体（试验组）。Schlee等[6]发表的中期报告是2010年10月到2011年6月完成种植并进行种植后1年的临床随访（试验组）的所有对象的亚组研究。此报告共纳入了105名研究对象，其中57颗种植体植入上颌，88颗种植体植入下颌。由当地的机构审查委员会负责研究的监督。在试验组，26.7%（28/105）的受试者有全身不良健康状况，是长期牙槽骨吸收和/或种植失败的高风险人群，其中包括：吸烟（17/105），牙周炎病史（11/105），骨质疏松病史（2/105），磨牙或有磨牙病史（4/105），心肌梗死或心脏病史（4/105），种植区域的口内感染（1/105）。8名受试者（28.6%）存在2种或者更多的并发不良健康状况。至随访结束，总共有7颗种植体失败：4颗种植体骨结合不良而失败，3颗种植体因感染而失败。行使功能1年后，种植体周围边缘骨吸收（0.43±0.57）mm，累积留存率为95.2%（138/145）。此研究证明，TM种植体对于在伴或不伴有并发健康状况的随机的受试者中均有显著临床效果。

在另一项即将发表的研究（2014）中，Clemente de Arriba等评估了TM圆柱体植入人类颌骨的组织反应性。将23名健康的部分牙列缺损的志愿者随机分组，在下颌和/或上颌缺牙区植入1颗或2颗3mm×5mm TM圆柱体。在每一个纳入的缺牙区术中，翻瓣暴露牙槽骨，水冷却下进行逐级备洞，完成种植窝洞预备。将圆柱体植入牙槽骨，保证其颈部略高于牙槽嵴顶，不覆盖屏障膜。软组织对位缝合，一期闭合创口。大多数（58%）圆柱体植入磨牙区。分别于2周、3周、6周、12周后拔除圆柱体，每次拔除可获得6个回收的圆柱体。将样本切片后进行组织学和组织形态测量学分析。结果显示，2周愈合期后可以观察到TM圆柱体孔内有组织渗透和血管生成。3周愈合期后可以观察到一些样本的外周孔内有新生骨和一些旧骨片。3～12周愈合期后可以观察到TM圆柱体相互连接的孔内有持续的新生骨和血管生成，TM圆柱体内、外表面有新骨附着。12周愈合期后，钙化骨与骨髓的均值比，在0.5mm深度时为22.74%，在1mm深度时为16.77%，在整个TM圆柱体中为14.95%。12周后，圆柱体内骨仍在不断发育和成熟。

TM种植体表面的孔隙深度为0.65～0.76mm，深度大小取决于种植体的直径。Clemente de Arriba等评估了TM圆柱体在0.5mm和1mm深度以及整个样本中骨组织占整个种植体表面的平均百分比（Clemente de Arriba等，2014，研究结果未发表）。结果表明，在局部缺牙患者中，经过12周的愈合后，大约23%的骨可向内生长进入TM种植体内，其长入结果取决于种植体直径和植入位点。大约23%的骨生长是可预见的，因为大多数圆柱体（14/24）植入颌骨的后牙区，而据报道第一磨牙缺牙区平均骨小梁体积在男性中大约为24%，女性中大约为18%[32-33]。同样的，上颌窦底提升术后6～8个月，从相同的位点取材进行组织学分析，结果显示其新生骨量为25%[34]。

迄今为止，很少有关于TM种植体作为常规种植选择的临床研究报道。Spinato等[35]报道了一名54岁、中度慢性牙周炎的女性患者植入TM种植体（#15）后4个月种植体失败的案例。患者术前已接受系统牙周治疗，并且在牙周状况稳定后植入种植体。术后4个月发现种植体冠方1/3发生感染。经患者同意后，手术取出种植体，并进行组织学分析。结果发现多孔TM材料种植体中部较无孔的种植体颈部有更多的新骨形成，TM种植体周围被短、厚的骨小梁包绕，包括长入种植体孔隙内的编织骨和板状骨。

迄今为止，我们已经在35名患者中完成了75颗TM种植体的植入(Zimmer Dental Inc.)，结果显示TM种植体临床效果稳定且无明显的并发症发生（表1）。虽然目前文献报道了TM种植体良好的机械性能[19-26]，但TM种植体是否能在保存边缘骨和美学上提供一个良好的长期结果，这一点仍有待进一步研究。

弹性模量是指物质受力时产生形变的能力。例如，种植体和周围骨在承受咀嚼应力时均会被拉长。钛种植体的弹性模量（～110GPa）显著高于皮质骨（～15GPa）或骨小梁（～0.1GPa）[20-26]。弹性模量的不一致，将导致骨–种植体界面在功能负载时发生微变形（$\mu\varepsilon$）[36-38]。骨–种植体界面的微变形会影响细胞重建时产生不同方式的骨改建，从骨萎缩（失用性萎缩）（$<200\mu\varepsilon$）到平衡状态的骨重建（稳定状态）（$\sim200\sim2500\mu\varepsilon$）、骨生

表1：其他使用TM种植体的病例	
患者	
数量（颗）	35
男性	12
女性	23
年龄（岁）	
平均	56.6
范围	21～74
全身状况	
无	26
吸烟	4
糖尿病	1
骨质疏松	1
骨质缺乏	3
种植体	
数量（颗）	72
种植体选择	
TMT	30
TMM	42
长度（mm）	
8	1
10	10
11.5	25
13	36
直径（mm）	
4.1	45
4.7	21
6.0	6
结果	
随访[b]（月）	
平均	14.81
范围	5～23
并发症	
手术期	0
临时修复	1[a]
随访	0
最终修复	0
种植体留存	
植入（颗）	72
失败（颗）	0
留存（颗）	72
留存率（%）	100

TMM：种植体颈部有微螺纹，粗糙表面延伸至种植体颈部机械表面下方5mm

TMT：种植体颈部有微螺纹，粗糙表面延伸至种植体顶部

[a]：临时粘接剂残留引起边缘骨吸收至第二道螺纹

[b]：数据处理

长（过度增生）（～2500～4000με）或骨吸收（病理性负载过重）（≥4000με），不同骨改建的方式取决于微变形的程度[36-38]。过度的微变形（≥4000με）还将导致牙槽嵴顶的微骨折、牙槽嵴顶下方骨的应力遮挡、破骨细胞生长因子的激活，从而使牙槽骨吸收[37]。除了无法解决的骨吸收问题，应力还将导致骨结合失败和种植体断裂[39]。尽管TM的弹性模量（～3GPa）较钛（～110GPa）更接近于皮质骨（～15GPa）和松质骨（～0.1GPa）[20-26]，然而关于TM种植体的低弹性模量是否有助于牙槽骨保存至今仍不明确。我们需要进一步的研究来充分论证TM种植体的长期优势。

病例4

窄径种植体

病例介绍

    患者，28岁，非洲裔美籍女性。她由Tufts大学正畸科转诊而来。主诉：我已经戴了一段时间的矫治器，正畸医师告诉我在缺牙区他们不能创造出更多的牙间隙，我希望已经有足够的间隙可以修复这颗缺失的牙齿。该患者的#22先天缺失。在正畸治疗前，患者在#21和#23之间有一个天然的间隙（图1）。在18个月正畸治疗后她来到修复科，上颌戴着一整套的托槽和弓丝，#22缺牙间隙由一个托槽固定的桥体占位（图2）。该患者每6个月定期去她的口腔卫生士及牙医复诊。患者自述每天刷牙并使用牙线。口内的修复体仅限于#36上的复合材料充填物以及#47上的银汞充填物。

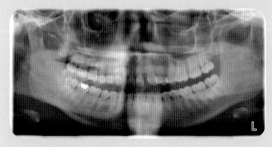

图1：治疗前曲面体层片

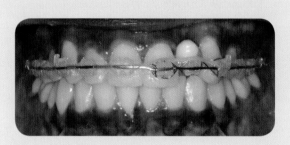

图2：正畸托槽和临时修复体

学习目标

- 识别窄径种植体具体的临床适应证及应用
- 理解窄径种植体的优点和不足
- 理解窄径种植体在种植领域的作用

既往史

    在治疗开始前和治疗的整个过程中，该患者没有任何治疗禁忌的身体状况、病史和/或并发症。此外，她没有服用任何药物，无已知的药物、食物和/或材料过敏。

一般情况

- 重要生命体征
  - 血压：118/76mmHg
  - 脉搏：68次/分钟
  - 呼吸：17次/分钟

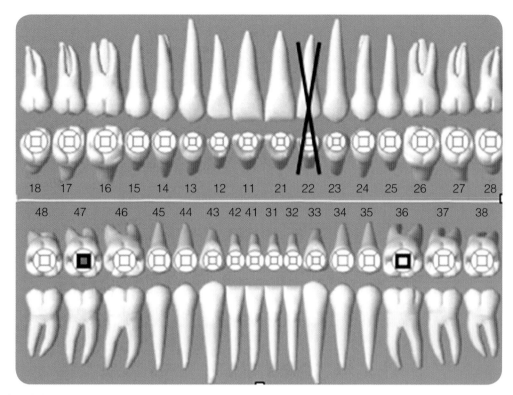

图3：牙周探诊检查表

社会与行为史

　　患者没有吸烟或使用烟草制品的习惯。有少量饮酒习惯，1个月少于2次，每学期少于2瓶。

口外检查

　　口外检查未发现异常，头颈部未触及淋巴结。颞下颌关节无弹响及捻发音。头颈部肌肉触诊无不适感。

口内检查

　　口底、舌体、颊、腭部、咽部未发现异常。唾液流量检测正常。上、下颌牙弓均较大，呈U形。

　　除了#22，上颌牙均存在（包括第三磨牙）。#22缺牙区牙槽嵴呈Seibert牙槽嵴缺损分类第Ⅲ类[1]。

　　所有下颌牙齿也均存在（包括第三磨牙）。#36殆面有一复合材料充填物，#47殆面有一银汞充填物。

　　除了#22缺失，牙周探诊检查表未发现明显异常（图3）。患者微笑时呈中等笑线，牙龈为中等厚度生物型。

咬合检查

　　磨牙和尖牙咬合关系为I类。功能负载时关节无疼痛不适。无咬合早接触或殆干扰。

影像学检查

　　患者颌骨表现为正常的松质骨结构，无病理性缺损。无根管治疗或拔牙病史。上颌左、右两侧可以观察到上颌窦气腔。牙槽骨存在广泛的轻度骨吸收。#36复合材料充填物和#47银汞充填物。

　　锥形束CT（CBCTs）显示上颌缺牙区（#22）水平向和垂直向骨缺损（图4和图5），骨性分类Ⅲ类。

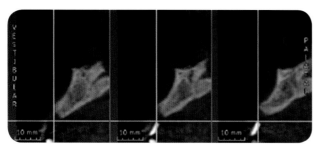

图4：CBCT矢状截面观

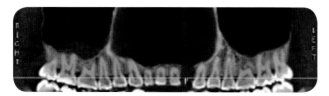

图5：CBCT全景面观

诊断

由于#22先天缺失导致的部分牙列缺损。

治疗计划

该患者的治疗计划包括种植手术前的基础治疗，即口腔预防和口腔卫生指导，来建立种植治疗前良好的口腔情况。依据国际种植组织（ITI）2007年的简单、高级、复杂（SAC）分类对手术和修复进行评估，该患者的手术和修复风险评估为高级。随后进行术前设计，计划植入1颗3.0mm×10.5mm窄径种植体（BioHorizon Implant System, Birmingham, AL），而后行即刻修复。这名患者的缺牙间隙大约只有5.8mm，考虑到种植体与天然牙的距离，选用3.0mm直径的种植体。

治疗程序

手术治疗

患者已完成了完整的术前准备，包括牙周治疗、手术前的设计和手术导板的制作。种植手术前1小时，患者服用抗生素（口服2g阿莫西林）。局麻前0.12%复方氯己定含漱1分钟，使用

含1∶100000肾上腺素的2%利多卡因3.6mL进行局部浸润麻醉。在#22位点牙槽嵴顶做切口，延伸至邻牙的近中和远中做龈沟内切口。翻开全厚瓣，植入1颗3.0mm×10.5mm的种植体（最先使用2.0mm直径的先锋钻定点备洞，随后使用2.5mm的最终钻扩大窝洞至相应长度，最后种植体植入）。两种种植体植入扭矩>30N·cm，初期稳定性良好。使用5-0薇乔可吸收缝线做间断缝合，做到无张力关闭创口。手术后拍摄影像片，确认种植体的最终位置（图6）。

临时修复

即刻在种植体上安置钛临时基台。使用Quikset Jet树脂制作临时修复体，完成并口外抛光，在口内试戴，确认合适后用手拧紧螺丝。螺丝孔内放置少量特氟龙胶带保护螺丝孔的连接，然后使用复合材料封闭临时修复体的颊侧开口。临时修复体在正中位和下颌运动时，无咬合接触（图7）。

术后治疗

嘱患者服用5天阿莫西林，疼痛时使用布洛芬，7天内常规用0.12%复方氯己定含漱。手术后1

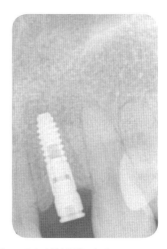

图6：种植体植入后立刻拍摄根尖片

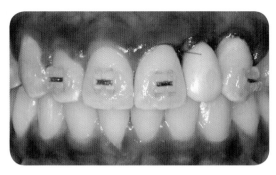

图7：即刻行临时修复

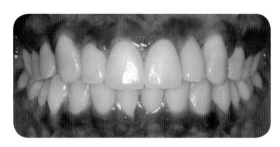

图9：最终修复

周要求患者复诊，2周后拆线，8周后行最终取模。

修复治疗

种植位点愈合8周后，开窗印模法制取最终模型，使用个性化印模柱精确记录由临时修复体压出的穿龈轮廓（图8）。最终使用个性化金基台粘接固位金属烤瓷冠完成修复（图9）。咬合调整至正中接触时咬合纸能轻轻抽出，对颌牙有轻微的阻力。

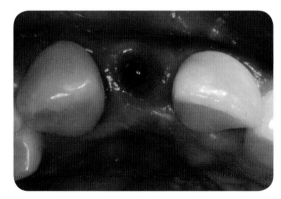

图8：最终取模前软组织的轮廓形态

讨论

该病例使用了一个窄径及窄平台种植体修复一颗先天缺失的上颌侧切牙。这个病例的复杂点在于即使在正畸治疗后缺牙间隙仍然不足。考虑到缺牙的位点、剩余的骨量、突出的上唇、牙齿之间的位置（邻牙的临床牙冠和牙根）以及美学要求，最终决定使用一颗两段式的3.0mm直径的骨水平种植体和个性化基台，最终粘接固定，来获得最佳的美观效果。通过以上的做法，种植体和邻牙之间可以获得大约1.4mm的距离，种植体植入天然骨后能达到穿龈轮廓的修复美学标准。

通过使用例如SAC分类等工具，可以在治疗前评估风险，最终获得可预计的手术和修复结果。这不仅能帮助医师判断治疗的复杂性和潜在风险，还提示了手术及修复医师是否具备完成这个病例的必需能力。

自学问题

A：窄–平台–直径种植体由什么组成?

B：窄–平台–直径种植体的适应证是什么?

C：窄–平台–直径种植体的禁忌证是什么?

D：相较于标准尺寸种植体，窄–平台–直径种植体有哪些潜在的优势?

E：制作窄–平台–直径种植体的材料有不同吗?

F：窄–平台–直径种植体的临床结果可靠吗?

参考文献

[1] Allum SR, Tomlinson RA, Joshi R. The impact of loads on standard diameter, small diameter, and mini implants: a comparative laboratory study. Clin Oral Implants Res 2008;19(6):553–559.

[2] Tarnow DP, Cho SC, Wallace SS. The effect of inter-implant distance on the height of inter-implant bone crest. J Periodontol 2000;71:546–549.

[3] Tarnow DP, Elian N, Fletcher P, et al. Vertical distance from the crest of bone to the height of the interproximal papilla between adjacent implants. J Periodontol 2003;74:1785–1788.

[4] Seibert JS. Reconstruction of deformed, partially edentulous ridges, using full thickness onlay grafts. Part II. Prosthetic/periodontal interrelationships. Compend Contin Educ Dent 1983;4(6):549–562.

[5] Tarnow DP, Magner AW, Fletcher P. The effect of the distance from the contact point to the crest of bone on the presence or absence of the interproximal dental papilla. J Periodontol 1992;63:995–996.

[6] Davarpanah M, Martinez H, Tecucianu JF, et al. Small-diameter implants: indications and contraindications. J Esthet Dent 2000;12(4):186–194.

[7] Buser D, Martin W, Belser UC. Optimizing esthetics for implant restorations in the anterior maxilla: anatomic and surgical considerations. Int J Oral Maxillofac Implants 2004;19(Suppl):43–61.

[8] Zinsli B, Sagesser T, Mericske E, Mericske-Stern R. Clinical evaluation of small-diameter ITI implants: a prospective study. Int J Oral Maxillofac Implants 2004;19:92–99.

[9] Reddy MS, O'Neal SJ, Haigh S, et al. Initial clinical efficacy of 3-mm implants immediately placed into function in conditions of limited spacing. Int J Oral Maxillofac Implants 2008;23(2):281–288.

[10] De Rouck T, Eghbali R, Collys K, et al. The gingival biotype revisited: transparency of the periodontal probe through the gingival margin as a method to discriminate thin from thick gingiva. J Clin Periodontol 2009;36(5):428–433.

[11] Kan JYK, Morimoto T, Rungcharassaeng K, et al. Gingival biotype assessment in the esthetic zone: visual versus direct measurement. Int J Periodontics Restorative Dent 2009;30(3):237–243.

[12] Sohn DS, Bae MS, Heo JU, et al. Retrospective multicenter analysis of immedate provisionalization using one-piece narrow-diameter (3.0mm) implants. Int J Oral Maxillofac Implants 2011;26(1):163–168.

[13] Klein MO, Schiegnitz E, Al-Nawas B. Systematic review on success of narrow-diameter dental implants. Int J Oral Maxillofac Implants 2014;29(Suppl):43–54.

自学问题回答

A：

　　传统上，直径在3.75～4.1mm范围内的种植体被认为是标准的常规直径种植体[4-6]。因此，种植体直径≥3.0mm，但<3.7mm，被命名为窄-平台-直径种植体。然而，应该注意到，文献中将窄径种植体进一步细分为3.0～3.25mm和3.3～3.5mm两类[4]。直径3.0mm以下的被认为是微型种植体，并且通常是一段式（虽然也有3.0mm两段式种植体[4,8-9]）。微型种植体仅建议作为临时种植体使用。

B：

　　以下是窄-平台-直径种植体的适应证[5,7,13]：
- 狭窄的牙槽嵴/有限的骨量
- 牙槽嵴顶上方/近远中向间隙有限
- 牙根之间空间有限
- 修复要求小穿龈轮廓

C：

　　主要的生物力学并发症是潜在的种植体断裂风险[6]。

D：
- 在天然骨内植入
- 降低潜在的术后并发症、发病率和失败的可能性
- 避免骨增量手术
- 避免牙齿矫正

E：

　　以往使用与标准尺寸种植体相同的材料制造窄-平台-直径种植体：1级钛[6]。如今更倾向于应用机械性能更为优良的新兴材料，比如4级和5级钛（Ti6AI4V）和TiZr。

F：

　　根据文献，窄-平台-直径种植体在治疗三维空间有限的部分牙缺失患者时，是一种可靠的治疗方式[5-8,13]。

病例5

短种植体

病例介绍1

患者，53岁，白人女性。她的全科医师将其转诊，希望在右上第一磨牙（#16）的位置植入种植体。1年后，她再次被转诊治疗折断的左下第一磨牙（#36）。这个病例报道了使用超短种植体在这两个区域的种植修复。

学习目标

- 理解短/超短种植体的临床适应证
- 通过文献和病例回顾，理解短/超短种植体的临床适应证、禁忌证和基本原理
- 能够鉴别短种植体和常规种植体手术程序的不同

既往史

这名患者在治疗期间不吸烟、不喝酒，没有吸烟史。无药物过敏史。自述曾服用URSO（熊去氧胆酸）治疗胆结石。

一般情况

- 重要生命体征
  - 血压：126/75mmHg
  - 脉搏：72次/分钟
  - 呼吸：16次/分钟

牙科治疗史

患者无牙周病、正畸和牙体牙髓治疗史。6个月前#16因牙折拔除。患者每6个月进行口腔检查和清洁。

口外检查

口外检查未发现明显异常。患者无包块和肿胀。颞下颌关节正常，面部对称，未触及淋巴结。

口内检查

- 口腔肿瘤筛查阴性
- 软组织检查，包括舌体和口底，未见异常
- 牙周检查显示探诊深度<4mm
- 口腔卫生良好
- 局部的牙龈发炎
- #16缺失。临床和影像学检查显示牙槽骨宽度>10mm。远中靠近第二磨牙区牙槽骨牙宽度明显大于近中靠近第二前磨牙区（图1A）。根尖片显示，缺牙区靠近上颌窦腔，牙槽骨高度有限（大约7mm），近中可见一上颌窦纵隔（图1B）。
- #36舌尖折断，断端位于龈下2mm，舌侧无临床牙冠剩余。牙槽嵴宽度>9mm，骨量充足，牙槽嵴顶部到下牙槽神经管的距离大约

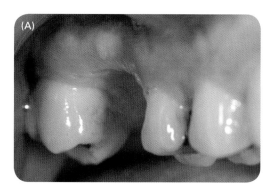

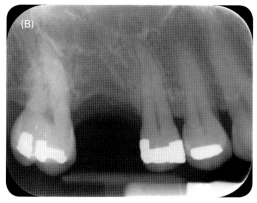

图1：术前检查显示术区骨高度不足。（A）口内检查显示拔牙窝完全上皮化。（B）根尖片显示上颌窦下方骨高度大约7mm

为17mm。

- 在#16和#36区域颊侧都有充足的角化龈

咬合检查

患者的咬合关系是安氏Ⅰ类。牙尖交错位时后牙咬合接触关系良好。侧方咬合时，左侧是尖牙引导𬌗，右侧是由上下6颗后牙（#17，#14，#13，#43，#44和#47）构成的组牙功能𬌗。前伸咬合时，由#13、#12、#21、#22、#34、#33、#32、#31、#42、#43、和#44构成前牙引导𬌗。

影像学检查

为患者拍摄了全口根尖片和曲面体层片。

诊断

根据美国牙周学会，诊断为菌斑性牙龈炎。修复学诊断为#16缺失，#36无修复可能。

治疗计划

该患者的治疗计划包括口腔卫生指导和6个月的维护复诊。拔除#36，于#16、#36的区域植入种植体。

治疗程序

给予患者口腔卫生指导，控制牙龈炎症。告知患者为了牙齿和种植体的健康，每天的口腔维护十分重要。

修复#16

在右侧上颌区，6个月前拔除#16，软硬组织愈合良好，种植区健康（图1）。种植体植入时机为第Ⅳ类（表1）[1]。

沿牙槽嵴切开，翻开全厚瓣，植入1颗5mm×6mm（Bicon®）种植体（图2A）。4个月愈合期后，行二期手术，使用就位器，安装一个

表1：种植体植入时机分类[1]
第Ⅰ类：拔牙后即刻种植
第Ⅱ类：拔牙窝软组织完全闭合（通常6~8周）
第Ⅲ类：临床和影像学显示拔牙窝内大量骨充填（通常12~16周）
第Ⅳ类：术区愈合完成（通常>16周）

5mm×5mm钛无肩基台。拍摄根尖片，确认基台完全就位（图2B）。将患者转诊全科医师完成金属烤瓷冠的修复。图3A为这名患者种植后2年的根尖片。

6年随访影像片显示种植体周围骨水平稳定，和安置基台时的影像片相比，种植体–基台界面，尤其在近中有骨矿化（图3B）。复诊时（图4，表2）对以下参数进行检查：

表2：种植体各参数检查结果

菌斑指数	0,未发现菌斑
探诊出血	0,未发现探诊出血
软组织发炎	0,未发现发炎
探诊深度 MP, P, DP, MB,B, DB (mm)	3,1,2,1,1,1
种植体周围角化黏膜宽度（mm）	3
种植体稳定性测试（Periotest®）	−3,无移动

B：颊侧；DB：远中颊侧；DP：远中腭侧；MB：近中颊侧；MP：近中腭侧；P：腭侧

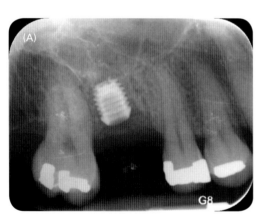

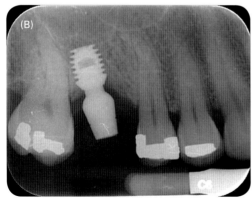

图2：（A）种植体植入#16缺牙区。（B）4个月愈合期后安装基台

修复#36

拔除#36，同期植入1颗种植体（Bicon®, 5mm×6mm）（图5A和图5B）。种植体植入时机为第I类。先锋钻自牙根分隔处开始预备，向远中扩大窝洞。到下牙槽神经管的距离是9mm，植入1颗6mm长度的种植体，因此是十分安全的。

在种植体冠部放置β–磷酸三钙（Synthograft, Bicon, LLC），可吸收胶原膜覆盖，埋入式缝合。

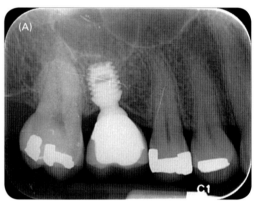

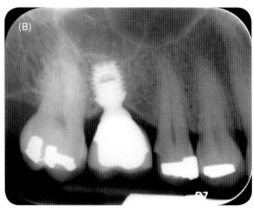

图3：影像片显示（A）2年后、（B）6年后牙槽骨水平稳定。可以看到种植体基台近中有新骨生成

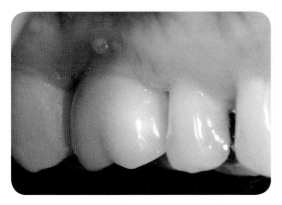

图4：种植体植入后3年，临床检查显示种植体周围软组织健康

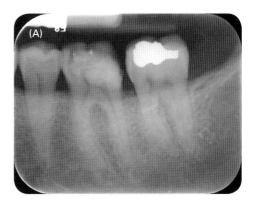

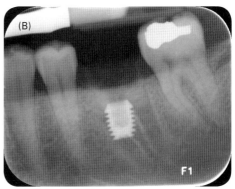

种植体植入3个月后行二期手术。1个月后戴永久修复体（图5C）。复诊时对以下参数进行检查（图5D，表3）：

表3：种植体各参数检查结果

菌斑指数	1,探诊可及菌斑
探诊出血	0,未发现探诊出血
软组织发炎	0,未发现发炎
探诊深度 MP, P, DP, MB,B, DB (mm)	2,1,3,3,1,1
种植体周围角化黏膜宽度（mm）	1.5
种植体稳定性测试（Periotest®）	−0.3,无移动

B：颊侧；DB：远中颊侧；DP：远中腭侧；MB：近中颊侧；MP：近中腭侧；P：腭侧

　　4年后随访，种植体周围牙龈健康，有一圈角化龈附着（图6A）。根尖片显示种植体周围骨水平稳定（图6B）。

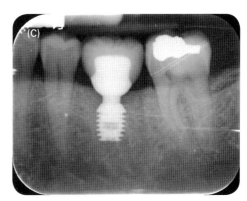

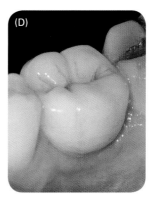

图5：（A）#36无法修复。（B）拔牙后即刻种植。（C）4个月后戴永久修复体。（D）复诊时情况

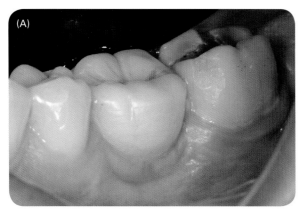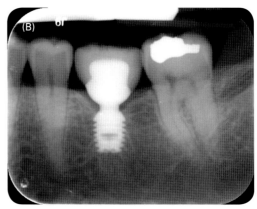

图6：（A）最终修复显示临床治疗成功，软组织健康。（B）术后4年，根尖片显示骨水平稳定

病例介绍2

患者，55岁，白人女性。主诉：右下部分固定义齿咀嚼时疼痛和有异味。

学习目标
■ 理解短/超短种植体的临床适应证
■ 通过文献和病例回顾，理解短/超短种植体的临床适应证、禁忌证和基本原理
■ 能够鉴别短种植体和常规种植体手术程序的不同

既往史

患者无系统性疾病，没有服用任何药物，无药物过敏史。

一般情况

- 重要生命体征
  - 血压：118/68mmHg
  - 脉搏：66次/分钟
  - 呼吸：18次/分钟

社会与行为史/牙科治疗史

患者戒烟10年余。在治疗期间不吸烟，社交情况下饮酒。牙科治疗史包括：10余年前双侧下颌后牙区部分固定义齿修复，上颌前牙区种植修复以及部分牙齿的牙体牙髓病治疗。患者无牙周病及治疗史。

口外检查

口外检查未发现异常。患者无包块或肿胀。颞下颌关节正常。面部对称。未触及淋巴结。

口内检查

- 口腔肿瘤筛查阴性
- 软组织包括颊侧黏膜、舌体、口底、软硬腭均正常
- 牙周检查显示总体探诊深度4mm以内，上颌后牙区局部探诊深3～5mm。多牙牙龈退缩，中等量的菌斑堆积，探诊出血。下颌前牙区可及牙结石堆积
- 口腔卫生良好
- 右下后牙区
  - #45继发龋。该牙经过牙体牙髓治疗，并作为一个四单位局部固定义齿的基牙

（#45–×–×–#48）。牙体大范围龋坏，无修复可能。

○ 临床检查发现，骨宽度充足，有一个>9mm的牙周袋。#45区域影像片上显示牙槽嵴顶到下牙槽神经管的距离大约11mm。舌侧根方牙槽嵴宽度缩窄，大约10mm，相当于一个中等程度的下颌凹陷。

咬合检查

安氏Ⅱ类咬合，下颌后牙支持良好。

影像学检查

拍摄全口影像系列片。

诊断

- 牙周诊断：广泛的轻度到中度的慢性牙周炎（1999年国际牙周疾病分类）
- 修复学诊断：#45、#46、#47缺失

治疗程序

牙周初始治疗完成后，重新测量并记录上颌后牙区探诊深度，均<4mm。

在#48近中处截断固定义齿，拔除#45，植入3颗超短种植体（5mm×5mm, Bicon®），确保与下牙槽神经有安全的距离。骨密度分类为第Ⅲ类（表4）。收集种植窝预备时的骨屑，置于#45剩余拔牙窝靠近冠方的位置，覆盖可吸收胶原膜，缝合。

手术后1个月，检查显示术区愈合良好，无感染迹象，患者无不适主诉。种植体植入3个月，行二期手术。确认骨结合良好，然后行种植体水平取模。种植体植入后4个月，戴入基台一体冠（图7）。追踪随访3.5年，种植体周围骨水平稳定（图8），#45、#46、#47周围各方向探诊深度均<4mm（图9）。咬合和邻接处关系良好。

表4：骨密度分类[2]
第Ⅰ类：致密的皮质骨
第Ⅱ类：厚实多孔的皮质骨包绕粗壮的骨小梁
第Ⅲ类：较薄的骨皮质包绕疏松的骨小梁
第Ⅳ类：疏松的骨小梁
第Ⅴ类：未成熟、矿化不全的骨

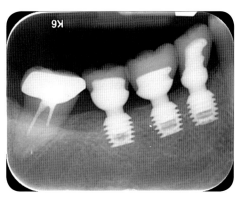

图7：植入3颗种植体（#45、#46、#47），非联冠修复

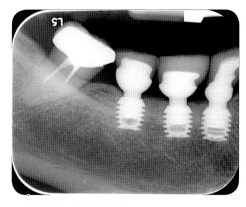

图8：3.5年随访，骨水平稳定

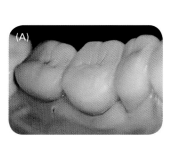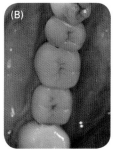

图9：口内检查显示种植体周围软组织健康。（A）颊面观。（B）𬌗面观

复诊时（图9，表5）对以下参数进行检查：

表5：种植体各参数检查结果

菌斑指数	0，未探及菌斑
探诊出血	1,3颗种植体颊侧正中探诊均有轻度出血
软组织发炎	0，未发现发炎
探诊深度 ML, L, DL, MB, B, DB (mm)	
#45	3,3,3,4,3,2
#46	1,1,2,4,3,2
#47	2,1,2,4,3,3
种植体周围角化黏膜宽度（mm）	2
种植体稳定性测试（Periotest®）：	
#45	−3，无移动
#46	−5，无移动
#47	−4，无移动

B：颊侧；DB：远中颊侧；DL：远中舌侧；L：舌侧；MB：近中颊侧；ML：近中舌侧

讨论

短种植体（见自学问题回答A）通常被植入解剖受限的位置，例如骨高度不足和邻近重要解剖结构（见自学问题回答B）。在第一个病例中，#16缺牙区垂直骨高度受限，距上颌窦底大约7mm。超过7mm长度的种植体，需要在植入前先行上颌窦增量。尽管上颌窦增量手术（穿牙槽嵴或外侧壁开窗术）是可靠的治疗选择[4]，它仍具有技术敏感性。患者需要经历多次手术，导致治疗费用增加。根据文献综述，穿牙槽嵴上颌窦底提升术中上颌窦膜穿孔是最常见的手术并发症（发生率：0～21.4%，平均3.8%），上颌窦感染是最常见的手术后并发症（发生率：0～2.5%，平均0.8%）[5]。侧壁开窗法上颌窦底提升术，上颌窦膜穿孔发生率为19.5%（0～58.3%），上颌窦感染平均发生率为2.9%（0～7.4%）[6]。此外，出血、鼻出血、鼻阻塞和血肿都是可能的术后并发症。上颌窦增量术后，患者一般需要休息3天，5天后疼痛、肿胀及其他并发症

症状缓解。短种植体具有和长种植体相似的留存率（见自学问题回答C），使用短种植体可以减少就诊次数，减轻患者的不适，降低治疗费用（见自学问题回答B和E）。

在第一个病例中，#36种植体在拔牙后即刻植入。与延期种植相比，即刻种植缩短治疗时间。即刻植入1颗6mm长的种植体，修复磨牙，长期临床效果良好。

#16种植体是在拔牙后6个月植入的，软硬组织完全愈合。可能有医师认为，6mm种植体植入上颌后牙区，初期稳定性有限。本病例使用的是提升基台设计，羟基磷灰石（HA）表面种植体。有研究已经表明，HA表面种植体和未处理钛表面种植体相比，可以增加骨–种植体接触[8]，增加界面强度和反转扭矩[9-10]；和氧化铝喷砂/酸蚀钛表面种植体相比，有更高的骨矿化沉积率和更好的生物力学性能[11-12]。因此，HA表面短种植体，即使在初期稳定性较差的情况下，依旧能够结合成骨。然而，HA表面种植体更容易发生种植体周围炎，发生长期随访时的失败[13]。使用HA表面种植体后，要求患者能够维护好口腔卫生，定期检查。

短种植体过去因为不良的冠/种植体比（CIR）和生物力学分布受到质疑（见自学问题回答C和D）。在病例1中，使用短种植体修复上颌和下颌第一磨牙，多年来种植体周围软组织健康，边缘牙槽骨水平稳定，无并发症发生。在病例2中，3颗短种植体未使用联冠修复，3.5年随访临床疗效良好。该病例支持了短种植体并不一定要联冠修复的观点（见自学问题回答D）。依据文献和作者的临床经验，只要手术恰当，短种植体和长种植体具有相似的临床疗效（见自学问题回答F）。如果未来研究能够证明短种植体和长种植体有相似的长期留存率，种植体周围骨水平稳定，那么短种植体就可以成为一个常规的治疗方法。

自学问题

A：什么是短种植体？

B：哪些临床情况适合使用短种植体？

C：支持短种植体的临床证据有哪些？

D：CIR不良是否影响短种植体的成功率？短种

植体是否应该联冠修复？

E：短种植体植入后可能会发生哪些并发症？

F：植入短种植体和上部结构修复时，临床医师需注意些什么？

参考文献

[1] Hammerle CH, Chen ST, Wilson Jr TG. Consensus statements and recommended clinical procedures regarding the placement of implants in extraction sockets. Int J Oral Maxillofac Implants 2004;19(Suppl):26–28.

[2] Misch CE. Contemporary Implant Dentistry. St Louis: MO: Mosby; 1999.

[3] Urdaneta RA, Marincola M. The Integrated Abutment Crown™, a screwless and cementless restoration for single-tooth implants: a report on a new technique. J Prosthodont 2007;16:311–318.

[4] Wallace SS, Froum SJ. Effect of maxillary sinus augmentation on the survival of endosseous dental implants. A systematic review. Ann Periodontol 2003;8:328–343.

[5] Tan WC, Lang NP, Zwahlen M, Pjetursson BE. A systematic review of the success of sinus floor elevation and survival of implants inserted in combination with sinus floor elevation. Part II: transalveolar technique. J Clin Periodontol 2008;35:241–254.

[6] Pjetursson BE, Tan WC, Zwahlen M, Lang NP. A systematic review of the success of sinus floor elevation and survival of implants inserted in combination with sinus floor elevation. J Clin Periodontol 2008;35:216–240.

[7] Mardinger O, Poliakov H, Beitlitum I, et al. The patient's perception of recovery after maxillary sinus augmentation: a prospective study. J Periodontol 2009;80:572–576.

[8] Gottlander M, Albrektsson T. Histomorphometric studies of hydroxylapatite-coated and uncoated CP titanium threaded implants in bone. Int J Oral Maxillofac Implants 1991;6:399–404.

[9] Bell R, Beirne OR. Effect of hydroxylapatite, tricalcium phosphate, and collagen on the healing of defects in the rat mandible. J Oral Maxillofac Surg 1988;46:589–594.

[10] Carr AB, Larsen PE, Papazoglou E, McGlumphy E. Reverse torque failure of screw-shaped implants in baboons: baseline data for abutment torque application.

Int J Oral Maxillofac Implants 1995;10:167–174.

[11] Coelho PG, Lemons JE. Physico/chemical characterization and in vivo evaluation of nanothickness bioceramic depositions on alumina-blasted/acid-etched Ti–6Al–4V implant surfaces. J Biomed Mater Res A 2009;90:351–361.

[12] Coelho PG, Bonfante EA, Pessoa RS, et al. Characterization of five different implant surfaces and their effect on osseointegration: a study in dogs. J Periodontol 2011;82:742–750.

[13] Wheeler SL. Eight-year clinical retrospective study of titanium plasma-sprayed and hydroxyapatite-coated cylinder implants. Int J Oral Maxillofac Implants 1996;11:340–350.

[14] Kotsovilis S, Fourmousis I, Karoussis IK, Bamia C. A systematic review and meta-analysis on the effect of implant length on the survival of rough-surface dental implants. J Periodontol 2009;80:1700–1718.

[15] Friberg B, Jemt T, Lekholm U. Early failures in 4,641 consecutively placed Brånemark dental implants: a study from stage 1 surgery to the connection of completed prostheses. Int J Oral Maxillofac Implants 1991;6:142–146.

[16] Jemt T, Lekholm U. Oral implant treatment in posterior partially edentulous jaws: a 5-year follow-up report. Int J Oral Maxillofac Implants 1993;8:635–640.

[17] Lekholm U, Gunne J, Henry P, et al. Survival of the Brånemark implant in partially edentulous jaws: a 10-year prospective multicenter study. Int J Oral Maxillofac Implants 1999;14:639–645.

[18] Friberg B, Grondahl K, Lekholm U, Brånemark PI. Long-term follow-up of severely atrophic edentulous mandibles reconstructed with short Brånemark implants. Clin Implant Dent Relat Res 2000;2:184–189.

[19] Deporter D, Ogiso B, Sohn DS, et al. Ultrashort sintered porous-surfaced dental implants used to replace posterior teeth. J Periodontol 2008;79:1280–1286.

[20] Urdaneta RA, Daher S, Leary J, et al. The survival of ultrashort locking-taper implants. Int J Oral Maxillofac

Implants 2012;27:644–654.

[21] Buser D, Nydegger T, Hirt HP, et al. Removal torque values of titanium implants in the maxilla of miniature pigs. Int J Oral Maxillofac Implants 1998;13:611–619.

[22] Khang W, Feldman S, Hawley CE, Gunsolley J. A multi-center study comparing dual acid-etched and machined-surfaced implants in various bone qualities. J Periodontol 2001;72:1384–1390.

[23] Quinlan P, Nummikoski P, Schenk R, et al. Immediate and early loading of SLA ITI single-tooth implants: an in vivo study. Int J Oral Maxillofac Implants 2005;20:360–370.

[24] Monje A, Fu JH, Chan HL, et al. Do implant length and width matter for short dental implants (6–9 mm)? A meta-analysis of prospective studies. J Periodontol 2013;84(12):1783–1791.

[25] Berglundh T, Persson L, Klinge B. A systematic review of the incidence of biological and technical complications in implant dentistry reported in prospective longitudinal studies of at least 5 years. J Clin Periodontol 2002;29(Suppl 3):197–212; discussion 232–233.

[26] Blanes RJ, Bernard JP, Blanes ZM, Belser UC. A 10-year prospective study of ITI dental implants placed in the posterior region. II: Influence of the crown-to-implant ratio and different prosthetic treatment modalities on crestal bone loss. Clin Oral Implants Res 2007;18:707–714.

[27] Malo P, de Araujo Nobre M, Rangert B. Short implants placed one-stage in maxillae and mandibles: a retrospective clinical study with 1 to 9 years of follow-up. Clin Implant Dent Relat Res 2007;9:15–21.

[28] Fugazzotto PA. Shorter implants in clinical practice: rationale and treatment results. Int J Oral Maxillofac Implants 2008;23:487–496.

[29] Sivolella S, Stellini E, Testori T, et al. Splinted and unsplinted short implants in mandibles: a retrospective evaluation with 5 to 16 years of follow-up. J Periodontol 2013;84:502–512.

[30] Slotte C, Grønningsaeter A, Halmoy AM, et al. Four-millimeter implants supporting fixed partial dental prostheses in the severely resorbed posterior mandible: two-year results. Clin Implant Dent Relat Res 2012;14(Suppl 1):e46–e58.

[31] Annibali S, Cristalli MP, Dell'Aquila D, et al. Short dental implants: a systematic review. J Dent Res 2012;91:25–32.

[32] Monje A, Chan HL, Fu JH, et al. Are short dental implants (<10 mm) effective? A meta-analysis on prospective clinical trials. J Periodontol 2013;84(7):895–904.

[33] Srinivasan M, Vazquez L, Rieder P, et al. Survival rates of short (6 mm) micro-rough surface implants: a review of literature and meta-analysis. Clin Oral Implants Res 2014;25(5):539–545.

[34] Pommer B, Frantal S, Willer J, et al. Impact of dental implant length on early failure rates: a meta-analysis of observational studies. J Clin Periodontol 2011;38:856–863.

[35] Telleman G, Raghoebar GM, Vissink A, et al. A systematic review of the prognosis of short (<10 mm) dental implants placed in the partially edentulous patient. J Clin Periodontol 2011;38:667–676.

[36] Jaffin RA, Berman CL. The excessive loss of Brånemark fixtures in type IV bone: a 5-year analysis. J Periodontol 1991;62:2–4.

[37] Adell R, Eriksson B, Lekholm U, et al. Long-term follow-up study of osseointegrated implants in the treatment of totally edentulous jaws. Int J Oral Maxillofac Implants 1990;5:347–359.

[38] Lindhe J, Cecchinato D, Bressan EA, et al. The alveolar process of the edentulous maxilla in periodontitis and non-periodontitis subjects. Clin Oral Implants Res 2012;23:5–11.

[39] Himmlova L, Dostalova T, Kacovsky A, Konvickova S. Influence of implant length and diameter on stress distribution: a finite element analysis. J Prosthet Dent 2004;91:20–25.

[40] Petrie CS, Williams JL. Comparative evaluation of implant designs: influence of diameter, length, and taper on strains in the alveolar crest. A three-dimensional finite-element analysis. Clin Oral Implants Res 2005;16:486–494.

[41] Deporter D, Pilliar RM, Todescan R, et al. Managing the posterior mandible of partially edentulous patients with short, porous-surfaced dental implants: early data from a clinical trial. Int J Oral Maxillofac Implants 2001;16:653–658.

[42] Renouard F, Nisand D. Short implants in the severely resorbed maxilla: a 2-year retrospective clinical study. Clin Implant Dent Relat Res 2005;7(Suppl 1):S104–S110.

[43] Urdaneta RA, Leary J, Lubelski W, et al. The effect of implant size 5 × 8 mm on crestal bone levels around single-tooth implants. J Periodontol 2012;83:1235–1244.

[44] Bidez MW, Misch CE. Force transfer in implant dentistry: basic concepts and principles. J Oral Implantol 1992;18:264–274.

[45] McGuire MK, Nunn ME. Prognosis versus actual outcome. III. The effectiveness of clinical parameters in accurately predicting tooth survival. J Periodontol 1996;67:666–674.

[46] Shillingburg HT Sumiya H, Whitsett LD, et al. Fundamentals of Fixed Prosthodontics, 3rd edn. Carol Stream, IL: Quintessence; 1997, pp 85–103, 191–192.

[47] Nelson SJ. Wheeler's Dental Anatomy, Physiology, and Occlusion, 9th edn. St Louis, MO: Saunders Elsevier; 2010.

[48] Grossmann Y, Sadan A. The prosthodontic concept of crown-to-root ratio: a review of the literature. J Prosthet Dent 2005;93:559–562.

[49] Misch CE. Clinical Biomechanics in Implant Dentistry. Contemporary Implant Dentistry, 3rd edn. St Louis, MO: Mosby Elsevier; 2008, pp 543–555.

[50] Greenstein G, Cavallaro Jr JS. Importance of crown to root and crown to implant ratios. Dent Today 2011;30:61–62, 64, 66 passim; quiz 71, 60.

[51] Blanes RJ. To what extent does the crown–implant ratio affect the survival and complications of implant-supported reconstructions? A systematic review. Clin Oral Implants Res 2009;20(Suppl 4):67–72.

[52] Schulte J, Flores AM, Weed M. Crown-to-implant ratios of single tooth implant-supported restorations. J Prosthet Dent 2007;98:1–5.

[53] Tawil G, Younan R. Clinical evaluation of short, machined-surface implants followed for 12 to 92 months. Int J Oral Maxillofac Implants 2003;18:894–901.

[54] Rokni S, Todescan R, Watson P, et al. An assessment of crown-to-root ratios with short sintered porous-surfaced

implants supporting prostheses in partially edentulous patients. Int J Oral Maxillofac Implants 2005;20:69–76.

[55] Urdaneta RA, Rodriguez S, McNeil DC, et al. The effect of increased crown-to-implant ratio on single-tooth locking-taper implants. Int J Oral Maxillofac Implants 2010;25:729–743.

[56] Misch CE, Steignga J, Barboza E, et al. Short dental implants in posterior partial edentulism: a multicenter retrospective 6-year case series study. J Periodontol 2006;77:1340–1347.

[57] Guljé F, Abrahamsson I, Chen S, et al. Implants of 6 mm vs. 11 mm lengths in the posterior maxilla and mandible: a 1-year multicenter randomized controlled trial. Clin Oral Implants Res 2013; 24(12):1325–1331.

[58] Guichet DL, Yoshinobu D, Caputo AA. Effect of splinting and interproximal contact tightness on load transfer by implant restorations. J Prosthet Dent 2002;87:528–535.

[59] Hauchard E, Fournier BP, Jacq R, et al. Splinting effect on posterior implants under various loading modes: a 3D finite element analysis. Eur J Prosthodont Restor Dent 2011;19:117–122.

[60] Yilmaz B, Seidt JD, McGlumphy EA, Clelland NL. Comparison of strains for splinted and nonsplinted screw-retained prostheses on short implants. Int J Oral Maxillofac Implants 2011;26:1176–1182.

[61] Balshi TJ, Wolfinger GJ. Two-implant-supported single molar replacement: interdental space requirements and comparison to alternative options. Int J Periodontics Restorative Dent 1997;17:426–435.

[62] Vigolo P, Zaccaria M. Clinical evaluation of marginal bone level change of multiple adjacent implants restored with splinted and nonsplinted restorations: a 5-year prospective study. Int J Oral Maxillofac Implants 2010;25:1189–1194.

[63] Esposito M, Cannizzaro G, Soardi E, et al. A 3-year post-loading report of a randomised controlled trial on the rehabilitation of posterior atrophic mandibles: short implants or longer implants in vertically augmented bone? Eur J Oral Implantol 2011;4:301–311.

[64] Esposito M, Pellegrino G, Pistilli R, Felice P. Rehabilitation of posterior atrophic edentulous jaws: prostheses supported by 5 mm short implants or by longer implants in augmented bone? One-year results from a pilot randomised clinical trial. Eur J Oral Implantol 2011;4:21–30.

[65] Cannizzaro G, Felice P, Minciarelli AF, et al. Early implant loading in the atrophic posterior maxilla: 1-stage lateral versus crestal sinus lift and 8 mm hydroxyapatite-coated implants. A 5-year randomised controlled trial. Eur J Oral Implantol 2013;6:13–25.

[66] Aghaloo TL, Moy PK. Which hard tissue augmentation techniques are the most successful in furnishing bony support for implant placement? Int J Oral Maxillofac Implants 2007;22(Suppl):49–70.

[67] Rocchietta I, Fontana F, Simion M. Clinical outcomes of vertical bone augmentation to enable dental implant placement: a systematic review. J Clin Periodontol 2008;35:203–215.

[68] Jensen SS, Terheyden H. Bone augmentation procedures in localized defects in the alveolar ridge: clinical results with different bone grafts and bone-substitute materials. Int J Oral Maxillofac Implants 2009;24(Suppl):218–236.

[69] Schwarz F, Alcoforado G, Nelson K, et al. Impact of implant–abutment connection, positioning of the machined collar/microgap, and platform switching on crestal bone level changes. Camlog Foundation Consensus Report. Clin Oral Implants Res 2014;25(11):1301–1303.

[70] Atieh MA, Ibrahim HM, Atieh AH. Platform switching for marginal bone preservation around dental implants: a systematic review and meta-analysis. J Periodontol 2010;81:1350–1366.

[71] Urdaneta RA, Daher S, Lery J, et al. Factors associated with crestal bone gain on single-tooth locking-taper implants: the effect of nonsteroidal anti-inflammatory drugs. Int J Oral Maxillofac Implants 2011;26:1063–1078.

[72] Linkevicius T, Apse P, Grybauskas S, Puisys A. The influence of soft tissue thickness on crestal bone changes around implants: a 1-year prospective controlled clinical trial. Int J Oral Maxillofac Implants 2009;24:712–719.

[73] Lin GH, Chan HL, Wang HL. The significance of keratinized mucosa on implant health: a systematic review. J Periodontol 2013;84:1755–1767.

[74] Urdaneta RA, Leary J, Panetta KM, Chuang SK. The effect of opposing structures, natural teeth vs. implants on crestal bone levels surrounding single-tooth implants. Clin Oral Implants Res 2014;25:e179–e188.

自学问题回答

A:

短种植体的定义不明确，每项研究都有自己的定义[14]。但是，大多数临床医师赞同10mm是用来区分"短"或"长"种植体的临界值。在种植发展的早期，10mm的剩余骨高度被认为是放置一颗"标准长度"种植体所需的最小骨量。长度≥10mm的种植体，被称为标准种植体或长种植体。早期研究使用光滑表面种植体，短种植体（<10mm）较长种植体失败率高[15-17]。几年后，一项研究第一次报道了Brånemark系统短种植体（247颗3.75mm×7mm种植体，13颗5mm×6mm种植体）的长期（平均8年，1~14年）临床结果，5年累积留存率：95.5%；10年累积留存率：92.3%[18]。最近一些研究定义长度≤6mm为"超短"种植体，并报道了良好的临床结果[19-20]。本章节的两个病例，我们把长度<10mm的种植体定义为短种植体。

如今，粗糙表面种植体较传统机械表面种植体表现出更好的机械性能和生物特性[21-23]。种植体长度可能不再是多数临床情况最主要的问题了[24]。因此，未来短种植体可能不会被认为是"短"的。随着短种植体（<10mm）常规使用，短种植体的定义似乎在改变，可能将来只有那些长度<6mm的种植体会被看作是"短"种植体。

B:

正如回答问题A时所讨论的，短种植体的定义仍在继续演变。曾经看作标准长度的种植体现在可能会觉得太长，不适合常规使用。由于之前严重的骨吸收或骨缺损，许多种植位点骨高度不足。有人可能会认为，短种植体的短期与长期成功率良好，短种植体适合于大多数的缺牙区域（自学问题回答C会进一步讨论）。但是，在不同临床情况使用短种植体的适应证还有待定义。一般来说，短种植体适用于牙槽骨高度有限但是宽度充足的情况。

上颌骨和下颌骨的萎缩都导致解剖受限，重要的解剖结构阻碍长种植体的植入，包括：气化的上颌窦、下牙槽神经、颏孔和舌侧凹陷。遇到这些情况时，应考虑为患者植入更短的种植体，再者是患者全身情况不佳、不能耐受多次手术时。抑或骨移植手术难度很大时，例如垂直向骨增量，使用短种植体是一个更好的选择，避免骨移植带来的潜在并发症。短种植体也可以作为骨移植手术失败时的最后手段。

C:

对于种植而言，骨高度不足是一个很严重的问题。通过垂直向骨增量手术来增加骨高度，具有技术敏感性，并可能带来严重的术后不适和并发症[25]。较其他垂直向骨增量手术，上颌后牙区的上颌窦底提升术结果可靠，因为移植材料置于封闭的上颌窦内，有来自牙槽骨和上颌窦膜充足的血供[6]。然而，额外的骨增量手术总是会增加费用、不适和治疗时间。此时短种植体是另一种选择，并且临床证据支持其结果可预测。

若干临床研究显示，短种植体具有很高的成功率（94%~99%）且长期临床结果可靠[14,26-29]。一项回顾性队列研究表明，410颗短种植体（5~8mm），在平均20个月的随访期中累积留存率为97.5%[20]。甚至4mm短种植体的临床结果也可预测，2年留存率为92.3%，牙槽骨改变接近0.5mm[30]。若干关于短种植体的系统综述也报道了很高的留存率或成功率。一项2012年的研究纳入了6193颗短种植体（<10mm），平均随访（3.2±1.7）年，结果显示累积留存率为99.1%[31]，没有任何生物学或生物力学并发症的成功率分别为98.8%或99.8%。另一项2012年的研究显示短种植体（6~9mm）留存率为88.1%，标准种植体（≥10mm）为86.7%，两者无统计学显著性差异，随访期168个月[32]。对同一研究组扩展回顾，短种植体的长度或直径似乎并没有影响到留存率[24]。一项Meta分析显示6mm的非埋入式Straumann种植体的累积留存率为93.7%（随访1~8年）[33]。纳入这些综述的研究报道的修复类型不同，包括全牙弓固定义齿、局部固定义齿、种植体支持式覆盖义齿和混合支持式义齿。结果支持短种植体适用于各式的修复方法。

关于种植体的植入位点，短种植体在上颌似乎失败率更高[31-32,34-35]，但标准种植体在上颌也表现出更高的失败率[36-37]。种植体植入上颌失败率更高的原因似乎是骨密度低[36]或是骨小梁排列不良[38]，这会降低种植体植入时的初始稳定性，增加失败的风险。然而，以上这些研究有一定的局限，比如使用机械表面种植体或样本量较小[31]。因此需要更多的临床试验比较粗糙表面短种植体植入上颌和下颌的留存率。

有限元分析已经表明，短种植体周围牙槽骨顶部应力显著高于长种植体[39-40]。从理论上讲，应力的增加与牙槽骨吸收有关。然而，暂无临床科学证据支持这一理论。研究表明，短种植体周边骨水平变化与长植体相似。2000年的一项研究显示，270颗短种植体植入10年后牙槽骨平均吸收（0.9±0.6）mm[18]。另一项研究表明，15颗短种植体3年骨吸收（0.13±0.12）mm[41]。Renouard等2005年研究报道96颗短种植体2年骨吸收（0.44±0.52）mm[42]。一个回顾性队列研究显示，97颗短种植体（5mm×8mm），平均随访5.9年，上颌和下颌牙槽骨吸收分别为0.36mm和0.04mm[43]。

总之，关于短种植体的临床研究证明了其留存率高、周围骨水平稳定、并发症少。这些研究证实了短种植体的实用性和可预测性。

D：

牙冠的高度与牙或种植体上的力矩呈正相关[44]。对天然牙，冠根比被用于预测牙周炎患牙的预后[45]或固定义齿的预后[46]。上颌牙冠根比一般约为0.6，下颌牙为0.55[47]。基牙冠根比1∶1已被建议作为天然牙支撑的固定义齿成功的最低标准，但此说法缺乏充足的科学依据[48]。对于种植体支持式修复，有学者提出，由于CIR增加引起的力矩增加，可能会导致种植体周围牙槽骨吸收[49]。尽管体外研究已经证实短种植体力矩增加[50]，但未有临床研究证实CIR增加的危害。在一项系统综述中，认为CIR=2是种植体支持式修复的最大值[51]。一篇回顾性研究纳入了889颗种植体，平均随访2.3年，失败种植体的平均CIR（1.4∶1）和所有种植体的CIR（1.3∶1）无显著性差异[52]。若干临床试验证明了CIR增加（一般1~2，最高4.95）与基台松动和断裂增加有关，但并不是导致骨吸收或种植体失败的原因[26,53-55]。在一项前瞻性研究中，平均随访46个月，短种植体（5mm或7mm，平均CIR 2.6或1.8）较长种植体（9mm或12mm，平均CIR 1.4或1.0）牙槽骨少吸收0.2mm[54]。由于解剖限制，高CIR的短种植体通常植入后牙区，且宽直径（>4mm）的短种植体已经在使用[55]。种植体直径增加可能补偿因CIR增加引起的负重加大[39-40]。总之，临床研究已表明，CIR增加将导致义齿并发症增加，但与短种植体的失败或骨吸收增加无关。

有学者建议，将多颗短种植体相连可能有助于力量合理分布[56-57]。体外模型研究证明了种植体联冠修复较单冠修复力量分布更佳[58-60]。据报道，联冠修复更能抵抗侧向力，减少种植体断裂的风险[49]，在螺丝固位时减少了基台与螺丝松动的发生[61]。然而，临床研究中联冠修复并没有减少种植失败和/或减少骨吸收。联冠和非联冠种植修复临床预后（留存率，骨水平改变）类似[62]。临床研究表明高CIR的联冠修复，其牙槽骨水平改变与非联冠修复类似[54]。因此，将多颗短种植体联冠修复，可以减少义齿并发症，但似乎没有提高种植体的留存和/或保留牙槽骨。

E：

即使短种植体和长种植体并发症发生率相似，但骨增量后通常植入长种植体。

一项系统综述[31]报道，短种植体的生物学成功率（定义为无持续性疼痛、无种植体周围炎症、无种植体周围透射性和种植体无松动）为98.8%[95%置信区间(CI):97.8%～99.8%]，生物力学成功率（定义为咬合材料无断裂、修复零件无折断或松动、无种植体折断和/或义齿不稳定）为99.9%[95%置信区间(CI):99.4%～100.0%]。所有纳入的关于生物学并发症的研究中，生物学成功率为89.5%～100%不等。在纳入的7个研究中，共计1346颗短种植体，平均随访2.6年，只报道了4例生物力学并发症。

在一些随机临床试验中，短种植体

（≤8mm）相较于长种植体，没有显示出更高的生物学或生物力学并发症的发生率[57,63-65]。

在植入长种植体前先进行垂直向骨增量手术，反而会增加与之相关的并发症。之前的综述报道，涉及垂直向骨增量的种植体留存率为90.4%～83.8%（随访1～5年），低于常规植入的种植体留存率[66]，并且垂直向骨增量手术并发症发生率很高（>10%）[67-68]。

总之，在短种植体可代替骨增量手术的情况下，使用短种植体可以显著减少手术和术后并发症。如果术区骨量充足，短期和长期的并发症可能是相似的。

F：

表6总结了临床医师在使用短种植体时需要注意的各种因素。

表6：不同水平短种植体的注意因素

种植体/骨水平	初期稳定性
	保留种植体周围牙槽骨
基台/软组织水平	选择合适的基台，减少骨吸收和修复并发症
	充足的软组织
修复体/咬合水平	合适的咬合面设计
	避免非功能向力（侧向力）

在种植体/骨水平，初期稳定性是一个主要问题，因为大多数螺旋式短种植体的机械接触表面都是有限的。将短种植体植入松质骨时，如上颌后牙区，可以逐渐备洞以获得更好的初期稳定性。同样重要的是，确保颊侧骨和舌侧骨有足够的厚度，尽可能减少骨吸收的风险。

由于种植体长度短，所以尽量减少牙槽骨的改建至关重要。动物研究表明，将短种植体较深地植入牙槽骨可以维持种植体粗糙表面骨结合[69]。在一项回顾性队列研究中，HA表面的短种植体（5mm宽，8mm长）放置于牙槽嵴顶下，随访5.9年表现出非常稳定的骨水平[43]。

短种植体的设计和选择也是获得成功预后至关重要的因素。在基台和软组织水平，使用平台转移基台有助于减少牙槽骨改建[70]。此外，基台设计也影响着牙槽骨的稳定[71]。软组织的数量和质量也可能在维持种植牙的牙槽骨水平过程中发挥作用。较薄的软组织（<2mm）可能与更多的牙槽骨重建有关[72]，种植体周围缺乏角化龈也与附着丧失及菌斑和牙龈指数上升有关[73]。尽管这些因素不是针对短种植体，但临床医师仍然应该意识到这些相互作用的潜在重要性。

在修复体和咬合水平，牙冠越长或CIR越高不会影响种植体留存，正如在自学问题回答D时讨论的，但是可能增加修复并发症[71]。如果种植体的对颌是种植修复体，和对颌是天然牙相比，牙槽骨将吸收更多[74]。过多的非功能向力（侧向力）也是一个令人担忧的问题。可以考虑做一些临床调改：（1）通过调𬌗减少侧向力或𬌗干扰；（2）避免悬臂；（3）修复体跨度长时，增加种植体数量；（4）增加种植体直径来弥补不利的侧向力；（5）通过使用粗糙表面种植体增加骨结合面积。

致谢

本例中的临床及影像学照片由美国波士顿种植中心提供。

病例6

平台转移

既往史

　　患者身体健康，每4个月进行定期的健康检查。未发现治疗禁忌证，无已知的药物过敏和医疗问题。患者否认存在以下病史：

- 风湿热、心脏病、心脏手术
- 免疫损害性疾病（如肝炎、人免疫缺陷病毒、获得性免疫缺陷综合征）
- 出血时间延长或容易瘀伤
- 内分泌功能紊乱
- 恶性肿瘤
- 服用处方药
- 人工关节

一般情况

- 重要生命体征
  - 血压：130/82mmHg
  - 脉搏：62次/分钟
  - 呼吸：16次/分钟
  - 氧饱和度：99%
- 体重：54kg

社会与行为史

　　患者是一名银行出纳。她觉得要平衡每周40小时的工作以及家务和照看孩子十分困难，因此没有足够的时间到牙医那儿进行定期的检查。患者否认饮酒和吸烟习惯。

口外检查

　　口外检查未发现明显异常，患者未发现包块、肿胀或张口受限。触诊未发现肿块。患者张口时下颌轻微向左偏斜，但未发现爆破音或捻发音。

口内检查

软组织检查时未发现包块或病损。牙龈表现为广泛的中等程度的红肿。左侧缺牙区角化龈较少，并且前庭沟深度不足。#48是一个金属全冠，并有Ⅲ度松动。#45也是一个金属全冠。#41是一个种植体支持式单冠。#33是一个金属烤瓷（PFM）冠。上颌全牙列缺失。

咬合检查

患者垂直高度不足，下颌牙前伸。

影像学检查

上颌牙列缺失，双侧低位上颌窦底。

#48局部有严重的骨吸收，根管治疗术后，金属冠边缘封闭差。由于骨吸收，#48将被拔除。

#45有轻度的骨吸收以及继发龋。

#44和#43有充填物。#42、#31、#32和#33经过根管治疗，#33有一个烤瓷冠。

在#41牙位是一个种植体支持式的单冠。

左下象限缺牙区空间充足，并且距离下牙槽神经管有足够的空间，允许植入1颗种植体。

右下缺牙区骨吸收明显，并且由于接近下牙槽神经管没有足够的空间植入种植体（图1）。

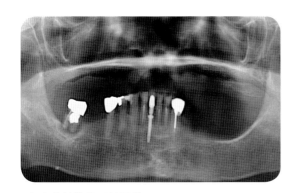

图1：患者术前的曲面体层片

治疗程序

想要解决这名患者的所有问题，治疗计划将十分复杂，但是患者只希望在#37～#34、#46和#47位点完成种植。

告知患者最终的治疗计划后，对患者实行口腔卫生指导和口腔预防措施。

术前会诊

再次评估患者的治疗计划以及全身情况。告知患者治疗的优势和风险，患者签署知情同意书。

要求患者手术前7天停止服用阿司匹林。

手术前7天开始服用阿莫西林875mg，手术前5天开始疼痛时服用布洛芬600mg，每6小时1次。

种植手术

在下颌缺牙区，使用4%的甲哌卡因（无肾上腺素）行下牙槽神经阻滞麻醉，使用含1∶100000肾上腺素的2%利多卡因行局部浸润麻醉。#48由于骨吸收导致Ⅲ度松动，预后不良，予以拔除。

沿右下拔牙位点到#45的缺牙区牙槽嵴顶切开，翻开全厚瓣。

为了获得更好的术野，在近中的颊、舌侧行垂直切口（大约4mm），并用4-0的缝线悬吊。

在#46和#47位点依次使用长钻（1000r/min）生理盐水冲洗下完成种植窝洞预备。#47位点植入1颗Megagen Exfeel 5mm×10mm种植体，#46位点植入1颗Megagen Exfeel 4.5mm×11.5mm种植体。2颗种植体均在骨水平植入。

术后拍摄影像片，2颗种植体的植入位置正常，未侵犯到神经管。

封闭螺丝覆盖种植体，保护种植体的内部连接。软组织瓣缝合。愈合2个月。

2个月后行二期手术，暴露并卸下覆盖螺丝，更换为愈合基台。

4个月后卸下愈合基台，进入修复阶段。

下颌对侧的手术流程相同。在#37、#36、#35和#34位点分别植入骨水平种植体。术后影像片显示植入位置理想，未损伤解剖结构。

覆盖螺丝封闭种植体。间断缝合关闭软组织瓣。

2个月后，卸下#36、#35和#34的覆盖螺丝，更换成愈合基台和平台转移系统。

4个月后卸下愈合基台，取模，制作最终修复体。

术后影像片随访

见图2～图8。

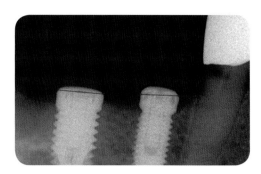

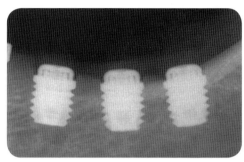

图3：术后2个月。骨水平维持在愈合期可接受的范围内

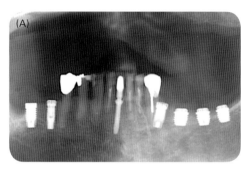

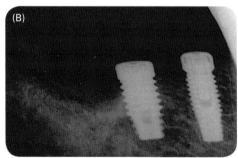

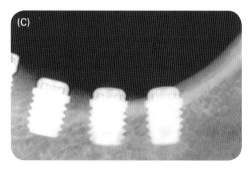

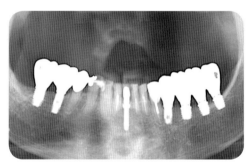

图4：种植体植入后6个月曲面体层片，对平台转移和非平台转移侧进行比较。右下种植体周围可以观察到牙槽骨吸收（#46种植体周围骨吸收0.5mm）

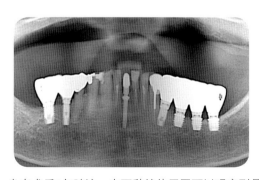

图5：患者术后1年随访。右下种植体周围可以观察到骨吸收愈加明显，左侧种植体周围骨水平维持良好，未及明显骨吸收

图2：（A）术后曲面体层片显示种植体在缺牙区植入。（B，C）双侧种植体在骨水平植入，未伤及解剖结构

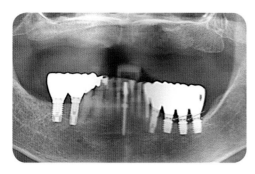

图6：最终修复完成后2年随访，非平台转移种植体骨吸收更明显，绿色箭头表示种植体基台连接处

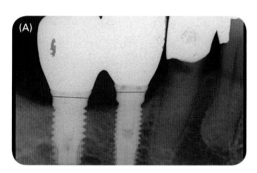

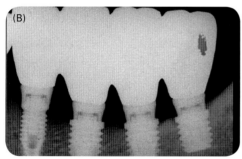

图7：（A）2年后右下种植体周围骨吸收量达到2mm，红线代表了2年前骨水平的初始位置。（B）由于平台转移，左下种植体周围骨水平保持稳定

讨论

2年后的影像片随访显示右侧骨吸收更明显。曲面体层片显示种植体颈部周围的牙槽嵴顶部的骨质逐渐吸收。然而曲面体层片同样显示由于在最终修复时使用了平台转移，左侧种植体颈部周围的牙槽骨保留完好（除了#34，未使用平台转移）。依据Albrektsson等提出的标准，种植区域的正常骨吸收量为第1年1mm，之后每年0.1mm[1]。

平台转移的概念是由Lazzara和Porter将一个细

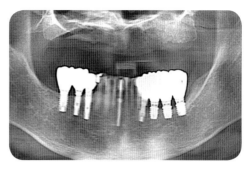

图8：3年后影像片随访。影像学证据显示非平台转移种植体骨吸收较平台转移明显

直径基台安装在一个宽直径种植体颈圈时偶然发现的。25年前，5mm和6mm直径的种植体没有相对应直径的基台。种植体和可用的基台之间的直径差为0.9～1.9mm。在这次偶然的发现之后学者们进行了1～5年的影像学追踪随访，发现相较于匹配直径配件的种植体，使用直径基台的种植体周围骨吸收更少[2]。

若干研究都表明，种植体基台连接位置直接影响与种植体接触的牙槽骨，正如图4所示。种植体–基台连接微缝隙处的细菌定植、生物学宽度的建立或种植体周围黏膜屏障是最可能影响牙槽骨水平变化的一些因素[3-7]。

组织形态测量学研究显示，平台转移除了保存牙槽骨水平以外还有其他的优点，例如：维持种植体周围软硬组织，提高美学效果。该技术尤其适用于美学要求较高的位点，并且有利于种植体获得更好的初期稳定性[6,8]。

Degidi等研究表明，种植术后28天结缔组织在种植体颈部生长，为种植体提供强度和稳定性[9]。由于这种新的组织在种植体颈部生长，学者们推测结缔组织阻止了细菌在种植体–基台连接处定植，从而保存了种植体颈部的牙槽骨。图5中#37、#36和#35就是很好的例子。Li等对术后2～6年种植体进行影像学随访，发现平台转移并发症发生率更低[10]。图7可见#37、#36和#35在2年内骨吸收量为0.3mm，而#46和#47骨吸收量为2mm。Hürzeler等的研究显示，平台转移的骨吸收量[（−0.29±0.34)mm]小于对照组，即非平台转移的一组[（−2.02±0.49)mm][11−12]。

平台转移周围骨能更好地维持另外一个原因是应力分布。在Sahabi等发表的研究中，对6个三维有限元模型进行分析，在传统的非平台转移模型中应力集中在种植体最上部的外围表面，且种植体颈部是与牙槽骨接触最紧密的部位。然而，平台转移模型显示应力被转移至种植体的中心，牙槽骨应力被分散[7]。因此，平台要相差多少呢？关于平台转

移的程度，研究显示平台转移程度越高，应力分布结果越好，即骨受到的应力越少。我们仍需要更多的研究来确定平台差的最大和最小量[12]。

依据Ruiz−Ramirez等的研究，基台的几何形状会影响胶原纤维。宽基台更容易形成斜行和垂直向的胶原走向，也有利于形成更厚的结缔组织[13]。这个新生成的结缔组织将帮助种植体获得一个天然的软组织封闭，也就是所谓的"生物学宽度"或"黏膜屏障"。这个天然的屏障将保护种植体周围牙槽骨，从而实现最终修复体理想的穿龈轮廓[2−6]。

自学问题

A：是哪两名医师最先发现了平台转移？他们是怎么发现的？

B：种植体基台连接处的微缝隙是如何影响牙槽骨水平的？

C：平台转移还有其他组织学优点吗？

D：根据Degidi等的研究[9]，多久能够观察到结

缔组织？它的作用是什么？

E：Sahabi[7]的三维有限元研究中发现了平台转移的什么特点？

F：基台的几何形态是怎样影响它周围的胶原纤维的？

G：软组织是怎样帮助骨水平维持的？

参考文献

[1] Albrektsson T, Zarb G, Worthington P, Eriksson AR. The long-term efficacy of currently used dental implants: a review and proposed criteria of success. Int J Oral Maxillofac Implants 1986;1(1):11–25.

[2] Lazzara RJ, Porter SS. Platform switching: a new concept in implant dentistry for controlling postrestorative crestal bone levels. Int J Periodontics Restorative Dent 2006;26:9–17.

[3] Hermann FDL, Henriette DDS, Palti A. Factors influencing the preservation of the periimplant marginal bone. Implant Dent 2007;16(2):166–175.

[4] Ericsson I, Persson LG, Berglundh T, et al. Different types of inflammatory reactions in peri-implant soft tissues. J Clin Periodontol 1995;22:255–261.

[5] Berglundh T, Lindhe J. Dimension of the periimplant mucosa. Biological width revisited. J Clin Periodontol 1996;23(10):971–973.

[6] Atieh MA, Ibrahim HM, Atieh AH. Platform switching for marginal bone preservation around dental implants: a systematic review and meta-analysis. J Periodontol 2010;81:1350–1366.

[7] Sahabi M, Adibrad M, Mirhashemi FS, Habibzadeh S. Biomechanical effects of platform switching in two different implant systems: a three-dimensional finite element analysis. J Dent (Tehran) 2013;10(4):338–350.

[8] Luongo R, Traini T, Guidone PC, et al. Hard and soft tissue responses to the platform-switching technique. Int J Periodontics Restorative Dent 2008;28(6):551–557.

[9] Degidi M, Iezzi G., Scarano A, Piattelli A. Immediately loaded titanium implant with a tissue-stabilizing/maintaining design ('beyond platform switch') retrieved from man after 4 weeks: a histological and histomorphometrical evaluation. A case report. Clin Oral

Implants Res 2008;19(3):276–282.

[10] Li Q, Lin Y, Qiu LX, et al. Clinical study of application of platform switching to dental implant treatment in esthetic zone. Zhonghua Kou Qiang Yi Xue Za Zhi 2008;43(9):537–541 (in Chinese).

[11] Hurzeler M, Fickl S, Zuhr O, Wachtel HC. Peri-implant bone level around implants with platform-switched abutments: preliminary data from a prospective study.

J Oral Maxillofac Surg 2007;65(7 Suppl 1):33–39.

[12] Singh R, Singh SV, Arora V. Platform switching: a narrative review. Implant Dent 2013;5:453–459.

[13] Delgado-Ruiz RA, Calvo-Guirado JL, Abboud M, et al. Connective tissue characteristics around healing abutments of different geometries: new methodological technique under circularly polarized light. Clin Implant Dent Relat Res 2015;17(4):667–680.

自学问题回答

A：

平台转移概念起源于1991年，Lazzara和Porter将一个细直径基台安装在一个宽直径种植体颈圈时偶然发现的。

B：

种植体–基台连接微缝隙处的细菌定植、生物学宽度的建立或种植体周围黏膜屏障是最可能影响牙槽骨水平变化的一些因素。

C：

保存牙槽嵴骨水平，提高美学效果，维持种植体周围软硬组织。

D：

种植术后28天结缔组织在种植体颈部生长，为种植体提供强度和稳定性。

E：

在传统的非平台转移模型中应力集中在种植体最上部的外围表面，且种植体颈部是与牙槽骨接触最紧密的部位。然而，平台转移模型显示应力被转移至种植体的中心，牙槽骨应力被分散。

F：

基台的几何形状将影响胶原纤维排布。宽基台更容易形成斜行和垂直向的胶原走向，有利于形成更厚的结缔组织。

G：

新生成的结缔组织将帮助种植体获得一个天然的软组织封闭，也就是所谓的"生物学宽度"或"黏膜屏障"。这个天然的屏障将保护种植体周围牙槽骨，从而实现最终修复体理想的穿龈轮廓。

（周文洁 黄 伟 译）

第3章

修复设计

病例1

基台设计

病例介绍

患者，26岁，白人男性。主诉：我很担心口内种植牙的健康和美观。患者为一名牙科二年级学生，具有一定牙科专业知识。患者上颌的2颗尖牙先天缺失，在21岁时进行了#13和#23的种植治疗（图1）。患者自诉种植牙在日常口腔卫生维护（比如刷牙和使用牙线）时有牙龈出血（图2），因此担心种植牙周围可能有慢性炎

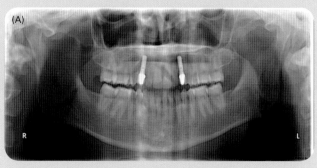

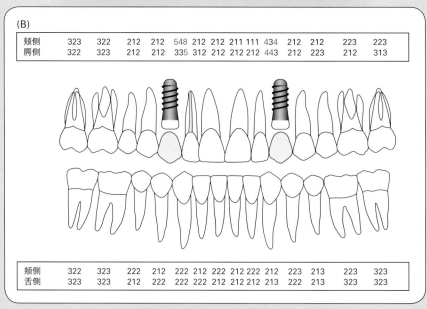

| 颊侧 | 323 | 322 | 212 | 212 | 548 | 212 | 212 | 211 | 111 | 434 | 212 | 212 | 223 | 223 |
| 腭侧 | 322 | 323 | 212 | 212 | 335 | 312 | 212 | 212 | 212 | 443 | 212 | 223 | 212 | 313 |

| 颊侧 | 322 | 323 | 222 | 212 | 222 | 212 | 222 | 212 | 222 | 212 | 223 | 213 | 223 | 323 |
| 舌侧 | 323 | 323 | 212 | 222 | 222 | 222 | 212 | 212 | 212 | 213 | 222 | 213 | 323 | 323 |

图1：（A）患者初诊时的曲面体层片。（B）初诊时探诊深度检查表

症。患者近期学习了种植体周围健康的相关知识，对其种植牙的长期预后更加担忧，因此前来就诊，希望获得一个明确诊断及种植体周围炎症的治疗方案。

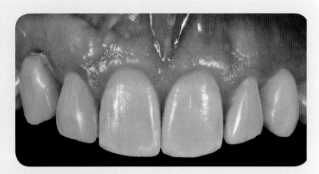

图2：术前口内照（正面观）

学习目标

■ 能够鉴别、诊断粘接剂相关的种植体周围黏膜炎和种植体周围炎
■ 理解基台设计会影响种植修复体周围粘接剂排溢
■ 理解粘接剂表面外形对细菌生物膜生成和促进炎性反应的影响
■ 掌握尽可能减少种植修复体边缘下方粘接剂残留的修复方法
■ 理解阻射粘接剂对影像学探查种植体周围粘接剂残留的作用

既往史

患者就诊时无系统性疾病，未服用任何药物。有阿莫西林过敏史，表现为皮肤荨麻疹。

一般情况

- 重要生命体征
  - 血压：126/78mmHg
  - 脉搏：76次/分钟
  - 呼吸：15次/分钟

社会与行为史

患者无吸烟和酗酒习惯。

口外检查

口外检查未见明显异常，无包块或肿胀，颞下颌关节功能行使正常，面部对称，无淋巴结肿大。

口内检查

- 口腔肿瘤筛查阴性
- 软组织检查，包括舌体、口底无异常。唾液正常
- 牙周检查显示全口牙周袋深度1～8mm，#13和#23探诊出血（BOP），患者整体口腔卫生良好
- #13和#23种植体周围黏膜局部发炎（图3和图4）。#13颊侧正中牙龈红肿，边缘不连续
- 釉质钙化不全和局部凹陷（#41和#42）（图5）

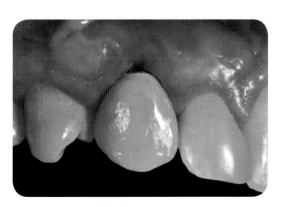

图3：治疗前#13种植修复体（正面观）

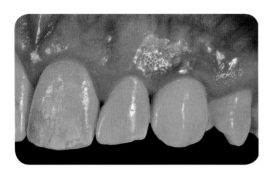

图4：治疗前#23种植假体（正面观）

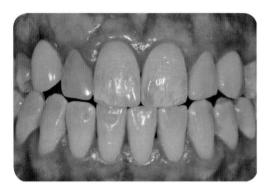

图5：术前正中颌位照（前牙开𬌗，左侧反𬌗；釉质钙化不全及凹陷）

咬合检查

#13～#24局部开𬌗。单侧后牙（#15和#14）反𬌗（图5）。患者在做前伸和侧向运动时，前牙无接触，因此加速后牙𬌗面磨耗。

影像学检查

拍摄后牙𬌗翼片（图6）和 #13、#23种植体根尖片（图7）。𬌗翼片显示后牙区牙槽骨水平正常，

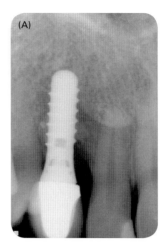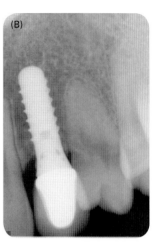

图7：（A）#13根尖片显示牙冠未完全就位，种植体平台近中有粘接剂残留，种植体近中垂直向骨吸收。（B）#23根尖片显示牙冠未完全就位，种植体平台近中有粘接剂残留，牙槽骨水平保持稳定

无龋坏和充填物影像。种植体根尖片显示上颌2颗尖牙为软组织水平种植体支持，牙冠未完全就位，影像片上可见开放边缘，2颗种植体的近中有残留的粘接剂。#13种植体的近中牙槽骨有1～2mm附着丧失。上颌2颗侧切牙远中牙槽骨水平良好，附着正常。

诊断

回顾临床和影像学检查，可以诊断：#13粘接剂相关的种植体周围炎和#23粘接剂相关的种植体周围黏膜炎。这一诊断符合近期的文献回顾[1]。

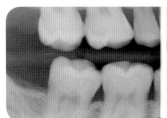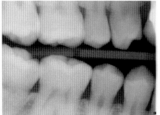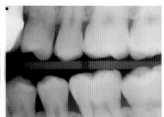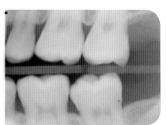

图6：患者𬌗翼片显示骨水平稳定，无前期治疗史

治疗计划

患者的治疗计划包括：消除引起#13和#23种植体周围慢性炎症的病因，也就是拆除未完全就位的修复体（该修复体边缘的缝隙导致了炎症的反应）；机械清除种植体穿龈部分残留的粘接剂。为了实现以上两个目标，计划为这名患者制作两个螺丝固位的临时修复体。在进行最终修复前需要对种植体周围的骨和黏膜进行为期3~6个月的评估，再决定能否开始最终修复。

治疗程序

在手术和修复治疗前完善治疗记录，包括诊断模型、临床照片以及面部照片。

治疗计划经患者知情同意后，在牙科显微镜下，用车针在充分冲洗冷却下分割#13和#23牙冠

（图8）。仔细分割牙冠，避免损伤牙冠下方的种植体基台。然后使用牙冠分离器和勺状挖凿拆除牙冠，留下完整的基台（图9）。最后使用Straumann实心基台（常规颈，RN）扳手卸下基台（Art No. 046.068, Straumann USA, Andover, MA, USA）（图10）。

在#13种植体颊侧及近中行隧道法分离牙龈，

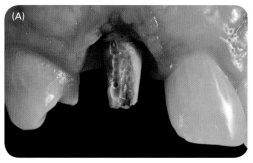

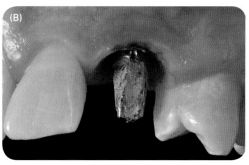

图9：（A）拆除#13牙冠后，仔细观察下方基台，然后将基台卸下。（B）观察#23种植体基台，然后将基台卸下

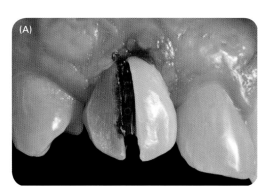

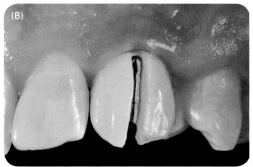

图8：（A）在显微镜下分割#13牙冠，注意不要伤及牙冠下方基台。（B）相同的方法分割#23牙冠

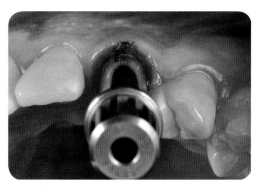

图10：使用基台扳手卸下原始基台，观察种植体周围组织

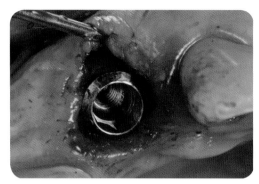

图11：在#13种植体颊侧正中做一信封样切口，直视下确认种植体穿龈处残留的粘接剂

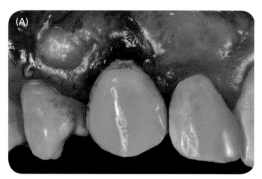

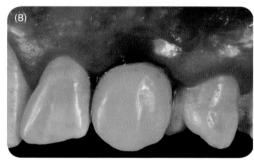

图12：（A）椅旁制作#13种植体水平、螺丝固位临时修复体，以获得最佳的轮廓外形、消除粘接剂残留风险。（B）#23种植体使用相同的方法

直视下暴露残留的粘接剂（图11）。可以观察到种植体穿龈部分大量粘接剂残留。使用手动和超声洁治器，机械清除残留的粘接剂。通过肉眼观察及探诊，确认残余的粘接剂全部清除完毕。对聚醚醚酮（PEEK）临时基台（RN synOcta PEEK/TAN 临时内旋基台，Art No. 048.668 Straumann, USA, Andover, MA, USA）的穿龈轮廓及咬合进行调整，确保临时修复体的轮廓完整和表面清洁。考虑到临时修复体的可拆卸性以及最大限度避免粘接剂残留，我们采用螺丝固位的过渡修复体（图12），这样更有利于种植体周围黏膜的再附着。最后在种植体周围黏膜沟槽中涂布可吸收的米诺环素凝胶 (Arestin, Orapharma Inc., Bridgewater, NJ, USA)（图13），减少沟槽环境中致病菌的数量，帮助愈合。

6个月后复诊显示探诊深度、探诊出血以及种植体周围黏膜的外形均有明显改善（图14）。然而，由于之前粘接剂引起的种植体周围炎，#13颊侧中部牙龈发生退缩，软组织水平种植体的金属颈部暴露。可以选择结缔组织移植或同时调改种植体颈部外形，覆盖暴露的种植体部分，改善修复体的美学效果。患者正在考虑这两种方案，并将在近期做出选择，因此本病例仍在进行之中。

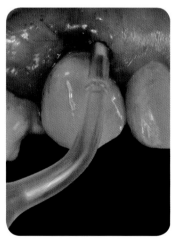

图13：在种植体周围沟槽处局部涂布Arestin（米诺环素HCl），减少致病菌数量，缓解炎症，同时促进愈合

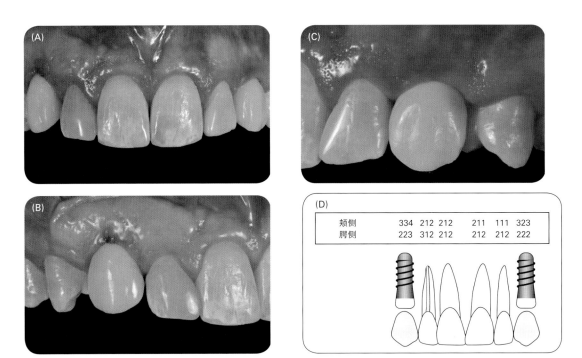

图14：（A）清创并完成临时修复体后6个月，#13正面观可以观察到牙龈边缘炎症缓解，但颊侧正中牙龈退缩。（B）#13过渡修复体正面观。（C）#23过渡修复体正面观。（D）治疗后上颌前牙牙周探诊检查表

| 颊侧 | 334 | 212 | 212 | | 211 | 111 | 323 |
| 腭侧 | 223 | 312 | 212 | | 212 | 212 | 222 |

讨论

在此病例中，引起#13种植体周围炎和#23种植体周围黏膜炎的主要原因是：（1）牙冠未完全就位；（2）种植体穿龈处与修复体边缘粘接剂残留。

在北美地区粘接固位十分普遍。研究显示螺丝固位的牙冠相比于粘接固位的牙冠边缘缝隙更小[2]。即使牙冠与穿龈基台的外表面和肩台终止线十分密合[3-5]，粘接剂的厚度仍然会导致牙冠边缘与基台边缘的缝隙。在这个病例中，牙冠未完全就位，造成的缝隙为细菌、细胞碎片以及促炎介质提供了生长的环境。尤其当缝隙位于龈下时，患者无法清洁，

对于种植体周围黏膜长期健康十分不利。

除此之外，导致种植体周围炎症更重要的原因可能是修复体牙龈边缘的粘接剂残留。修复体下方粘接剂残留与种植体周围炎病损以及相关的生物学并发症的相关性已被越来越多的文献证明[6-8]。粘接剂残留引起的种植体周围炎可能与牙表面沉淀物（牙结石和相关的生物膜）有相似的机制，即在天然牙表面形成粗糙表面。这个粗糙表面更易于细菌的繁殖和生物膜的形成[9-10]，尤其是厌氧菌（如金黄色葡萄球菌[10-11]）增殖以及调节软硬组织改建的促炎性细胞因子/趋化因子的释放。证据表明清除种植体周围的粘接剂可以减轻或消除种植体周围炎症状况[12]。

　　减少或消除粘接剂残留的修复方法包括：螺丝固位；依据种植体穿龈形态制作有利于粘接剂清理的个性化基台（计算机辅助设计/计算机辅助制造，CAD/CAM）[14]；在种植体周围龈沟内放置屏障阻止粘接剂进入龈沟内[15]；以及改良传统粘接固位流程[16-17]。

自学问题

A：什么是种植体周围黏膜炎？

B：什么是种植体周围炎？

C：基台的设计如何影响到与种植体周围黏膜密切相关的修复体边缘位置？

D：种植体基台边缘位置如何影响种植体周围粘接剂的去除？

E：可用于种植牙的粘接剂有哪些？有何区别？

参考文献

[1] American Academy of Periodontology. Peri-implant mucositis and peri-implantitis: a current understanding of their diagnoses and clinical implications. J Periodontol 2013;84:436–443.

[2] Keith SE, Miller BH, Woody RD, Higginbottom FL. Marginal discrepancy of screw-retained and cemented metal-ceramic crowns on implants abutments. Int J Oral Maxillofac Implants 1999;14:369–378.

[3] Wilson PR. Crown behaviour during cementation. J Dent 1992;20:156–162.

[4] White SN, Yu Z, Tom JF, Sangsurasak S. In vivo marginal adaptation of cast crowns luted with different cements. J Prosthet Dent 1995;74:25–32.

[5] Wu JC, Wilson PR. Optimal cement space for resin luting cements. Int J Prosthodont 1994;7:209–215.

[6] Pauletto N, Lahiffe BJ, Walton JN. Complications associated with excess cement around crowns on osseointegrated implants: a clinical report. Int J Oral Maxillofac Implants 1999;14:865–868.

[7] Gapski R, Neugeboren N, Pomeranz AZ, Reissner MW. Endosseous implant failure influenced by crown cementation: a clinical case report. Int J Oral Maxillofac Implants 2008;23:943–946.

[8] Shapoff CA, Lahey BJ. Crestal bone loss and the consequences of retained excess cement around dental implants. Compend Contin Educ Dent 2012;33:94–96, 98–101; quiz 102, 112.

[9] Salcetti JM, Moriarty JD, Cooper LF, et al. The clinical, microbial, and host response characteristics of the failing implant. Int J Oral Maxillofac Implants 1997;12:32–42.

[10] Leonhardt A, Renvert S, Dahlen G. Microbial findings at failing implants. Clin Oral Implants Res 1999;10:339–345.

[11] Heitz-Mayfield LJ, Lang NP. Comparative biology of chronic and aggressive periodontitis vs. peri-implantitis. Periodontol 2000 2010;53:167–181.

[12] Wilson Jr TG. The positive relationship between excess cement and peri-implant disease: a prospective clinical endoscopic study. J Periodontol 2009;80:1388–1392.

[13] Gervais MJ, Wilson PR. A rationale for retrievability of fixed, implant-supported prostheses: a complication-based analysis. Int J Prosthodont 2007;20:13–24.

[14] Parpaiola A, Norton MR, Cecchinato D, et al. Virtual abutment design: a concept for delivery of CAD/CAM customized abutments – report of a retrospective cohort. Int J Periodontics Restorative Dent 2013;33:51–58.

[15] Bennani V, Schwass D, Chandler N. Gingival retraction techniques for implants versus teeth: current status. J Am Dent Assoc 2008;139:1354–1363.

[16] Dumbrigue HB, Abanomi AA, Cheng LL. Techniques to minimize excess luting agent in cement-retained implant restorations. J Prosthet Dent 2002;87:112–114.

[17] Wadhwani C, Pineyro A. Technique for controlling the cement for an implant crown. J Prosthet Dent 2009;102:57–58.

[18] Zitzmann NU, Berglundh T, Marinello CP, Lindhe J. Experimental peri-implant mucositis in man. J Clin Periodontol 2001;28:517–523.

[19] Gualini F, Berglundh T. Immunohistochemical characteristics of inflammatory lesions at implants. J Clin

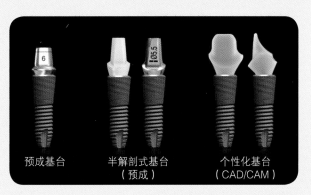

Periodontol 2003;30:14–18.
[20] Linkevicius T, Vindasiute E, Puisys A, et al. The influence of the cementation margin position on the amount of undetected cement. A prospective clinical study. Clin Oral Implants Res 2013;24:71–76.
[21] Wadhwani C, Hess T, Faber T, et al. A descriptive study of the radiographic density of implant restorative cements. J Prosthet Dent 2010;103:295–302.
[22] Pette GA, Ganeles J, Norkin FJ. Radiographic appearance of commonly used cements in implant dentistry. Int J Periodontics Restorative Dent 2013;33:61–68.

自学问题回答

A：

种植体周围黏膜炎表现为种植体周围黏膜的炎性反应。就这一点而言，它和种植体周围炎有相似的病因。然而，和种植体周围炎不同的是，种植体周围黏膜炎仅限于种植体周围的软组织，而不表现为种植体周围牙槽骨的吸收/破坏（*超出术后愈合期正常范围的骨改建*）。种植体周围黏膜炎和天然牙牙龈炎的过程类似。同牙龈炎一样，种植体周围黏膜炎的临床表现和症状是可逆的，可以通过改善口腔卫生而逆转种植体周围黏膜炎，对于由异物引起的急性牙龈炎可以通过清除异物而缓解牙龈炎的症状。种植体周围黏膜炎的病理学特征是黏膜病损区T细胞的上调并且局限于屏障上皮内[18]。探诊出血、种植体周围黏膜红肿、化脓都是种植体周围黏膜炎的临床表现。

B：

种植体周围炎，与种植体周围黏膜炎类似，表现为种植体周围炎性反应。然而与种植体周围黏膜炎不同，种植体周围炎不仅涉及软组织，同时也涉及种植体周围骨组织的丧失。同样的，种植体周围炎与天然牙牙周炎类似。组织学上，种植体周围黏膜炎局限于上皮屏障，而种植体周围炎进一步向根方发展，形成上皮袋。组织学研究显示种植体周围炎上皮袋内有大量的浆细胞、淋巴细胞、巨噬细胞和多形白细胞[19]。如果能在充足的时间内消除局部和全身病因，种植体周围炎是一个可逆转的过程。然而，如果病原因素（*如本病例中残留的粘接剂*）一直存在，那么将会导致牙槽骨持续吸收，引起种植体骨结合丧失，最终导致种植体失败。

C：

临床常用的粘接固位基台通常有3种类型（图15）。每一种基台设计都具有保证种植体周围软组织长期可预期性的基台边缘位置。最基本的设计是预成/成品基台。预成/成品基台通常

预成基台　　半解剖式基台（预成）　　个性化基台（CAD/CAM）

图15：预成基台（左）；半解剖式预成基台（中）和全解剖个性化基台（右）的原理示意图

具有预成的基台高度为修复体提供固位和抗力，同时依据种植体系统选择基台穿龈的宽度和高度。所有的预成/成品基台都具有圆形平盘状修复平台，这种设计未考虑种植体周围黏膜的变异，并且大部分预成/成品基台都是纯钛制作。半解剖式基台是一种相对复杂的基台设计，它具有预成半解剖的设计特点，例如扇形的修复体平台、不同的穿龈高度和宽度以及基台高度可供选择。许多半解剖式基台可由技工进行预备（减法），以满足特定种植体周围黏膜外形的要求。基台可选择的材料包括钛和氧化锆生物材料。与第一类预成基台相比，半解剖式基台有很多优点，但考虑到边缘位置和个性化穿龈轮廓，半解剖式基台也存在局限性。随着CAD/CAM技术的发展，现在许多种植体厂商提供完全个性化基台，可依据种植体修复的整体外形进行切割，根据临床医师需求修改基台参数，例如：个性化的穿龈宽度、穿龈形态、基台高度和边缘位置。CAD/CAM基台最常用的材料包括黄金和传统的纯钛，也可以选择氧化锆。考虑到不同预成基台的设计，基台设计越复杂，临床医师用以控制最终修复体边缘的选择就越多。

D：

Linkevicius等最近的一项研究[20]显示，种植体基台边缘位置对粘接剂残留有影响。在这项研究中，共53名患者完成了预成钛基台支持的种植单冠修复。正如自学问题C中提到的，预成基台是一个圆形平盘状修复平台，但牙槽嵴以及对应黏膜的解剖形态通常是扇形，尤其两侧有邻牙接触时。这项研究选择了每个预成基台龈下的4个位点（近中、远中、颊侧和舌侧）进行测量。由同一名有经验的医师将殆面开孔的牙冠与

基台粘接，去除粘接剂，并拍摄标准口内根尖片。在探诊、视诊和影像片检查确认粘接剂清理干净后，打开螺丝口，立刻卸下基台。对种植体周围龈沟和基台-牙冠复合体拍照，测量基台-牙冠复合体周围残留粘接剂的面积，以及其在整个面积中所占的比例。研究发现由于基台-牙冠界面位于龈缘根方，因而其粘接剂残留更多。此外，尽管标准化影像片显示基台周围粘接剂已去除干净，但大部分基台-牙冠复合体从种植体上卸下后，可以直观看到基台周围大量粘接剂残留。因此，学者得出结论：影像片可能不是评估粘接剂残留的可靠方法。本研究提示：预成基台的修复平台是一个统一的圆形平盘状，这种设计可能产生医源性并发症——粘接剂相关的种植体周围黏膜炎或种植体周围炎。目前缺乏前瞻性研究证明CAD/CAM基台在解剖上是否更加合理，是否更便于临床医师在粘接操作时清除多余的粘接剂。

E：

最近的研究[21-22]评估了粘接剂的组成或类型是否会影响医师使用影像学方法探查基台-牙冠界面粘接剂残留。如Linkevicius等的研究所显示的（见自学问题回答D），大部分病例肉眼可以确认有粘接剂残留，但传统的影像学无法观察到。Wadhwani等[21]评估了常用牙科粘接剂的影像学密度。在以上2篇研究以及 Pette等的研究中[22]，研究者将常用的粘接剂调拌成是0.5mm和2.0mm厚度的标准量，随后将调制的粘接剂放在一个标准化的铝楔（参照物）旁，用来测量不同粘接剂样本的影像学阻射性。分别获取60kVp和70 kVp标准化影像片，将不同粘接剂和铝楔的灰度值进行比较。在以上的两项研究

中，学者发现灰度值最高的是含锌的粘接剂（即TempBond Original, TempBond NE, Fleck's）。通常种植专用的粘接剂（即Improv, Premier Implant Cement）只有在厚度2.0mm的时候才能被检测到或者根本检测不到。关于这个方向的早期研究结果表明，高阻射性的含锌粘接剂也许更适用种植固定的粘接修复。这样的影像学探查（虽然不一定充分）对于减少粘接剂残留的风险十分重要。因此使用含锌的粘接剂可能是减少粘接剂相关的生物学并发症一种有效的方法。

病例2

螺丝固位种植修复

病例介绍

患者，25岁，男性，牙科专业学生。主诉：上颌侧切牙缺失，寻求种植修复。患者全身情况良好，无近期服药史。#22先天缺失。

学习目标

■ 掌握螺丝固位种植修复的要领

■ 掌握本病例使用的技术与材料

■ 理解选择螺丝固位而非粘接固位时的考量因素

■ 简化种植修复类型选择的决策流程

■ 简化种植手术与修复流程，并获得最佳效果

既往史

无系统性疾病史。

一般情况

- 重要生命体征
  - 血压：正常
  - 脉搏：正常
  - 呼吸：正常

社会与行为史

患者不吸烟，仅在社交情况下饮酒。

口外检查

口外检查未见明显异常，患者面部对称，未触及肿大淋巴结，颞下颌关节功能正常。

口内检查

- 软组织检查无异常
- 牙周检查无异常
- 口腔肿瘤筛查阴性
- #22缺失（图1）
- 小范围充填物（银汞和复合材料）；#36金属烤瓷冠（PFM）；上述修复状态良好
- #22缺牙区牙槽骨缺损表现为Seibert Ⅲ型[1]
- 上、下颌正畸托槽在位

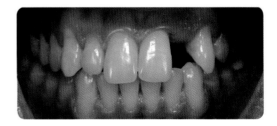

图1：治疗前口内照

咬合检查

#22缺失未引起任何的咬合异常。患者双侧为尖牙保护𬌗，前牙引导正常。无𬌗干扰和早接触。

影像学检查

拍摄全口根尖片。影像学检查显示骨水平正常。#16和#24见银汞充填体。#36已完成根管治疗、桩核及金属烤瓷（PFM）冠修复。#15、#14、#25、#35、#34和#46可见复合材料充填体。左上颌前牙区#22缺失，远中邻间处骨水平异常。#21和#23根间距离充足。

诊断

#22先天缺失，Seibert Ⅲ型。

治疗计划

初始治疗计划包括口腔预防和口腔卫生指导。患者为牙科专业学生，口腔卫生观念较强，依从性较好。基础治疗后在#22区域植入1颗种植体，手术同期行软组织移植。术后即刻制作二硅酸锂（IPS e.max® Press）牙冠。

治疗程序

患者完成正畸和初始的牙周治疗后，依次行取模、面弓转移、咬合记录，用以病例记录和研究。同任何修复治疗一样，患者治疗的第一步是制作一个诊断蜡型（图2）。在完成缺失牙的全轮廓蜡型

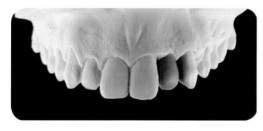

图2：#22诊断蜡型

后，发现缺牙间隙比预期大，这将导致修复后的侧切牙远远大于对侧同名牙。因此我们决定轻微调改#23近中外形，使得缺牙间隙分配更加合理。在#23的近中添加少量蜡，但未大幅改变上颌尖牙正常外形，也未增加任何食物嵌塞的可能。通过以上修改，使得修复后侧切牙与对侧同名牙更对称，外形更加美观，空间分配更加合理（见图2中的诊断蜡型）。

利用诊断模型和诊断蜡型制作放射导板（图3）。拍摄锥形束CT（CBCT）（图4），将数字化蜡型和CBCT扫描数据拟合，在种植设计软件(coDiagnostix, Straumann USA, Andover, MA)上模拟种植体植入（图5）。系统将自动生成种植体和螺丝固位的牙冠，术者可在三维方向任意选择植入方向和角度，以确保种植体植入最佳位点。最终的设计方案确定后将制作手术导板以辅助术中种植体植入（图6）。

依据三维设计制作手术导板（图7），可见螺丝孔开口于#22舌隆突，因此修复体可选择螺丝固位。在手术前将导板放置在诊断模型上，制作最终修复体，以实现即刻负载，从而有利于软组织塑形。

采用不翻瓣手术，在导板的引导下顺利植入

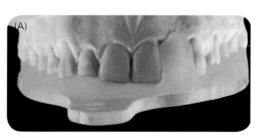

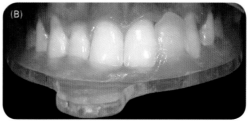

图3：（A）将放射导板置于诊断模型上。（B）放射导板置于口内

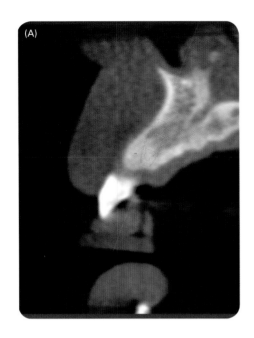

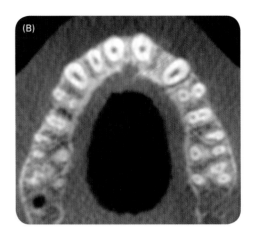

图4：CBCT影像：（A）纵断面。（B）水平面（殆面）

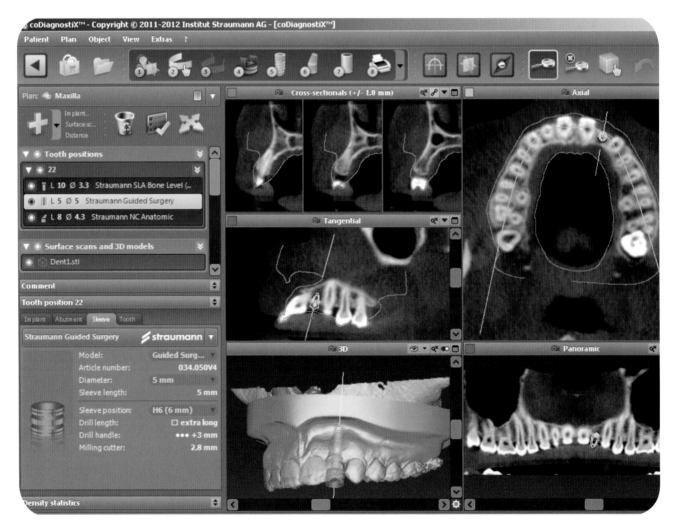

图5：数字化设计

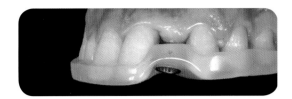

图6：手术导板

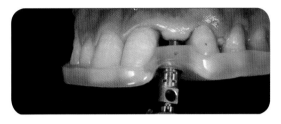

图7：在手术导板引导下预备种植窝

种植体（图8）。行结缔组织移植以获得最佳的软组织美学外形。于手术当天完成种植修复体（图9）。术区愈合后，依据标准化流程为#23制作贴面。最终获得了理想的美学效果（图10～图12）。

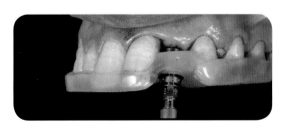

图8：在手术导板引导下植入种植体

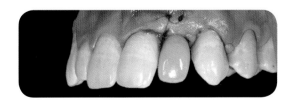

图9：手术后即刻安装最终修复体

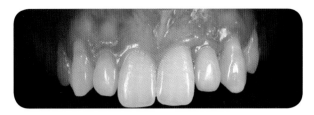

图10：手术后4周软组织愈合与最终修复体（正面观）

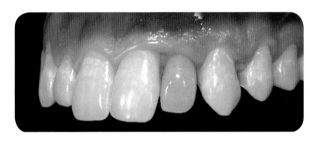

图11：手术后4周软组织愈合与最终修复体（侧面观）

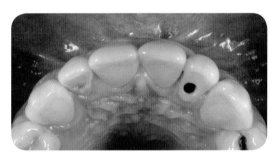

图12：最终修复体（粭面观）

讨论

　　完善的术前规划是此病例成功的关键，也是每个种植修复实现良好治疗效果的重要条件。在我们制订计划过程中，对于任何治疗措施在实施前，必须考虑到最终的治疗效果。因此，我们需要制取一套完善的初诊模型，仔细检查咬合关系，充分理解患者现有的情况。初诊模型可用于制作诊断蜡型，有利于我们对未来的治疗效果进行预测。在此病例中，我们通过诊断蜡型评估患者缺牙区的可用空间，预测最终修复体的轮廓外形，从而决定在相邻尖牙的近中制作贴面以合理分配缺牙空间。同时，诊断蜡型也可以帮助我们在软件上设计最终种植体植入位置。仔细的术前规划与模型研究有利于我们控制治疗过程中的各个因素，从而获得良好的最终治疗效果。

螺丝固位的一个优点是易于控制修复体穿龈轮廓及相邻软组织形态，尤其是当种植体植入龈下位置较深时。手术后即刻负载临时修复体或最终修复体，螺丝拧紧将周围软组织推开，有利于软组织塑形，精确控制修复体的穿龈轮廓，最终获得良好的美学结果。

当然粘接固位也可以通过个性化基台和临时修复体对穿龈轮廓和软组织进行塑形，以获得理想的美学外形。然而，螺丝固位相比于粘接固位的另一个优点是不存在粘接剂残留的问题，尤其是当种植体与基台连接处位于龈下时。通常临床医师选择粘接固位时会将个性化基台边缘置于龈下尽可能深的位置，以免基台暴露。如此一来，溢出的粘接剂就很难清理，但螺丝固位不存在这样的问题。

螺丝固位的牙冠通过螺丝孔拧紧螺丝，螺丝孔的方向沿种植体长轴穿出。螺丝固位要求后牙螺丝孔从牙冠中央穿出，前牙从舌隆突穿出。影响美观是螺丝固位的一个缺点。螺丝孔可以用复合材料封闭，但其颜色不能完全与周围牙冠颜色相匹配。但对于前牙区而言，若螺丝孔从舌隆突穿出则不会存在美学问题。然而对于后牙，尤其是下颌后牙，即使被复合材料覆盖，螺丝孔依然可见。当后牙采用金属烤瓷（PFM）冠时美观问题更加明显，因为此时螺丝孔完全由金属制成，金属颜色可以由复合材料中透出，而且一些技工会有意在螺丝孔周围保留一圈金属来支撑周围冠瓷，这无疑更加影响美观问题。近年来，随着新材料的发展，例如氧化锆和二硅酸锂的应用，使得这个问题有所缓解。即使充填螺丝孔的复合材料和周围瓷颜色并不完全匹配，但由于冠内部支架与牙齿颜色相匹配，美学问题并不明显。

此病例中采用了新方法，即手术当天安装最终修复体，避免在愈合期拆卸基台[2]。从本病例中，我们可以清晰地看到：应用最新的种植技术（计算机辅助手术）和最美观的材料（二硅酸锂）可以获得良好的美学区治疗效果。

此病例的手术和修复部分均由同一医师完成。良好的修复效果取决于医师的技术水平以及仔细的术前规划，包括术前诊断模型的制作。这也是为什么诊断阶段如此重要的原因。同时，诊断模型也是唯一在进行任何不可逆操作之前对于治疗结果进行预测的方法。本病例证明，只要经过仔细的术前规划，任何有一定经验的医师都可以成功完成缺失牙的种植修复，并取得理想的美学和功能效果。

自学问题

A：螺丝固位种植修复的指导原则是什么？

B：螺丝固位相比于粘接固位的优势是什么？

C：螺丝固位种植修复的缺点是什么？

D：如何决定选用螺丝固位还是粘接固位？

E：螺丝固位的操作步骤有哪些？

F：种植手术和修复可否由同一医师完成？

G：如何在治疗前预测最终结果？

H：控制和调整种植体周围软组织形态的最好方法是什么？

I：为什么说修复体的可拆卸性很重要？

参考文献

[1] Seibert JS. Reconstruction of deformed partially edentulous ridges using full thickness onlay grafts: part I – technique and wound healing. Compend Contin Educ Dent 1983;4:437–453.

[2] Degidi M, Nardi D, Piattelli A. One abutment at one time: non-removal of an immediate abutment and its effect on bone healing around subcrestal tapered implants. Clin Oral Implants Res 2011;22(11):1303–1307.

自学问题回答

A：

螺丝固位上部修复最主要的指导原则是种植体的位置。因为螺丝固位的修复体上有螺丝孔，需要考虑修复的位置是前牙还是后牙。理想的情况是前牙螺丝孔开口于舌隆突，后牙螺丝开口于𬌗面中央。因此需要我们考虑种植螺丝孔的穿出位置以保证修复体的美观，尤其是前牙区。种植体的功能也是另外一个需要考虑的因素。应使种植体在牙槽嵴中央位置植入，使应力直接沿种植体长轴方向传递，这样更有利于力的分布。

另一个因素是种植体植入的深度和周围软组织的状态与厚度。如果种植体植入过浅或过于靠近牙龈边缘，则难以获得种植体理想的穿龈轮廓，甚至可能引起美学并发症。一条基本原则是，种植体植入越深，种植体周围软组织和穿龈轮廓越容易控制。

另一条指导原则是可拆卸性。螺丝固位的一个常见问题是螺丝松动。使用推荐的扭矩可保障修复体就位，然而依然会出现螺丝松动的问题。建立一个通向螺丝的直接通道，可以十分简单地解决这个问题。

B：

当种植体植入龈下位置过深时，周围的软组织通常会抵挡牙冠的就位，尤其在没有制作临时修复体进行牙龈塑形时。有时候即使患者佩戴了临时修复体，由于临时修复体的穿龈轮廓与最终修复体不同，软组织也会抵挡牙冠就位。螺丝固位的一个优点就是通过慢慢旋紧螺丝，让周围的软组织逐渐适应新的穿龈轮廓，最终实现牙冠完全就位。

螺丝固位的另一个优点是不需要粘接剂。如同先前提到的例子，如果种植体植入龈下位置较深并且计划采用粘接固位时，我们希望基台的边缘线位于龈下越深越好，以避免美学并发症的发生。一旦牙冠粘接，残留的粘接剂很难确定是否去除干净。绝大多数情况，无法观察到溢出的粘接剂，而残留的粘接剂将持续地刺激周围软组织。螺丝固位则不存在这样的问题。

C：

螺丝孔的存在及可视性是螺丝固位的一个缺点。另一个缺点是种植体必须在合适的位置植入，以便医师使用的螺丝刀轻松进入螺丝孔。但如果种植位点在美学区，由于种植体的位置原因导致螺丝孔从颊侧正中穿出，那么此时螺丝固位就不是最佳选择。

D：

面临这个问题时有时会难以抉择，因为需要考虑众多因素。仔细的术前规划可帮助我们做出选择。在诊断阶段评估可用空间，从CT扫描获得有用的骨量信息，均可帮助我们确定种植体最终植入位置。预先了解种植体植入位置可帮助我们选择相应的修复方法。在这个病例中，我们在

种植体植入之前就完成了最终修复体的制作。基于螺丝固位的种种优势，在条件允许的情况下，螺丝固位可作为最佳修复选择。

E：

种植修复的常规流程包括：仔细的评估研究模型；制作诊断蜡型，评估可用空间；CT扫描；制作手术导板；种植体植入；安装临时修复体；取终印模和戴入最终修复体。

F：

正如此病例我们所见到的，种植手术和治疗两个部分可由同一医师完成，当然这要求医师经过专业种植外科学习并对种植修复有一定理解。目前的种植体生产商都会提供专业培训。通过仔细的术前评估，医师对于自身水平有充分认识，同一医师同时完成种植及修复是可行的。

G：

向患者展示最终结果的最好方法就是在研究模型上制作诊断蜡型。虽然此项流程并非完全必需，但蜡型可帮助患者更好地理解治疗方案，尤其当蜡型采用牙齿的颜色时。

H：

控制和调整周围软组织外形最好的方法就是在手术完成之后或者二期手术时，给患者佩戴具有最佳穿龈轮廓和解剖形态的临时修复体。虽然本病例没有制作临时义齿，而是在手术后直接安装了最终修复体，但其与控制软组织塑形的目的是一致的。安装临时修复体的时机通常根据医师的个人倾向、被修复牙的评估、美学以及咬合情况决定。此外，术中仔细评估骨质和骨量很重

要。临时修复体不仅可以帮助塑形软组织，也可以帮助建立咬合。虽然这颗临时冠没有咬合，但还是存在一部分功能的。如果骨质和骨量充足，且初期稳定性良好，那么即刻负载也没有问题。如果初期稳定性良好，但可用骨的骨质和骨量不佳，则建议二期手术时再行临时修复。

I：

　　在种植修复的优缺点上，人们一直长期关注修复体的"可拆卸性"。一些学者认为修复体应该像粘在天然牙上一样，粘在种植体上。一旦下方出现螺丝松动或其他需要维护的问题，需将牙冠破坏并拆下。另一些学者则认为，种植牙毕竟不同于天然牙，随着种植体设计的改良，螺丝松动问题是可以消除的。通过仔细的术前规划，种植牙的修复问题也是可处理的。作为临床医师，我们应该为各种可能做准备。考虑到修复体的长期维护及患者迁移的问题，若患者的固位方式、粘接类型及下方基台状况均有统一标准，那么问题将会大大简化。种植设计的改进可减少螺丝松动的发生率，但如同任何机械连接一样，螺丝松动是不可避免的。

　　如果采用粘接固位，下方发生螺丝松动，而又不清楚粘接剂的类型时，最好的解决办法是拆除牙冠，获得通向基台和螺丝孔的入口。然而这种方法会导致牙冠破坏，需要重新制作牙冠。如果螺丝固位发生同样的问题，那么解决方法就十分简单，就是将覆盖的复合材料去除，重新拧紧螺丝，或者更换一个新的螺丝再次按推荐扭矩拧紧即可。

病例3

修复材料的选择

病例介绍

    患者，80岁，白人男性。主诉：我的前牙最近折断。检查见#21曾于20年前行冠修复，现已折断至龈下（图1和图2）。为保证各治疗方案的可行性，患者已完成紧急根管治疗，并佩戴临时活动义齿修复折断的前牙。

学习目标

- 掌握不同牙科材料在前牙和后牙应用的适应证
- 理解每种材料的局限性
- 理解哪些情况下需要制作临时修复体

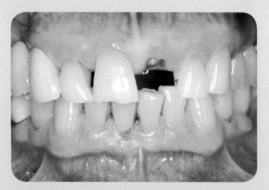

图1：术前照（正面观）

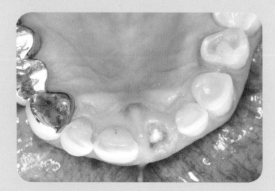

图2：术前照（𬌗面观）

既往史

    患者有高血压病史，服用药物（雷米普利），目前血压控制良好。无过敏史。

一般情况

- 重要生命体征
  - 血压：125/72mmHg
  - 脉搏：82次/分钟
  - 呼吸：17次/分钟

社会与行为史

    患者不吸烟，偶尔饮酒，每月喝一杯红酒。

口外检查

    口外检查未发现异常，患者面部对称，无包块或肿胀。颞下颌关节无弹响或捻发音。张口度及下颌运动正常，无不适感。低位笑线。

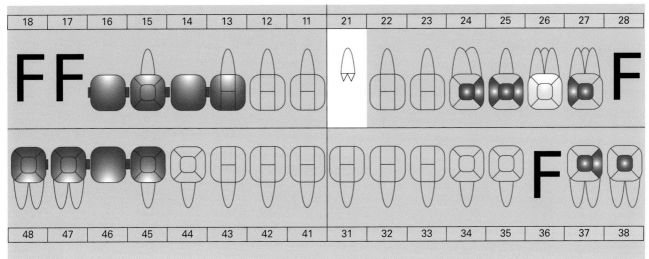

(A)

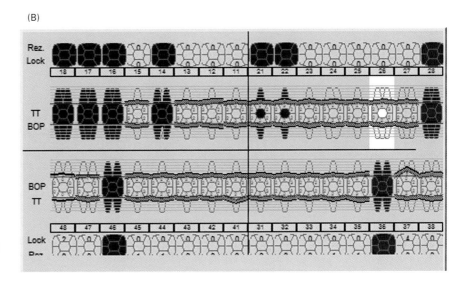

(B)

图3：（A）牙科记录表。（B）牙周
记录表

口内检查

- 软组织，包括舌体及口底，均无异常

- 牙周检查显示牙周袋深度2~3mm（图3）

- 厚龈生物型

- 除了#21牙根，所有牙均为活髓

- #21区域牙槽骨无缺损，残根部分被周围牙龈
  覆盖

- #11和#22无龋坏或充填物

- 口内可见数个单冠和固定义齿

咬合检查

无咬合异常或𬌗干扰，前牙覆𬌗、覆盖均约
2mm。

影像学检查

拍摄曲面体层片（图4）和全牙列根尖片（见
图5患者治疗区域的根尖片）。总体而言，边缘骨水
平正常，#21未见根尖病损。

诊断

依据美国修复学会的分类[1]，该患者为中等程

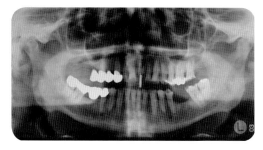

图4：曲面体层片，#21区域放置1颗参考钉

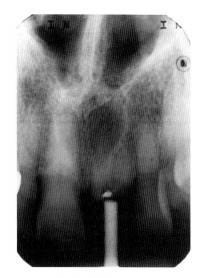

图5：根尖片示#21残根和参考钉

度的牙列缺损。患者上、下颌均有两个区域的缺牙（Ⅱ类），以及一个残留的牙根#21。

治疗计划

治疗计划包括拔除#21，即刻种植，待骨结合完成后行临时修复。制作临时修复体的目的在于为最终修复体建立理想的穿龈轮廓。最后制作全瓷修复体和个性化基台。

治疗程序

局麻下使用牙周膜刀，微创拔除#21牙根。拔除后使用牙周探针仔细探查拔牙窝周围牙槽骨壁。检查发现颊侧骨板保存完好，厚度约为1mm。在手术导板引导下植入种植体（4.1mm×10mm），初期

稳定性良好。种植体和颊侧骨板之间的缝隙使用异种骨颗粒充填。腭侧取一块软组织用于关闭伤口。调整临时可摘义齿，保证创口无压力愈合。嘱患者服用抗生素（阿莫西林1000mg），每天3次，服用1周。10天后拆线。

3个月后行二期手术，更换愈合基台（图6和图7）。由于种植体与预期牙冠的直径和横截面不同，因此需对软组织进行塑形修整。此外，在美学区制作临时冠还有利于确定最终牙冠的外形。椅旁使用流动的复合材料制作临时冠对软组织进行塑形（图8~图10）。牙冠在根方、近中和远中均逐渐延伸，直至获得理想的牙冠外形和穿龈轮廓（图11和图12）。3个月后（图13和图14），使用个性

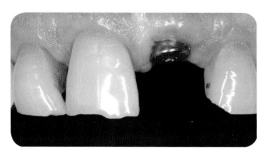

图6：愈合基台（正面观）

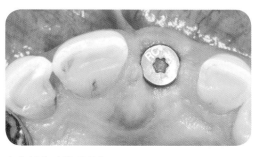

图7：愈合基台（殆面观）

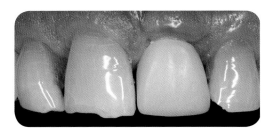

图8：使用临时冠对软组织进行塑形——第一步

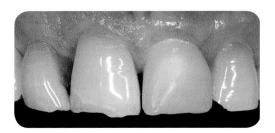

图9：重衬临时冠对软组织进行塑形——第二步

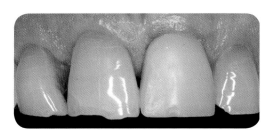

图10：调整临时冠外形对软组织进行塑形——第三步

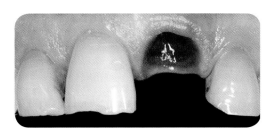

图11：穿龈轮廓（正面观）

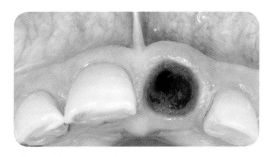

图12：穿龈轮廓（粉面观）

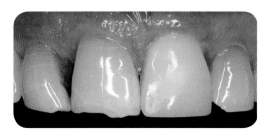

图13：3个月后种植体周围软组织稳定（正面观）

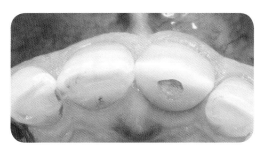

图14：3个月后种植体周围软组织稳定（粉面观）

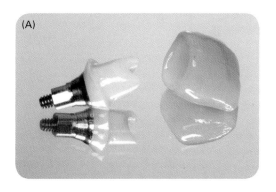

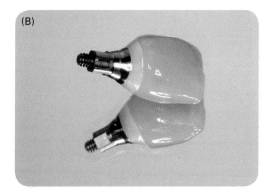

图15：（A）氧化锆基台和（B）全瓷冠

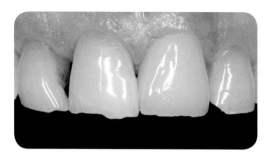

图16：最终牙冠（正面观）

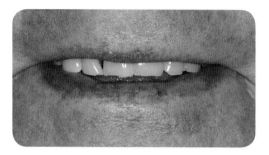

图17：最终牙冠（微笑照）

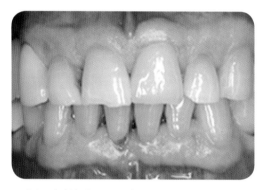

图18：6个月后随访（正面观）

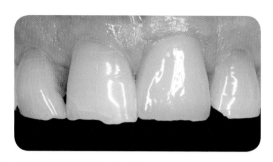

图19：6个月后随访（细节照）

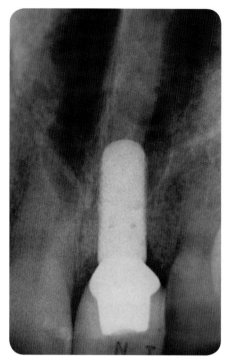

图20：戴牙后根尖片

化的取模柱制取最终模型。由于涉及美学区修复，因此最终修复体采用氧化锆基底的全瓷修复体（图15～图17）。6个月后随访时的临床情况（图18和图19）和根尖片（图20）显示种植体周围组织健康，无炎症迹象。

讨论

二期手术后，种植体周围有大量的软组织剩余，此时可在制取最终印模前，使用临时牙冠对软组织进行塑形。如果修复体对软组织施加压力过大，软组织将可能回缩，这会对美学效果产生不利影响。临床上可以通过黏膜是否长时间缺血来反映压力是否过大。临时修复体边缘软组织缺血，一般会在10分钟内重新充血变回粉色。本病例临时修复体分3次逐渐延伸形态，保证软组织充分塑形，最终获得与邻牙相似的外形轮廓。

由于修复体位于美学区，因此修复材料应尽量选择非金属。近几十年来，金属烤瓷冠取得了良好的临床效果，然而对于美学区，全瓷材料美观性更佳。此外，全瓷材料生物相容性好，无牙龈染色风险。

自学问题

A：什么情况下必须制作临时修复体？

B：种植体支持式单冠可以选择哪些修复材料？

C：哪些区域美学要求较高？这些区域主要考虑采用哪些修复材料？

D：同一名患者可以采用不同材料进行修复吗？

E：计算机辅助设计（CAD）/计算机辅助制造（CAM）技术可用于种植修复吗？

参考文献

[1] McGarry TJ, Nimmo A, Skiba JF, et al. Classification system for partial edentulism. J Prosthodont 2002;11(3):181–193.

[2] Higginbottom F, Belser U, Jones JD, Keith SE. Prosthetic management of implants in the esthetic zone. Int J Oral Maxillofac Implants 2004;19(Suppl):62–72.

[3] Jung RE, Zembic A, Pjetursson BE, et al. Systematic review of the survival rate and the incidence of biological, technical and esthetic complications of single crowns on implants reported in longitudinal studies with a mean follow-up of 5 years. Clin Oral Implants Res 2012;23(Suppl 6):2–21.

[4] Zarone F, Russo S, Sorrentino R. From porcelain-fused-to-metal to zirconia: clinical and experimental considerations. Dent Mater 2011;27(1):83–96.

[5] Buser D, Belser U, Lang NP. The original one-stage dental implant system and its clinical application. Periodontol 2000 1998;17(1):106–118.

[6] Gallucci GO, Grütter L, Nedir R, et al. Esthetic outcomes with porcelain-fused-to-ceramic and all-ceramic single-implant crowns: a randomized clinical trial. Clin Oral Implants Res 2011;22(1):62–69.

[7] Wittneben JG, Weber HP. Prosthodontic considerations and treatment procedures. In: WittnebenJG, WeberHP (eds), ITI-Treatment Guide, Vol. 6: Extended Edentulous Spaces in the Esthetic Zone. Berlin: Quintessence; 2012, pp 65–90.

[8] Glauser R, Sailer I, Wohlwend A, et al. Experimental zirconia abutments for implant-supported single-tooth restorations in esthetically demanding regions: 4-year results of a prospective clinical study. Int J Prosthodont 2004;17(3):285–290.

[9] Kohal RJ, Att W, Bächle M, Butz F. Ceramic abutments and ceramic oral implants. An update. Periodontol 2000 2008;47(1):224–243.

[10] Raptis NV, Michalakis KX, Hirayama H. Optical behavior of current ceramic systems. Int J Periodontics Restorative Dent 2006;26(1):31–41.

[11] Hämmerle CHF, Stone P, Jung RE, et al. Consensus statements and recommended clinical procedures regarding computer-assisted implant dentistry. Int J Oral Maxillofac Implants 2009;24(Suppl):126–131.

[12] Kapos T, Ashy LM, Gallucci G, et al. Computer-aided design and computer-assisted manufacturing in prosthetic implant dentistry. Int J Oral Maxillofac Implants 2009;24(Suppl):110–117.

自学问题回答

A:

临时修复体可以帮助获得更加良好的美学效果及功能。此外，临时修复体对于种植体周围软组织塑形十分重要[2]。天然牙冠的横截面通常与种植体不同，因此需要对软组织进行塑形调整，来获得最佳的美学效果。临时修复体对于美学区种植修复十分重要，可以帮助医师和患者评估未来修复体的形态、颜色、可清洁性以及功能。

B:

种植体支持式的单冠有很高的留存率（5年留存率96.3%，10年留存率89.4%）。金属烤瓷冠已应用于临床多年，取得了良好的临床效果。下方的金属内冠具备良好的稳定性，外面的瓷层又具有良好的美观性[4]。对于咬合力较大的后牙区，金属烤瓷冠是目前主流的选择。

对于前牙区，修复体的美观性是着重考虑的焦点。如今有不同的全瓷材料可供选择。临床研究报道，全瓷修复体和金属烤瓷修复体有相似的成功率[6]。氧化锆有很好的机械稳定性，因此氧化锆内冠的修复体可以取代金属内冠修复体。

修复材料的具体选择需兼顾功能及美观因素，例如，夜磨牙习惯或有限的颌间距离等[7]。

C:

在前牙美学区，美学因素是主要考虑的问题。美学因素需要依据不同的患者进行个性化评估。某些患者微笑时不仅露出切牙和尖牙，甚至会露出前磨牙至第一磨牙。如果这些患者笑线也很高，微笑时露出大部分牙龈，那么此时患者会面临很高的美学风险。任何龈下的金属部件都可能造成种植体周围软组织着色[8-9]，而全瓷材料对入射光的物理反射与天然牙类似，全瓷材料的半透明性有利于光线部分透过修复体[10]。因此，全瓷修复体外观上更接近天然牙。是前牙区修复推荐使用的材料。

D:

是的，我们可以将不同的牙冠材料用于同一名患者。材料的选择需要基于功能、技术以及美观的考虑。

E:

现代数字化技术已广泛应用于牙支持修复体中。CAD/CAM技术可以取代传统的工作流程，例如内冠的人工铸造。修复体先通过软件设计，随后自动研磨成预先设计的形状。CAD/CAM技术已用于制作个性化基台、牙冠以及局部固定义齿。但是硬件和软件的使用需要临床医师经验的累积和不断的学习。一旦具备了上述条件，CAD/CAM制作的修复体就可用于进行个体案例的评估[11]。然而，目前还没有长期研究推荐CAD/CAM技术常规应用于种植修复[12]。

（周文洁　黄　伟　译）

第4章

软组织处理

病例1

游离龈移植

病例介绍

患者，45岁，亚裔女性。就诊时检查发现#44和#46种植体颊侧角化龈宽度不足（图1和图2）。患者已在#44、#45和#46区域植入2颗种植体并进行了骨增量手术。由于种植区域角化龈宽度不足（图3和图4），因此我们计划通过手术增加#44和#46种植体周围角化龈。

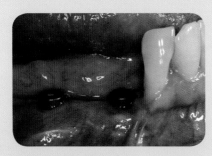

图1：#44和#46种植体的颊面观

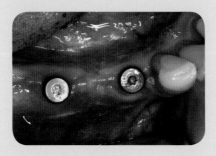

图2：#44和#46种植体的殆面观

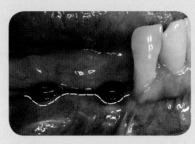

图3：#44和#46种植体的颊面观。黄色虚线标记膜龈联合处，可见#44和#46种植体周围角化龈宽度不足

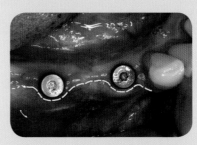

图4：#44和#46种植体的殆面观。黄色虚线标记膜龈联合处，可见#44和#46种植体周围角化龈宽度不足

学习目标

■ 具备发现种植体周围角化龈宽度不足的能力

■ 理解种植体周围角化龈的重要性

■ 理解种植体周围角化龈宽度不足可能会引起的问题

■ 理解游离龈移植在种植体周围角化龈增量中的作用

既往史

患者有高血压，平日通过辛伐他汀和规律饮食控制。无其他系统性疾病，无已知的药物过敏史。

一般情况

- 重要生命体征
  - 血压：128/84mmHg
  - 脉搏：72次/分钟
  - 呼吸：15次/分钟

社会与行为史

患者不吸烟，很少喝酒。否认使用软性毒品。

口外检查

触诊未发现包块或肿胀，咀嚼肌和颞下颌关节正常。

口内检查

- 口腔肿瘤筛查阴性
- 软组织，包括：软硬腭、颊侧黏膜、牙龈、口底和舌均正常
- 口内少量菌斑堆积
- 牙龈总体健康，但#44和#46种植体颊侧角化龈宽度不足
- 牙周检查表（图5）显示，全牙列探诊深度≤

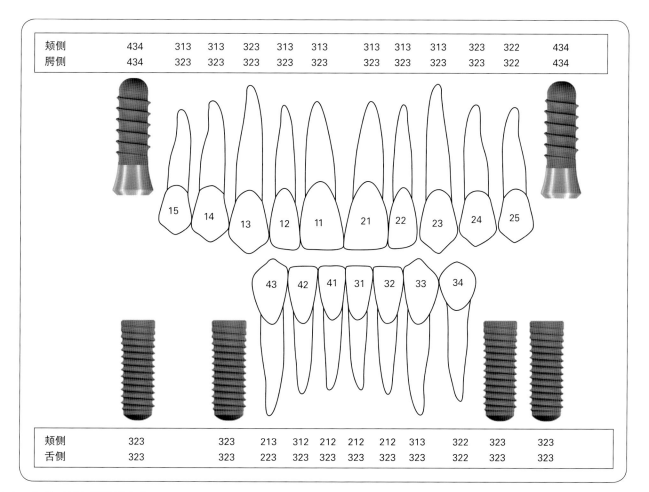

颊侧	434	313	313	323	313	313	313	313	313	323	322	434
腭侧	434	323	323	323	323	323	323	323	323	323	322	434

| | 15 | 14 | 13 | 12 | 11 | 21 | 22 | 23 | 24 | 25 |
| | 43 | 42 | 41 | 31 | 32 | 33 | 34 |

颊侧	323		323	213	312	212	212	212	313	322	323	323
舌侧	323		323	223	323	323	323	323	323	322	323	323

图5：初诊时牙周探诊检查表

3mm；由于先前的牙周病破坏，有大范围的牙龈退缩；小部分牙龈探诊出血；未进行种植体周围的探诊深度检查

咬合检查

未发现咬合异常或𬌗干扰。

影像学检查

影像学检查显示#44、#45和#46区域无异常。#44和#46种植体周围无牙槽骨吸收。

诊断和预后

诊断：部分牙列缺失；菌斑性牙龈炎与种植治疗前牙周组织退缩。诊断依据：（1）牙周治疗史，现牙周维持在一个稳定的状态；（2）由于之前的牙周破坏，出现附着丧失；（3）探诊深度≤3mm，部分牙龈探诊出血。依据种植体周围的膜龈情况，诊断为：#44和#46种植体颊侧附着龈不足（图1~图4）。

参考Kwok和Caton牙周预后分类系统[1]，判断该患者为牙周预后良好类型。判断依据：（1）患者无或已控制可能导致牙周病损的全身和局部因素；（2）患者口腔卫生保持良好；（3）患者每3个月进行常规的牙周维护治疗。尽管Kwok和Caton牙周预后分类系统旨在评估天然牙列的牙周预后[1]，但该系统同样可以帮助我们评估种植治疗预后。由于#44和#46种植体周围缺少角化龈，因而患者难以控制菌斑，刷牙过程中，种植体周围黏膜随牙刷的刷毛而移动，导致菌斑难以清洁。由此判断，#44和#46种植体难以取得良好的预后[1]。

治疗计划

与患者沟通的治疗计划包括：

- 诊断阶段——牙周综合检查、影像学检查
- 疾病控制阶段——口腔卫生指导、口腔预防
- 手术阶段——游离龈移植于#44和#40种植体颊侧，增加角化龈宽度
- 再评估阶段——伴随游离龈瓣的愈合，评估患者清洁种植体周围菌斑的能力
- 维护阶段——种植体定期维护，每3~6个月复查患者菌斑控制的情况

治疗程序

疾病控制阶段完成后，于#44和#46种植体颊侧和#45缺牙区行游离龈移植（手术过程见图6~图8）。采用含1∶100000肾上腺素的2%利多卡因于#44~#46颊舌侧行局部浸润麻醉。于#44~#46膜龈联合处切开，翻半厚瓣，保留下方完整骨膜。测量受区所需要的软组织面积，从右侧上腭处取一

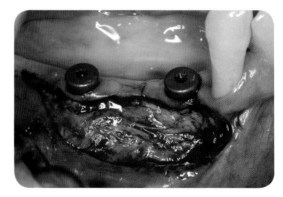

图6：受植区预备：在#44~#46种植体膜龈联合处做切口，翻半厚瓣，保留下方骨膜

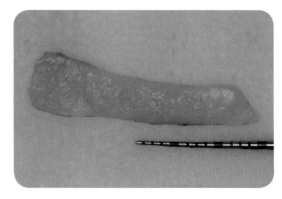

图7：取一块30mm×7mm×1.25mm的游离龈瓣

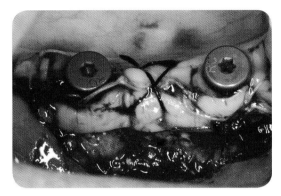

图8：使用缝线将游离龈瓣固定在#44和#46种植体的颊侧

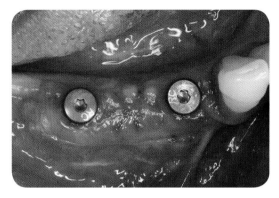

图10：手术后2周复诊，显示游离龈瓣在受区愈合良好（殆面观）

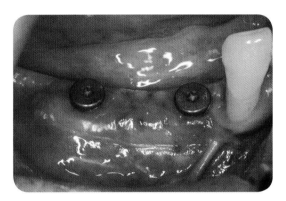

图9：手术后2周复诊，显示游离龈瓣在受区愈合良好（颊面观）

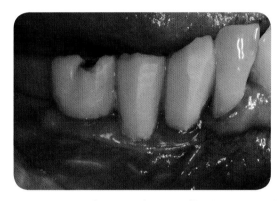

图11：手术后4个月复诊，游离龈瓣成熟，与#43邻牙的膜龈联合处相连续，#44和#46种植体周围有充足的角化龈，戴#44-X-#46临时修复体

30mm×7mm×1.25mm的游离龈瓣植入受区，然后用铬肠线和丝线缝合。每一步均要确保游离龈瓣的稳定，尽可能使骨膜和游离龈瓣的结缔组织层贴合接触，使游离龈瓣能获得充足的血供。牵拉颊侧牙龈，检查游离龈瓣是否移动。术后2周，可见游离龈瓣血管化形成，与周围软组织愈合良好（图9和图10）。患者4个月后复诊，进行临时修复，此时#44和#46种植体的颊侧已获得足够宽度的角化龈（图11）。

讨论

　　本病例中游离龈移植的主要目的是增加#44和#46种植体颊侧角化龈宽度。充足的角化龈利于患者进行菌斑控制（见自学问题C）。该患者前庭沟深度足够，因此不需要进行前庭沟加深（见

本章病例3：前庭沟成形术和系带修整术），只需在腭部取窄条状游离龈（7mm）即可（图7）。若需加深前庭沟，则需于腭部切取更宽的游离软组织瓣（如15mm）。本病例中，我们切取了一个30mm×7mm×1.25mm的游离龈瓣，并将其植入受植床后缝合。根尖区最远延伸至邻牙#43的膜龈联合处，这样可以保证天然牙和种植牙膜龈联合的连续性，使外观更加自然（图9和图11）。

　　第一，游离龈移植术可以在种植治疗的任何阶段进行。下牙槽吸收明显的患者，通常角化龈量不足。对于角化龈增量的时机，临床医师可有不同的选择。首先，游离龈移植术可以在牙槽嵴骨增量之前完成。因为增宽的角化龈有利于临床医师完成牙槽嵴骨增量后缝合关闭创口（通常行牙槽嵴骨增量

后缝合张力较大）。同时牙龈组织增厚，还可以减少因下方屏障膜破坏或钛网造成的创口裂开。

第二，游离龈移植术可以在牙槽嵴骨增量和种植体植入之后、修复之前进行（即本病例所采用的方法）。这种方法的优点是临床医师可以确切地知道种植体周围所需角化龈的量，依据所需的量并预估术后的收缩量，最终切取一个合适大小的游离龈[2-3]。此外，如果需要加深前庭沟或修正系带位置，临床医师可在游离龈移植同时行前庭沟加深术或系带修整术。

第三，游离龈移植术也可以在种植修复完成之后进行。这种方式的一个缺点是术区操作比较困难。例如，两颗种植牙邻接区嵴顶没有角化龈，而此时修复体已经就位，这时在邻接区进行受植床的预备及移植瓣的固定都比较困难，甚至有时临床医师需要拆下修复体以便于操作。修复完成之后需行角化龈增量最常见的原因可能是，修复体周围菌斑堆积引起的牙龈炎症及牙龈退缩，继而导致种植体螺纹暴露，角化龈量不足（图14~图17）。这种情况下，可以采用游离龈移植来增加角化龈宽度（图16）。当然还有其他手术方法，如上皮下结缔组织移植、同种异体组织移植，也可用于增加角化龈宽度，覆盖暴露的种植体（见本章病例1和病例2）。

在进行游离龈移植过程中，临床医师需记住以下几点：第一，尽可能松解受区黏膜下方的组织纤维和肌肉附着，使牙龈瓣得以牢固地缝合在受植床；第二，临床医师应该预测移植瓣的收缩情况，移植瓣越薄，收缩量越大[2-3]；第三，将游离龈瓣植入受植床时，临床医师需确保是结缔组织面，而非角化上皮面同血管化的骨膜床相接触。

自学问题

A：什么是角化龈？

B：为什么说角化龈附着对于天然牙及种植牙十分重要？天然牙和种植牙的软组织附着有何区别？

C：种植体周围角化龈宽度不足会带来什么后果？

D：什么是游离龈移植术(FGG)？

E：种植治疗游离龈移植术的适应证是什么？

F：游离龈移植术后患者可能会有哪些症状？

G：游离龈移植术相关的并发症有哪些？

参考文献

[1] Kwok V, Caton JG. Commentary: prognosis revisited: a system for assigning periodontal prognosis. J Periodontol 2007;78(11):2063–2071.

[2] Sullivan HC, Atkins JH. Free autogenous gingival grafts. I. Principles of successful grafting. Periodontics 1968;6:121–129.

[3] Mörmann W, Schaer F, Firestone AR. The relationship between success of free gingival grafts and transplant thickness. Revascularization and shrinkage – a one year clinical study. J Periodontol 1981;52:74–80.

[4] Fiorellini JP, Kim DM, Ishikawa SO. The gingiva. In: Newman MG, Takei HH, Klokkevold PR, Carranza FA (eds), Carranza's Clinical Periodontology, 10th edn. St Louis, MO: Saunders Elsevier; 2006, pp 46–67.

[5] Romanos GE, Bernimoulin JP. Collagen as a basic element of the periodontium: immunohistochemical aspects in the human and animal. 1. Gingiva and alveolar bone. Parodontologie 1990;4:363–375.

[6] Berglundh T, Lindhe J, Ericsson I, et al. The soft tissue barrier at implants and teeth. Clin Oral Implants Res 1991;2:81–90.

[7] Sculean A, Gruber R, Bosshardt DD. Soft tissue wound healing around teeth and dental implants. J Clin Periodontol. 2014;41(Suppl 15):S6–S22.

[8] Berglundh T, Lindhe J, Marinello C, et al. Soft tissue reaction to de novo plaque formation on implants and teeth. An experimental study in the dog. Clin Oral Implants Res 1992;3:1–8.

[9] Lindhe J, Berglundh T, Ericsson I, et al. Experimental breakdown of peri-implant and periodontal tissues. A study in the beagle dog. Clin Oral Implants Res 1992;3:9–16.

[10] Toijanic JA, Ward CB, Gewerth ME, Banakis ML. A longitudinal clinical comparison of plaque-induced inflammation between gingival and peri-implant soft tissues in the maxilla. J Periodontol 2001;72:1139–1145.

[11] Greenstein G, Cavallaro J. The clinical significance of keratinized gingiva around dental implants. Compend Contin Educ Dent 2011;32:24–31.

[12] Wennström JL, Derks J. Is there a need for keratinized mucosa around implants to maintain health and tissue stability? Clin Oral Implants Res 2012;23(Suppl 6):136–146.

[13] Gobbato L, Avila-Ortiz G, Sohrabi K, et al. The effect of keratinized mucosa width on peri-implant health: a systematic review. Int J Oral Maxillofac Implants 2013;28:1536–1545.

[14] Lin GH, Chan HL, Wang HL. The significance of keratinized mucosa on implant health: a systematic review. J Periodontol 2013;84:1755–1767.

[15] Lang NP, Berglundh T; Working Group 4 of Seventh European Workshop on Periodontology. Periimplant diseases: where are we now? – Consensus of the Seventh European Workshop on Periodontology. J Clin Periodontol 2011;38(Suppl 11):178–181.

[16] Nevins M, Cappetta EG. Mucogingival surgery: the rationale and long-term results. In: Nevins M, Mellonig JT (eds), Periodontal Therapy: Clinical Approaches and Evidence of Success, volume 1. Chicago, IL: Quintessence; 1988, pp 279–290.

[17] Evian CI, al-Maseeh J, Symeonides E. Soft tissue augmentation for implant dentistry. Compend Contin Educ Dent 2003;24:195–198.

[18] Nabers JM. Free gingival grafts. Periodontics 1966; 4:243–245.

[19] Mlinek A, Smukler H, Buchner A. The use of free gingival grafts for the coverage of denuded roots. J Periodontol 1973;44:248–254.

[20] Matter J. Free gingival grafts for the treatment of gingival recession. A review of some techniques. J Clin Periodontol 1982;9:103–114.

[21] Griffin TJ, Cheung WS, Zavras AI, Damoulis PD. Postoperative complications following gingival augmentation procedures. J Periodontol 2006;77:2070–2079.

[22] Brasher WJ, Rees TD, Boyce WA. Complications of free grafts of masticatory mucosa. J Periodontol 1975; 46:133–138.

[23] Larato DC. Palatal exostoses of the posterior maxillary alveolar process. J Periodontol 1972;43:486–489.

[24] Soehren SE, Allen AL, Cutright DE, Seibert JS. Clinical and histologic studies of donor tissues utilized for free grafts of masticatory mucosa. J Periodontol 1973;44:727–741.

[25] Ruben MP, Kon S, Goldman HM, et al. Complications of the healing process after periodontal surgery. J Periodontol 1972;43:339–346.

自学问题回答

A:

　　角化龈是围绕在天然牙颈部并覆盖牙槽嵴的口腔黏膜[4]。角化龈表面覆以角化上皮,从牙龈边缘一直延伸到膜龈联合处,牢牢地附着在下方牙槽骨及牙骨质上。附着角化龈宽度的定义是,从膜龈联合处到龈沟/牙周袋底部的距离。非附着角化龈不覆盖牙槽骨及牙骨质,其宽度定义为:从龈沟/牙周袋的底部到龈缘的距离。

B：

天然牙列周围附着的角化龈主要由Ⅰ型胶原纤维构成[5]。这些胶原纤维为牙龈提供机械封闭，形成天然屏障，抵御微生物入侵。附着龈还能够在咀嚼时抵抗摩擦，使食物颗粒从殆面沿角化龈到达前庭沟。此外，附着龈与下方骨组织结合紧密，不能移动，利于清洁工具（如牙刷和牙线）有效地清除菌斑。

种植体周围角化龈的附着方式与天然牙不同。天然牙周围的牙龈纤维垂直穿入牙骨质[4]，而种植体周围结缔组织纤维大都平行于种植体，不能穿入种植体的钛表面[6]。此外，种植体周围的附着主要依赖于结合上皮，而非结缔组织[7]。由于结构上的不同，在均有菌斑堆积的情况下，种植体相比于天然牙，其周围的软组织结构更易受损[8-10]。

角化龈对种植体健康的作用一直是过去几年争论的热点。一些综述总结认为：目前没有足够的证据支持角化龈对种植体周围组织稳定的重要性[11-12]。然而，另外一些系统综述报道：种植体周围角化龈宽度不足，更易引起菌斑堆积和组织感染[13-14]。由于附着方式的原因，在菌斑堆积的情况下，种植体周围软组织结构更易遭到破坏[8-10]，因此种植体周围充足的附着龈宽度对于种植体周围软组织健康十分重要。

C：

当角化龈宽度不足时，种植体周围软组织主要由牙槽黏膜构成[4]。牙槽黏膜是可以移动的，会随着牙刷刷毛的运动而运动，不利于种植体周围的菌斑清洁。因此，种植体周围角化龈宽度不足可能会引起菌斑滞留及牙龈炎症。鉴于种植体周围的软组织结构不利于抵抗牙龈炎症[8-10]（见自学问题回答B），牙龈炎容易进一步发展成种植体周围黏膜炎及种植体周围炎[15]。

当牙槽骨严重吸收、种植体周围角化龈宽度不足，同时又伴有种植体周围前庭沟深度有限时，会导致口腔卫生器械（如牙刷）入路困难，难以有效去除菌斑和食物残渣。图12显示了#45和#46种植体颊侧角化龈宽度不足，#44、#45和#46处黏膜褶皱提示前庭沟深度宽度不足（箭头）。种植体周围有食物残渣和菌斑堆积（图12）。卸下#45和#46修复体，可见种植体周围颊侧角化龈宽度严重不足（图13）。图14显示了#41种植体颊侧角化龈宽度不足及系带的附着（箭头）不利于有效的菌斑控制。根尖片也可以看到：种植体螺纹暴露，表面覆盖菌斑及牙结石（图15）。种植体周围角化龈宽度不足、前庭沟空间不足及系带附着不理想等，均不利于种植体周围菌斑控制，增加了种植体周围黏膜炎和/或种植体周围炎的风险（见本章病例3）。

D：

游离龈移植术是用于纠正天然牙[16]及种植牙[17]周围软组织缺损的一类膜龈手术。游离龈瓣的定义是，从供区获得的包含角化上皮和致密

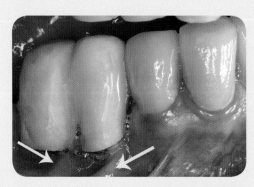

图12：#44天然牙和#45、#46种植体颊侧黏膜皱褶（黄色箭头处）可见牙槽黏膜和#45、#46种植体颊侧表面非常接近，提示种植体周围前庭沟空间不足

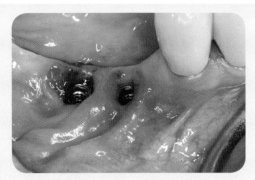

图13：种植修复体卸下之后，可见种植体颊侧角化龈宽度明显不足

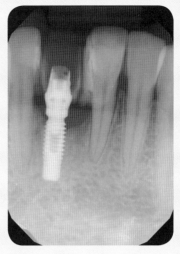

图15：#41种植体近中牙槽骨吸收，根尖片可见牙结石影像

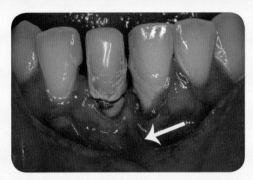

图14：#41种植体周围仅有极少量角化龈，周围被菌斑及牙结石包绕。#41种植体近中系带附着异常（黄色箭头处），阻碍有效的菌斑控制

根表面），增加种植体周围附着龈，也可以加深前庭沟、改善不理想的系带附着等。图17展示的是游离龈移植于#41种植牙颊侧，增加种植体周围附着龈，利于种植体周围软组织健康。

固有层的牙龈组织瓣[2]。因为移植组织瓣取自患者自身，属于自体组织移植。任何口内可以提供以上特性的上皮都可以作为供区。常用的供区有硬腭、上颌结节和无牙区牙槽嵴上的角化龈。

F：

游离龈移植术之后，患者通常会有一些肿胀和不适，疼痛的最高峰一般是在术后48～72小时，同时可伴随有少量渗血。这些情况都是正常愈合过程，可通过冰敷（如在术后48小时内使用冰袋，每10～15分钟循环一次），服用止痛片（如手术之前服用非甾体类抗炎药物布洛芬，减轻疼痛），及使用纱布压迫渗血区域20～30分

E：

在天然牙列周围进行游离龈移植的适应证有以下几条：首先，游离龈移植可增加天然牙周围的角化龈；其次，出于美学和牙本质敏感的考虑，游离龈移植术可以治疗牙龈退缩，覆盖暴露的牙根[19-20]；最后，游离龈移植可以增加前庭沟深度（见本章病例3）。这些适应证同样适用于种植牙。如图14～图17所示，游离龈可覆盖在暴露的种植体螺纹表面（类似于覆盖在暴露牙

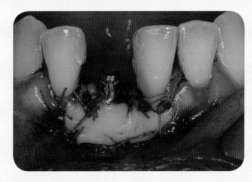

图16：使用缝线将游离龈固定于#41种植体的颊侧

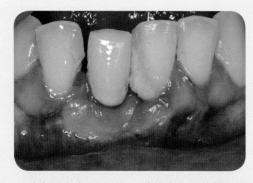

图17：手术后愈合4周可见，种植体暴露的螺纹被完全覆盖（见图14手术前照片）。#41种植体颊侧角化龈充足。#41种植体的近中异常附着的系带修整完成。#31天然牙的牙根也被覆盖。术后给予患者进一步的菌斑控制指导，并嘱每3个月复诊1次

钟。嘱患者勿触碰术区或用术侧咀嚼食物，防止干扰术区愈合。对供区的干扰会引起不必要的渗血；最初阶段组织瓣存活仅依靠于受植床提供血供（这个现象被称为"血浆循环"）[2]，因此，对受区的干扰可能导致组织瓣移植失败。

G：

虽然游离龈移植术的术中或术后的并发症并不常见，但仍有可能发生。最常报道的并发症如下：

第一，若切口太深，伤及上腭血管，可能发生供区广泛或长时间的术中/术后出血[22]。因此详细的病史记录非常重要，术前需确定患者没有凝血功能异常或者是出血性疾病。一旦出血，可通过压迫出血区域20~30分钟控制出血。如果损伤到更大的腭部动脉/静脉或其分支，可缝扎

血管止血。应用含1：50000肾上腺素的局麻药也可以帮助减少出血；或者使用止血剂，如可吸收性明胶海绵（Gelfoam®可吸收胶原海绵）和止血氧化纤维（Surgicel®纤维素聚合物）。

第二，可能发生供区术后的骨面暴露[22]。临床医师需预先判断并测量牙龈移植瓣的厚度，避免骨面暴露或者余留骨膜过薄，导致局部组织坏死[22]。临床医师需了解腭部作为游离龈供区发生坏死的概率[23]。在供区局麻之后使用牙周探针进行骨面探查是非常有用的方法，可帮助医师确定组织瓣的厚度。

第三，如果移植龈瓣的厚度>1.25mm，或者患者自身牙龈存在生理性色差，可能会产生移植瓣和相邻受区牙龈颜色上的差异[22]。如果将组织瓣厚度控制在0.75~1.25mm，并使用斜行切口，颜色差异问题就可减轻[24]。

第四，若受区黏膜下方的肌肉纤维和疏松结缔组织未充分清理，可能导致上方覆盖的龈瓣发生移动，不利于软组织的机械封闭[2]（见自学问题回答B）。

第五，如果移植瓣或受区切口边缘对合不良，可能会导致供区和受区的愈合延缓[22,25]。

第六，如果移植瓣覆盖于大面积暴露的骨面而没有骨性支持，可能会发生移植失败[22,24]。这是因为没有骨膜，移植瓣就无法获得充足的血供，最终导致组织瓣坏死。

病例2

上皮下结缔组织移植

病例介绍

患者，24岁，白人男性。主诉：对前牙种植体周围牙龈及牙冠形态不满意（图1）。患者5年前车祸受伤，#11评估为预后不佳，予以拔除。患者在外院完成即刻种植和即刻修复。患者定期复诊，对前牙美学效果不满意，然而主治医师告知他无法改善种植体周围牙龈颜色不佳的问题（图2）。

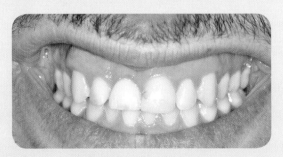

图1：术前照（正面照）

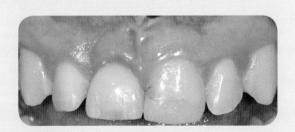

图2：术前照（口内照）

学习目标

■ 讨论可改善种植修复体美学效果的不同软组织处理方式
■ 理解种植体周围生物型的重要性
■ 回顾导致种植体周围黏膜染色的主要原因
■ 理解上颌前牙区获得理想的美学外形需要考虑的因素

既往史

患者全身情况无异常，无手术相关的禁忌证。近期未服用任何药物，无已知的过敏史。

一般情况

- 重要生命体征
  - 血压：120/80mmHg
  - 脉搏：72次/分钟
  - 呼吸：12次/分钟

社会与行为史

患者治疗期间无吸烟及饮酒。

口外检查

口外检查，包括颞下颌关节功能的评估、颌面

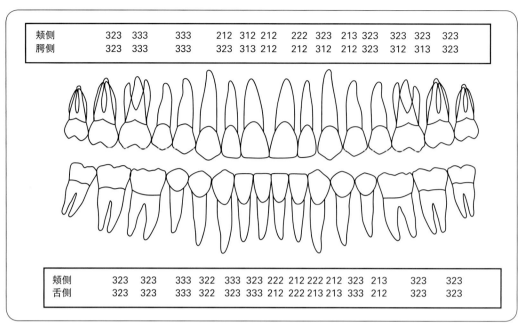

| 颊侧 | 323 | 333 | 333 | 212 | 312 | 212 | 222 | 323 | 213 | 323 | 323 | 323 | 323 |
| 腭侧 | 323 | 333 | 333 | 323 | 313 | 212 | 212 | 312 | 212 | 323 | 312 | 313 | 323 |

| 颊侧 | 323 | 323 | 333 | 322 | 333 | 323 | 222 | 212 | 222 | 212 | 323 | 213 | 323 | 323 |
| 舌侧 | 323 | 323 | 333 | 322 | 323 | 333 | 212 | 222 | 213 | 213 | 333 | 212 | 323 | 323 |

图3：初诊时牙周探诊检查表

部对称性及其他部位的视诊和触诊，均未发现异常。

口外检查

口外检查无异常，面部无肿块、无肿胀，颞下颌关节无异常。面部对称，淋巴结触诊无异常。

口内检查

- 口腔肿瘤筛查阴性
- 全口探诊深度为2~3mm（图3）
- #11种植体周围牙龈炎症（探诊出血15%），颊侧正中牙龈染成灰色（图2）
- #11种植体的牙冠较短（图4）
- 口腔卫生：全口菌斑指数<20%。患者自述每天刷牙和使用牙线至少1次

咬合检查

咬合稳定，咬合关系为安氏Ⅰ类。无咬合异常及殆干扰。

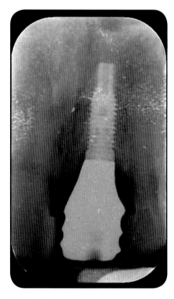

图4：种植区域根尖片

影像学检查

为患者拍摄全口根尖片。图4是种植区域根尖片。影像学检查显示牙槽骨边缘水平正常。拍摄小视野（6cm×6cm）局部的锥形束CT（CBCT）（Scanora 3D Nahkelantie 160, 04300 Tuusula, Finland），确定种植体颊侧剩余骨量。CBCT扫描

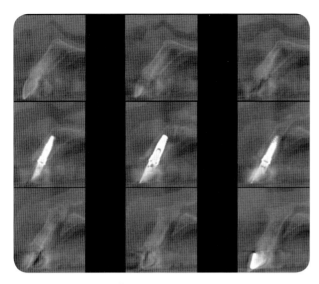

图5：CBCT扫描影像截图

显示#11种植体周围有充足的骨量包绕（图5）。

诊断

- #11种植体周围黏膜炎
- #11种植体周围黏膜颜色异常
- #11种植体颊侧正中区域软组织塌陷（图6）
- #11种植体周围黏膜过量，导致临床牙冠偏短

治疗计划

该患者的治疗计划包括基础治疗：口腔预防及口腔卫生指导，诊疗种植体周围黏膜炎。在完成基础治疗后，进入手术阶段，即进行上皮下结缔组织移植术（SeCTG），纠正#11种植体颊侧软组织塌陷。移植瓣成熟之后（术后12～16周），调整临时

冠穿龈轮廓，以获得种植体周围与邻牙/对侧中切牙牙龈轮廓相协调、理想的软组织外形。经过约3个月愈合期，待黏膜稳定后行最终修复。

治疗程序

完成黏膜炎症控制的初始阶段之后，对患者进行SeCTG。为获得良好的手术入路，拆下#11种植体牙冠，安装愈合基台。术区采用局麻，在种植体颊侧制备一个全厚龈袋，并从腭部获得游离结缔组织瓣（图7）。具体的手术步骤：先在种植体颊侧切开，并向近中和远中延伸至邻牙（#12和#21）。切口切透骨膜，暴露颊侧骨面，使用显微骨膜分离器（De mini flat tip, Karl Schumacher 108 Lakeside Drive, Southampton, PA, USA）建立骨膜下隧道。显微骨膜分离器从正中切口进入，轻柔地插入骨膜与骨板之间，分离骨膜。隧道自种植区尽量延伸超过膜龈联合并穿过龈沟，以尽量减少牙龈冠向复位的张力。此外，骨膜下隧道尽可能延伸至邻牙龈乳头下方，不要在龈乳头表面做任何切口。然后在隧道下方将移植瓣固定，水平褥式缝合(Vicryl, Ethicon, New Jersey, USA)（图8）。安装临时冠。指导患者不要在术区刷牙或做直接咬合。患者术后服用800mg布洛芬片，每天3次，使用3天。1周后拆线。术后2周伤口愈合正常（图9）。

3个月愈合期后（图10），调整临时冠穿龈轮廓，以获得与#21牙龈轮廓相协调、理想的种植体

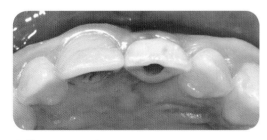

图6：术前照（殆面观）

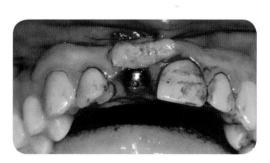

图7：上皮下结缔组织移植

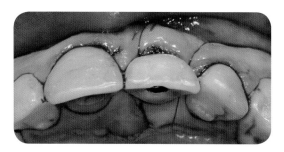

图8：移植瓣就位缝合

周围软组织形态（图10）。经过足够时间的愈合期黏膜逐渐稳定（3个月）后，患者戴入最终修复体（图11）。

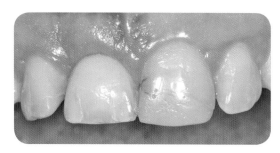

图9：术后2周口内照

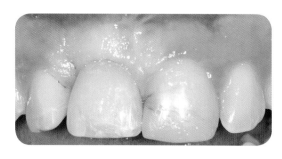

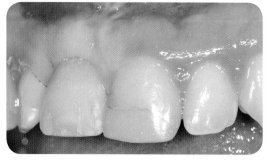

图10：使用临时冠修整穿龈轮廓，获得种植体周围理想的软组织形态

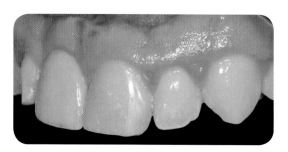

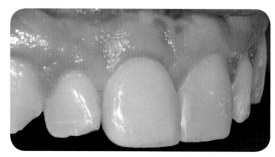

图11：戴入最终牙冠

讨论

　　种植修复体的天然外形及周围软组织形态的稳定是保证治疗效果的基础，尤其在美学区更是如此[1]。此病例中，#11种植体颊侧正中黏膜颜色异常的主要原因是软组织厚度不足。如果种植体植入的三维位置合理，且种植体基台连接处有充足的骨包绕，那么种植体周围软组织边缘颜色异常的原因就是软组织厚度不足[2]。Jung等的研究显示，修复体材料对软组织颜色有很大影响。不理想的修复体颜色外观可通过增加软组织厚度来改善。另一项研究中，Bressan等[3]报道了不同的基台通过改变软组织的颜色与外形可能会影响种植体周围软组织的美学效果。因此，无论采用何种修复材料，种植体周围软组织的颜色势必不同于天然牙周围软组织颜色。种植体周围软组织厚度似乎是影响软组织颜色改变的一个至关重要的因素。

　　我们需要仔细衡量美学区域黏膜厚度的临界值。然而，即使黏膜厚度达到2mm，仍然无法完全遮盖由钛造成的牙龈变色[4]。然而，当黏膜厚度>3mm时，不论基台选择何种材料，软组织颜色都不会引起视觉上的改变。因此，种植体周围厚龈生物型更有利于获得理想的美学外观，尤其在前牙区。本病例1年后的随访照片（图12）显示种植体周围组织轮廓稳定、软组织丰满，无炎症或者颜色异常迹象。

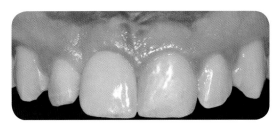

图12：术后1年

自学问题

A：什么是上皮下结缔组织移植术（SeCTG）？

B：上皮下结缔组织移植术（SeCTG）和游离龈移植术（FGG）有什么区别？

C：什么是牙龈/黏膜生物型？

D：软组织黏膜厚度会影响种植体周围牙槽骨改建吗？

E：SeCTG能诱导黏膜角化吗？

F：为了维护种植体健康，最少需要多少厚度的角化黏膜？

G：影响种植修复体美学结果的因素有哪些？

参考文献

[1] Kan JY, Rungcharassaeng K, Lozada JL, Zimmerman G. Facial gingival tissue stability following immediate placement and provisionalization of maxillary anterior single implants: a 2- to 8-year follow-up. Int J Oral Maxillofac Implants 2011;26(1):179–187.

[2] Jung RE, Sailer I, Hämmerle CH, et al. In vitro color changes of soft tissues caused by restorative materials. Int J Periodontics Restorative Dent 2007;27(3):251–257.

[3] Bressan E, Paniz G, Lops D, et al. Influence of abutment material on the gingival color of implant-supported all-ceramic restorations: a prospective multicenter study. Clin Oral Implants Res 2011;22(6):631–637.

[4] Park SE, Da Silva JD, Weber HP, Ishikawa-Nagai N. Optical phenomenon of periimplant soft tissue. Part I. Spectrophotometric assessment of natural tooth gingival and peri-implant mucosa. Clin Oral Implant Res 2007;18:569–574.

[5] Langer B, Calagna L. The subepithelial connective tissue graft. J Prosthet Dent 1980;44(4):363–367.

[6] Allen EP, Gainza CS, Farthing GG, Newbold DA. Improved technique for localized ridge augmentation. A report of 21 cases. J Periodontol 1985;56(4):195–199.

[7] Sullivan HC, Atkins JH. Free autogenous gingival grafts. I. Principles of successful grafting. Periodontics 1968;6(3):121–129.

[8] Olsson M, Lindhe J. Periodontal characteristics in individuals with varying form of the upper central incisors. J Clin Periodontol 1991;18(1):78–82.

[9] Gobbato L, Tsukiyama T, Levi Jr PA, et al. Analysis of the shapes of maxillary central incisors in a Caucasian population. Int J Periodontics Restorative Dent 2012;32(1):69–78.

[10] Stellini E, Comuzzi L, Mazzocco F, et al. Relationships between different tooth shapes and patient's periodontal phenotype. J Periodontal Res 2013;48(5):657–662.

[11] Hermann JS, Buser D, Schenk RK, et al. Biologic width around one- and two-piece titanium implants. Clin Oral Implants Res 2001;12(6):559–571.

[12] Cochran DL, Hermann JS, Schenk RK, et al. Biologic width around titanium implants. A histometric analysis of the implanto-gingival junction around unloaded and loaded nonsubmerged implants in the canine mandible. J Periodontol 1997;68(2):186–198.

[13] Iacono VJ. Dental implants in periodontal therapy. J Periodontol 2000;71:1934–1942.

[14] Lindhe J, Berglundh T. The interface between the mucosa and the implant. Periodontol 2000 1998;17:47–54.

[15] Linkevicius T, Apse P, Grybauskas S, Puisys A. The influence of soft tissue thickness on crestal bone changes around implants: a 1-year prospective controlled clinical trial. Int J Oral Maxillofac Implants 2009;24(4):712–719.

[16] Karring T, Lang NP, Loe H. The role of gingival connective tissue in determining epithelial differentiation. J Periodontal Res 1975;10:1–11.

[17] Lin GH, Chan HL, Wang HL. The significance of keratinized mucosa on implant health: a systematic review. J Periodontol 2013;84(12): 1755–1767.

[18] Wennström JL, Derks J. Is there a need for keratinized mucosa around implants to maintain health and tissue stability? Clin Oral Implants Res 2012;23(Suppl 6):136–146.

[19] Gobbato L, Avila-Ortiz G, Sohrabi K, et al. The effect of keratinized mucosa width on peri-implant health: a systematic review. Int J Oral Maxillofac Implants 2013;28(6):1536–1545.

自学问题回答

A:

SeCTG是用于改善种植体周围膜龈异常的手术方法之一[5]，如改善牙槽嵴塌陷或覆盖暴露的根面。移植组织瓣通常取自腭部和/或上颌结节的咀嚼黏膜。SeCTG由腺体组织、脂肪组织和结缔组织组成，依据获取部位的不同及患者个体的差异，移植组织瓣的组织构成也不同。正如此病例中所展示的，全厚组织瓣移植作为一种嵌入式移植技术[6]，可增加种植体周围软组织厚度2～4mm，从而改善种植体周围软组织缺损。

B:

从腭部获得FGG，用于增加天然牙或种植体周围角化龈宽度[7]。FGG也用于前庭沟加深，增加活动义齿的基托支持面积。典型的FGG由脂肪组织、结缔组织和上皮组织构成。受区先去上皮化暴露下方的结缔组织，随后用缝线将瓣固定在受区。正如上述提到的，SeCTG取自硬腭或上颌结节，通常不包含任何上皮组织，少数情况下会在一侧边缘保留一层薄薄的胶原层。供区翻半厚瓣，将结缔组织瓣置于半厚瓣下方，再将半厚瓣冠向复位缝合，复位的具体位置取决于治疗目的。带有上皮成分的游离龈瓣移植不再用于美学区退缩牙龈的覆盖，因为该式不仅会造成术后供区不适，也可能会出现与受区牙龈颜色不匹配的问题。

C:

Seibert和Lindhe在1989年第一次提出了"牙龈生物型"的概念，用来描述牙周组织（包括下方牙槽骨）的不同特征，例如平–厚外形和扇形–薄外形。许多学者在文献中提到并讨论了"牙龈生物型"[8]。最近的研究表明，牙龈和牙周组织的外形特征与牙槽突的宽度、牙齿的形状[9]，以及牙齿萌出的倾斜程度和位置有关。如果牙冠形状为锥形，同邻牙的接触面积较小，那么通常情况下牙龈生物型为薄龈型，包括较薄的周围牙槽骨（thin bony housing）。如果牙冠形态短宽，且与邻牙接触面积较大，那么通常牙龈生物型为厚龈型，其周围牙槽骨也较厚[10]。

D:

生物学宽度对种植体周围牙槽骨吸收的影响是近年来研究的热点[10]。有研究表明，种植体基台界面的黏膜屏障由两个区域组成，一个区域为结合上皮，另一个区域则由含丰富胶原和少量细胞的结缔组织构成[12]。这部分软组织的延伸被称为种植体周围生物学宽度，为下方牙槽骨提供保护。一些研究认为如果黏膜量过小，那么牙槽骨将会吸收以维持相应生物学宽度[13]。这些发现与天然牙冠延长术后牙槽骨将吸收以维持正常生物学宽度的研究结果相符。然而，关于黏膜厚度（颊舌向）与种植体周围边缘骨吸收关系的研究较少。在一项动物研究中，Lindhe和Berglundh[14]报道了较薄的周围组织在形成种植体周围黏膜封闭时，将产生较多的边缘骨吸收。另一项组织学研究观察发现，种植体周围牙龈很薄时易发生牙槽骨角形吸收，而牙龈较厚时其周围牙槽嵴通常较平坦[15]。然而，高质量的动物研究证据依然不足，影响了其研究结果在临床中的应用。此外，关于组织厚度对种植体周围骨稳定的人体内研究十分缺乏。

在最近一项临床对照研究中，Linkevicius等[15]评估了牙龈组织厚度对种植体周围边缘骨吸收的影响，建议当种植体周围表现为薄龈生物型的时候，避免牙槽嵴上方种植体植入。基于以上证据，建议在种植体植入前先增厚黏膜，以尽可能减少并发症的发生。

E：

1975年Karring[16]等报道了一项在猴子身上进行的动物实验，目的是研究牙龈结缔组织诱导上皮分化的能力。研究结果显示，牙龈结缔组织具有诱导牙龈角化上皮形成的能力。基于上述研究结果。可以推断移植的游离龈表面上皮的形成过程是：游离龈周围牙槽黏膜非角化上皮细胞迁移至游离龈表面，进而游离龈结缔组织将它们诱导形成与周围角化龈上皮有相同特性的上皮细胞。

F：

由于种植体周围没有牙周韧带和结缔组织附着，在菌斑堆积和微生物侵袭的情况下，种植体周围组织更易发生严重的炎性反应。因此，

我们有理由认为种植体周围袖口状的黏膜屏障及足够的角化龈宽度是保证种植体周围组织长期生物学稳定及美学健康的重要因素。然而，目前缺乏充足的证据表明角化黏膜的存在与否是种植体周围长期健康的有利/风险因素。迄今为止，有3项系统综述[17-19]认为种植体周围角化黏膜不足（<2mm）与软组织炎症相关。然而临床数据也提示：在菌斑控制较好的情况下，种植体周围角化龈也许并不重要。但是依据现有的证据，关于角化龈（对于种植体预后）的预测价值仍然有限。我们仍需要充足且有力的前瞻性临床研究来证明角化龈对于种植体周围组织健康的重要性。

G：

美学不仅指种植体支持式修复体外形逼真，还包括种植体周围组织的健康丰满。牙龈乳头退缩，正中边缘牙龈退缩都是目前面临的具有挑战性的问题。已有许多研究寻求软组织缺损的病因，并积极探索预防和降低软组织缺损发生率的方法。在上颌前牙区，种植体周围天然的膜龈结构的保留或重建对于临床医师而言是一个巨大的挑战，尤其是当面对高笑线患者时更是如此。因为牙齿缺失/拔牙后牙槽骨会发生改建，随之而来的就是膜龈组织的丧失。选择合适的种植体系统是获得良好美学效果的第一步。理想的种植体可以有利于种植体周围软硬组织发生合理的生物学改建。此外，正确的术式选择、种植体在理想的三维位置植入及合理的软组织处理，都是十分重要的因素。最后，选择合适的修复方案，包括材料和假体外形（有些时候会被忽视），也都会很大程度影响最终治疗效果。使用个性化基台建立理想的穿龈轮廓，对于理想美学结果的获得也是十分重要的，尤其适用于薄龈生物型位点。

病例3

前庭沟成形术和系带修整术

病例介绍

  患者，48岁，亚裔女性。检查可见#26种植体周围前庭沟深度不足。患者已经完成水平向牙槽嵴骨增量、上颌窦内植骨并于#26位点植入种植体。由于#26区域存在严重垂直向骨吸收，种植体植入邻牙（#25）釉牙骨质界(CEJ)根方4~6mm处（图1）。种植体基台连接水平接近周围前庭沟。尽管#26种植体颊侧有2~3mm的角化龈，但前庭沟浅（图2）。当患者口腔完全放松时，角化龈下方黏膜紧贴愈合基台，前庭沟完全消失。此外，#25颊侧有系带样结构，导致患者口腔卫生清洁十分困难（图3）。

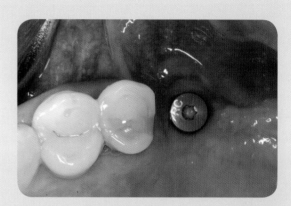

图2：#26种植体颊侧有2~3mm角化龈，但由于前庭沟深度不足，颊侧牙槽黏膜不断与种植体基台接触，黏膜组织"过量"形成褶皱

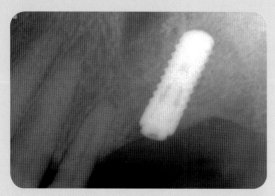

图1：#26种植体根尖片显示种植体平台位于#25釉牙骨质界根方4~6mm

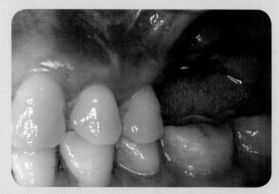

图3：#25周围系带样结构阻碍了有效的菌斑控制。可见#26种植体颊侧"过量"组织褶皱

既往史

患者营养状况良好，无急性疾病。无明显系统性疾病及药物过敏史。

一般情况

- 重要生命体征
  - 血压：126/76mmHg
  - 脉搏：65次/分钟
  - 呼吸：14次/分钟

社会与行为史

患者不吸烟。仅社交情况下饮酒。否认使用软性毒品。

口外检查

未触及异常包块及肿胀。淋巴结触诊正常。颞下颌关节和咀嚼肌正常。

口内检查

- 口腔肿瘤筛查阴性
- 软组织包括颊侧黏膜、舌、口底、软硬腭均正常
- 后牙及下颌前牙区见菌斑堆积
- 牙龈健康，除#26种植区角化龈宽度不足及前庭沟深度不足，#25牙的颊侧系带样附着
- 牙周检查表（图4）显示，除外#26种植体周围探诊深度4mm及探诊出血外，余牙未探及深度>3mm的牙周袋。牙齿无松动，未探及

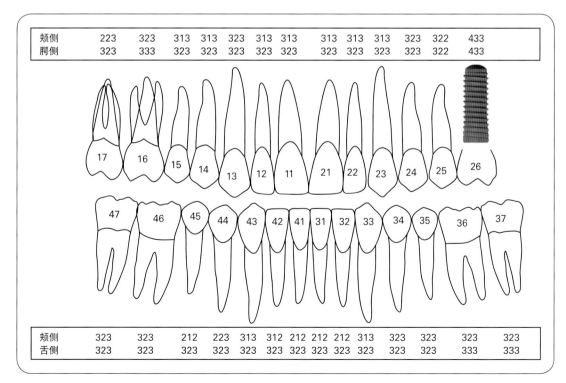

| 颊侧 | 223 | 323 | 313 | 313 | 323 | 313 | 313 | 313 | 313 | 313 | 323 | 322 | 433 |
| 腭侧 | 323 | 333 | 323 | 323 | 323 | 323 | 323 | 323 | 323 | 323 | 323 | 322 | 433 |

（17 16 15 14 13 12 11 21 22 23 24 25 26）

（47 46 45 44 43 42 41 31 32 33 34 35 36 37）

| 颊侧 | 323 | 323 | 212 | 223 | 313 | 312 | 212 | 212 | 212 | 313 | 323 | 323 | 323 | 323 |
| 舌侧 | 323 | 323 | 323 | 323 | 323 | 323 | 323 | 323 | 323 | 323 | 323 | 323 | 333 | 333 |

图4：初诊时牙周探诊检查表

根分叉，无牙龈退缩和膜龈缺损

咬合检查

无咬合异常。

影像学检查

根尖片显示#26区域牙槽嵴垂直向吸收，上颌窦植骨术后（图1）。由于牙槽嵴高度的缺失，#26种植体平台位于#25釉牙骨质界根方4～6mm。

诊断和预后

依据美国牙周学会标准[1]，该患者被诊断为：菌斑性牙龈炎，#26种植体周围黏膜炎。诊断依据：#26探诊出血，但未检测到种植体周围骨吸收[2]。其他诊断：#26种植体周围前庭沟深度不足，#25牙颊侧异常系带样附着。

Kwok和Caton提出了评估天然牙列预后的牙周预后分类系统[3]，该系统同样适用于种植体预后评估。依据此系统，#26种植体前庭沟深度的不足和异常的系带附着给菌斑控制带来困难，因而将其定为预后不确定。

治疗计划

将以下治疗计划和治疗程序与患者沟通

- 诊断阶段——综合的牙周检查和影像学检查
- 疾病控制阶段——口腔卫生指导及口腔预防
- 手术阶段——#26种植体区域前庭沟成形术以及#25区异常系带修整术
- 再评估阶段——前庭沟成形术和系带修整术愈合期随访1年
- 维持阶段——根据患者菌斑控制的情况，每3～6个月定期复诊维护。

治疗程序

完成疾病控制阶段之后，患者口腔卫生状况良好。行游离龈移植，#26种植体颊侧前庭沟成形术

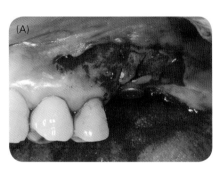
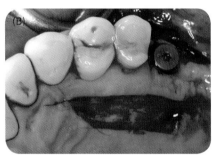
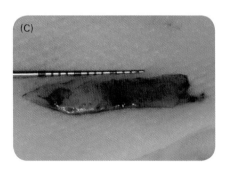
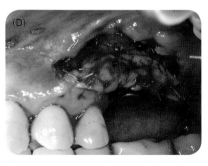
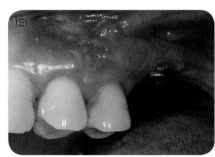
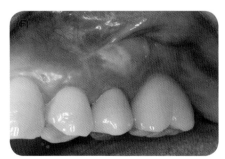

图5：#25、#26区前庭沟成形术与系带修整术，同期进行游离龈移植。（A）于膜龈联合处翻半厚瓣。（B）取左侧腭部游离龈瓣。（C）移植瓣测量：25mm×7mm。（D）使用缝线将牙龈瓣与骨膜固定，间断缝合。（E）术后3周复诊，移植瓣愈合正常。（F）4个月后随访复诊，前庭沟加深，系带样结构消失，#26种植体颊侧角化龈充足

及#25系带修整术（图5A～D）。于#25和#26颊侧膜龈联合稍偏冠方处做水平切口，翻半厚瓣，余留骨膜作为龈移植物受植区。清除骨膜上方可移动的组织，尤其是#25区域系带样结构。从左侧腭部获取1.5mm厚、25mm×7mm大小的龈瓣，置于预备好的受植区。使用缝线将牙龈瓣与骨膜固定，间断缝合伤口。手动牵拉颊侧前庭沟，检测移植瓣是否移动，确保组织瓣稳定性。术后3周复诊，术区愈合良好，#25和#26周围见充足的角化龈（图5E）。4个月后复查，#25和#26颊侧的有7～10mm宽的角化龈，前庭沟深度足够，无系带干扰（图5F）。

讨论

　　#25、#26区域颊侧系带样结构及前庭沟深度不足，导致无法使用口腔清洁工具（如牙刷、牙线）充分清除菌斑。因此，此种情况属于前庭沟成形术和系带修整术的适应证。在行前庭沟成形术和系带修整术的同期行游离龈移植，除了可加深前庭沟、移除系带之外，还可以在种植体颊侧增加角化龈宽度。临床医师也可以行单纯前庭沟成形术或系带修整术，而不做游离龈移植，此时只需要将切口设计

在角化龈以内，同时将牙龈瓣根向复位即可（详见自学问题回答D）。前庭沟成形术和系带修整术可在种植体修复之前或之后进行。此病例中，牙周手术是在#26种植体修复之前进行的，这样术野更清晰，更容易获得良好的手术入路。

　　造成#25、#26区域异常系带样附着和前庭沟深度不足的原因可能有以下几点（见自学问题回答C）：第一，该患者初诊时就可见左侧上颌窦严重气化，属于Sieber Ⅲ型牙槽嵴缺损[4]，需进行上颌窦底提升及水平向植骨。牙槽骨严重吸收的患者通常会伴随有角化龈宽度不足。第二，在骨增量手术时为关闭创口，将软组织向冠方牵拉也会造成前庭沟变浅。第三，#25区域系带样结构可能是骨增量手术时形成的瘢痕组织。为恢复前庭沟深度，增加角化龈，临床医师可在种植体植入时将软组织瓣向根方复位或在种植体植入术前/术中/术后进行游离龈移植。不论选择何种术式，若种植治疗过程中需进行大范围牙槽嵴骨增量，临床医师都应该告知患者后期需进行前庭沟成形术和系带修整术的可能性。

自学问题

A：什么是前庭沟？什么是系带？

B：种植体周围前庭沟深度不足和异常系带附着可能会造成哪些问题？

C：哪些原因可能会造成种植体周围前庭沟深度不足与系带附着异常？

D：前庭沟成形术和系带修整术的具体手术步骤有哪些？

E：前庭沟成形术和系带修整术的相对禁忌证有哪些？

参考文献

[1] Armitage GC; Research, Science and Therapy Committee of the American Academy of Periodontology. Diagnosis of periodontal diseases. J Periodontol 2003; 74(8):1237–1247.

[2] Lang NP, Berglundh T; Working Group 4 of Seventh European Workshop on Periodontology. Periimplant diseases: where are we now? – Consensus of the Seventh European Workshop on Periodontology. J Clin Periodontol 2011;38(Suppl 11):178–181.

[3] Kwok V, Caton JG. Commentary: prognosis revisited: a system for assigning periodontal prognosis. J Periodontol 2007;78(11):2063–2071.

[4] Seibert JS. Reconstruction of deformed, partially edentulous ridges, using full thickness onlay grafts. Part II. Prosthetic/periodontal interrelationships. Compend Contin Educ Dent 1983;4:549–562.

[5] Heitz-Mayfield LJ. Peri-implant diseases: diagnosis and risk indicators. J Clin Periodontol 2008;35(8 Suppl):292–304.

[6] Kuboki Y, Hashimoto F, Ishibashi K. Time-dependent changes of collagen crosslinks in the socket after tooth extraction in rabbits. J Dental Res 1988;67:944–948.

[7] Devlin H, Hoyland J, Newall JF, Ayad S. Trabecular bone formation in the healing of the rodent molar tooth extraction socket. J Bone Mineral Res 1997;12:2061–2067.

[8] Amler MH, Johnson PL, Salman I. Histological and histochemical investigation of human alveolar socket healing in undisturbed extraction wounds. J Am Dent Assoc 1960;61:32–44.

[9] Devlin H, Sloan P. Early bone healing events in the human extraction socket. Int J Oral Maxillofac Surg 2002;31:641–645.

[10] Machtei EE. The effect of membrane exposure on the outcome of regenerative procedures in humans: a meta-analysis. J Periodontol 2001;72:512–516.

[11] Ochsenbein C. Newer concept of mucogingival surgery. J Periodontol 1960;31:175–185.

[12] Wilderman MN, Wentz FM, Orban BJ. Histogenesis of repair after mucogingival surgery. J Periodontol 1961;31:283–299.

[13] Staffileno H, Wentz FM, Orban BJ. Histologic study of healing of split thickness flap surgery in dogs. J Periodontol 1962;33:56–69.

[14] Wilderman MN. Repair after a periosteal retention procedure. J Periodontol 1963;34:484–503.

[15] Medeiros Júnior R, Gueiros LA, Silva IH, et al. Labial frenectomy with Nd:YAG laser and conventional surgery: a comparative study. Lasers Med Sci 2015;30(2):851–856.

[16] Kovacevska G, Tomov G, Baychev P, et al. Er:YAG laser assisted vestibuloplasty: a case report. J Surg 2013; 1:59–62.

[17] Ho DK, Elangovan S, Shih S. Chapter 5: Mucogingival therapy – case 5: frenectomy and vestibuloplasty. In: Karimbux N (ed.), Clinical Cases in Periodontics, 1st edn. Ames, IA: John Wiley & Sons, Inc.; 2012, pp 197–203.

自学问题回答

A：

　　口腔前庭沟是指牙与双颊、嘴唇围绕的空间。口腔前庭沟在咀嚼时为食物颗粒提供暂时储存的空间。足够深度的前庭沟为口腔清洁工具（如牙刷、牙线）提供空间，利于患者进行良好的口腔卫生清洁。系带是将颊、唇、口底和牙槽黏膜、牙龈与下方骨膜相连接的褶皱组织。系带约束了附着组织的活动性，如舌系带可限制舌的移动。

B：

　　种植体周围前庭沟深度不足会导致能容纳口腔清洁工具的空间不足，患者无法进行良好的控制菌斑。种植体周围较高的系带附着也会妨碍修复体和周围组织的清洁。此外，如果种植体周围牙龈很薄，系带的牵拉力可能导致种植体周围牙龈退缩（图6）。以上的这些情况均会导致菌斑堆积，而菌斑堆积正是导致种植体周围黏膜炎和种植体周围炎的风险因素[5]。由于种植体周围菌

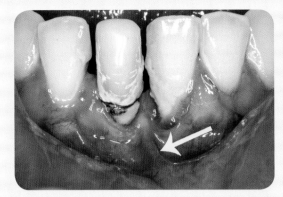

图6：异常的系带附着（黄色箭头处）、系带牵拉、未完全就位的修复体和堆积的菌斑/牙结石，造成口腔卫生不良，#41种植体周围炎

斑堆积造成的牙龈炎，可能会对种植体周围软硬组织产生不良影响，进而影响种植修复体的功能及美观。

C：

　　牙槽骨的改建与牙列有关，牙齿缺失将造成牙槽骨结构的改变。人们通过动物实验[6-7]和人体试验[8-9]对这些改变进行了相应的研究。结果表明，牙拔除后组织成形与改建过程会导致牙槽嵴顶的吸收及牙槽嵴颊侧和舌侧的明显改变。牙槽嵴高度和宽度的减少将导致前庭沟变浅。

　　引导骨组织再生可用于提升牙槽嵴的宽度和高度。在GBR过程中，为促进新骨形成，通常需切开、翻起黏骨膜，并将组织瓣冠向拉拢以保证创口初期愈合[10]。然而组织瓣冠向拉拢的同时会导致前庭沟深度减少。当牙槽嵴已有严重的垂直向缺损时，行组织瓣冠向拉拢将进一步减少前庭沟深度。

　　异常的系带附着可能来源于先前手术垂直向松弛切口形成的瘢痕组织（图3），或是先天性发育而来（如系带附着十分靠近游离龈边缘）。临床医师术前应告知患者为方便菌斑控制，后期需行系带修整术的可能。

D：

　　前庭沟成形术是通过软组织根向复位，改变颊舌侧黏膜附着在牙槽嵴上的位置，"恢复"前庭沟深度。前庭沟成形术有不同的术式。可以翻起从龈缘至膜龈联合处的全厚瓣，使下方牙槽骨暴露于口腔内[11]。这个术式加宽角化龈，达到加深前庭沟的目的。然而该术式也存在一些副作用，如发生大范围的骨吸收和患者愈合期明显的不适感[12]。

　　在翻半厚瓣行前庭沟加深术时，只翻开表层黏膜，留下骨膜覆盖牙槽骨[13-14]。根据剩余角化龈的宽度，在膜龈联合稍向冠方做一水平切口。当角化龈完全缺失的时候，可在游离龈边缘下方做水平切口。再加上两个垂直向附加切口可更好地暴露下方的骨膜，利于翻瓣和组织瓣根向复位。如果前庭沟成形术同时需进行游离龈移植（见本章病例1），则翻起的半厚瓣需较深，仅余留骨膜保护下方牙槽嵴，并作为移植瓣的受植区。为防止软组织在愈合中再次发生变形，应分离骨膜上方任何活动的组织和系带。游离龈瓣取自腭部或上颌结节，植入受植区后通过间断缝合将其同骨膜固定。组织瓣根向复位至前庭沟计划的深度。如果不行游离龈移植，可用手术包（surgical pack）覆盖以保护术区和暴露的骨膜。

　　系带修整术是完全地移除系带内的纤维组织。同前庭沟成形术相似，翻瓣时临床医师可选择是否保留骨膜。移植的游离龈可以置于原系带区域。

　　前庭沟成形术和系带修整术可使用手术刀片或激光完成[15-16]。概括而言，前庭沟成形术和系带修整术可以采用半厚瓣术式或全厚瓣术式，可同期行牙龈移植，也可以不行游离龈移植。

具体手术操作请参见《Clinical Cases in Periodontics》前庭沟成形术和系带修整术章节。

E：

在行前庭沟成形术和系带修整术暴露骨膜时

会使局部软组织次级愈合，因而常会形成术区瘢痕，与周围组织存在色差。新形成的膜龈联合也可能与原有膜龈联合存在差异。鉴于以上原因，高美学要求的区域是前庭沟成形术和系带修整术的相对禁忌证。此外，如果术区邻近重要解剖结构，如颏孔，则避免使用尖锐器械，以防损伤解剖结构（如神经损伤）。

（周文洁　黄　伟　译）

第5章

牙槽嵴处理

病例1

异种膜：猪来源

病例介绍

患者，48岁，非裔美国女性。主诉：前牙固定桥不适，经常会出血，希望更换。临床检查发现患者10年前外伤导致#11和#21缺失，由#13、#12、#22、#23作为基牙完成了六单位固定桥修复。目前存在修复体边缘暴露，修复体突度过大的问题（图1和图2）。患者能定期进行规律的牙科护理，每天刷牙和使用牙线1次以上。口腔内有多个复合树脂充填物。

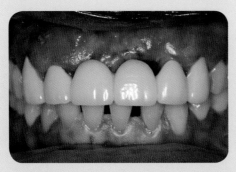

图1：初诊情况

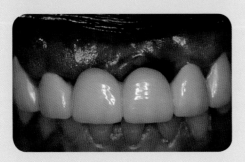

图2：初诊上颌前牙状况

学习目标

■ 理解可吸收膜在引导骨再生中的作用

■ 了解可吸收膜（DynaMatrix®）在牙周手术使用中的差异

■ 理解可吸收膜（DynaMatrix®）在牙周手术中获得不同临床效果的影响因素

既往史

目前使用赖诺普利控制高血压至正常。

一般情况

• 重要生命体征
  ○ 血压：132/86mmHg
  ○ 脉搏：86次/分钟
  ○ 呼吸：15次/分钟

社会与行为史

10年前吸烟，目前无吸烟和酗酒习惯。

口外检查

无异常，面部无肿块、无肿胀，颞下颌关节无异常。面部对称，淋巴结触诊无异常。

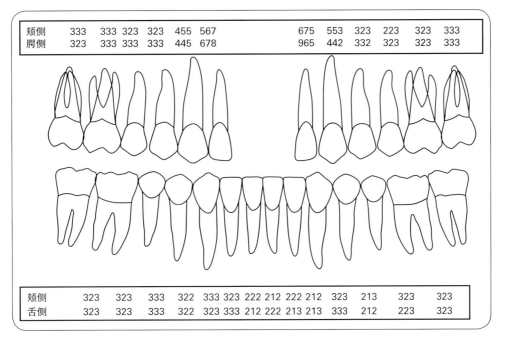

| 颊侧 | 333 | 333 | 323 | 323 | 455 | 567 | | | 675 | 553 | 323 | 223 | 323 | 333 |
| 腭侧 | 323 | 333 | 333 | 333 | 445 | 678 | | | 965 | 442 | 332 | 323 | 323 | 333 |

| 颊侧 | 323 | 323 | 333 | 322 | 333 323 | 222 212 | 222 212 | 323 | 213 | 323 | 323 |
| 舌侧 | 323 | 323 | 333 | 322 | 323 333 | 212 222 | 213 213 | 333 | 212 | 223 | 323 |

图3：初诊牙周探诊检查表

口内检查

- 口腔肿瘤筛查阴性
- 软组织（舌体、口底）无异常
- 上颌骨前牙牙周袋探诊深度6~9mm，其余牙牙周袋探诊深度2~3mm（图3）
- #12和#22局部牙龈炎（图1和图2）
- #13和#12之间颊侧根尖脓肿，并伴有分泌物（图2）
- #11和#21缺牙区存在水平向和垂直向骨缺损（图4）
- 单冠及固定桥修复

咬合检查

患者无殆干扰及殆异常。

影像学检查

拍摄全口根尖片（图5显示为上颌前牙区根尖片），除上颌前牙区外，其余区域牙槽嵴骨高度正常。#12和#22牙周膜增宽，同时存在修复体边缘不密合和继发龋的问题。

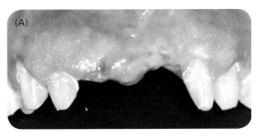

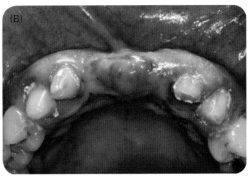

图4：（A）#13–#12–×–×–#22–#23固定桥拆除后正面观。（B）上颌前牙区殆面观

诊断

根据美国牙周学会诊断标准：#13和#23存在菌斑性牙龈炎及局部严重牙周炎；#12和#22为不可逆性牙髓炎；#11和 #21缺失（Seibert III 型）（图4）。

病例1　异种膜：猪来源

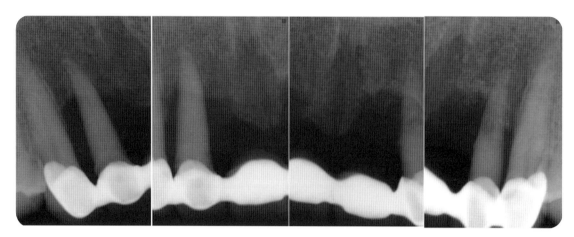

图5：#13～#23根尖片

治疗计划

全身预防性使用抗生素（阿莫西林500mg），对患者进行口腔卫生指导，控制牙龈炎。拔除#12和#22，通过GBR对#12至#22区域颊腭向骨缺损进行牙槽嵴骨增量。4个月愈合期后，在#12～#22区域植入2颗种植体，种植体愈合3个月获得骨结合后，完成由2颗植体支持的四单位固定桥修复。#13和#23分别行单冠修复。另一种选择是由2颗天然牙支持的#13−×−×−×−#23固定桥修复，但患者否定了这一方案。

治疗程序

经过初步抗感染治疗和口腔卫生指导后，在局麻下，使用牙周膜分离器和牙挺，不翻瓣微创拔除#12和#22。在边缘龈部位做简单的软组织缝合，2周后拆线。拔牙8周后行#12～#22区的GBR。局麻下，设计牙槽嵴顶和累及缺牙区相邻两牙的龈沟切口，翻开全厚瓣。使用小球钻在缺牙区牙槽嵴进行打孔，增加受植区血供，以利于血液中的细胞进入移植物（图6）。颊侧组织瓣减张后无张力关闭创口。根据骨缺损区域大小来选择生物膜尺寸，并进行一定的修剪。生物膜需覆盖缺损区植骨材料外

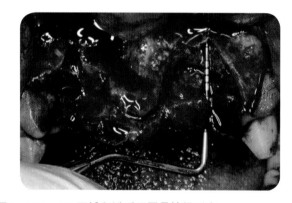

图6：#12～#22区域翻瓣后显露骨缺损形态

3mm以上。

使用生理盐水浸润同种异体骨粉颗粒，将移植骨粉轻压放置于缺损区，生物膜必须完全覆盖移植骨粉，黏膜瓣复位后，使用不可吸收缝线，褥式缝合及间断缝合关闭创口（图7）。手术当天戴入临时过渡义齿（Essix），确保临时义齿的组织面与创面至少有2mm的距离。2周后拆除间断缝合缝线，4周拆除褥式缝合缝线。拆线前后，使用氯己定棉球轻拭创口。应用手动工具进行邻牙的清洁维护，术后4周，戴入#13～#23区域的临时固定修复体（图8）。

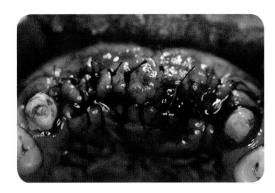

图7：一期缝合

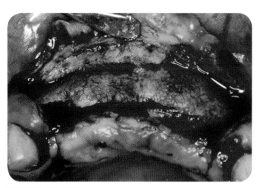

图9：种植手术翻瓣

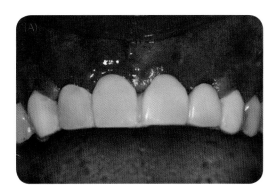

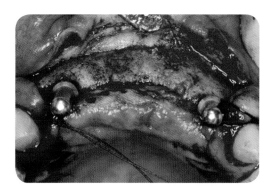

图10：种植体植入

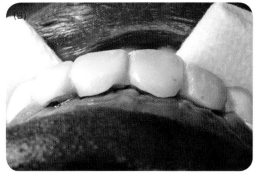

图8：（A，B) GBR 4周后临时固定修复体情况

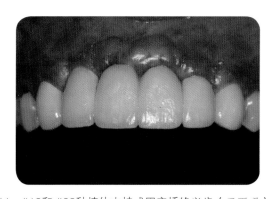

图11：#12和 #22种植体支持式固定桥终义齿（正面观）

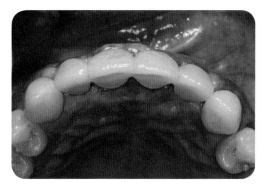

　　4个月后，缺损区颊侧骨宽度明显增加，植入2颗直径3.5mm、长度13mm的锥形植体，术中不需要再进行额外的植骨（图9和图10）。3个月愈合期后，完成由#12和#22种植体支持式的四单位固定桥终义齿修复（图11～图13）。

图12：#12和#22种植体支持式固定桥终义齿（殆面观）

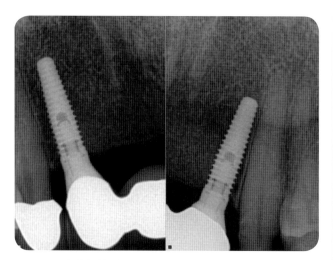

图13：最终修复体戴入后#12和#22种植体根尖片

讨论

患者局部牙龈炎症的始动因素为原有修复体边缘不密合，修复体突度过大和生物学宽度遭受了破坏。同时，患者缺乏良好的家庭口腔卫生维护也加剧了局部炎症，最终导致桥基牙牙周支持组织的损害。#11和#21牙槽嵴吸收是由拔牙和外伤引起，颊侧骨板吸收后形成了菲薄的牙槽嵴。另有一个原因可能是 #11 和 #21缺失前即罹患牙周病。

Seibert根据牙槽嵴不同缺损形态将其分为3型。Ⅰ型为水平向骨缺损；Ⅱ型为垂直向骨缺损；Ⅲ型为水平垂直混合性骨缺损。这个病例大部分为水平向骨缺损，伴有牙槽嵴顶少量的垂直向缺损，归为Seibert Ⅲ型[1]。

牙槽嵴骨增量技术是一类增加牙槽嵴颊腭向宽度和冠根向高度不足的方法。牙槽嵴骨增量有多种方法，GBR是其中之一。每一种骨增量方法都有优缺点，需要临床医师根据每一个病例具体情况来判断选用。也就是说，临床骨缺损的状况决定了选择何种骨增量方法。以往的GBR技术只采用屏障膜技术，而现在联合应用植骨材料和屏障膜已成为一种标准术式。GBR在获得水平向骨增量上非常可靠，有利于后期种植体植入。这也是我们在此例中选择这一方法的原因。

与其他牙周外科手术一样，患者不良的全身因素，如未控制的糖尿病或高血压，都会对骨增量手术的效果产生负面影响。因此，术前全身和局部适应证的选择尤为重要。本例患者不吸烟，高血压控制稳定，能定期复诊进行牙周治疗，牙周治疗后维护良好，这些都是影响治疗效果需要额外评估和注意的因素。

严重牙槽嵴缺损会导致美观和功能问题。分别或同时行软硬组织重建可以解决上述问题。对于一些轻度缺损的情况，单纯软组织的重建就可以解决；而对于严重缺损的病例，可能需要进行软硬组织的分期重建才能解决[2]。修复体的类型也在一定程度上制约着选用何种牙槽嵴骨增量方法。例如，固定桥修复更多采用软组织增量[3]；而涉及种植修复就需要进行骨增量了。

自学问题

A： 种植体植入区域的准备工作是指什么？

B： 种植体植入区域的准备工作所涉及的外科程序包括哪些？

C： GBR中的生物膜有哪些选择？

D： GBR术后的愈合等待期为多久？

E： 种植体在骨增量区和天然牙槽嵴上的留存率有差别吗？

F： 在进行种植体植入区域准备工作前应该有哪些规划？

G： DynaMatrix膜的成分是什么？

H： 使用DynaMatrix膜的适应证有哪些？

I： 使用可吸收膜（DynaMatrix）术后可能有哪些并发症？

J： 可吸收膜（DynaMatrix）术后暴露如何处理？

参考文献

[1] Lindhe JKT. Clinical Periodontology and Implant Dentistry, 4th edn. Hoboken, NJ: Wiley-Blackwell; 2003.

[2] Seibert JS, Salama H. Alveolar ridge preservation and reconstruction. Periodontol 2000 1996;11:69–84.

[3] Miller Jr PD. Periodontal plastic surgery. Curr Opin Periodontol 1993:136–143.

[4] American Academy of Periodontology. Guidelines for management of patients with periodontal disease. J Mich Dent Assoc 2006;88(10):24.

[5] Miller N, Penaud J, Foliguet B, et al. Resorption rates of 2 commercially available bioresorbable membranes. A histomorphometric study in a rabbit model. J Clin Periodontol 1996;23(12):1051–1059.

[6] Juodzbalys G, Raustia AM, Kubilius R. A 5-year follow-up study on one-stage implants inserted concomitantly with localized alveolar ridge augmentation. J Oral Rehabil 2007;34(10):781–789.

[7] Duskova M, Leamerova E, Sosna B, Gojis O. Guided tissue regeneration, barrier membranes and reconstruction of the cleft maxillary alveolus. J Craniofac Surg 2006;17(6):1153–1160.

[8] Wang HL, Boyapati L. "PASS" principles for predictable bone regeneration. Implant Dent 2006;15(1):8–17.

[9] Chen ST, Wilson Jr TG, Hämmerle CH. Immediate or early placement of implants following tooth extraction: review of biologic basis, clinical procedures, and outcomes. Int J Oral Maxillofac Implants 2004;19(Suppl):12–25.

[10] Bell RB, Blakey GH, White RP, et al. Staged reconstruction of the severely atrophic mandible with autogenous bone graft and endosteal implants. J Oral Maxillofac Surg 2002;60(10):1135–1141.

[11] Adell R, Lekholm U, Brånemark P-I. Surgical procedures. In: Brånemark P-I, Zarb GA, Albrektsson T (eds), Tissue-Integrated Prostheses: Osseointegration in Clinical Dentistry. Chicago, IL: Quintessence; 1985, pp 211–232.

[12] Kahnberg KE, Nystrom E, Bartholdsson L. Combined use of bone grafts and Brånemark fixtures in the treatment of severely resorbed maxillae. Int J Oral Maxillofac Implants 1989;4(4):297–304.

[13] Keller EE, Van Roekel NB, Desjardins RP, Tolman DE. Prosthetic-surgical reconstruction of the severely resorbed maxilla with iliac bone grafting and tissue-integrated prostheses. Int J Oral Maxillofac Implants 1987;2(3):155–165.

[14] Nystrom E, Kahnberg KE, Gunne J. Bone grafts and Brånemark implants in the treatment of the severely resorbed maxilla: a 2-year longitudinal study. Int J Oral Maxillofac Implants 1993;8(1):45–53.

[15] Jensen SS, Terheyden H. Bone augmentation procedures in localized defects in the alveolar ridge: clinical results with different bone grafts and bone-substitute materials. Int J Oral Maxillofac Implants 2009;24(Suppl):218–236.

[16] Shah KC, Lum MG. Treatment planning for the single-tooth implant restoration – general considerations and the pretreatment evaluation. J Calif Dent Assoc 2008;36(11):827–834.

[17] Nevins M, Nevins ML, Camelo M, et al. The clinical efficacy of DynaMatrix extracellular membrane in augmenting keratinized tissue. Int J Periodontics Restorative Dent 2010;30(2):151–161.

[18] Kim DM, Nevins M, Camelo M, et al. The feasibility

of demineralized bone matrix and cancellous bone chips in conjunction with an extracellular matrix membrane for alveolar ridge preservation: a case series. Int J Periodontics Restorative Dent 2011;31(1):39–47.

[19] Saroff SA. The use of DynaMatrix extracellular membrane for gingival augmentation and root coverage: a case series. J Implant Adv Clin Dent 2011;3(3):19–30.

自学问题回答

A:

在种植体植入前，软硬组织的"准备工作"（再生/重建）通常是必需的，这样才能更好地在手术中将种植体植入到理想的功能和美学位置，确保植体周围有足量的骨支持。硬组织的缺损类型包括骨开裂、水平向骨缺损、垂直向骨缺损、水平垂直混合性骨缺损[1]。牙槽嵴缺损的严重性和复杂性决定了选择何种骨增量方法。骨增量材料也有多种选择，不同材料有着不同的生物学特性。这些材料的特性，结合局部植骨环境及全身因素，共同决定着骨增量的最终效果[4]。大面积的软组织缺损在种植体植入前更容易解决，而小范围的软组织缺损可以在种植体植入同时处理[4]。

B:

健康且骨量充足的牙槽嵴是种植体植入后获得良好功能和美观效果的必要条件。如果牙槽嵴植入条件不理想，种植术前应采用骨增量技术[4]。牙槽嵴骨缺损的严重性及复杂性决定了选择何种骨增量步骤。GBR是一种常见的骨增量方法，屏障膜能够将植骨区域与上方的软组织阻隔开来。骨牵引及上颌窦底提升术也可用于改善牙槽嵴宽度和高度不足的问题[4]。

C:

人们最早研究GBR和移植技术是从微孔（纸）过滤屏障开始的[5]。1984年，膨体聚四氟乙烯膜首次应用就取得了良好临床效果，使得人

们认定应用这种材料即为GBR的标准[6]。这种不可吸收材料需在第一次手术后4~6周取出。此外，不可吸收膜时常会发生膜暴露和后续污染，早期取出会影响骨增量的效果。可吸收膜能很好地克服这一问题[5]。可吸收膜为动物来源或合成材料。它们经由水解或酶化降解，不需要额外手术取出。可吸收膜早期较多来源于牛胶原、聚乳酸、聚乙交酯、薇乔、人工皮肤和冻干硬脑膜，目前常为多种材料混合的合成制品[8]。

GBR中胶原膜的使用非常普遍，胶原膜通常为来源于牛和猪的Ⅰ型或Ⅱ型胶原。它们呈交联状态，吸收时间根据类型不同，介于4~40周。胶原膜不需要二次手术取出，它能阻碍上皮细胞的迁移，稳定移植区材料，通过促进血小板的聚集有利于形成早期的血凝块，减少出血，维持创口的稳定[5-6]。这种生物膜也可能通过成纤维细胞趋化特性促进早期创口的愈合[6]。

D:

临床上，我们需要考虑GBR术后至种植体植入需要等待多久的问题。移植物整合至受植区，后续生成新骨，这一过程的时间跨度具有不确定性。一些研究建议植骨后等待4~6个月进行种植体植入。然而，这一等待时间的长短是由多种因素决定的，比如患者因素（习惯、全身状况）、移植物因素（移植区域的缺损大小）[9-10]。一些其他研究也显示，只要种植体植入后能获得初期稳定性，种植体植入和骨增量能

同时完成[11-14]。

E:

部分牙缺失植入种植体，无论在水平向或垂直向骨增量区域，都能获得与在天然牙槽嵴相似的留存率。种植体负载后12～60个月的随访显示，种植体在垂直向骨增量区域的留存率为95%～100%，在水平向骨增量区域的留存率为96.9%～100%[15]。

F:

在骨增量之前，需要进行多项准备工作。对现有骨量和种植体植入所需扩增骨量的评估是手术前最重要的步骤[16]。通过制作最终修复体的诊断蜡型，可以给患者展示种植修复后的效果；同时，诊断蜡型可用于制作外科导板。外科导板结合CBCT影像可以显示种植体植入到理想位置所要增加的骨量范围和位置[16]。

G:

DynaMatrix细胞外生物膜来源于猪小肠上皮黏膜下层，它能促进软组织愈合和改建成为正常组织（http://www.keystonedental.com/dynamatrix）。DynaMatrix保留天然的Ⅰ、Ⅲ、Ⅵ型胶原与黏多糖（透明质酸，硫酸软骨素A、B，肝素和硫酸肝素）、蛋白聚糖、生长因子（成纤维细胞生长因子2、转化生长因子β）和纤连蛋白。这些DynaMatrix内部的活性蛋白和分子通过与机体发生信号传导，使周围组织长入生物膜支架。这些活性蛋白也能通过吸引细胞及营养物质至创面，促进创口的愈合。

H:

牙槽嵴骨增量是使用DynaMatrix生物膜的主要适应证之一。它能阻隔软组织向内生长，促进成骨细胞增殖形成新骨。DynaMatrix生物膜也有一些其他适应证，如软组织增量、上颌窦侧壁开窗后骨窗的覆盖，上颌窦底提升过程中上颌窦膜破裂的修补[17]。

I:

生物膜早期暴露会发生在牙槽嵴骨增量术后的最初几天，这种情况下，成骨的质量会受到影响[17]。报道显示，软组织开裂导致生物膜暴露的发生率为28%～40%。大部分愈合期内的可吸收生物膜都不应发生暴露[18]。

J:

DynaMatrix具有可降解和抗感染的特性，可以在外科伤口表面置留。也常有报道在牙槽嵴骨增量同时特意使生物膜显露，此时，生物膜仍能起到屏障的作用。近期研究显示，在拔牙窝保存中，使用生物膜后是否进行创口初期关闭，不会影响临床和影像学结果[19]。

病例2

引导骨再生

病例介绍

患者，53岁，美国白人女性。主诉：右侧后牙区想要有一个固定的假牙。临床检查发现#15缺失多年，曾行#16和#14支持的固定桥修复，后因继发龋坏致#14缺失。通过锯开#15的桥体和#14基牙连接部分，拔除了#14。患者目前的口内状况为#14缺失，#16支持的单端桥修复（图1和图2）。患者能定期进行牙齿护理，每天刷牙和使用牙线1次以上。口腔内存在多处单冠及固定桥修复。

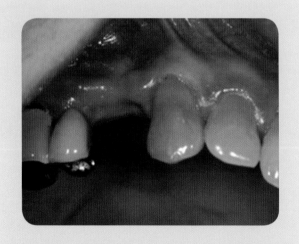

图1：术前状况（唇面观）

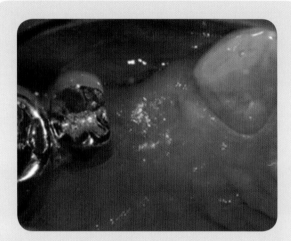

图2：术前状况（𬌗面观）

学习目标

■ 理解引导骨再生术（GBR）的概念
■ 理解GBR这一技术和可选用的材料
■ 理解影响GBR效果的因素及可能发生的早期并发症

既往史

患者有2型糖尿病，目前使用药物（优降糖和二甲双胍）控制。患者此次口腔检查前几周的糖化血红蛋白（HbA1c）为6.5。患者还患有高血压，平日服用药物（赖诺普利）控制在正常范围。此外，患者还预防性服用低剂量的阿司匹林（81mg/d）。

一般情况

- 重要生命体征
  - 血压：128/68mmHg
  - 脉搏：86次/分钟
  - 呼吸：15次/分钟

社会与行为史

患者治疗期间不吸烟、不饮酒。

口外检查

口外检查无异常，面部无肿块、无肿胀，颞下颌关节无异常。面部对称，淋巴结触诊无异常。

口内检查

- 口腔肿瘤筛查阴性
- 软组织（舌体，口底）无异常
- 全口牙周袋探诊深度2~3mm（图3）

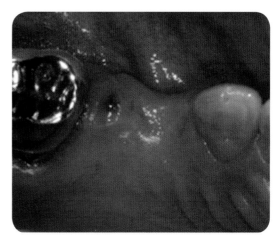

图4：术前桥体拆除后𬌗面观

- 局部区域牙龈炎
- #14和#15区域有水平向及垂直向牙槽嵴缺损（图4）
- 口腔内多处单冠及固定桥修复

咬合检查

无𬌗干扰及𬌗异常。

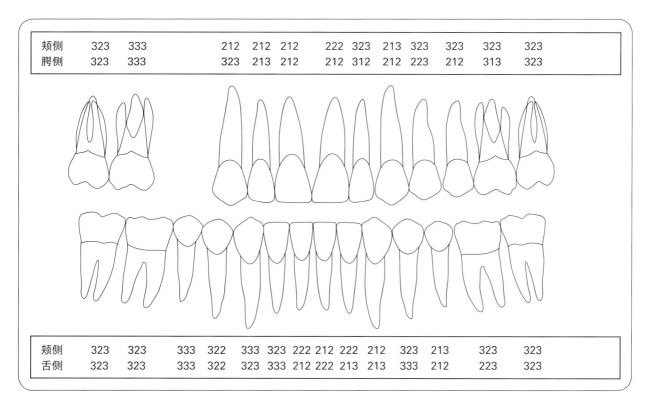

颊侧	323	333		212	212	212		222	323	213	323		323		323	323
腭侧	323	333		323	213	212		212	312	212	223		212		313	323

颊侧	323	323		333	322		333	323	222	212	222	212		323	213		323		323
舌侧	323	323		333	322		323	333	212	222	213	213		333	212		223		323

图3：初诊时牙周探诊检查表

影像学检查

拍摄全口根尖片（图5为缺牙区根尖片），除#14有轻微的牙槽嵴吸收外，其余部位牙槽嵴附着水平正常。#16和#13间的近远中向间隙及牙槽嵴顶至上颌窦底的垂直向骨高度允许放置2颗常规尺寸的种植体。

诊断

根据美国牙周学会诊断标准，患者存在菌斑性牙龈炎并伴有牙列缺损。

治疗计划

先行基础治疗，包括对患者进行口腔卫生指导，控制牙龈炎。随后采用引导骨再生术进行局部的水平向牙槽嵴骨增量。待愈合后植入种植体；种植体获得骨结合后进行上部结构修复。

治疗程序

基础治疗后先去除缺牙区的桥体，然后进行GBR（图4）。局麻下，在#15和#14牙槽嵴顶和邻牙龈沟做一切口，翻起全厚瓣。使用小球钻在缺牙区牙槽嵴打孔，增加受植区血供，帮助血液中的细胞进入移植物（图6B）。颊侧组织瓣减张，确保创口能无张力关闭。根据骨缺损区域的大小选择生物膜的尺寸，并进行一定的修剪。生物膜需覆盖缺损区植骨材料外3mm以上。使用生理盐水浸润同种

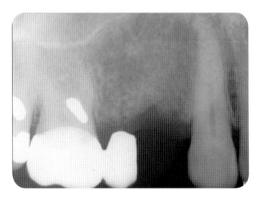

图5：根尖片显示了#14和#15牙槽嵴顶骨水平

异体骨粉颗粒，将移植骨粉轻压放置于缺损区（图6D），需使生物膜完全覆盖移植骨粉（图6E），黏膜瓣复位后，使用不可吸收缝线，褥式缝合及间断缝合关闭创口。2周后拆除缝线，拆线前后，使用氯己定棉球轻拭创口。同时用手用工具进行邻牙的清洁维护。4个月后，缺损区颊侧骨宽度明显增加，植入2颗直径3.5mm、长度11mm的种植体，术中不需要再进行额外的植骨（图7）。种植体植入2个月后，进行上部结构修复。

讨论

本病例中，拔牙直接导致了牙槽嵴的吸收。拔牙所致的牙槽嵴吸收主要发生在牙齿拔除后的前6个月，且颊侧吸收多于腭侧。其他导致牙槽嵴缺损的原因还包括外伤、发育异常、囊肿、肿瘤切除、复发性牙周炎和既往牙周炎病史。牙槽嵴骨增量术是一类增加牙槽嵴颊腭向宽度不足和冠根向高度不足的方法。牙槽嵴骨增量有多种方法，GBR是其中之一（见自学问题回答A~D）。每一种骨增量方法都有优缺点，需要临床医师根据每一个病例具体情况来判断选用。也就是说，临床骨缺损的状况决定了选择何种骨增量方法。以往的GBR技术只采用屏障膜技术，而现在联合应用植骨材料和屏障膜已成为一种标准术式（见自学问题回答E）。GBR在获得水平向骨增量上非常可靠，有利于后期种植体植入，这也是我们在此例中选择这一方法的原因（见自学问题回答F）。与其他牙周外科手术一样，患者不良的全身因素，如未控制的糖尿病或高血压，都会对骨增量手术的效果产生负面影响（见自学问题回答G）。因此，术前全身和局部适应证的选择尤为重要。本例患者不吸烟，高血压控制稳定，牙周治疗后维护良好，能定期复诊进行牙周治疗，这些都是影响到治疗效果需要额外评估和注意的因素。

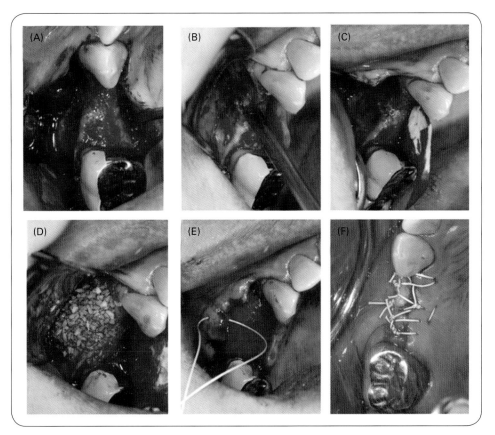

图6：翻起全厚瓣（A），使用小球钻在缺牙区牙槽嵴打孔（B），将移植骨粉放置于缺损区（D），使生物膜覆盖移植骨粉（C）行GBR。颊侧组织瓣对位后无张力下关闭创口（E，F）

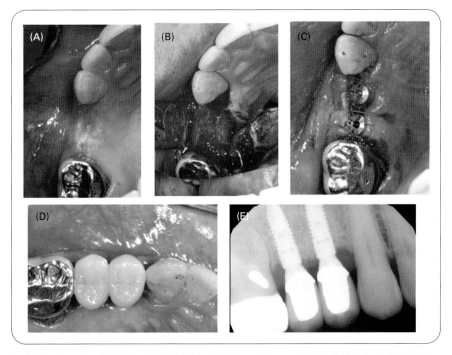

图7：（A）GBR术后4个月。（B）二期种植时获得水平向骨增量。（C，D）种植体植入和修复后状况。（E）修复完成后拍摄根尖片

自学问题

A： 什么是引导骨再生术（Guided Bone Regeneration, GBR）？

B： GBR技术和引导组织再生术（Guided Tissue Regeneration, GTR）有区别吗？

C： GBR和牙槽嵴位点保存术两者相同吗？

D： GBR的原理是什么？

E： GBR中对材料的选择有何要求？

F： GBR可靠吗？

G： 哪些因素会影响GBR效果？

H： 哪些早期并发症会导致GBR失败或效果不佳？

I： 目前有哪些骨组织工程学上的进展可以增强GBR效果？

参考文献

[1] Buser D, Dula K, Belser U, et al. Localized ridge augmentation using guided bone regeneration. 1. Surgical procedure in the maxilla. Int J Periodontics Restorative Dent 1993;13(1):29–45.

[2] Buser D, Dula K, Hess D, et al. Localized ridge augmentation with autografts and barrier membranes. Periodontol 2000 1999;19:151–163.

[3] Darby I. Periodontal materials. Aust Dent J 2011;56(Suppl 1):107–118.

[4] Clementini M, Morlupi A, Canullo L, et al. Success rate of dental implants inserted in horizontal and vertical guided bone regenerated areas: a systematic review. Int J Oral Maxillofac Surg 2012;41(7):847–852.

[5] Hämmerle CH, Jung RE, Feloutzis A. A systematic review of the survival of implants in bone sites augmented with barrier membranes (guided bone regeneration) in partially edentulous patients. J Clin Periodontol 2002;29(Suppl 3):226–231; discussion 232–233.

[6] Park SH, Wang HL. Clinical significance of incision location on guided bone regeneration: human study. J Periodontol 2007;78(1):47–51.

[7] Li J, Wang HL. Common implant-related advanced bone grafting complications: classification, etiology, and management. Implant Dent 2008;17(4):389–401.

[8] Rios HF, Lin Z, Oh B, et al. Cell- and gene-based therapeutic strategies for periodontal regenerative medicine. J Periodontol 2011;82(9):1223–1237.

[9] Elangovan S, Srinivasan S, Ayilavarapu S. Novel regenerative strategies to enhance periodontal therapy outcome. Expert Opin Biol Ther 2009; 9(4):399–410.

自学问题回答

A：

GBR是一种用于增加牙槽嵴骨量的外科手术方法[1]，这些手术方法都可以称为牙槽嵴骨增量术。GBR材料来源于骨替代品，避免了自体第二供区的取骨，手术创伤小于自体块状骨移植。以往，GBR多用于改变全口义齿修复前骨形态不良和改善桥体部分的美观。目前，GBR主要用于种植术前的骨增量[2]。

B：

两种技术都是基于对细胞进行选择性阻隔和空间维持的原理，只是组织再生的对象有差异。GTR针对的是牙周病罹患牙齿牙根周围组织的再生，包括新的牙周膜组织、新生骨和新生牙本质。因此，GTR的主要目标是同时获得软硬组织的再生，而GBR的目标是基于现有骨条件下新骨组织（硬组织）的再生。种植体植入同期所行的种植体周围的骨增量也称为GBR。

C：

在GBR和牙槽嵴位点保存术中，共同目标都是骨组织的再生。但两者在整个治疗流程中的介入时机和治疗目标有所不同。GBR是拔牙后单个独立的治疗步骤，它的介入时间是在种植之前或种植同期。牙槽嵴位点保存是与拔牙同步完成的，旨在减少拔牙后生理性改建导致的牙槽嵴吸收萎缩。

D：

如上所述，GBR的原理是对细胞进行选择性阻隔和对空间的维持。为了实现这一目的，需要使用到植骨颗粒和生物膜。生物膜能起到屏障作用，阻挡上皮及结缔组织细胞向下生长、增殖占据骨组织再生的空间。上皮细胞较骨细胞生长活跃，如果不放置生物膜，这一空间将被软组织充填，不利于种植体的预后。此外，生物膜还参与空间的维持。移植骨的作用就是维持空间并为骨前体细胞的黏附、增殖、分化提供支架，这些骨前体细胞将分化为骨形成细胞（成骨细胞）并产生骨基质（类骨质），最终矿化形成成熟的骨组织。

E：

GBR技术中的主要材料为植骨材料和生物膜。如表1所示，根据来源不同，植骨材料可分为自体骨、同种异体骨、异种骨和异种合成材料。目前以同种异体骨和异种骨最常用。生物膜

表1：GBR材料
植骨材料
● 自体骨（来源于自体）
● 同种异体骨（来源于同一物种）
● 异种骨（来源于异种物种）
● 异种合成材料（人工合成）
生物膜
● 可吸收膜（不同生物的胶原膜）
● 不可吸收膜（合成材料）
固位钉
● 可吸收（合成的聚合物）
● 不可吸收（金属）
帐篷钉

根据是否能自行降解，分为可吸收膜和不可吸收膜两类。虽然不可吸收膜在临床病例中也有使用，在GBR中最常用的仍为可吸收膜（避免取出不可吸收膜的第二次手术）。在一些临床病例中，对细胞进行选择性阻隔和空间维持要求的时间更长一些，可采用固位钉固定生物膜的边缘，或使用帐篷钉技术支撑植骨空间，以获得更好的临床骨增量效果。在近期的一篇综述研究中，可以获取更多关于牙周生物材料在再生技术中应用的信息[3]。

F：

GBR是一种可预期的骨增量方法，在骨萎缩区域新获得的骨量有助于种植体的植入。现有的系统综述已证实，植入到增量骨内的种植体和放置于天然骨内的种植体，两者留存率没有差异[4-5]。但我们仍需要通过长期临床研究来证实种植体在GBR增量骨内的长期成功率[4-5]。

G：

以下因素会影响GBR的临床效果[1,6]：

患者因素：患者依从性不佳、不良的生活习

惯（如吸烟）或其他潜在的全身系统性疾病可能会对GBR的临床效果产生负面影响，在制订治疗计划前应准确评估并予以纠正。

临床相关因素：GBR治疗成功的外科因素包括正确的黏骨瓣设计———最大可能地确保术区血供，创口的无张力关闭以及移植物在愈合期内的稳定性。对患者进行一个全面的术前评估，选择合适的适应证，对局部植骨区的预后判断至关重要。例如，除GBR以外的其他骨增量方法，如牵引成骨术或块状骨移植术，适合于存在有显著混合性（水平向、垂直向）骨缺损的患者。同样，植骨材料的选择也应基于缺损范围、缺损形态以及现有的科学证据。

H：

1. 早期生物膜及固位钉的暴露

黏膜瓣的张力、肌肉的拉力以及患者不良的依从性都会导致早期生物膜及固位钉的暴露。不可吸收膜的暴露会成为感染源，但可吸收膜的暴露不存在这种风险。

最新的一些不可吸收膜，因其特有的孔隙尺寸，即便暴露于口腔内，仍表现有生物相容性。对于GBR中生物膜暴露对成骨的效应是否产生影响，目前仍有争议。现有的少量研究显示这种暴露不利于成骨[7]。

2. 植骨材料的丧失

早期膜暴露会导致植骨材料在未成熟期的分解或塌陷，最终导致移植物颗粒的丧失[7]。

3. 植骨材料的感染

手术过程中的有菌操作或者患者的一些系统性疾病，如糖尿病或免疫缺陷，会使术区感染更易发生。全身使用抗生素或者局部使用抗生素类漱口液，可以减少GBR术后移植物感染风险。

4. 术区血肿

术区血肿的原因可能是切口设计不正确，患者全身因素如高血压或者使用抗凝药物等。

I：

不论在口腔领域或是骨科领域，通过临床前实验或临床研究均已证实，下述这些生长因子对骨再生具有促进作用。

1. 蛋白质治疗（如骨形成蛋白-2，血小板来源生长因子BB）

2. 细胞治疗（如体细胞或干细胞的导入）

3. 基因治疗（通过病毒或非病毒转移富含有编码成骨蛋白质的基因）

4. 仿生性支架（支架材料内含活性骨合成多肽和细胞分子）

5. 综合以上4种的材料

上述部分材料已用于临床，部分还在研发中[8-9]。

病例3

生长因子

病例介绍

患者，45岁，白人男性。#31、#41及#42周围化脓（图1）。检查发现：#31、#41Ⅲ度松动，#42Ⅱ度松动。#31曾因根管治疗失败行根尖切除术。根尖片显示#31、#41及#42根尖大面积阴影并伴有大面积牙槽骨缺损（图2）。#31、#41及#42周围可见牙结石，临床牙周探诊深度达8～9mm，其中#31颊侧根尖区溢脓（图1）。

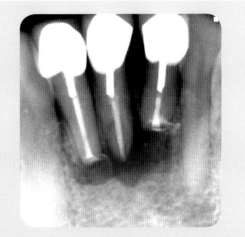

图2：根尖片显示#31、#41及#42根尖周围有明显阴影

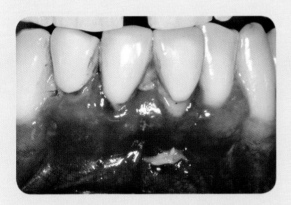

图1：临床照片显示#31、#41及#42周围牙龈红肿，其中#31颊侧根尖区溢脓

学习目标

- 理解组织工程技术在种植位点增量中的应用
- 理解生长因子在GBR中的作用
- 理解在GBR中使用生长因子的效益和风险

既往史

患者自述身体健康，无系统性疾病，未使用药物，也无药物过敏史。

一般情况

- 重要生命体征
  - 血压：126/78mmHg

◦ 脉搏：67次/分钟

◦ 呼吸：14次/分钟

社会与行为史

患者无吸烟史，平均每月饮酒1～2次，患者否认其他药物使用史。

口外检查

头面部软组织未触及肿块或肿胀。咬肌及颞下颌关节未及异常。

口内检查

- 软组织包括软硬腭、颊黏膜、口底及舌体正常
- 口腔肿瘤筛查阴性
- 下颌前牙区有大量菌斑聚集，局部见牙结石
- 全口牙龈大部分颜色正常，下颌前牙区局部牙龈红肿，探诊溢脓
- 除下颌前牙区外，全口探诊深度为2～3mm，#31和#41探诊深度为8～9mm；#42探诊深度为5～6mm（图3）
- #31和#41 Ⅲ 度松动，#42 Ⅱ 度松动，下颌切牙探诊出血

影像学检查

根尖片显示下颌前牙区#31、#41和#42周围有明显的阴影。

诊断及预后

基于临床及影像学检查结果，患者局部有严重的牙周炎，其中#31、#41和#42可能伴有根尖周病变。根据McGuire's分类，对上述单颗牙齿的预后判断为：#31是不能保留的患牙，#41和#42的治疗效果不确定，需要根据治疗后的情况决定能否保留。

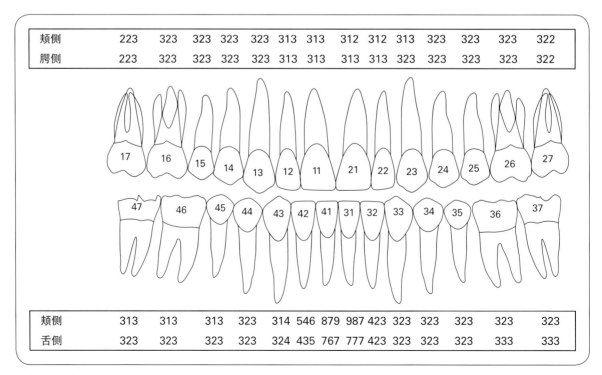

颊侧	223	323	323	323	323	313	313	312	312	313	323	323	323	322
腭侧	223	323	323	323	323	313	313	313	313	323	323	323	323	322

17 16 15 14 13 12 11 21 22 23 24 25 26 27

47 46 45 44 43 42 41 31 32 33 34 35 36 37

颊侧	313	313	313	323	314	546	879	987	423	323	323	323	323	323
舌侧	323	323	323	323	324	435	767	777	423	323	323	323	333	333

图3：初诊时牙周探诊检查表

治疗计划

　　根据患者种植意愿，与患者讨论后制订治疗计划和步骤。

- 诊断阶段——全面的口内牙周、修复体及影像学检查
- 疾病控制阶段——口腔卫生指导，拔除#31、#41和#42，对#32进行牙周刮治及根面平整，其余牙齿进行预防性口腔卫生治疗
- 外科阶段——在#31、#41和#42区域进行牙槽嵴骨增量，在#31和#42位置植入2颗种植体，行三单位固定桥修复（#31-×-#42）
- 牙周维护阶段：要求患者佩戴殆垫；根据患者菌斑控制的情况，每4~6个月进行种植上部结构维护

治疗程序

　　#31、#41和#42属于治疗结果不确定或不能保留的患牙，在治疗初期就应拔除并消除炎症。拔牙前给予患者口服阿莫西林。拔牙后彻底搔刮拔牙窝，此时发现下颌切牙区的颊侧骨板完全缺失，舌侧骨板部分缺损。由于拔牙时局部组织存在广泛的炎症，牙龈组织有严重感染，因此没有同期进行GBR。炎症期的牙龈组织非常脆弱，如同期进行GBR会大大增加可吸收膜暴露的概率。#31、#41和#42根尖片显示的根尖区低密度影应为根尖肉芽组

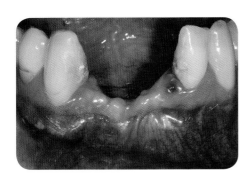

图4：临床颊侧正面照显示下颌前牙区牙槽嵴高度部分缺失

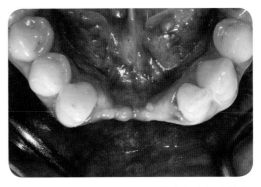

图5：临床殆面观显示下颌前牙区牙槽嵴宽度部分缺失

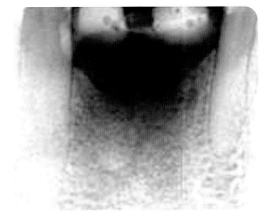

图6：根尖片显示下颌前牙区牙槽嵴高度部分缺失

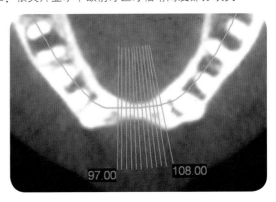

图7：CBCT显示下颌前牙区牙槽嵴宽度部分缺失

织。对拔牙后搔刮所得的组织进行病理检查，结果为根尖区囊肿。依据病理学结果，不需要对此区域再行进一步的处理。

　　软组织愈合4个月后行GBR。这个愈合阶段可以促进类骨质的形成以及使软组织成熟，这两点对于完成GBR手术中黏骨膜瓣的处理非常重要。4个月后，患者牙槽嵴呈现了预期的Seibert Ⅲ型骨缺损，即同时丧失了牙槽嵴的高度及宽度[4]（图4~图7）。

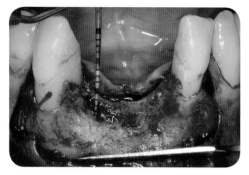

图8：翻瓣后颊侧正面观，下颌前牙区牙槽嵴形态

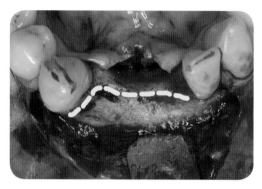

图9：𬌗面观显示菲薄的牙槽嵴顶

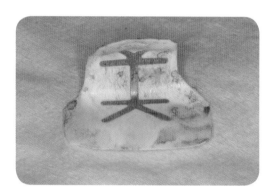

图10：修剪完成的钛支架加强的ePTFE膜

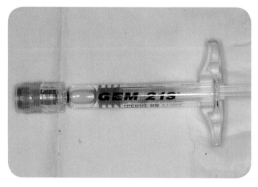

图11：含有rhPDGF-BB的Gem 21S（Osteohealth）注射针筒

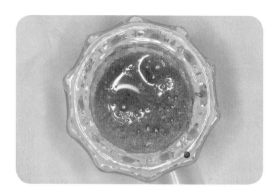

图12：FDBA浸润到0.5mL的rhPDGF-BB内

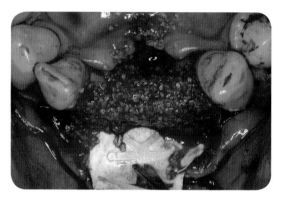

图13：将已浸润rhPDGF-BB的FDBA放置于缺损区，使用ePTFE膜覆盖，同时在膜的颊侧根方使用钛钉固定（未显示）

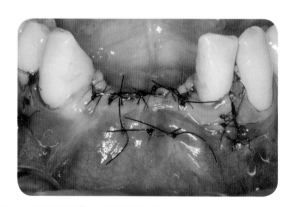

图14：黏骨膜瓣关闭后的正面观

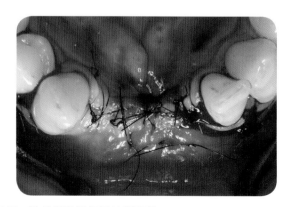

图15：黏骨膜瓣关闭后的𬌗面观

GBR在这个病例中主要以增加下颌切牙区牙槽嵴的水平向宽度为主，使用的是冻干同种异体骨颗粒（freeze-dried bone allograft (FDBA)，Biomet 3i）、钛支架加强的膨体聚四氟乙烯膜（expanded polytetrafluoroethylene，ePTFE）（Gore-Tex®，GORE）及人类重组血小板来源生长因子BB（Recombinant Human Platelet-derived Growth Factor-BB, rhPDGF-BB）（Gem 21S®，Osteohealth）[5-7]（图8～图15）。术前1天给予患者波尼松（Medrol Dosepak）用于控制术后肿胀，翻瓣后使用小球钻进行牙槽嵴的钻孔，确保骨髓来源的血液能充分进入移植骨内。

对钛支架加强的膨体聚四氟乙烯膜进行修剪，确保膜的边缘远离切口线和邻牙2mm。移植物的稳定对于骨形成至关重要，因此需要使用固位钛钉在颊侧根方固定生物膜。同时，将FDBA（Biomet 3i）放置在0.5mL rhPDGF-BB内15分钟，使rhPDGF-BB充分浸润FDBA，FDBA润湿后置入缺损区，轻轻填压以恢复牙槽嵴原有的形态。然后将ePTFE膜完全覆盖骨移植区域。对颊侧及舌侧黏骨膜瓣进行充分减张，获得无张力的创口关闭。术后联合给予阿莫西林和可待因7.5mg/对乙酰氨基酚300mg（Vicodin ES）预防感染及减少术后疼痛。对临时修复体进行调改，确保修复体组织面不压迫植骨区域。

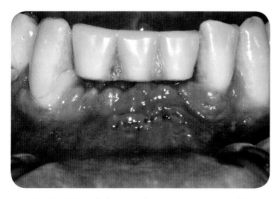

图16：术后2周随访，软组织愈合良好，无ePTFE膜的暴露

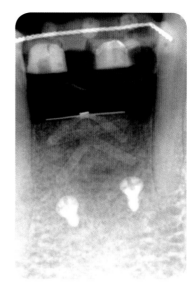

图17：术后6个月X线片，植骨区域有新骨形成，同时显示了ePTFE膜和2颗固定钛钉

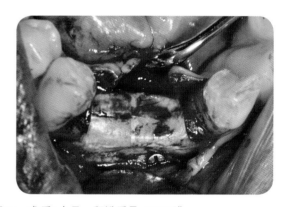

图18：术后6个月，翻瓣后见ePTFE膜

患者术后2周创口愈合良好（图16）。软组织完全覆盖了植骨区域。术后6个月的根尖片显示缺损区内明显的植骨影像（图17）。第二次手术翻瓣时下颌前牙区牙槽嵴宽度较之前有明显的增加（图18和图19）。在#31、#42植入2颗常规种植体，不需要再行额外的骨增量手术（图20和图21）。

讨论

我们采用了分期手术的方法来治疗这名患者，第一次拔除了感染的3颗切牙，等待了4个月后才进行第二次GBR手术。4个月的等待时间是基于人体组织学的研究结果——拔牙后4个月，拔牙窝内的

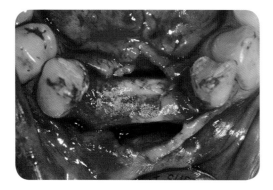

图19：殆面观显示植骨区域骨宽度增加

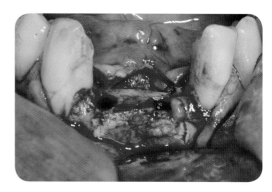

图20：在#31、#42区进行种植窝的预备

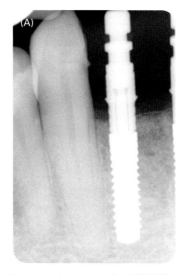

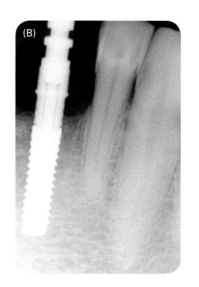

图21：根尖片显示 #31（A）和 #42（B）植入的2颗种植体

编织骨逐渐完成了矿化。临床医师也可在拔牙后8周进行GBR手术，此时拔牙窝内虽为不成熟的非矿化类骨质，但拔牙窝表面的软组织已经完全愈合，能确保GBR手术时软组织的关闭。然而，8周后拔牙窝内结缔组织与类骨质相互交织，翻瓣难度增加，通常情况下很难避免翻瓣时类骨质的损失。

除分期手术外，还有一种可行的方法是在拔牙同期进行GBR。拔牙后前3个月，颊侧骨板的吸收最为显著，且水平向吸收大于垂直向吸收。拔牙同期GBR的优势在于能够保存颊侧骨板的形态。但这种方法也有不足之处：第一，需要采用冠向复位瓣关闭伤口，会导致前庭沟变浅；第二，增加了膜暴露的可能；第三，如果拔牙窝内的肉芽组织去除不彻底，原有的感染可能会导致成骨不佳。在这个病例中，考虑到患者牙龈有严重的感染，所以没有采取拔牙同期进行GBR的方法。另外，我们拟采用不可吸收的ePTFE膜进行骨增量，更增加了软组织关闭的难度。还有一个原因是我们要在拔牙时获取根尖部肉芽组织进行病理检测，等待检查结果。

下颌前牙区根方牙槽嵴有充足的骨量和致密的骨质，即使不采用GBR，直接放置种植体也是可行的。临床医师可将种植体植入在更为根方的位置，这样就能确保种植体周围有充分的骨包绕；或者是选择同期颊侧骨增量的方法。但种植体较天然牙偏根向的位置会产生诸多问题：一是由于种植体的平台与邻牙釉牙本质界之间有高度差，在修复完成后会形成较深的牙周袋，不利于菌斑控制；二是种植体根向放置的同时，如果与天然牙的距离较近（<1.5mm），两者之间的邻面牙槽嵴及龈乳头会因骨改建而丧失[12]；三是种植体的临床牙冠较天然牙偏长，美观欠佳。本病例通过实施分期GBR，恢复部分牙槽嵴高度，种植体得以在更为冠向的位置植入，且颈部周围仍有骨包绕。

组织工程学引发了医学治疗中的革命性变化。组织工程技术的要素在牙种植领域的应用包括以下几方面：细胞、诱导细胞发生迁移的支架材料及能聚集细胞的生长因子（见自学问题回答A）。在GBR过程中，我们综合应用了上述组织工程学的治疗理念，使用不可吸收的ePTFE膜设置了一个屏障，阻止上方的上皮细胞及结缔组织细胞进入到下方的骨移植区，以利于骨细胞在此空间聚集生长[13]。这种钛支架加强的膜同时也提供了坚固的支撑作用，维持了移植区的形态[14]。FDBA是一种具有骨传导作用的移植材料，能够为骨细胞及其他前体细胞的迁移聚集提供支架。rhPDGF-BB是一种生长因子，能够募集前体细胞，刺激细胞的分化，促进新骨中血管的形成[15-16]。因此，上述综合应用组织工程学要素的治疗步骤最大限度地模仿了牙种植中新骨形成所需要的条件。

美国食品药品监督管理局（FDA）已批准rhPDGF-BB上市，用于治疗牙周病导致的骨缺损，包括牙周骨缺损、根分叉病变及软组织退缩。rhPDGF-BB也适用于各种类型的口内骨增量，包括拔牙后牙槽嵴位点保存[7,17]和牙槽嵴骨增量[5-6]。rhPDGF-BB在本病例中应用于缺牙区牙槽嵴骨增量，这一应用并未明确标注在其使用说明书的适应证中。

自学问题

A：什么是组织工程?

B：什么是生长因子? 用于牙种植位点扩增的生长因子有哪些?

C：什么是人类重组血小板来源生长因子BB? 什么是人重组骨形成蛋白-2（rhBMP-2）?

D：目前的生长因子载体有哪些?

E：如何在GBR中使用生长因子?

F：在GBR中使用生长因子能否提高新骨的骨量和骨质?

G：在GBG中使用生长因子有哪些注意事项?

H：什么是富血小板血浆（PRP）?

参考文献

[1] Armitage GC; Research, Science and Therapy Committee of the American Academy of Periodontology. Diagnosis of periodontal diseases. J Periodontol 2003;74:1237–1247.

[2] McGuire MK, Nunn ME. Prognosis versus actual outcome. II. The effectiveness of clinical parameters in developing an accurate prognosis. J Periodontol 1996;67:658–665.

[3] Evian CI, Rosenberg ES, Coslet JG, Corn H. The osteogenic activity of bone removed from healing extraction sockets in humans. J Periodontol 1982;53:81–85.

[4] Seibert JS. Reconstruction of deformed, partially edentulous ridges, using full thickness onlay grafts. Part II. Prosthetic/periodontal interrelationships. Compend Contin Educ Dent 1983;4:549–562.

[5] Nevins M, Camelo M, Nevins ML, et al. Growth factor-mediated combination therapy to treat large local human alveolar ridge defects. Int J Periodontics Restorative Dent 2012;32:263–271.

[6] Ho DK, Fu MM, Kim DM. Vertical ridge augmentation of atrophic posterior mandible using platelet-derived growth factor: two case reports. J Oral Implantol 2015;41(5):605–609.

[7] Nevins ML, Reynolds MA, Camelo M, et al. Recombinant human platelet-derived growth factor BB for reconstruction of human large extraction site defects. Int J Periodontics Restorative Dent 2014;34:157–163.

[8] Nevins M, Hanratty J, Lynch SE. Clinical results using recombinant human platelet-derived growth factor and mineralized freeze-dried bone allograft in periodontal defects. Int J Periodontics Restorative Dent 2007;27:421–427.

[9] Pietrokovski J, Massler M. Alveolar ridge resorption following tooth extraction. J Prosthet Dent 1967;17:21–27.

[10] Schropp L, Wenzel A, Kostopoulos L, Karring T. Bone healing and soft tissue contour changes following single-tooth extraction: a clinical and radiographic 12-month prospective study. Int J Periodontics Restorative Dent 2003;23:313–323.

[11] Tan WL, Wong TL, Wong MC, Lang NP. A systematic review of post-extractional alveolar hard and soft tissue dimensional changes in humans. Clin Oral Implants Res 2012;23(Suppl 5):1–21.

[12] Choquet V, Hermans M, Adriaenssens P, et al. Clinical and radiographic evaluation of the papilla level adjacent to single-tooth dental implants. A retrospective study in the maxillary anterior region. J Periodontol 2001;72:1364–1371.

[13] Linde A, Alberius P, Dahlin C, et al. Osteopromotion: a soft-tissue exclusion principle using a membrane for bone healing and bone neogenesis. J Periodontol 1993;64(11 Suppl):1116–1128.

[14] Jovanovic SA, Nevins M. Bone formation utilizing titanium-reinforced barrier membranes. Int J Periodontics Restorative Dent 1995;15:56–69.

[15] Hughes FJ, Turner W, Belibasakis G, Martuscelli G. Effects of growth factors and cytokines on osteoblast differentiation. Periodontol 2000 2006;41:48–72.

[16] Hollinger JO, Hart CE, Hirsch SN, et al. Recombinant human platelet-derived growth factor: biology and clinical applications. J Bone Joint Surg Am 2008;90(Suppl 1):48–54.

[17] Nevins ML, Camelo M, Schupbach P, et al. Human histologic evaluation of mineralized collagen bone substitute and recombinant platelet-derived growth factor-BB to create bone for implant placement in extraction socket defects at 4 and 6 months: a case series. Int J Periodontics Restorative Dent 2009;29:129–139.

[18] Spector M. Basic principles of scaffolds in tissue engineering. In: LynchSE, MarxRE, NevinsM, Wisner-LynchLA (eds). Tissue Engineering: Application in Oral and Maxillofacial Surgery and Periodontics, 2nd edn. Hanover Park, IL: Quintessence; 2008, pp 26–36.

[19] McGuire MK, Nunn ME. Evaluation of the safety and efficacy of periodontal applications of a living tissue-engineered human fibroblast-derived dermal substitute. I. Comparison to the gingival autograft: a randomized controlled pilot study. J Periodontol 2005;76:867–880.

[20] McGuire MK, Scheyer ET, Nunn ME, Lavin PT. A pilot study to evaluate a tissue-engineered bilayered cell therapy as an alternative to tissue from the palate. J Periodontol 2008;79:1847–1856.

[21] Hovey LR, Jones AA, McGuire M, et al. Application of periodontal tissue engineering using enamel matrix derivative and a human fibroblast-derived dermal substitute to stimulate periodontal wound healing in class III furcation defects. J Periodontol 2006;77:790–799.

[22] Nasr HF, Aichelmann-Reidy ME, Yukna RA. Bone and bone substitutes. Periodontol 2000 1999;19:74–86.

[23] Jung RE, Thoma DS, Hammerle CH. Assessment of the potential of growth factors for localized alveolar ridge augmentation: a systematic review. J Clin Periodontol 2008;35(8 Suppl):255–281.

[24] Stavropoulos A, Wikesjö UM. Growth and differentiation factors for periodontal regeneration: a review on factors with clinical testing. J Periodontal Res 2012;47:545–553.

[25] Urist MR. Bone: formation by autoinduction. Science 1965;150:893–899.

[26] Urist MR, Strates BS. Bone morphogenetic protein. J Dent Res 1971;50:1392–1406.

[27] Chen TL, Bates RL, Dudley A, et al. Bone morphogenetic protein-2b stimulation of growth and osteogenic phenotypes in rat osteoblast-like cells: comparison with TGF-β1. J Bone Miner Res 1991;6:1387–1393.

[28] Wang EA, Israel DI, Kelly S, Luxenberg DP. Bone morphogenetic protein-2 causes commitment and differentiation in C3H10T1/2 and 3T3 cells. Growth Factors 1993;9:57–71.

[29] Urist MR, Huo YK, Brownell AG, et al. Purification of bovine bone morphogenetic protein by hydroxyapatite chromatography. Proc Natl Acad Sci U S A 1984;81:371–375.

[30] Howell TH, Fiorellini J, Jones A, et al. A feasibility study evaluating rhBMP-2/absorbable collagen sponge device for local alveolar ridge preservation or augmentation. Int J Periodontics Restorative Dent 1997;17:124–139.

[31] Fiorellini JP, Howell TH, Cochran D, et al. Randomized study evaluating recombinant human bone morphogenetic protein-2 for extraction socket augmentation. J

Periodontol 2005;76:605–613.

[32] Boyne PJ, Marx RE, Nevins M, et al. A feasibility study evaluating rhBMP-2/absorbable collagen sponge for maxillary sinus floor augmentation. Int J Periodontics Restorative Dent 1997;17:11–25.

[33] Triplett RG, Nevins M, Marx RE, et al. Pivotal, randomized, parallel evaluation of recombinant human bone morphogenetic protein-2/absorbable collagen sponge and autogenous bone graft for maxillary sinus floor augmentation. J Oral Maxillofac Surg 2009;67:1947–1960.

[34] Jung RE, Glauser R, Schärer P, et al. Effect of rhBMP-2 on guided bone regeneration in humans. Clin Oral Implants Res 2003;14:556–568.

[35] De Freitas RM, Susin C, Spin-Neto R, et al. Horizontal ridge augmentation of the atrophic anterior maxilla using rhBMP-2/ACS or autogenous bone grafts: a proof-of-concept randomized clinical trial. J Clin Periodontol 2013;40:968–975.

[36] Simion M, Fontana F, Rasperini G, Maiorana C. Vertical ridge augmentation by expanded-polytetrafluoroethylene membrane and a combination of intraoral autogenous bone graft and deproteinized anorganic bovine bone (Bio Oss). Clin Oral Implants Res 2007;18:620–629.

[37] Nevins M, Camelo M, De Angelis N, et al. The clinical and histologic efficacy of xenograft granules for maxillary sinus floor augmentation. Int J Periodontics Restorative Dent 2011;31:227–235.

[38] Nevins M, Kirker-Head C, Nevins M, et al. Bone formation in the goat maxillary sinus induced by absorbable collagen sponge implants impregnated with recombinant human bone morphogenetic protein-2. Int J Periodontics Restorative Dent 1996;16:8–19.

[39] Uludag H, D'Augusta D, Palmer R, et al. Characterization of rhBMP-2 pharmacokinetics implanted with biomaterial carriers in the rat ectopic model. J Biomed Mater Res 1999;46:193–202.

[40] Jensen OT, Kuhlke KL, Leopardi A, et al. BMP-2/ACS/ allograft for combined maxillary alveolar split/sinus floor grafting with and without simultaneous dental implant placement: report of 21 implants placed into 7 alveolar split sites followed for up to 3 years. Int J Oral Maxillofac Implants 2014;29:e81–e94.

[41] Jung RE, Windisch SI, Eggenschwiler AM, et al. A randomized-controlled clinical trial evaluating clinical and radiological outcomes after 3 and 5 years of dental implants placed in bone regenerated by means of GBR techniques with or without the addition of BMP-2. Clin Oral Implants Res 2009;20:660–666.

[42] Marx RE, Carlson ER, Eichstaedt RM, et al. Platelet-rich plasma: growth factor enhancement for bone grafts. Oral Surg Oral Med Oral Pathol Oral Radiol Endod 1998;85:638–646.

[43] Kassolis JD, Rosen PS, Reynolds MA. Alveolar ridge and sinus augmentation utilizing platelet rich plasma in combination with freeze-dried bone allograft. Case series. J Periodont 2000;71:1654–1661.

[44] Eskan MA, Greenwell H, Hill M, et al. Platelet-rich plasma assisted guided bone regeneration for ridge augmentation: a randomized, controlled clinical trial. J Periodontol 2014;85(5):661–668.

[45] Khairy NM, Shendy EE, Askar NA, El-Rouby DH. Effect of platelet rich plasma on bone regeneration in maxillary sinus augmentation (randomized clinical trial). Int J Oral Maxillofac Surg 2013;42:249–255.

[46] Shanaman R, Filstein MR, Danesh-Meyer MJ. Localized ridge augmentation using GBR and platelet rich plasma: three case reports. Int J Periodont Restor Dent 2001;21:343–345.

[47] Cabbar F, Güler N, Kürkcü M, et al. The effect of bovine bone graft with or without platelet-rich plasma on maxillary sinus floor augmentation. J Oral Maxillofac Surg 2011;69:2537–2547.

[48] Marx RE. Platelet-rich plasma: evidence to support its use. J Oral Maxillofac Surg 2004;62:489–496.

自学问题回答

A:

组织工程是再生医学中的一个分支，是使用生物学及工程学的原理重建及增强组织功能的一种治疗方法。在牙种植及牙周病学中，组织工程的目的是促进组织愈合，以微创的方式获得更可预期的组织再生效果。

组织工程包含3种基本元素：支架、细胞和生长因子。支架提供了一个基本框架，允许周围组织的细胞迁移进入，例如植骨区。支架本身可携带生长因子或异源性细胞。有时支架还具有维持植骨区空间的作用。细胞应具有组织再生的生物学活性，它们可以是来自宿主自体（同源性），或是来自同种异体，即同一物种其他个体。在临床牙周治疗中，自体来源的细胞可以是软组织移植物或牙周再生性治疗中的活体细胞。在组织再生中，需要这些已分化细胞（如成骨细胞、成纤维细胞）和未分化细胞（如成骨细胞的前体细胞）的参与。生长因子是调节细胞功能所必需的。当上述3种因素同时存在，再给予合适的环境和一定的愈合时间，组织再生就可以实现了。

B:

生长因子是人体产生的天然细胞分子，能诱导或引导细胞的功能活动。细胞因子能够作为一种化学趋化剂来募集细胞，通过刺激细胞增殖，使细胞发生有丝分裂；同时通过促进细胞分化，促使细胞成形。因此可以认为：细胞因子具有骨诱导性（骨诱导是指进入植骨区的一些分子例如细胞因子，能够将宿主邻近的细胞转化为成骨细胞，促进新骨形成的过程）。

再生医学是指应用实验室中的重组蛋白质技术，合成细胞因子，模拟天然状态下的生物功能。目前应用于牙科治疗的重组人生长因子蛋白有rhPDGF-BB和rhBMP-2，其中只有rhBMP-2可用于种植牙相关的位点增量。目前研发中的生长因子还包括骨形成蛋白-7 (BMP-7)、成纤维细胞生长因子、血管内皮细胞生长因子（vascular endothelial growth factor，VEGF）、生长及分化因子5、胰岛素样生长因子。

C:

rhPDGF-BB是一种合成蛋白分子，作用类似于天然形成的血小板源性生长因子。在创伤区域，机体能够通过血小板产生、贮藏和释放PDGF，PDGF参与软组织的愈合及骨组织的再生。

PDGF能够趋化募集牙龈成纤维细胞，促进它们在有丝分裂后发生增殖，这一过程在软组织愈合中是必需的。PDGF能够诱导血管化，从而促进植骨区内新血管的形成，为移植区提供营养。2005年FDA批准了rhPDGF-BB，商品名为Gem 21S生长因子增强基质（Osteohealth），用于治疗牙周骨下袋缺损、根分叉病变和骨缺损导致的牙龈退缩。在临床上，PDGF也广泛应用于一些未在使用说明书上标注的适应证，如口内多种类型的骨增量手术（牙槽窝植骨或牙槽嵴骨增量）。

rhBMP-2是一种合成蛋白质分子，能够模拟天然BMP-2的生物学功能。BMP-2能够诱导骨髓间充质干细胞分化形成成骨细胞。在人体中，BMP-2的含量非常低，每千克皮质骨的含量为$1 \sim 2\mu g$。FDA批准的BMP-2是商品名为INFUSE®（BioHorizon）的植骨材料，应用于拔牙后牙槽嵴的局部增量和上颌窦内骨增量。同样，BMP-2还多应用于临床各种类型的牙槽嵴骨增量，虽然这些适应证并未在产品使用说明书上标注。

D:

总体而言，生长因子需要借助合适的载体系统进入缺损区，才能在周围组织环境中发挥最大的作用。理想的载体系统应具备以下特质：（1）对宿主安全无毒性；（2）无免疫源性；（3）良好的生物相容性；（4）合适的生物降解率，不阻碍组织再生；（5）理想的释放周期，允许生长因子在一定时间段内释放；（6）结构完整，能够维持植骨空间；（7）能够为细胞的迁移、增殖及分化提供支架；（8）临床操作方便。

目前三磷酸盐（β-TCP）是唯一被美国FDA批准的rhPDGF-BB的载体。TCP是一种来源于钙盐和磷酸的人造材料。其他可作为载体的材料还包括FDBA颗粒、脱矿FDBA颗粒和异种骨颗粒。

美国FDA批准的唯——种可作为rhBMP-2

载体的是可吸收胶原海绵（absorbable collagen sponge，ACS），这是一种来源于牛肌腱的Ⅰ型胶原纤维。研究已证实使用ACS作为rhBMP-2的载体进行牙槽嵴骨增量是一种安全有效的方案。虽然ACS作为载体呈现出许多理想的特性，但它结构不稳定，植入后会在相对较短的时间内被宿主吸收。因此，在临床上会将一些其他的载体材料，如异种骨、同种异体骨与rhBMP-2和ACS联合使用。

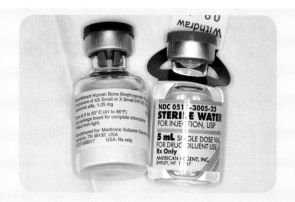

图22：rhBMP-2 (INFUSE植骨材料) 是一种冻干粉末（左），需要先与生理盐水浸润15分钟（右）

E：

市售的rhPDGF-BB (Gem 21S 生长因子增强基质, Osteohealth) 是注射针剂，剂量0.5mL/支，浓度0.3mg/mL。FDBA载体颗粒需要用rhPDGF-BB浸润15分钟，待两者充分融合后，才能置入骨缺损区域，再轻压固定。在放置前，需确保缺损区域无过多的渗血，因为这会冲淡rhPDGF-BB的浓度。最后使用屏障膜覆盖移植物，黏骨膜瓣减张后无张力关闭创口（图8~图15）。

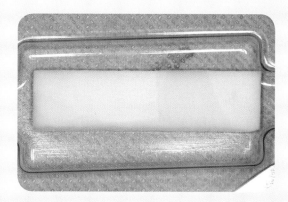

图23：ACS 放置于灭菌托盘中

市售的rhBMP-2（INFUSE植骨材料, BioHorizon）浓度为1.5mg/mL，剂量从1.05mg至12.0mg不等。rhBMP-2的剂型是冻干粉末，需要在生理盐水中溶解15分钟，溶解的rhBMP-2再与ACS于无菌状态下混合。然后再等待15分钟，使rhBMP-2蛋白与载体结合，最后放置于骨缺损区域，轻压固定。黏骨膜瓣减张后，无张力关闭创口（图22~图25）。

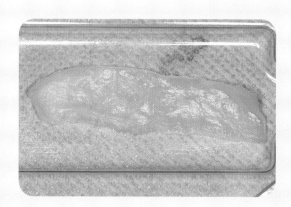

图24：rhBMP-2浸润后的ACS

F：

Jung等在他们的系统综述中，从临床反应、组织学分析、影像学检查几个方面，回顾了PDGF-BB和BMP-2在GBR中的效果。由于目前研究数量有限、水平各异，很难得出结论。学者们仍然认为，在GBR中使用生长因子还是有正面效果的。后期需要设计更多合理的临床随机对照试验来解答这个问题。

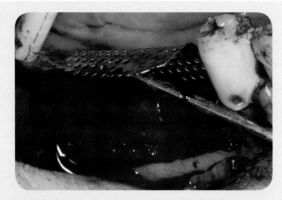

图25：rhBMP-2/ACS 放置于缺牙区域牙槽嵴

G：

当PDGF和BMP-2这类生长因子在体内处于适宜的生理浓度时，会有助于发挥生物学效应。为获得更理想的效果，临床应用的rhPDGF-BB和BMP-2浓度会高于生理浓度。使用这种高浓度人重组蛋白的顾虑之一是其可能的致癌性及引发宿主的免疫反应。另有一个顾虑是在非目标区域，这类生长因子可能会促进生成多余的新骨。FDA禁止将rhPDGF-BB和BMP-2应用于孕妇，是因为人们还不确定这些蛋白分子是否会对胚胎发育产生影响。

虽然rhPDGF-BB和BMP-2在牙科应用中的负面效应鲜有报道，我们还是应了解其潜在的副反应。例如，当rhBMP-2用于上颌窦骨增量时，可能会引发上颌窦炎。使用rhBMP-2后的炎性反应导致的水肿会造成面部肿胀，这种肿胀压迫神经后会产生麻木。

H：

PRP是自体血离心后富含血小板浓缩物的血浆。PRP包含所有3种PDGF异构体（PDGF-AA、PDGF-AB、PDGF-BB）、血管内皮生长因子（VEGF）、转化生长因子β-1和β-2、EGF和细胞黏附分子（如玻璃体结合蛋白\纤维素和纤连蛋白），上述这些因子和蛋白质都对创口愈合起到关键作用。

在一些临床应用中，PRP已被证实具有促进骨再生的作用，但也有一些研究对其效果存有质疑。争议的焦点在于如何进行PRP的采集和处理。通过离心血液，需将血小板以高浓度的形式从红细胞内分离出来，同时又不能破坏或溶解血小板，防止它们失去分泌生长因子的功能。同时，PRP要以凝结的形式放置于缺损区，因为只有凝集状态才能诱发血小板中的颗粒与细胞膜发生融合，使得血小板释放出生长因子。

致谢

感谢Caleb Kim医师提供的术前临床照片（图1）和Chie Hayashi医师提供的骨增量后随访期的临床照片（图18～图21）。

病例4

牙槽嵴位点保存：同种异体骨

病例介绍

患者，54岁，白人女性。因牙周病由全科医师转诊而来。主诉：我想要修复缺失的前牙。患者有轻度的慢性牙周炎，目前正接受牙周病维护治疗，每6个月由洁牙师进行牙周回访，每年由专科医师进行综合情况的检查。初诊检查发现，患者#12牙冠折断（图1和图2）。患者自述烤瓷冠（PFM）折断是在进食时发生。患者无其他主诉，旨在解决美观问题，并不在意是否关闭上颌中切牙现有的缝隙。

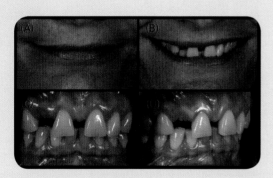

图1：（A）微笑时正面观。（B）大笑时正面观。（C）咬合时前牙区正面观。（D）咬合时上颌前牙右侧侧面观

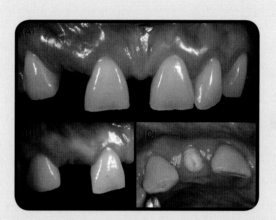

图2：（A）美学区口内正面观。（B）右侧侧切牙区口内观。（C）拟治疗区殆面观

学习目标

■ 讨论在上颌美学区获得种植修复最佳临床效果，处理拔牙窝的多种方法

■ 理解牙槽嵴位点保存（Alveolar ridge preservation, ARP）的适应证和疗效

■ 回顾影响ARP效果的关键因素

既往史

患者有抑郁症和狂躁症，在27岁时曾接受住院治疗。初诊时，患者口服安非他酮（Bupropion，100mg/2次/天）、氢溴酸西酞普兰（Citalopram hydrobromide，20mg/1次/天）和复合维生素。目前

状况下，患者无手术禁忌证。

一般情况

- 重要生命体征
  - 血压：117/74mmHg
  - 脉搏：67次/分钟
  - 呼吸：14次/分钟

社会与行为史

患者无吸烟史，自诉偶有饮酒习惯，最大量为每天20～30g。

口外检查

口外检查无异常。视诊和触诊检查面部对称，颞下颌关节功能无异常。

口内检查

- 口内黏膜、舌体、软/硬腭、悬雍垂无异常
- 口腔卫生：全口菌斑指数8%，患者自述每天规律性刷牙3次，使用牙线1次以上
- 全口牙周检查显示有轻度的附着丧失（图3）。患者自诉20年前发现轻度慢性牙周炎，曾行非手术治疗
- #12折断（主诉）

咬合检查

安氏Ⅰ类殆关系，覆殆3mm，覆盖2mm。无殆关系紊乱和殆干扰。患者自诉有不良咬合习惯，牙体可见明显磨耗（图1和图2）。这可能是#12牙冠折断的诱发因素。

影像学检查

初诊前9个月，患者因牙周治疗需要拍摄了全口根尖片（图4）。患牙在折断前根尖区就有病损，邻面牙槽嵴高度有10%的水平向吸收（图5）。患牙牙根呈锥形，根尖略偏远中。为确定拔牙窝的处理方案，对上颌牙弓进行了CBCT（i-CAT Next Generation, Hatfield, PA, USA）扫描，观测唇侧骨板的形态，精确测量其厚度。CBCT显示了根尖区病损的三维形态和范围，唇侧骨板的厚度约为1mm，为典型的薄龈生物型（图6）。

诊断

根据美国牙周学会对牙周状况和牙周病的分类做出以下诊断：

- 菌斑性牙龈炎
- 全口慢性牙周炎
- 牙龈退缩
- #35膜龈异常（角化龈宽度1mm，无附着龈）
- #36区水平向骨缺损
- #12折断（主诉）

治疗计划

牙周基础治疗包括对患者进行口腔卫生指导，控制局部的牙龈炎。经过2个月基础治疗有效后，再进行后续治疗。

为解决患者的主诉需求，需要由牙体牙髓医师、牙周病医师和患者之前的全科医师进行多学科的联合会诊，随后给出若干治疗建议供患者选择：

1. 牙体修复治疗：根管治疗，冠延长术，桩核，烤瓷冠修复。
2. 拔牙后进行固定桥修复。
3. 拔牙，牙槽嵴位点保存，种植修复。
4. 正畸方法将患牙牵出，拔牙，种植修复。
5. 拔牙，即刻种植修复。

患者否定了方案1、方案2、方案4。方案1的花费与其他方案相当，甚至更高，但对于牙周支持组织而言，这种方法相对保守并具有预期效果。方案

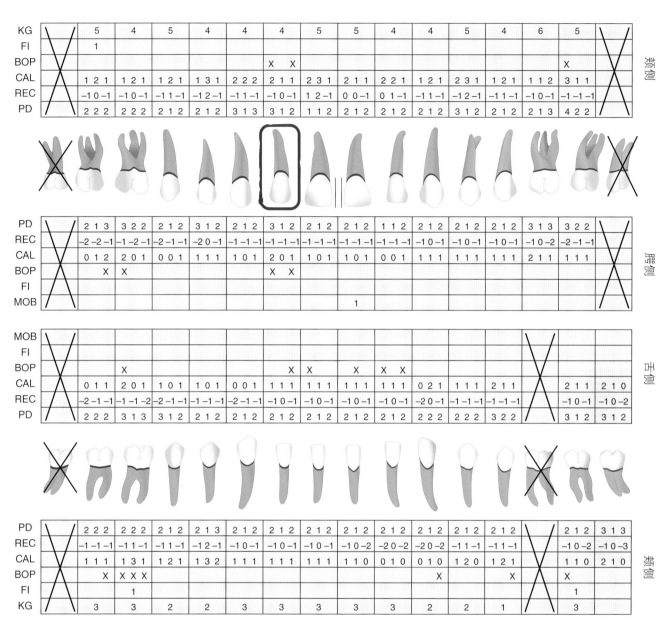

颊侧（上颌 唇颊侧）

KG	✗	5	4	5	4	4	4	5	5	4	4	5	4	6	5	✗
FI	✗	1														✗
BOP	✗					X	X								X	✗
CAL	✗	1 2 1	1 2 1	1 2 1	1 3 1	2 2 2	2 1 1	2 3 1	2 1 1	2 2 1	1 2 1	2 3 1	1 2 1	1 1 2	3 1 1	✗
REC	✗	−1 0 −1	−1 0 −1	−1 1 −1	−1 2 −1	−1 1 −1	−1 0 −1	1 2 −1	0 0 −1	0 1 −1	−1 1 −1	−1 2 −1	−1 1 −1	−1 0 −1	−1 −1 −1	✗
PD	✗	2 2 2	2 2 2	2 1 2	2 1 2	3 1 3	3 1 2	1 1 2	2 1 2	2 1 2	2 1 2	3 1 2	2 1 2	2 1 3	4 2 2	✗

腭侧

PD	✗	2 1 3	3 2 2	2 1 2	3 1 2	2 1 2	3 1 2	2 1 2	2 1 2	1 1 2	2 1 2	2 1 2	2 1 2	3 1 3	3 2 2	✗
REC	✗	−2 −2 −1	−1 −2 −1	−2 −1 −1	−2 0 −1	−1 −1 −1	−3 1 −1	−1 −1 −1	−1 −1 −1	−1 −1 −1	−1 0 −1	−1 0 −1	−1 0 −1	−1 0 −2	−2 −1 −1	✗
CAL	✗	0 1 2	2 0 1	0 0 1	1 1 1	1 0 1	2 0 1	1 0 1	1 0 1	0 0 1	1 1 1	1 1 1	1 1 1	2 1 1	1 1 1	✗
BOP	✗	X	X				X	X								✗
FI	✗															✗
MOB	✗								1							✗

舌侧

MOB	✗													✗		
FI	✗													✗		
BOP	✗	X					X	X		X	X	X		✗		
CAL	✗	0 1 1	2 0 1	1 0 1	1 0 1	0 0 1	1 1 1	1 1 1	1 1 1	1 1 1	0 2 1	1 1 1	2 1 1	✗	2 1 1	2 1 0
REC	✗	−2 −1 −1	−1 −1 −2	−2 −1 −1	−1 −1 −1	−2 −1 −1	−1 0 −1	−1 0 −1	−1 0 −1	−1 0 −1	−2 0 −1	−1 −1 −1	−1 −1 −1	✗	−1 0 −1	−1 0 −2
PD	✗	2 2 2	3 1 3	3 1 2	2 1 2	2 1 2	2 1 2	2 1 2	2 1 2	2 1 2	2 2 2	2 2 2	3 2 2	✗	3 1 2	3 1 2

颊侧（下颌）

PD	✗	2 2 2	2 2 2	2 1 2	2 1 3	2 1 2	2 1 2	2 1 2	2 1 2	2 1 2	2 1 2	2 1 2	✗	2 1 2	3 1 3
REC	✗	−1 −1 −1	−1 1 −1	−1 1 −1	−1 2 −1	−1 0 −1	−1 0 −1	−1 0 −1	−1 0 −2	−2 0 −2	−2 0 −2	−1 1 −1	−1 1 −1	✗	−1 0 −2	−1 0 −3
CAL	✗	1 1 1	1 3 1	1 2 1	1 3 2	1 1 1	1 1 1	1 1 1	1 1 0	0 1 0	0 1 0	1 2 0	1 2 1	✗	1 1 0	2 1 0
BOP	✗	X	X X X							X		X		✗	X
FI	✗		1											✗	1
KG	✗	3	3	2	2	3	3	3	3	2	2	1		✗	3

图3：患者初诊时针对主诉进行的牙周状况检查表

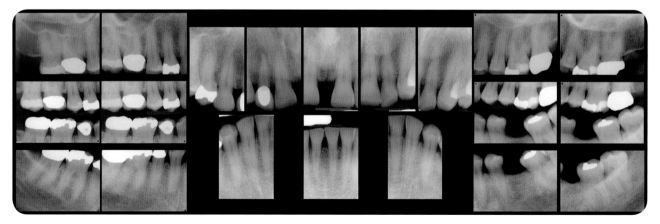

图4：初诊时全口根尖片

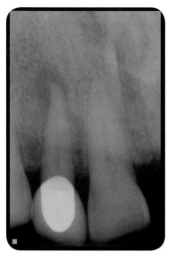

图5：初诊咨询前拍摄的根尖片，注意根尖区的低密度透射影，提示慢性根尖周炎

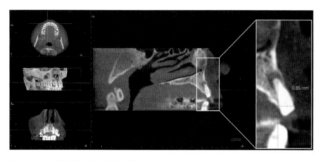

图6：初诊时的CBCT图像

治疗程序

拔牙和牙槽嵴位点保存

术前患者含漱0.12%氯己定15～20秒。表面麻醉凝胶（20%苯佐卡因）局部止痛后，采用1/2支含1：100000肾上腺素的4%阿替卡因和2%利多卡因进行局部浸润麻醉。麻醉起效后，使用微创拔牙器械（牙周膜刀、直牙挺和微型拔牙钳）拔除患牙（图7）。拔牙过程顺利（图8）。彻底搔刮拔牙窝，去除根尖区肉芽组织，同时配合使用生理盐水冲洗。仔细检查牙槽窝剩余骨壁的完整性。拔牙窝呈现颊侧根尖区骨开窗（约2mm×2mm）的4壁形态。使用钝性器械仔细分离唇颊侧黏膜，形成一个人造袋口，为放置不可吸收膜提供稳定条件（图9）。在骨缺损区放置冻干同种异体骨和脱矿冻干同种异体骨的混合物，植入物放置的高度平齐牙槽

2最激进，不论选用何种修复体，邻牙都需行牙体预备。最保守和效果最可预测的方法是方案4，但花费最高，同时治疗周期长，需要佩戴矫正托槽，患者不予考虑。在方案3和方案5当中，患者听取了治疗团队的建议，选择方案3。推荐方案3是因为患者唇侧骨板薄(<1mm)（图6），在拔牙后改建过程中会丧失大量骨高度和骨宽度，可能会影响美学效果。

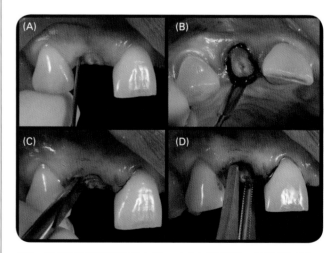

图7：微创拔牙步骤的口内照。（A）侧面观：使用牙周膜刀切断牙槽嵴下方结缔组织附着。（B）殆面观：使用牙周膜刀分离腭侧牙周黏膜。（C）侧面观：直牙挺使牙根脱位。（D）侧面照：微型拔牙钳的使用

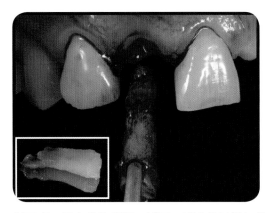

图8：侧面观：牙齿拔除瞬间。插图：拔除的牙根细节，注意根尖区的病损

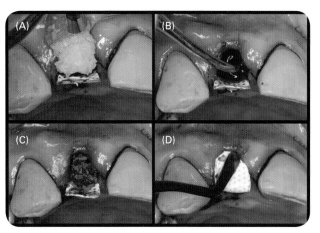

图10：（A）将同种异体植骨材料（FDBA + DFDBA）塞入拔牙窝内。（B）使用充填器械压紧植骨材料。（C）将植骨材料塞至平齐牙槽嵴水平。（D）将膜塞至唇侧翻开的小型黏骨膜瓣下方

嵴顶（图10）。生物膜塞入颊侧黏膜瓣下的袋内，在拔牙窝上方用不可吸收缝线交叉褥式缝合固定软组织，防止愈合早期生物膜发生移位（图11）。

术后护理、手术效果评价及制订种植治疗方案

给予患者常规口头和书面术后指导。为防止菌斑聚集，指导患者在术后2周内，每天使用浸润有抗菌溶液（如0.12%氯己定）的棉球轻拭生物膜上方2次。为减少术后感染的概率，预防性使用抗生

素（阿莫西林500mg，3次/天，使用7天；如对青霉素过敏，改用克林霉素，3次/天，使用10天）。同时给予非甾体类抗炎药物（布洛芬400mg，3～4次/天，直至症状消失）。

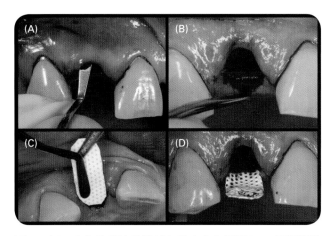

图9：（A，B）使用钝性器械向根尖方向翻开3mm颊腭侧黏膜。（C）修剪完成个性化的不可吸收膜dPTFE塞入腭侧翻瓣形成的袋内。（D）腭侧翻瓣形成的黏膜袋可以稳定不可吸收膜。注意光滑面正对软组织

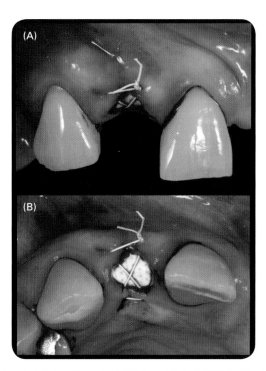

图11：（A）侧面观：手术完成。（B）术区殆面观。使用5-0 dPTFE 缝线"8"字缝合创口，固定膜上方的软组织

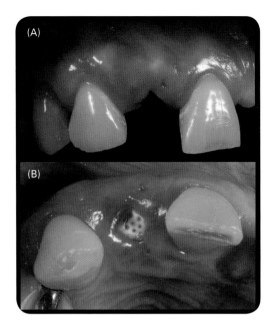

图12：术后2周侧面观（A）和殆面观（B）

患者2周后复诊，无不适主诉，无感染症状，拆除术区缝线（图12）。无须麻醉，使用镊子轻轻去除不可吸收膜。再次给予患者口腔卫生指导。14周后患者再次复诊，检查术区愈合情况，确定种植方案。此时软组织完全愈合，拔牙窝无感染，邻牙牙龈未见炎症，牙龈乳头高度得到了很好的维持，但仍可见明显的水平向骨改建（图13）。进行上颌CBCT（i-CAT Next Generation, Hatfield, PA, USA）检查，确认种植区骨量。检查显示缺牙区的骨量与邻近天然牙骨量接近，虽然存在有一定骨改建，但仍能确保植入1颗直径3.5mm、长度11mm的常规种植体（图14）。通过对前后两份CBCT数据重建后测量比较，愈合14周后，#12区体积减小约6%（图15）。种植术前，我们进行了计算机辅助设计下导板的制作，确保种植体在术中能准确植入到理想的位置，最大限度地保存唇侧骨板（图16）。

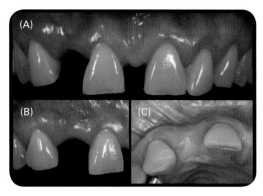

图13：（A）正面观：术后14周上颌美学区。（B）侧面观。（C）殆面观

种植体植入

常规术前准备和局麻后，试戴计算机辅助设计制作的导板，确认导板稳定性和贴合度（图17和图18）。先使用软组织环形钻经由种植导板，在种植位点做一印迹，然后沿牙槽嵴正中和两侧邻牙龈沟做切口，翻起全厚瓣，逐级扩孔（图19）。种植体

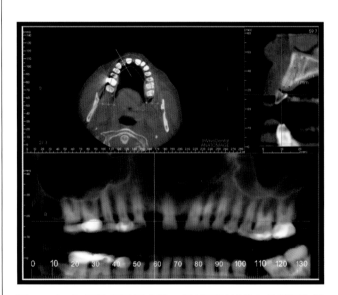

图14：CBCT图像显示了术后14周拔牙区域的全景断面和纵断面情况。患者佩戴影像阻射导板，可以看到理想的修复体形态

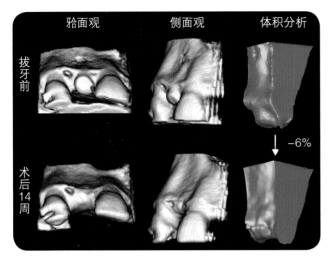

图15：比较拔牙前和拔牙后进行牙槽嵴位点保存术后14周，两者的形态体积变化。右侧是使用体积计算法得到的对应研究区域的体积变化值，减少量约为6%

植入后初期稳定性良好（植入扭矩约35N·cm），安放3mm高度的愈合基台（旋入扭矩25N·cm）。使用4-0 PTFE缝线在愈合基台周围行双侧悬吊缝合（double sling suture），在尖牙及第一前磨牙间做单个间断缝合复位龈乳头（图20）。术后即刻拍摄根尖片（图21）。根尖片显示种植体植入位置与术

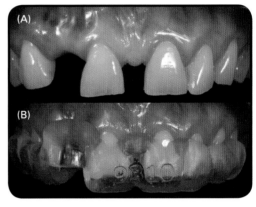

图17：（A）种植手术时上颌前牙美学区的正面观（拔牙后14周）。（B）患者佩戴计算机设计制作导板后同一部位的正面观

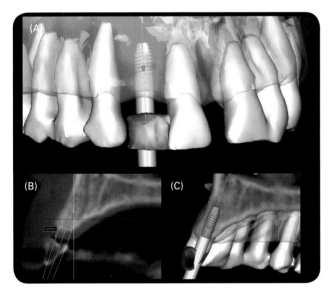

图16：（A）使用第二次的CBCT数据，经处理后进行硬组织重建，显示最终种植体将要植入的位置。（B）种植体中线处的纵断面观。（C）整合后的纵断面图像显示了理想的种植体植入位置和其上部修复体

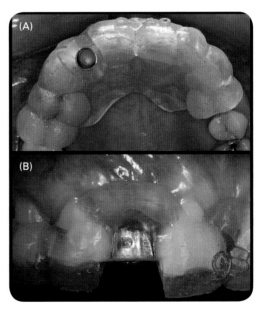

图18：（A）患者佩戴支持式计算机设计制作导板后，上颌前部牙弓殆面观。（B）同一区域导板侧面观

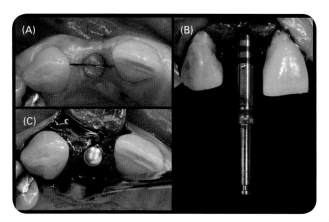

图19：（A）最初切口完成后，术区骀面观。注意除牙槽嵴上方切口外，经由外科导板使用环钻标注的种植体植入的确切位置，同时有利于周围黏膜黏附愈合基台生长。（B）种植最后一钻扩孔的侧面照。（C）种植体植入完成后，手动种植体输送器械骀面照

前设计相同，垂直向颈部略低于牙槽嵴顶，轴向与相邻天然牙平行。术后给予患者常规医嘱，预约2周后复诊。

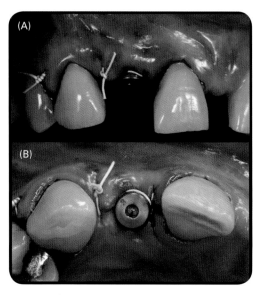

图20：（A）种植手术完成后的侧面照。（B）手术区骀面观：使用4-0 PTFE在愈合基台周围进行双侧悬吊缝合，在尖牙及第一前磨牙间做单个间断缝合复位龈乳头

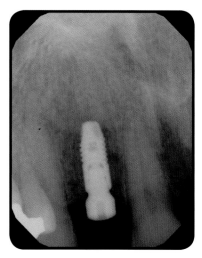

图21：种植体植入即刻根尖片

讨论

缺牙会导致牙槽骨的吸收[2-3]。目前的研究表明，拔牙后会引发一系列不可逆的牙周组织改建，以硬组织水平向及垂直向吸收最为显著[4-5]。在美国，拔牙仍位于牙科治疗的前五位[6]。因此，在拔牙后如何处理拔牙窝，最大限度地减少牙槽骨改建过程中的吸收，是全科和专科牙医应该掌握的临床基础知识。这在美学区拟行种植时显得尤为重要，也是我们这个病例所展现的内容。

目前在多学科治疗计划中，如果涉及拔牙，对于拔牙窝的处理可有多种选择，包括常规的只是简单拔除，拔牙同时行牙槽嵴位点保存，即刻种植或正畸牵引延期种植等[7-8]。根据患者临床具体情况来选择理想的治疗方法并不容易，需要在术前通过对患者局部情况、全身情况、行为模式、治疗意愿等多因素进行精细的分析来选择适应证。这对治疗计划的确定和短中期的疗效起到了决定性的作用[9-10]。

本例中，患者无全身系统性手术禁忌证，如吸烟、未控制的糖尿病、骨代谢异常。局部因素中，患牙的牙周、根管、咬合状况、唇侧角化龈宽度和

牙周生物学类型决定了是否适合行即刻种植，或是行牙槽嵴位点保存延期种植。近期研究表明，薄龈生物型（唇侧骨板厚度<1~1.5mm）会增加拔牙后牙槽嵴吸收的风险[11-13]。一些研究表明，如果唇侧骨板的厚度<1mm，那上述提及的这些局部因素，对于能否获得美学区可预期的效果至关重要[14-16]。本病例中，患牙唇侧骨板厚度约为1mm（图6），因此，即使患者是低位笑线（图1），仍不建议进行即刻种植。

微创拔除患牙是进行牙槽嵴位点保存的第一步（图7），它能减少牙周组织创伤，使实施牙槽嵴位点保存成为可能，而非需要采用引导骨再生术进行牙槽嵴重建。总体而言，拔牙后如果牙槽骨的完整性遭到严重破坏，比如出现骨开裂，或者由于牙周病引起的骨破坏或暴力拔牙造成的缺损，那就需要进行牙槽嵴重建了。

在ARP同期或种植体植入时进行上皮下结缔组织移植或同种异体真皮移植，可以对缺损的唇侧软组织进行有效增量，或可用于预防水平向软组织的缺失，最大可能地获得美学效果[17]。在这个病例中，由于种植体植入时并无软组织不足，故未实施上述步骤。但在种植临时修复或永久修复体完成，周围软组织改建成熟后，如果存在额外的水平向缺损，那这一软组织增量的方法也同样适用。

自学问题

A：什么是ARP？

B：什么是ARP的适应证和禁忌证？

C：ARP的临床效果如何？

D：通过在拔牙窝内放置材料（ARP）可以完全阻止拔牙后牙槽嵴的吸收吗？结果可预期吗？

E：在ARP中，有哪些生物材料和技术表现出极佳的临床效果？

F：在拔牙同时行ARP的区域，种植体的留存率和成功率如何？

参考文献

[1] Armitage GC. Development of a classification system for periodontal diseases and conditions. Ann Periodontol 1999;4:1–6.

[2] Jahangiri L, Devlin H, Ting K, Nishimura I. Current perspectives in residual ridge remodeling and its clinical implications: a review. J Prosthet Dent 1998;80:224–237.

[3] Van der Weijden F, Dell'Acqua F, Slot DE. Alveolar bone dimensional changes of post-extraction sockets in humans: a systematic review. J Clin Periodontol 2009;36:1048–1058.

[4] Araujo MG, Lindhe J. Ridge alterations following tooth extraction with and without flap elevation: an experimental study in the dog. Clin Oral Implants Res 2009;20:545–549.

[5] Schropp L, Wenzel A, Kostopoulos L, Karring T. Bone healing and soft tissue contour changes following single-tooth extraction: a clinical and radiographic 12-month prospective study. Int J Periodontics Restorative Dent 2003;23:313–323.

[6] American Dental Association. Survey of dental services rendered. http://catalog.ada.org/login/login.aspx?URL=/members/sections/professionalResources/05_sdsr.pdf (accessed February 23, 2014).

[7] Darby I, Chen ST, Buser D. Ridge preservation techniques for implant therapy. Int J Oral Maxillofac Implants 2009;24(Suppl):260–271.

[8] Ishikawa T, Salama M, Funato A, et al. Three-dimensional bone and soft tissue requirements for optimizing esthetic results in compromised cases with multiple implants. Int J Periodontics Restorative Dent 2010;30:503–511.

[9] Avila G, Galindo-Moreno P, Soehren S, et al. A novel decision-making process for tooth retention or extraction. J Periodontol 2009;80:476–491.

[10] Greenstein G, Cavallaro J, Tarnow D. When to save or extract a tooth in the esthetic zone: a commentary. Compend Contin Educ Dent 2008;29:136–145; quiz 146, 158.

[11] Barone A, Ricci M, Tonelli P, et al. Tissue changes of extraction sockets in humans: a comparison of spontaneous healing vs. ridge preservation with secondary soft tissue healing. Clin Oral Implants Res 2013;24(11):1231–1237.

[12] Leblebicioglu B, Salas M, Ort Y, et al. Determinants of alveolar ridge preservation differ by anatomic location. J Clin Periodontol 2013;40:387–395.

[13] Spinato S, Galindo-Moreno P, Zaffe D, et al. Is socket healing conditioned by buccal plate thickness? A clinical and histologic study 4 months after mineralized human bone allografting. Clin Oral Implants Res 2014;25:e120–e126.

[14] Braut V, Bornstein MM, Belser U, Buser D. Thickness of the anterior maxillary facial bone wall-a retrospective radiographic study using cone beam computed tomography. Int J Periodontics Restorative Dent 2011;31:125–131.

[15] Huynh-Ba G, Pjetursson BE, Sanz M, et al. Analysis of the socket bone wall dimensions in the upper maxilla in relation to immediate implant placement. Clin Oral Implants Res 2010;21:37–42.

[16] Januario AL, Duarte WR, Barriviera M, et al. Dimension of the facial bone wall in the anterior maxilla: a cone-beam computed tomography study. Clin Oral Implants Res 2011;22:1168–1171.

[17] Migliorati M, Amorfini L, Signori A, et al. Clinical and aesthetic outcome with post-extractive implants with or without soft tissue augmentation: a 2-year randomized clinical trial. Clin Implant Dent Relat Res 2015;17(5):983–995.

[18] Lin S, Schwarz-Arad D, Ashkenazi M. Alveolar bone width preservation after decoronation of ankylosed anterior incisors. J Endod 2013;39:1542–1544.

[19] Salama M, Ishikawa T, Salama H, et al. Advantages of the root submergence technique for pontic site development in esthetic implant therapy. Int J Periodontics Restorative Dent 2007;27:521–527.

[20] Baumer D, Zuhr O, Rebele S, et al. The socket-shield technique: first histological, clinical, and volumetrical observations after separation of the buccal tooth segment – a pilot study. Clin Implant Dent Relat Res 2015;17(1):71–82.

[21] Hurzeler MB, Zuhr O, Schupbach P, et al. The socket-shield technique: a proof-of-principle report. J Clin Periodontol 2010;37:855–862.

[22] Kan JY, Rungcharassaeng K. Proximal socket shield for interimplant papilla preservation in the esthetic zone. Int J Periodontics Restorative Dent 2013;33:e24–e31.

[23] Brugnami F, Caiazzo A. Efficacy evaluation of a new buccal bone plate preservation technique: a pilot study. Int J Periodontics Restorative Dent 2011;31:67–73.

[24] Poulias E, Greenwell H, Hill M, et al. Ridge preservation comparing socket allograft alone to socket allograft plus facial overlay xenograft: a clinical and histologic study in humans. J Periodontol 2013;84:1567–1575.

[25] Horváth A, Mardas N, Mezzomo LA, et al. Alveolar ridge preservation. A systematic review. Clin Oral Investig 2013;17(2):341–363.

[26] Morjaria KR, Wilson R, Palmer RM. Bone healing after tooth extraction with or without an intervention: a systematic review of randomized controlled trials. Clin Implant Dent Relat Res 2014;16:1–20.

[27] Ten Heggeler JM, Slot DE, Van der Weijden GA. Effect of socket preservation therapies following tooth extraction in non-molar regions in humans: a systematic review. Clin Oral Implants Res 2011;22:779–788.

[28] Vignoletti F, Matesanz P, Rodrigo D, et al. Surgical protocols for ridge preservation after tooth extraction. A systematic review. Clin Oral Implants Res 2012;23(Suppl 5):22–38.

[29] Vittorini Orgeas G, Clementini M, De Risi V, de Sanctis M. Surgical techniques for alveolar socket preservation: a systematic review. Int J Oral Maxillofac Implants 2013;28:1049–1061.

[30] Weng D, Stock V, Schliephake H. Are socket and ridge preservation techniques at the day of tooth extraction efficient in maintaining the tissues of the alveolar ridge? Eur J Oral Implantol 2011;4:59–66.

[31] Chan HL, Lin GH, Fu JH, Wang HL. Alterations in bone quality after socket preservation with grafting materials: a systematic review. Int J Oral Maxillofac Implants 2013;28:710–720.

[32] Barone A, Orlando B, Cingano L, et al. A randomized clinical trial to evaluate and compare implants placed in augmented versus non-augmented extraction sockets: 3-year results. J Periodontol 2012;83:836–846.

自学问题回答

A：

　　ARP是指在拔牙后对牙槽嵴进行处理，尽可能减少拔牙后牙槽嵴的体积变化。文献中对于ARP方法的描述各异，其中主要是在拔牙窝内放置充填材料，通常为骨替代品（如同种异体骨、异种骨、人工材料），然后在拔牙窝表面覆盖生物相容材料（如胶原海绵、可吸收胶原膜、不可吸收膜、硫酸钙）。这种牙槽嵴位点保存的方法可视为拔牙窝骨移植。拔牙窝内进行充填或移植的技术最早出现在20世纪80年代中期，其治疗理念是基于在拔牙窝内充填材料填补拔牙后空间，模拟牙根存留的效应，以保存牙槽骨的体积。作为一种维持牙槽嵴形态体积的治疗方法，在理念上具有吸引力，同时技术本身较为简单，使得牙槽窝充填曾流行数年。但不是所有的牙槽嵴位点保存技术都涉及拔牙。如果牙齿不可修复时，临床上只需将牙根埋入牙槽骨内不做处理，也能很好地保存牙槽嵴的形态[18-19]。文献中其他有关牙槽嵴位点保存的方式还包括牙槽窝的屏障技术[20-22]和唇侧牙槽骨的过重建技术[23-24]。

　　ARP就是牙槽嵴位点保存。但ARP与拔牙窝保存并不等同，ARP并不是去保留牙槽窝，而是希望其中能充满成熟的骨。

B：

　　ARP的适应证是牙齿不可修复或/和准备拔除，同时维持牙槽嵴的体积对于整体治疗计划而言至关重要。最常见的适应证是拔牙后不能行即刻种植（如高美学风险区域、严重的慢性感染），但同时又计划在此区域进行种植修复治疗。在这种情况下，通过ARP可能可以避免后期在此区域进行复杂的骨增量。后者会大大增加治疗的并发症风险、费用和时间。

C：

　　最近的一些系统综述研究对照了单纯拔牙和使用ARP后牙槽嵴骨宽度和高度的变化[25-30]，其中有2项系统综述进行了量化分析[28-29]。Vignoletti等[28]发现，经历了6~24个月愈合期后，与自然愈合的拔牙窝组相比，ARP组牙槽嵴宽度丧失减少1.8mm，高度丧失减少1.5mm。Orgeas等[29]发现3~12个月愈合期后，ARP组与自然愈合的拔牙窝组相比，平均骨宽度丧失减少1.3mm，骨高度丧失减少0.7mm。上述两个研究间尺寸变化结果的差异，可能是由于纳入标准不同，进而纳入的文献不同所造成的。然而这些结果与目前已知的ARP治疗优势是一致的，那就是能够预防牙槽嵴在拔牙后的吸收。

D：

　　虽然ARP能够帮助预防拔牙后牙槽嵴的吸收，但它并不是一种能完全预防牙槽骨吸收的可预期的方法[26-27]。也就是说，即使在拔牙后行ARP，仍可能有牙槽嵴体积的部分丧失。牙槽骨的吸收程度取决于患者的个体因素，如牙周生物学类型。在这个病例中，ARP后14周的牙槽嵴体积吸收率约为6%。

E：

　　临床、影像学、组织学、生活质量评估等多个治疗结果都可作为ARP是否有效的评价指标。目前的证据表明，基于临床及影像学上牙槽嵴体积稳定性的评估，还不存在任何一种特殊的生物材料和技术能够获得最优和最可预期性的ARP效果[28]。最近的一项系统综述评估了在ARP中使用不同生物材料后的组织学测量分析结果。学者在使用了不同的牙槽窝内充填材料，如同种异体骨、异种骨和生物合成材料后，进行了新生骨比例的测量研究，没有任何一种材料显示出优于其他材料的特性[31]。

F:

针对这一与临床密切相关的问题，目前的研究表明，种植体在牙槽嵴位点保存区域与在非牙槽嵴位点保存区域有着相似的留存率和成功率。Barone等进行了一项随机对照研究，将种植体植入到使用异种骨进行ARP的区域和拔牙后自然愈合区域，旨在评估两组种植体留存率等其他一些有关指标。每组纳入20人，各植入1颗种植体。两组病例种植体3年累积留存率约95%，两者之间的其他参数均没有显著性差异[32]。

致谢

感谢Barry Bartee和Shane Shuttlesworth（Osteogenics Biomedical Inc., Lubbock,TX, USA）、Rachel Miller（Materialise Dental）、Adam Van Pelt（http://www.omfsolutions.com）帮助完成了上述病例。G.A.特别感谢美国牙周学会基金对个人作为全职教员在牙周医学学术生涯的支持。

病例5

牙槽嵴位点保存：异种合成材料

病例介绍

患者，52岁，白人女性。主诉：曾行根管治疗的#47折断了。患者在2009年因根管治疗失败拔除#46。根尖片显示患者的#48有大面积的银汞充填（图1），患者无不适主诉。

患者自诉没有进行定期规律的牙周维护治疗，上一次的牙科清洁已是3年前。患者每天刷牙2次，使用牙线1次，从未发现过牙龈出血的问题。患者否认任何副功能咬合问题。

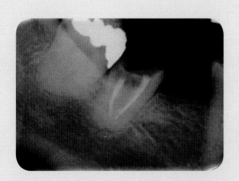

图1：治疗前根尖片显示#47冠根折至牙槽嵴水平

学习目标

■ 理解牙槽嵴位点保存的概念和基本原理

■ 了解牙槽嵴位点保存的适应证

■ 回顾牙槽嵴位点保存中采用的不同生物材料

既往史

患者有未发生转移的乳腺癌病史，曾接受过手术、放疗和化疗。所有化放疗在2013年3月已全部结束。患者服用西酞普兰（Citalopram）治疗抑郁症。自诉对牙医和牙科治疗感到恐惧，任何牙科治疗前都使用劳拉西泮。

一般情况

- 重要生命体征
  - 血压：95/65mmHg
  - 脉搏：74次/分钟
  - 呼吸：16次/分钟

社会与行为史

患者目前吸烟量为半包/天，已有30年的吸烟史。之前曾多次戒烟，均告失败。患者否认滥用药物史。

口外检查

视诊和触诊面部对称，无瘢痕、无肿胀。触诊无淋巴结肿大、无肿物，颞下颌关节触诊无异常。

口内检查

- 口底：正常

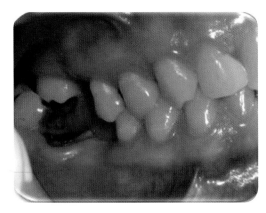

图2：侧面观：下颌右侧磨牙区

- 舌：正常
- 颊舌侧黏膜：正常
- 软硬腭：正常

牙周检查

- 牙龈正常，呈现正常粉红色，有极轻微的牙龈颜色变红，牙龈点彩存在，探诊有极少量的出血（图2）
- 牙周探诊深度为1～3mm（图3）
- 局部牙龈退缩1mm

咬合检查

无𬌗关系紊乱和𬌗干扰。

影像学检查

对#47行根尖片检查。#47牙冠因龋坏折断，断端边缘位于牙槽嵴下方。根管治疗欠充3mm，#47根尖牙周膜增宽。为患者预约了CT检查（图4）。

诊断

根据美国牙周学会的诊断标准，该患者诊断为菌斑性牙龈炎。

治疗计划

首先咨询了患者的内科医师，确认患者能耐受拔牙治疗。患者的肿瘤科医师明确了之前的放疗局限于胸部区域，未累及头颈部。患者牙周探诊深度很浅，即便如此，基础治疗仍包括对患者进行口腔卫生指导，重新评估患者的依从性和维护能力。同时教育患者为避免愈合期间的并发症，在治疗期间

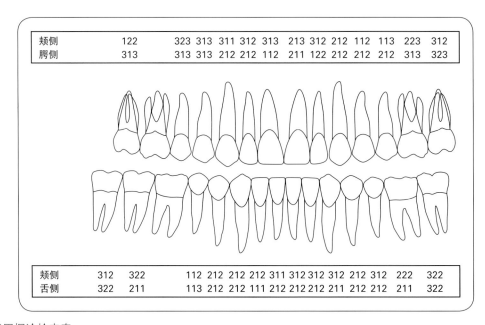

| 颊侧 | 122 | | 323 | 313 | 311 | 312 | 313 | | 213 | 312 | 212 | 112 | 113 | 223 | 312 |
| 腭侧 | 313 | | 313 | 313 | 212 | 212 | 112 | | 211 | 122 | 212 | 212 | 212 | 313 | 323 |

| 颊侧 | 312 | 322 | | 112 | 212 | 212 | 212 | 311 | 312 | 312 | 312 | 212 | 312 | 222 | 322 |
| 舌侧 | 322 | 211 | | 113 | 212 | 212 | 111 | 212 | 212 | 212 | 212 | 212 | 211 | 322 |

图3：初诊时牙周探诊检查表

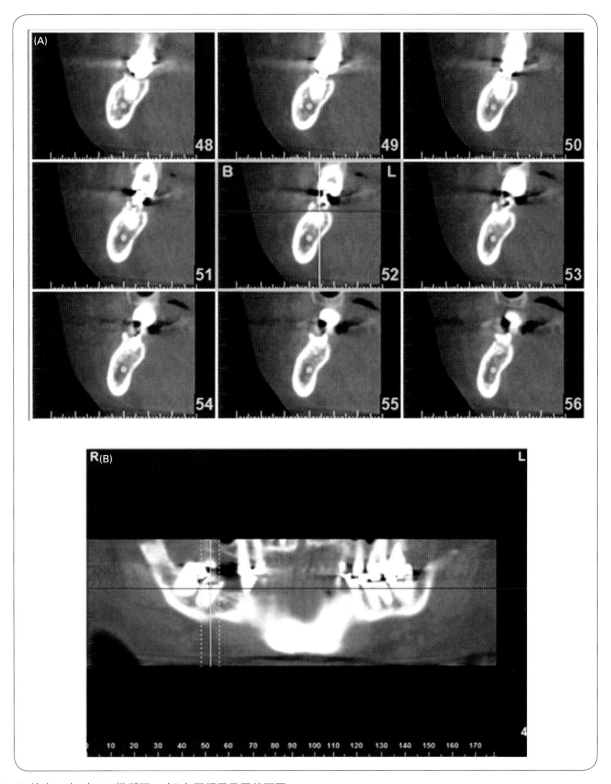

图4：CT检查：（A）#47纵断面。（B）下颌牙弓冠状面图

减少吸烟量。

在正式治疗前，向修复及牙体牙髓医师咨询了#47的治疗建议。基于#47折断位置和龋坏情况，不能予以保留，只能行拔牙和种植修复。受限于经济因素，患者只同意进行拔牙和拔牙窝植骨，为以后的种植创造条件。同时，患者将接受在#46区域植入1颗短种植体的临床试验治疗。

治疗程序

患者按时接受了种植手术。术中采用了下牙槽神经阻滞麻醉和局部浸润麻醉（图5）。麻醉起效后，使用高速十字钻对#47进行分根处理。联合使用牙挺和拔牙钳拔除患牙（图6）。彻底搔刮拔牙窝，配合使用生理盐水冲洗。在#46位置行牙槽嵴顶正中切口，使用Buser剥离子翻开黏骨膜瓣，植入1颗直径4.2mm、长度6mm的短种植体（图7）。在拔牙窝内放入磷酸钙颗粒，并使用骨粉充填器轻

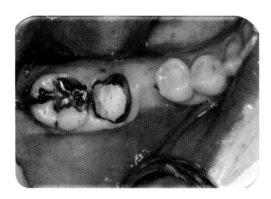

图5：术前殆面观

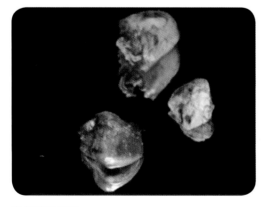

图6：微创拔除#47

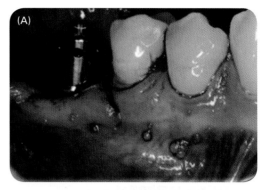

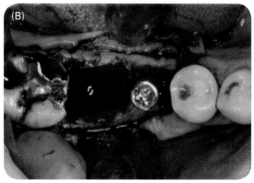

图7：拔除#47后，在#46位置植入1颗种植体。 植体为MIS种植系统，直径4.2mm，长度6mm，内六角连接。（A）侧面观。（B）殆面观

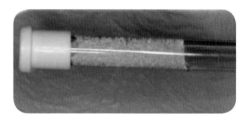

图8：β–TCP

轻压紧颗粒（图8和图9）。在#47近远中的颊舌侧组织瓣上做两个小的垂直切口，冠向复位黏骨膜瓣。使用5-0尼龙线间断缝合创口（图10）。给予患者术后护理指导和常规用药。术后即拍摄根尖片，作为基线期资料（图11）。患者1周后复诊拆除缝线（图12）。拆除缝线后要求患者使用软毛牙刷清洁右下颌后牙区。术后2周和4周复诊显示伤口愈合正常（图13和图14）。行术后口腔曲面体层片检查（图15）。术后4个月，完成#46种植冠修复。

讨论

#47的牙根能否进行修复决定了其预后。由于

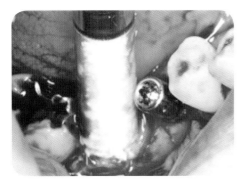

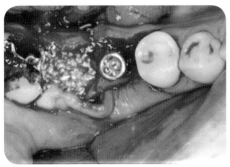

图9：放置β-TCP颗粒

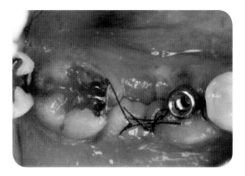

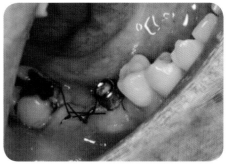

图12：术后1周随访

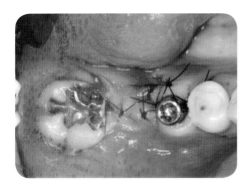

图10：放置β-TCP颗粒后，使用5-0尼龙线和P3缝针进行创口关闭

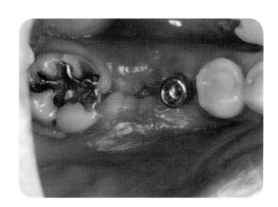

图13：术后2周随访

折裂范围、龋病和不完善根管治疗，不建议对#47进行修复。

目前的研究已证实了患者能从牙槽嵴位点保存术中受益。如果不进行保存治疗，种植时就可能需要进行上颌窦底提升或牙槽嵴骨增量手术。

与其他再生治疗相同，吸烟会对牙槽嵴位点保存产生负面影响。因此，需要考虑对患者进行戒烟宣教。可以使用美国家庭内科医师协会的5As戒烟指导对本病例进行宣教，具体内容包括每次复诊时询问目前的吸烟状况，建议戒烟同时宣传戒烟的益处，评估患者戒烟的意愿，结合目前能找到的资源

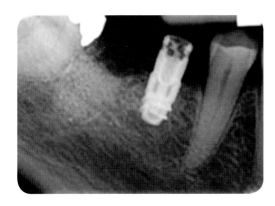

图11：基线期术后根尖片

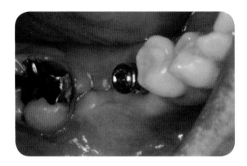

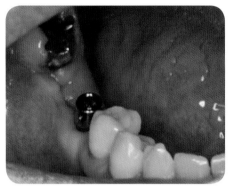

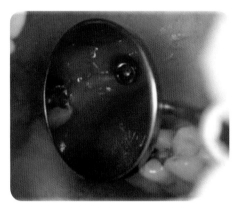

图14：术后4周随访

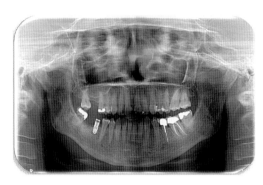

图15：术后口腔曲面体层片

制订戒烟计划，安排后续的复诊。戒烟不仅能帮助患者获得良好的手术结果，而且对全身健康有利。

人们对在拔牙窝保存/牙槽嵴位点保存/牙槽嵴骨增量中使用的多种材料进行了研究。自体骨因具备成骨性、骨诱导性、骨传导性，被认定为是所有移植材料中的金标准。但自体骨数量有限，取骨可能会造成供区并发症等不利影响，因此人们转而选择其他替代材料。β-三磷酸钙（β-Tricalcium Phosphate，β-TCP）是一种合成的可吸收的人工材料，它的吸收速度比同种异体植骨材料慢许多，可作为支架或空间支撑材料维持较长时间。本病例选择β-TCP是因为患者拒绝在体内放置人体或动物来源的材料，同时又希望将来能在这个区域进行种植。

自学问题

A：什么是引导骨再生术（guided bone regeneration，GBR）和牙槽嵴位点保存？

B：牙槽嵴位点保存和GBR的原理是什么？

C：牙槽嵴位点保存和GBR的适应证有哪些？

D：牙槽嵴位点保存和GBR的并发症有哪些？

E：最近资料显示GBR和牙槽嵴位点保存的进展有哪些？

F：GBR和牙槽嵴位点保存两种治疗的可预期性如何？

G：GBR和牙槽嵴位点保存中所用的不同材料有哪些？

参考文献

[1] Hammerle CH, Araujo MG, Simion M. Evidence-based knowledge on the biology and treatment of extraction sockets. Clin Oral Implants Res 2012;23(Suppl 5): 80–82.

[2] McAllister BS, Haghighat K. Bone augmentation techniques. J Periodontol 2007;78(3):377–396.

[3] Schropp L, Wenzel A, Kostopoulos L, Karring T. Bone healing and soft tissue contour changes following single-tooth extraction: a clinical and radiographic 12-month prospective study. Int J Periodontics Restorative Dent 2003;23:313–323.

[4] Lang NP, Pun L, Lau KY, et al. A systematic review on survival and success rates of implants placed immediately into fresh extraction sockets after at least 1 year. Clin Oral Implants Res 2012;23(Suppl 5): 39–66.

[5] Becker W, Becker BE, Caffesse R. A comparison of demineralized freeze-dried bone and autologous bone to induce bone formation in human extraction sockets. J Periodontol 1994;65:1128–1133.

[6] Froum S, Cho SC, Rosenberg E, et al. Histological comparison of healing extraction sockets implanted with bioactive glass or demineralized freeze-dried bone allograft: a pilot study. J Periodontol 2002;73:94–102.

[7] Machtei EE. The effect of membrane exposure on the outcome of regenerative procedures in humans: a meta-analysis. J Periodontol 2001;72:512–516.

[8] Rios HF, Lin Z, Oh B, et al. Cell- and gene-based therapeutic strategies for periodontal regenerative medicine. J Periodontol 2011;82:1223–1237.

[9] Nevins M, Camelo M, Nevins ML, et al. Periodontal regeneration in humans using recombinant human platelet-derived growth factor-BB (rhPDGF-BB) and allogenic bone. J Periodontol 2003;74:1282–1292.

[10] Sarment DP, Cooke JW, Miller SE, et al. Effect of rhPDGF-BB on bone turnover during periodontal repair. J Clin Periodontol 2006;33:135–140.

[11] Intini G, Andreana S, Intini FE, et al. Calcium sulfate and platelet-rich plasma make a novel osteoinductive biomaterial for bone regeneration. J Transl Med 2007;5:13.

[12] Bateman J, Intini G, Margarone J, et al. Platelet-derived growth factor enhancement of two alloplastic bone matrices. J Periodontol 2005;76:1833–1841.

[13] Kim YJ, Lee JY, Kim JE, et al. Ridge preservation using demineralized bone matrix gel with recombinant human bone morphogenetic protein-2 after tooth extraction: a randomized controlled clinical trial. J Oral Maxillofac Surg 2014;72:1281–1290.

[14] Esposito M, Grusovin MG, Papanikolaou N, et al. Enamel matrix derivative (Emdogain) for periodontal tissue regeneration in intrabony defects. A Cochrane systematic review. Eur J Oral Implantol 2009;2:247–266.

[15] Vignoletti F, Matesanz P, Rodrigo D, et al. Surgical protocols for ridge preservation after tooth extraction. A systematic review. Clin Oral Implants Res 2012;23 (Suppl 5): 22–38.

[16] Avila-Ortiz G, Elangovan S, Kramer KW, et al. Effect of alveolar ridge preservation after tooth extraction: a systematic review and meta-analysis. J Dent Res 2014;93(10):950–958.

[17] Perelman-Karmon M, Kozlovsky A, Liloy R, Artzi Z. Socket site preservation using bovine bone mineral with and without a bioresorbable collagen membrane. Int J Periodontics Restorative dent . 2012;32:459–465.

[18] Barone A, Aldini NN, Fini M, et al. Xenograft versus extraction alone for ridge preservation after tooth removal: a clinical and histomorphometric study. J Periodontol 2008;79:1370–1377.

[19] Kim YK, Yun PY, Lee HJ, et al. Ridge preservation of the molar extraction socket using collagen sponge and xenogeneic bone grafts. Implant Dent 2011;20:267–272.

[20] Vittorini Orgeas G, Clementini M, De Risi V, de Sanctis M. Surgical techniques for alveolar socket preservation: a systematic review. Int J Oral Maxillofac Implants 2013;28:1049–1061.

[21] Toloue SM, Chesnoiu-Matei I, Blanchard SB. A clinical and histomorphometric study of calcium sulfate compared with freeze-dried bone allograft for alveolar ridge preservation. J Periodontol 2012;83:847–855

[22] Mardas N, Chadha V, Donos N. Alveolar ridge preservation with guided bone regeneration and a synthetic bone substitute or a bovine-derived xenograft: a randomized, controlled clinical trial. Clin Oral Implants Res 2010;21:688–698.

自学问题回答

A：

　　2012年Osteology共识会议对牙槽嵴位点保存和牙槽嵴骨增量做出了如下定义[1]：牙槽嵴位点保存是指在拔牙同时保存现有牙槽窝的轮廓形态。牙槽嵴骨增量是指在拔牙同期进行现有拔牙窝轮廓形态以外的体积扩增。

　　根据美国牙周学会的定义，引导组织（骨）再生是指基于不同组织反应的差异，对已缺损的牙周组织实施再生的方法。典型的引导骨再生是指牙槽嵴骨增量或骨再生。引导组织再生是指引导牙周附着组织的再生，在这个过程中，使用了诸如膨体聚四氟乙烯、聚乳糖、聚乳酸、硫酸钙和胶原膜作为屏障，阻挡来源于上皮和结缔组织对骨再生的干扰[2]。

牙槽嵴位点保存的目的是为了减少拔牙后牙槽骨的吸收。拔牙后的GBR，是为了直接在骨量不足的区域引导新骨的形成，而不是仅对现有的骨组织进行保存。因此，GBR更常用于颊侧骨开裂样缺损。此时，无论是否配合使用屏障膜，都在拔牙的同期在拔牙窝内放置植骨材料或支架材料。

B：

在许多病例中，拔牙后源于牙槽骨生理性改建导致骨量缺失是一种不可避免的情况。拔牙后的骨吸收多发生在颊侧骨板。拔牙窝的体积变化数拔牙后第1年最大，其中又以前3个月最为显著[3]。在2012年Osteology共识会议上，Lang等基于现有文献进行的系统综述表明[4]，拔牙后6个月，牙槽骨水平向吸收为3.8mm，垂直向吸收为1.24mm[1]。

无论是使用骨增量或是牙槽嵴位点保存术，都可以减少骨的吸收，为以后的种植提供有利条件[3,5,6]。

C：

根据Osteology共识会议上的结果，牙槽嵴位点保存的适应证如下：
- 牙齿拔除后拟行种植治疗：
  - i. 不适宜行即刻或早期种植
  - ii. 患者因自身因素不能行即刻或早期种植（如怀孕、度假）
  - iii. 种植体无法获得初期稳定性
  - iv. 青少年
- 常规修复需要进行牙槽嵴形态的扩增

- 能获得良好的治疗花费和受益比
- 能减少进行上颌窦底提升的可能

D：

和其他外科手术相同，GBR和牙槽嵴位点保存术后常见的并发症包括出血、肿胀、瘀青和感染。其他一些少见的并发症还包括神经或血管损伤。

在再生治疗中，虽然胶原膜的使用减少了术后膜暴露的概率，但仍会有暴露的发生。根据Machtei等的Meta分析，与非暴露区域相比，在牙齿周围膜的暴露对骨再生的负面作用很微弱[7]。

E：

目前，组织再生治疗的策略多种多样，例如在不断的应用与试验中的细胞和基因治疗[8]。

- *血小板来源生长因子（Platelet-derived growth factor，PDGF）*由血小板分泌产生，它能够对成骨细胞产生趋化作用，促进成骨细胞的有丝分裂，刺激成骨细胞合成Ⅰ型胶原。在动物实验中，PDGF能促进伤口愈合，刺激牙周韧带和骨细胞，最后促进牙周膜的再生。最近的研究表明，PDGF能够促进人体牙周组织的再生[9-10]。

- *富血小板血浆（Platelet-rich plasma, PRP）*和硫酸钙能够促进骨的再生[11]。PRP是来源于自体血液，富含高于正常生理状况下数倍浓缩的血小板血浆。硫酸钙可作为一种载体，激活血小板后使之释放一系列生物活性因子，促进组织再生[12]。因此，有学者建议在临床上骨组织的再生治疗中联合使用硫酸钙-血小板。

- *骨形成蛋白-2（Bone morphogenetic protein, BMP-2）*是一类细胞分化因子。最近的一项

临床研究表明，在增加牙槽嵴的宽度和高度方面，使用重组人类骨形成蛋白混合脱矿骨，和单纯使用脱矿骨比较，两者间的效果没有区别。使用BMP-2后，全身和局部没有发现不良反应[13]。

• *Emdogain和其他生长因子*。从釉质基质提取出来的釉质基质衍生物（Enamel matrix derivative, EMD）含有不同分子量的釉原蛋白。在牙齿发育阶段，釉原蛋白通过促进间充质细胞迁移至暴露的根面，参与釉质和牙周附着的形成。这个过程是牙骨质形成的基本步骤。但使用EMD是否优于传统的再生治疗仍具有争议[14]。

F：

大量的研究已经证实了牙槽嵴位点保存术的优点。Meta分析显示与未经干预、自然愈合的拔牙窝相比，使用牙槽嵴位点保存技术，能够显著地降低拔牙后牙槽骨高度和宽度的丧失[15]。

• 水平向骨吸收：干预组 +3.25 ～ −2.50mm；对照组 −0.16 ～ −4.50mm

• 垂直向骨吸收：干预组 −2.48 ～ +1.3mm；对照组 −0.3 ～ −3.75mm

这个结果显示，牙槽嵴位点保存术能够减少拔牙后牙槽骨水平向和垂直向的体积改变。即便如此，水平向和垂直向仍会发生一定程度的骨吸收。在研究中可以看到骨增量的不同效果，这种效果差异的原因还未可知[15-16]。

在一些病例中仍需进行第二次骨增量手术。因此，可能需要再次植骨的信息要提前告知患者。

G：

在拔牙窝中可放置多种植骨材料，如自体骨、同种异体骨、人工合成材料、异种骨和屏障膜。这些材料的花费和技术敏感性各异。以下是关于异种骨和人工合成材料的一些信息。

• *异种骨*。在拔牙窝中联合使用小牛骨和可吸收膜获得的骨增量效果，优于单纯使用小牛骨或不使用移植骨材料。除使用可吸收膜外，胶原海绵配合异种骨材料同时使用，与单纯使用异种骨材料相比，也能显著性降低牙槽骨的吸收。这表明，当使用异种骨材料防止牙槽嵴吸收时，胶原海绵能够阻挡软组织进入牙槽窝内，有利于增加牙槽窝内骨的充填。理论上，屏障膜的使用能够加强骨愈合过程，减少骨的吸收，但有一项Meta分析表明，在使用植骨材料加屏障膜、单纯使用植骨材料和单纯使用屏障膜三者间，单纯使用屏障膜能获得更好的临床效果。因此，是否选用屏障膜可由患者的不同情况来决定。

• *人工合成材料*。牙科最早使用的人工合成材料是硫酸钙，它具有骨引导性。虽然硫酸钙不具有骨诱导性，研究仍表明在拔牙窝或牙槽嵴位点保存方面，硫酸钙能获得与冻干同种异体骨相同的效果[21]。最近的一项人体对照临床研究比较了双相陶瓷（*羟基磷灰石和β-TCP*）和异种小牛骨两者结合胶原膜使用后的效果，结果表明，两者在新骨的生成量上没有区别[22]。

目前的科学证据还不能够提供关于选择何种生物材料的明确指导[15]。

病例6

牙槽嵴位点保存：异种骨

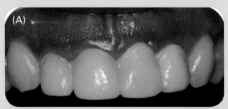

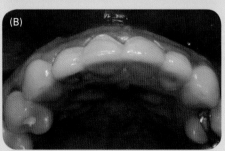

图1：术前上颌前牙牙列：（A）唇面观。（B）𬌗面观

学习目标

■ 理解拔牙同期牙槽嵴骨增量的概念

■ 理解拔牙同期牙槽嵴骨增量的材料选择和技术

■ 理解影响牙槽嵴骨增量效果的因素以及这项技术可能的早期并发症

既往史

- 最近一次内科检查：2012年1月
- 目前所患疾病：无
- 目前药物使用：无
- 住院史：无
- 既往病史：无
- 已知过敏：无

一般情况

- 重要生命体征
  - 血压：128/65mmHg
  - 脉搏：77次/分钟
  - 呼吸：16次/分钟

社会与行为史

　　患者无吸烟史，无滥用药物史。每周饮用3杯红酒。

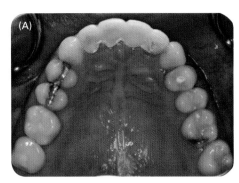

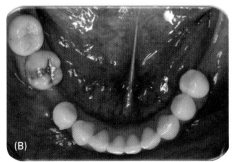

图2：口内检查：（A）上颌牙齿。（B）下颌牙齿

口外检查

患者头部正常，无瘢痕、无肿块。视诊面部对称。淋巴结触诊无异常，颞下颌关节无张口弹响或爆裂音。

口内检查

见图2。

- 口腔肿瘤：未及
- 口底：正常
- 颊舌侧黏膜：正常
- 软硬腭：正常

牙周检查

对患者进行了全面的牙周检查和评估。患者为厚龈生物型。所有牙周指数均在正常范围内，图3显示了她初诊时的牙周状况。

咬合检查

无𬌗关系紊乱和𬌗干扰。

影像学检查

#21牙根冠方1/3的牙体组织菲薄脆弱。#21近远中牙槽嵴顶无骨吸收（图4A）。CBCT检查发现#21牙根颊侧骨板的正中有低密度透射影（图4B）。

诊断

根据美国牙周学会的诊断标准患者诊断为菌斑性牙龈炎。

| 颊侧 | 312 | 312 | 122 | | 312 | 323 | 313 | 311 | 312 | 313 | 213 | 312 | 212 | 212 | 113 | 223 | 312 |
| 腭侧 | 323 | 323 | 313 | | 323 | 313 | 313 | 212 | 212 | 112 | 211 | 122 | 212 | 212 | 212 | 313 | 323 |

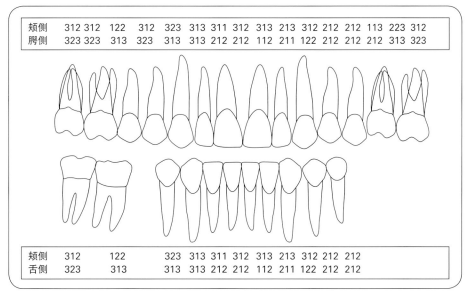

| 颊侧 | 312 | | 122 | | 323 | 313 | 311 | 312 | 313 | 213 | 312 | 212 | 212 |
| 舌侧 | 323 | | 313 | | 313 | 313 | 212 | 212 | 112 | 211 | 122 | 212 | 212 |

图3：初诊时牙周探诊检查表

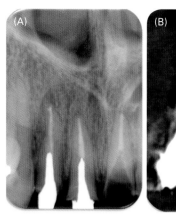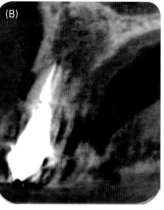

图4：治疗前影像学资料。（A）#21因根管内桩道过预备后，牙体组织发生缺损。（B）CBCT图像显示#21唇侧显著的放射透射影和唇侧骨板连续性缺损

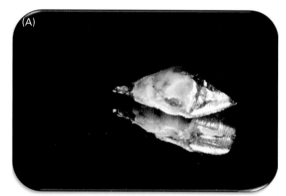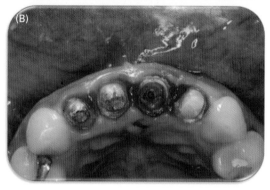

图5：（A）#21拔除前去除桩核，注意根管桩的宽度。（B）去除桩核后，可见牙根冠方菲薄的牙体组织

治疗计划

基于临床和影像学检查的结果，决定拔除#21，拔牙同期行牙槽嵴骨增量。骨增量后7个月植入种植体，种植体植入后3个月进行修复。

治疗程序

手术当天，患者在丈夫陪同下准时复诊。术前1小时口服0.5mg镇静药物三唑仑。患者术前测得血压122/82mmHg，脉搏82次/分钟（右手坐位）。要求患者在手术前一天临睡前，手术当天早餐后使用0.12%氯己定含漱2分钟。术中给予#11、#21和#22颊腭侧局部浸润麻醉（含1∶100000肾上腺素的2%利多卡因）。

去除前牙临时修复体，利用弯头止血钳拔出患牙粘接的桩核（图5），使用Benex拔牙器械无翻瓣拔除#21牙根（图6）。在使用UNC牙周探针评估拔牙窝剩余骨板时，探及拔牙窝颊侧根部骨板的开窗性缺损（图7和图8）。此时，选择翻起全厚瓣，行引导骨再生的方案（图9）。在#12、#11、#22和#23行龈沟切口（拔牙窝一侧相邻两颗天然牙），水平向延长黏骨膜瓣的目的是为了避免在美学区行附加切口，同时又能很好地暴露骨缺损区域。使用

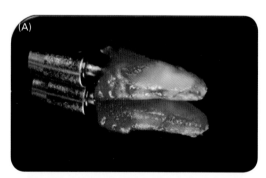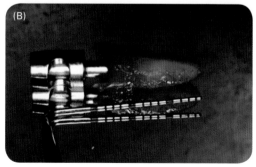

图6：使用Benex拔牙器械拔除#21。（A）Benex拔牙器械紧贴牙根。（B）使用UNC牙周探针测量牙根长度，为后续治疗做准备

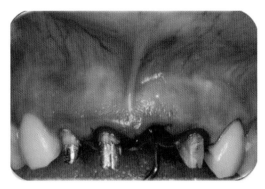

图7：使用UNC牙周探针评估牙槽窝剩余骨板情况

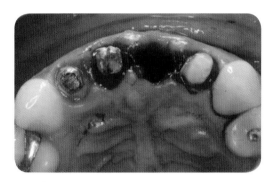

图8：翻瓣前拔牙窝和周围组织的𬌗面观

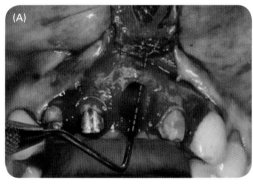

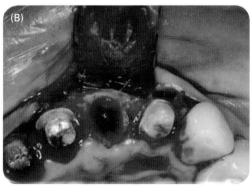

图9：翻瓣后拔牙窝探查。（A）注意唇侧骨板的骨开窗。（B）𬌗面观

Buser剥离子翻起黏骨膜瓣，在拔牙窝颊侧骨板的中部可见一3mm×3mm的骨缺损。使用Luca刮匙配合生理盐水冲洗，对拔牙窝进行彻底清创。

术中，使用UNC牙周探针测量拔牙窝近远中向宽度和颊舌向厚度。修剪一张20mm×30mm大小的交联胶原膜，使胶原膜能够覆盖拔牙窝的唇侧（图10）。将修剪好的膜塞入到颊侧组织瓣的最根方（图11）。将脱蛋白颗粒骨基质材料放入拔牙窝内，同时在拔牙窝唇侧骨板外侧和生物膜之间也放入植骨颗粒（图12）。

由于不需要进行创口的初期关闭，故没有设计垂直切口和进行骨膜分离减张。黏骨膜瓣复位后，使用CV 5-0 Gore Tex缝线行双层缝合（图13）。

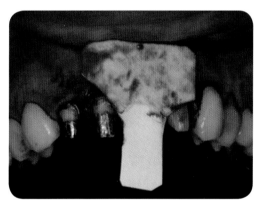

图10：试放入及调整交联胶原膜的大小

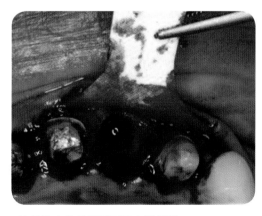

图11：植骨前在黏骨膜瓣下塞入胶原膜

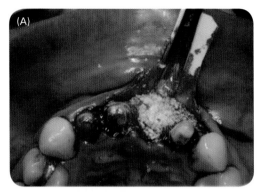

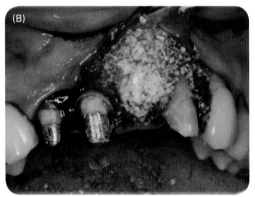

图12：（A）将Bio-Oss颗粒塞入拔牙窝中。（B）在拔牙窝唇侧外侧骨板和膜之间也放入Bio-Oss颗粒

先采用水平褥式缝合使黏骨膜瓣复位，这有助于固定膜及下方移植物。然后采用间断缝合的方法，进一步稳定黏骨膜瓣，加强其对位。在拔牙窝的正中，有意让小部分胶原膜暴露。新完成的临时修复体桥体部分会保护这部分暴露的区域。

利用相邻基牙粘接临时固定桥。给予患者常规口头及书面术后注意事项指导。

3周后，患者复诊拆除缝线（图14和图15）。卸下临时固定桥便于拆线。

患者9个月后回访种植#21。原胶原膜暴露区域可见有更多的角化龈组织形成（图16）。CBCT检查显示拟种植区骨高度和骨宽度充足（图17）。使用含1∶100000肾上腺素的2%利多卡因进行局部浸润麻醉。使用#15刀片行缺牙区牙槽嵴顶正中切口，同时行#11龈沟切口和#22小的垂直减张切口，翻起全厚瓣（图18）。

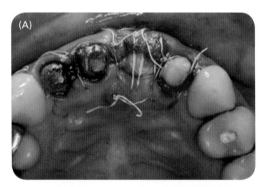

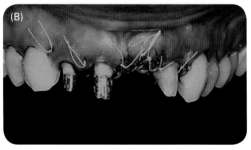

图13：黏骨膜瓣对位后使用不可吸收缝线缝合。（A）𬌗面观。（B）唇面观

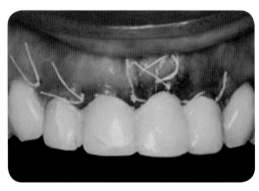

图14：术后3周随访

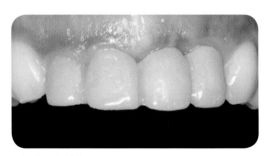

图15：术后6周随访

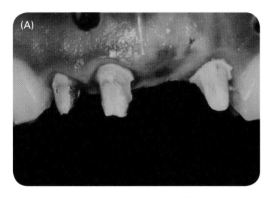
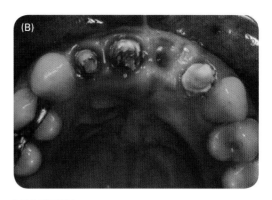

图16：术后9个月，组织愈合及成熟。（A）唇面观。（B）骀面观

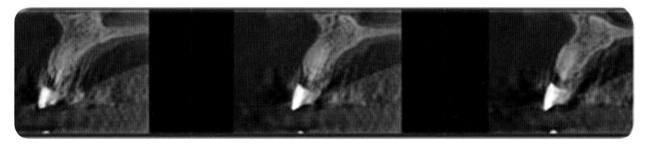

图17：牙槽嵴骨增量术后9个月CBCT

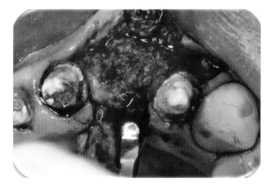

图18：种植窝预备前翻瓣。注意异种骨是如何维持了牙槽嵴的体积

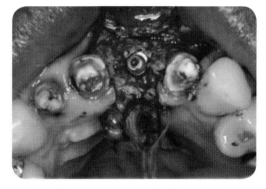

图19：种植体植入后骀面观。注意种植体唇侧的骨量

使用3i种植外科工具预备种植窝，植入1颗3.25mm×11.5mm 3i种植体（图19），戴入3.4mm×4mm愈合基台（图20）。复位黏骨膜瓣后，使用6-0聚丙烯缝线关闭创口（图21）。调改临时牙后戴入患者口内，拍摄根尖片（图22）。给予患者术后医嘱和止痛片。患者回访拆线。3~6个月待种植体骨结合后进行上部烤瓷冠修复。

讨论

对于外科和修复医师而言，美学区种植挑战巨大。关于种植体植入时机的问题（即刻种植、早期种植和延期种植）在文献上已有详细记录。但在临床上如何选择上述种植时机是由患者因素及临床相关因素决定。患者的健康状况、年龄、生活习惯、

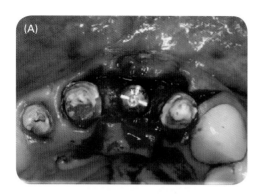

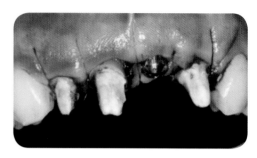

图21：黏骨膜瓣复位后6-0聚丙烯缝线关闭创口

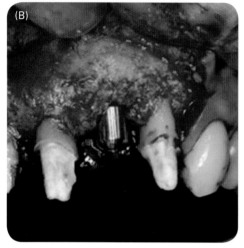

图20：愈合基台戴入。（A）殆面观。（B）唇面观

社会和经济状况这些相关因素会对治疗产生影响；一些临床相关的因素，包括医师的外科和修复技巧，外科手术过程的舒适度，修复医师技术也会对

治疗程序产生影响。在这个病例中，由于拔牙窝的唇侧骨板中部出现了骨开窗，以及患者经济因素的限制，施行了牙齿拔除同期的引导骨再生。选择低吸收率的移植骨材料是因为患者准备出国探望家人，返程时间上有不确定性。患者9个月后复诊，我们从CBCT图像和临床照片上，可以看到异种骨材料很好地维持了空间和体积，利于种植体的植入。在治疗过程中，选择使用何种生物材料仍然具有争议，目前还没有科学证据显示适用于所有临床病例的生物材料。更多有关材料的细节可以在自学部分以及这本书的文献回顾部分找到答案。

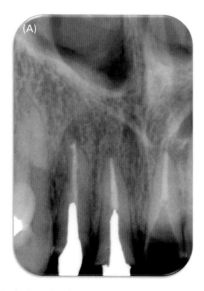

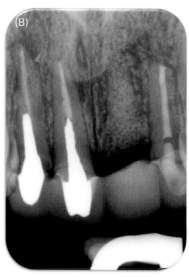

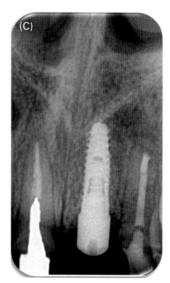

图22：根尖片。（A）治疗前。（B）引导骨再生治疗后。（C）种植体植入后

自学问题

A：什么是引导骨再生？

B：引导骨再生和牙槽嵴位点保存两者的区别？

C：牙槽嵴位点保存的适应证是什么？

D：引导骨再生和牙槽嵴位点保存的并发症有哪些？

E：引导骨再生使用哪些不同类型的屏障膜？

F：这些不同类型屏障膜的优点和缺点分别是什么？

G：骨移植中可供选择的材料有哪些？

H：拔牙同时进行牙槽嵴位点保存的收益有哪些？

I：拔牙过程中如何选择翻瓣或不翻瓣骨移植？

J：拔牙同时可放置哪些生物材料行牙槽嵴位点保存？

K：拔牙后进行牙槽嵴位点保存对软组织的关闭是否有要求？

L：目前引导骨再生和牙槽嵴位点保存的最新进展是什么？

参考文献

[1] Hurley LA, Stinchfield FE, Bassett AL, Lyon WH. The role of soft tissues in osteogenesis. An experimental study of canine spine fusions. J Bone Joint Surg Am 1959;41-A:1243–1254.

[2] Hämmerle, CH, Araújo MG, Simion M; Osteology Consensus Group 2011. Evidence-based knowledge on the biology and treatment of extraction sockets. Clin Oral Implants Res 2012;23(Suppl 5):80–82.

[3] Chiapasco M, Abati S, Romeo E, Vogel G. Clinical outcome of autogenous bone blocks or guided bone regeneration with e-PTFE membranes for the reconstruction of narrow edentulous ridges. Clin Oral Implants Res 1999;10(4):278–288.

[4] Hutmacher DW, Kirsch A, Ackermann KL, Hürzeler MB. A tissue engineered cell-occlusive device for hard tissue regeneration – a preliminary report. Int J Periodontics Restorative Dent 2001;21:49–59.

[5] Cafesse RG, Nasjleti CE, Morrison EC, Sanchez R. Guided tissue regeneration: Comparison of bioabsorbable and non-bioabsorbable membranes. Histologic and histometric study in dogs. J Periodontol 1994;65:583–591.

[6] Burchardt H. The biology of bone graft repair. Clin Orthop 1983;174:28–42.

[7] Schwartz Z, Mellonig JT, Carnes Jr DL, et al. Ability of commercial demineralized freeze-dried bone allograft to induce new bone formation. J Periodontol 1996;67:918–926.

[8] Thaller SR, Hoyt J, Borjeson K, et al. Reconstruction of calvarial defects with anorganic bovine bone mineral (Bio-Oss) in a rabbit model. J Craniofac Surg 1993;4:79–84.

[9] Furusawa T, Mizunuma K. Osteoconductive properties and efficacy of resorbable bioactive glass as a bone grafting material. Implant Dent 1997;6:93–101.

[10] Araujo M, Lindhe J. Dimensional ridge alterations following tooth extraction. An experimental study in the dog. J Clin Periodontol 2005;32:212–218.

[11] Vignoletti F, Matesanz P, Rodrigo D, et al. Surgical protocols for ridge preservation after tooth extraction. A systematic review. Clin Oral Implants Res 2012;23(Suppl 5):22–38.

[12] Kim DM, De Angelis N, Camelo M, et al. Ridge preservation with and without primary wound closure: a case series. Int J Periodontics Restorative Dent 2013;33(1):71–78.

[13] Rios HF, Lin Z, Oh B, et al. Cell- and gene-based therapeutic strategies for periodontal regenerative medicine. J Periodontol 2011;82(9):1223–1237.

自学问题回答

A：

1959年，Hurley等最早在正颌外科领域引入了骨再生的理念[1]。这一方法的目的是在缺失牙区域及拔牙区域进行骨的再生，为将来的种植治疗提供基础。

B：

在2012年Osteology共识研讨会对牙槽嵴位点保存与牙槽嵴骨增量的定义达成了以下共识[2]：牙槽嵴位点保存是指在拔牙后保存现有牙槽嵴的轮廓形态。牙槽嵴骨增量是指在拔牙后进行现有牙槽嵴轮廓外的体积扩增。

C：

根据Hämmerle等总结的结果，牙槽嵴位点保存的适应证如下[2]：

1. 不宜行即刻种植

2. 不宜行早期种植

3. 种植体无法获得初期稳定性

4. 牙槽嵴的形态不能按修复引导外科的理念植入种植体

5. 患者因经济的原因不准备在拔牙同时行种植治疗

D：

引导骨再生和牙槽嵴位点保存与其他外科手术相同，常见的术后并发症包括出血、肿胀、瘀青和感染。手术中如使用了不可吸收膜，缺乏角化龈组织和早期膜暴露是两类常见的并发症。其他较少见的并发症还有神经损伤。Chiapasco等比较了引导骨再生技术即使用聚四氟乙烯加颗粒骨和自体块状骨两种方法的临床效果[3]。结果显示，前者术后感染的概率高于后者，这一结果是由于前者术后膜暴露引起的伤口开裂所致。

E：

屏障膜可分为可吸收膜和不可吸收膜两种[4]。可吸收膜如胶原膜，可以在植入几周后由人体水解[5]。不可吸收膜植入人体后，不受机体水解酶的影响，需要通过外科手术取出。

F：

表1：不同类型屏障膜的优缺点

膜类型	可吸收	不可吸收
吸收时间	几周	无
是否须取出	不须	须手术取出
机械特性	一般	优秀
膜暴露	可允许	不允许

G：

表2：各种植骨材料的比较

植骨材料	自体骨	同种异体骨	异种骨	人工合成骨材料
来源	自体	人体组织银行	小牛、猪、马	$CaSO_4$ /$CaPO_4$
骨诱导性	是[6]	否[7]	否[8]	否[9]
骨引导性	是	是	是	是
成骨性	是	否	否	否

H：

2005年，Araujo等进行的一项实验表明，拔牙后数周，牙槽嵴会发生显著的水平向和垂直向体积变化[10]。这种变化会使种植体植入变得困难。因此，人们在文献资料中已就拔牙同期牙槽增量进行了广泛的研究。Vignoletti等完成的系统综述显示，与拔牙后不进行植骨干预相比，在拔牙同期进行骨增量能够有效地减少水平向和垂直向骨吸收[11]。

I：

拔牙可采用不翻瓣或者翻瓣。如果拔牙窝骨板都完整，可选择不翻瓣。相反的，如果出现骨板的缺损，就需要采用翻瓣的方法，如本例中出现的根尖骨开窗和骨开裂。当拔牙窝存在一侧或多侧骨板缺失时，也需要使用翻瓣的方法。

J：

目前，仍没有回答这个问题的科学证据。现有最常用的植骨材料（*自体骨、同种异体骨、异*种骨和人工骨材料）都能达到种植所需的骨增量效果。可根据不同个体的情况选择不同的材料，同时在制订再生治疗计划前需评估风险。

K：

Kim等研究了在拔牙同时行牙槽嵴位点保存后，创口关闭与否对新骨形成和植骨材料存留的影响[12]。他们得出的结论是，在牙槽嵴位点保存术中，是否进行初期的创口关闭，对新骨形成及植骨材料的存留不会产生影响。

L：

目前，组织再生治疗的策略多种多样，如正被应用，但又在不断验证中的细胞和基因治疗[13]，它们在因疾病导致的组织缺损再生方面有一定潜力。目前应用于组织再生的蛋白质有血小板来源生长因子、骨形成蛋白-2和成纤维细胞生长因子。人们还在研发和检测其他一些生长因子和分化因子，期望获得审批后能应用于临床。

病例7

引导骨再生：不可吸收膜

病例介绍

　　患者，58岁，白人男性。主诉：希望修复折断的#35和缺失的#36、#37。#36、#37多年前因龋病拔除，#35已行根管治疗，桩核单冠修复。患者口内其余牙齿有银汞、复合树脂充填和固定桥修复。

学习目标

- 理解屏障膜在引导骨再生中的作用
- 理解在GBR中使用屏障膜的原理
- 理解不同屏障膜的材料组成，如何正确选择屏障膜
- 学习屏障膜的外科使用方法
- 学习使用屏障膜时常见的并发症和处理方法

既往史

　　患者有痛风、关节炎、高血压、高胆固醇血症和2型糖尿病。他的糖化血红蛋白（HbA1c）是6.8。患者每天服用萘普生（Naproxen），500mg/次，每天2次，用以缓解疼痛；别嘌呤醇（Allopurinol），300mg/次，每天1次，治疗痛风；赖诺普利，40mg/次，每天1次，控制高血压；辛伐他汀（Simvastatin），40mg/次，每天1次，治疗高胆固醇血症；二甲双胍（Metformin），1000mg/次，每天2次，治疗糖尿病；预防性使用低剂量的阿司匹林（Aspirin），81mg/d，每天1次。患者尚无药物过敏史。

一般情况

- 重要生命体征
  - 血压：131/77mmHg
  - 脉搏：76次/分钟
  - 呼吸：14次/分钟

社会与行为史

　　患者无吸烟史和酗酒史。

口外检查

　　无异常。患者头部对称。口外软组织和颞下颌关节无异常。触诊无淋巴结肿大。

口内检查

- 口内软组织正常
- 口内检查显示全口牙周探诊深度≤3mm（图1）
- 有轻微的牙龈炎，可见有龈下结石
- 前牙区有广泛磨损

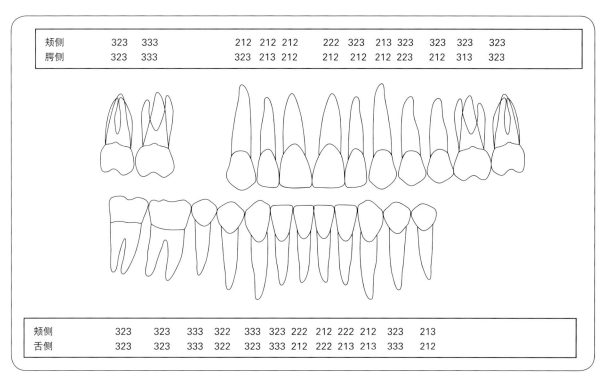

| 颊侧 | 323 | 333 | | 212 | 212 | 212 | | 222 | 323 | 213 | 323 | | 323 | 323 | 323 |
| 腭侧 | 323 | 333 | | 323 | 213 | 212 | | 212 | 212 | 212 | 223 | | 212 | 313 | 323 |

| 颊侧 | 323 | 323 | 333 | 322 | 333 | 323 | 222 | 212 | 222 | 212 | 323 | 213 |
| 舌侧 | 323 | 323 | 333 | 322 | 323 | 333 | 212 | 222 | 213 | 213 | 333 | 212 |

图1：初诊时牙周探诊检查表

- #37和#36区域有水平向及垂直向骨缺损（Seibert Ⅲ型）
- #46残根，金属桩暴露（图2）
- #34Miller Ⅰ度松动

咬合检查

无𬌗关系紊乱，#11和#22可及震颤。

影像学检查

根尖片显示#35根尖低密度透射影，牙周膜增宽（图3）。#34牙周膜增宽。#34 Ⅱ类洞树脂充填修复下方可见透射影。

诊断

根据美国牙周学会的诊断标准，患者诊断为由单纯牙菌斑引起、无局部因素刺激的牙龈炎；膜龈异常；缺牙区水平向和垂直向骨缺损；#34继发龋。

治疗计划

牙周第一阶段治疗包括口腔卫生指导，龈上、

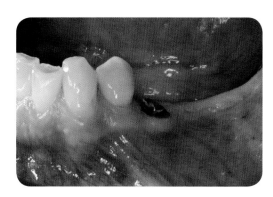

图2：初诊口内照（颊侧观）

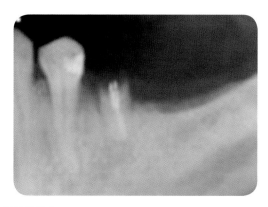

图3：术区根尖片

龈下刮治，调𬌗。拔除不能修复的#35，同时行牙槽嵴骨增量，为种植#37、#36和#35做准备。#34行充填修复。

治疗程序

完成牙周第一阶段治疗后，拔除#35同时行GBR。局麻下，使用牙周膜刀和拔牙钳微创拔除#35（图4）。行缺牙区牙槽嵴顶和延伸至#35拔牙窝的龈沟切口，在#34的近中颊侧和近中舌侧做垂直切口。使用双层瓣技术翻起颊侧黏骨膜瓣（图5）[1]，再翻开舌侧全厚瓣。在缺牙区域用小金刚砂球钻打孔去皮质化（图6）。根据缺损区域的大小，修剪不可吸收的膨体聚四氟乙烯膜（expanded polytetrafluoroethylene，ePTFE）。为防止细菌污染，需要使不可吸收膜边缘远离#34至少

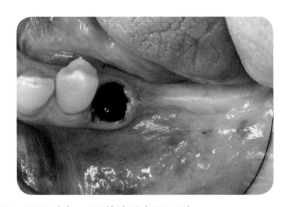

图4：GBR手术：#35拔除后（𬌗面观）

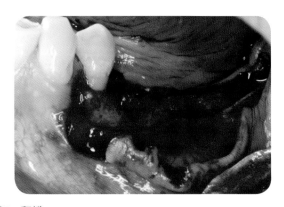

图5：翻瓣

2mm以上。将冻干同种异体骨（freeze-dried bone allograft，FDBA）颗粒与生理盐水混合后放入缺损区域。再次修剪不可吸收膜，使它能与植骨区完全吻合，使用膜钉固定生物膜（图7）。两针水平褥式对位缝合骨膜层，可以帮助固定生物膜及下方植骨材料（图8）。然后，在完全无张力情况下将颊侧黏膜瓣冠向复位，与舌侧黏骨膜瓣对位缝合（图9）。

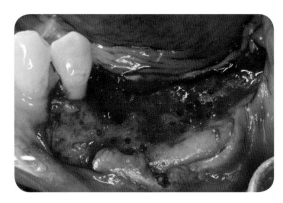

图6：牙槽嵴去皮质化后

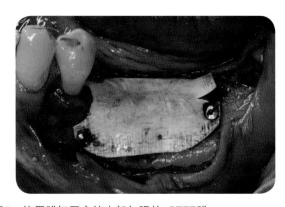

图7：使用膜钉固定钛支架加强的ePTFE膜

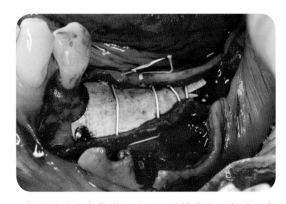

图8：水平褥式缝合骨膜层（双层瓣技术），帮助固定生物膜

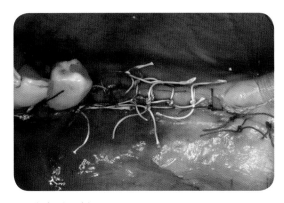

图9：无张力关闭创口

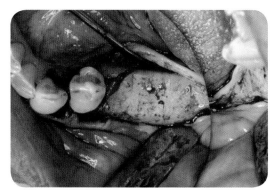

图10：再次手术进入#37、#36和#35。可见屏障膜下方创造的空间内有良好的新骨形成

术后2周拆线，术后6个月愈合期内无膜暴露和其他并发症发生。术后6个月种植手术时，取出不可吸收膜和膜钉。不可吸收膜下方牙槽嵴获得了良好的增量效果，此时，充足的骨高度和骨宽度足以在#37、#36和#35进行种植（图10）。

讨论

在GBR中，屏障膜的功能是阻挡软组织进入既定的骨增量空间内。屏障膜可根据是否能被吸收分为可吸收膜和不可吸收膜两大类。不可吸收膜较可吸收膜更加坚固，能够长期维持其下方空间。也就是说，当需要进行大面积骨增量时，不可吸收膜不会像可吸收膜那样发生塌陷。这个病例选用了钛支架加强的膨体聚四氟乙烯膜是因为在进行水平向骨增量的同时，也实施了垂直向骨增量。因为有了钛支架，外科医师能够根据需要增量的空间来调整膜的形态。需要注意的是，手术中一定要使不可吸收膜的边缘远离切口3mm以上，远离邻牙2mm以上。GBR愈合期间初期创口的关闭，有利于获得更好的骨增量效果[2]。不可吸收膜经修剪后放置在骨移植区，使用膜钉固位后，需要进行骨膜的减张来关闭创口。软组织减张在垂直向缺损骨增量上极具挑战。在这个病例中，我们使用了双层瓣技术来处理瓣膜的减张和创口初期关闭的问题。双层瓣技术是指在翻瓣时采用了半厚瓣的方法，分离了黏膜瓣与下方的骨膜[3]。术后愈合期没有膜暴露的发生。6个月后再次手术入路时证实了骨增量的效果。

自学问题

A：糖尿病会对GBR后骨的形成产生何种影响？

B：在GBR中屏障膜的作用是什么？

C：GBR中屏障膜需要拥有哪些特性？

D：GBR中有哪些类型的屏障膜？

E：在GBR中，与屏障膜联合使用的材料有哪些？

F：使用可吸收膜和不可吸收膜后的治疗效果有

区别吗？

G：在GBR中使用屏障膜的原则是什么？

H：初期的创口关闭在使用屏障膜中是必需的吗？

I：在GBR中，最常见的与使用屏障膜相关的术后并发症有哪些？如何处理？

J：在GBR区域中植入的种植体留存率和成功率如何？

参考文献

[1] Hur Y, Tsukiyama T, Yoon TH, Griffin T. Double flap incision design for guided bone regeneration: a novel technique and clinical considerations. J Periodontol 2010;81(6):945–952.

[2] Machtei EE. The effect of membrane exposure on the outcome of regenerative procedures in humans: a meta-analysis. J Periodontol 2001;72(4):512–516.

[3] Ogata Y, Griffin TJ, Ko AC, Hur Y. Comparison of double-flap incision to periosteal releasing incision for flap advancement: a prospective clinical trial. Int J Oral Maxillofac Implants 2013;28(2):597–604.

[4] Santana RB, Xu L, Chase HB, et al. A role for advanced glycation end products in diminished bone healing in type 1 diabetes. Diabetes 2003;52(6):1502–1510.

[5] Follak N, Klöting I, Merk H. Influence of diabetic metabolic state on fracture healing in spontaneously diabetic rats. Diabetes Metab Res Rev 2005;21(3):288–296.

[6] Retzepi M, Lewis MP, Donos N. Effect of diabetes and metabolic control on de novo bone formation following guided bone regeneration. Clin Oral Implants Res 2010;21(1):71–79.

[7] Lee SB, Retzepi M, Petrie A, et al. The effect of diabetes on bone formation following application of the GBR principle with the use of titanium domes. Clin Oral Implants Res 2013;24(1):28–35.

[8] Hardwick R, Scantlebury TV, Sanchez R, et al. Membrane design criteria for guided bone regeneration of the alveolar ridge In: BuserD, DahlinC, SchenkRK (eds), Guided Bone Regeneration in Implant Dentistry. Chicago, IL: Quintessence; 1994, pp 101–136.

[9] Gottlow J. Guided tissue regeneration using bioresorbable and non-resorbable devices: initial healing and long-term results. J Periodontol 1993;64(11 Suppl):1157–1165.

[10] Buser D, Bragger U, Lang NP, Nyman S. Regeneration and enlargement of jaw bone using guided tissue regeneration. Clin Oral Implants Res 1990;1(1): 22–32.

[11] Bartee BK, Carr JA. Evaluation of a high-density polytetrafluoroethylene (d-PTFE) membrane as a barrier material to facilitate guided bone regeneration in the rat mandible. J Oral Implantol 1995;21(2):88–95.

[12] Walters SP, Greenwell H, Hill M, et al. Comparison of porous and non-porous Teflon membranes plus a xenograft in the treatment of vertical osseous defects: a clinical reentry study. J Periodontol 2003;74(8):1161–1168.

[13] Simion M, Jovanovic SA, Trisi P, et al. Vertical ridge augmentation around dental implants using a membrane technique and autogenous bone or allografts in humans. Int J Periodontics Restorative Dent 1998;18(1):8–23.

[14] Chiapasco M, Zaniboni M, Boisco M. Augmentation procedures for the rehabilitation of deficient edentulous ridges with oral implants. Clin Oral Implants Res 2006;17(Suppl 2):136–159.

[15] Jung RE, Glauser R, Schärer P, et al. Effect of rhBMP-2 on guided bone regeneration in humans. Clin Oral Implants Res 2003;14(5):556–568.

[16] Jung RE, Windisch SI, Eggenschwiler AM, et al. A randomized-controlled clinical trial evaluating clinical and radiological outcomes after 3 and 5 years of dental implants placed in bone regenerated by means of GBR techniques with or without the addition of BMP-2. Clin Oral Implants Res 2009;20 (7):660–666.

[17] Simion M, Scarano A, Gionso L, Piattelli A. Guided bone regeneration using resorbable and nonresorbable

membranes: a comparative histologic study in humans. Int J Oral Maxillofac Implants 1996;11(6):735–742.

[18] Zitzmann NU, Naef R, Schärer P. Resorbable versus nonresorbable membranes in combination with Bio-Oss for guided bone regeneration. Int J Oral Maxillofac Implants 1997;12(6):844–852.

[19] Fugazzotto PA. GBR using bovine bone matrix and resorbable and nonresorbable membranes. Part 1: histologic results. Int J Periodontics Restorative Dent 2003;23(4):361–369.

[20] Melcher A, Dreyer C. Protection of the blood clot in healing circumscribed bone defects. J Bone Joint Surg 1962;44-B(2):424–430.

[21] Waasdorp J, Feldman S. Bone regeneration around immediate implants utilizing a dense polytetrafluoroethylene membrane without primary closure: a report of 3 cases. J Oral Implantol 2013;39(3):355–361.

[22] Yun JH, Jun CM, Oh NS. Secondary closure of an extraction socket using the double-membrane guided bone regeneration technique with immediate implant placement. J Periodontal Implant Sci 2011;41(5):253–258.

[23] Simion M, Trisi P, Maglione M, Piattelli A. A preliminary report on a method for studying the permeability of expanded polytetrafluoroethylene membrane to bacteria in vitro: a scanning electron microscopic and histological study. J Periodontol 1994;65(8):755–761.

[24] Fiorellini JP, Nevins ML. Localized ridge augmentation/preservation. A systematic review. Ann Periodontol 2003;8(1):321–327.

[25] Donos N, Mardas N, Chadha V. Clinical outcomes of implants following lateral bone augmentation: systematic assessment of available options (barrier membranes, bone grafts, split osteotomy). J Clin Periodontol 2008;35(8 Suppl):173–202.

自学问题回答

A：

糖尿病是一种表现为血糖水平异常增高的代谢性疾病。病因是身体内部不能产生足量的胰岛素(1型)或肌肉、肝脏中的细胞不能够利用胰岛素，发生了胰岛素抵抗(2型)。也有一些是综合了1型和2型的病因。文献已经证实，糖尿病与骨组织愈合不良有相关性[4-5]，同样的，糖尿病对GBR后的骨形成和种植体骨结合也有负面影响。研究表明，使用胰岛素控制血糖后能很好地改善GBR的预后[6-7]。

B：

在萎缩的上颌和下颌使用GBR能够有效地获得垂直向和水平向骨增量，使种植体的植入成为可能。在GBR中，屏障膜的作用是能够创造并维持一定的空间，使得来源于周围骨髓、具有成骨效应的细胞迁移进入这一区域，发生骨再生。它同时起到了屏障作用，排除了能够快速生长的上皮细胞和结缔组织细胞进入骨增量区域，促进骨的形成。

C：

理想的屏障膜应具备以下特征[8]：

1. *生物相容性和与宿主组织发生整合的能力。* 屏障膜应具备良好的生物相容性，不产生或仅导致少量的炎性反应、免疫反应和异物反应。当为可吸收膜时，宿主对材料降解后的反应应该是轻微的、可逆的，并且对目标组织的再生不会产生负面影响[9]。

2. *排除非目标细胞的特性。* 屏障膜能够很好地排除软组织和其他非成骨细胞迁移进入骨增量空间内。

3. *创造和维持空间的特性。* 屏障膜能够为骨再生创造和维持一定的空间。在GBR愈合期内，屏障膜的基本要素是它的完整性和维持空间的能力。

4. *临床可操作性。* 在临床应用中，屏障膜应便于修剪，以适应牙槽嵴不同骨缺损的形态。

D：

根据屏障膜降解特性，分为不可吸收膜和

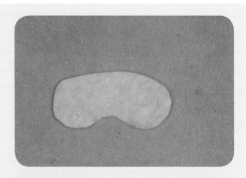

图11：可吸收胶原膜

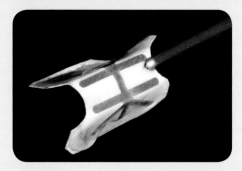

图12：不可吸收的钛支架加强的ePTFE膜

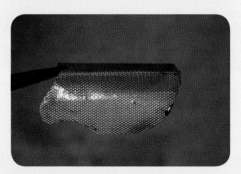

图13：钛网

可吸收膜两类（图11~图13，表1）。

1. *不可吸收膜*。相比于可吸收膜，不可吸收膜能够在较长的一段时间内发挥屏障作用，维持空间的稳定。因为不能为人体自身降解，需要进行二次手术取出。ePTFE是最早使用的不可吸收膜材料，在临床上得到了广泛的应用，成骨效应良好。但目前市面上ePTFE已很少见，市售的不可吸收膜多为高密度的聚四氟乙烯（high-density polytetrafl-uoroethylene，dPTFE）和PTFE。在一些动物和人体实验中，两种材料均表现出相同的临床骨再生效果[10-12]。有些不可吸收膜内还放置了钛支架，用于加强维持空间的能力。

2. *可吸收膜*。主要优势在于可降解性，不需要进行二次手术取出。与不可吸收膜相比，可吸收膜较柔软，能够与骨缺损区域发生较好的贴合。可吸收膜主要由胶原（小牛或猪来源）、聚乳酸、聚乙醇酸（人工合成材料）或脱细胞皮肤基质（人体来源）制成。

E：

在GBR中可单独使用屏障膜，也可联合使用屏障膜或植骨材料，增强骨再生效果。屏障膜覆盖在植骨材料上方，起到了创造和维持空间的作用[13]。GBR中可采用多种植骨材料，自体骨因其骨生成、骨引导和骨诱导特性，被视为植骨材料的金标准。GBR的理念也是基于上述这些生物学的基本特性而产生的。

骨生成是指骨组织形成及发育的过程，新骨组织是由自体移植骨内活性的成骨细胞生成而来。骨生成仅可在自体骨移植中发生。骨诱导性是指招募骨原细胞并刺激这些细胞分化为成骨细胞，生成新骨组织。骨形成蛋白是一组具有骨诱导能力的生长因子，人们已在动物和临床实验中对这类生长因子进行了广泛研究。骨引导性是指成骨细胞在植骨材料构建的支架内形成新骨组织。骨引导性是植骨材料最低的要求。

与自体骨相比，同种异体骨（FDBA，脱矿FDBA），异种骨（小牛和猪）和人工合成材料（HA，磷酸钙）也被证实能获得良好的成骨效果[14]。

近年来，人们对生长因子在GBR中的应用进行了广泛的研究。重组人体骨形成蛋白（recombinant human BMPs，rhBMPs）是一种人

表1：GBR中使用的可吸收膜和不可吸收膜的比较

	不可吸收膜	可吸收膜
生物相容性	• 一定的生物相容性 • 需二次手术取出	• 良好的生物相容性 • 无须进行二次手术取出 • 吸收的过程可能会引起炎性反应，不利于骨再生
膜的功能 空间维持能力	• 作为屏障功能的时间可控制 • 一般：单独使用 • 良好：与植骨材料结合 • 优秀：钛支架加强和结合其他支撑材料（植骨材料，膜钉，帐篷钉）	• 作为屏障功能的时间不可控制 • 差：易发生塌陷 • 一般：结合其他支撑材料（植骨材料，膜钉，帐篷钉）
临床可操作性 外科并发症	• 中度至困难 • 经常 • 膜暴露，增加感染的风险	• 容易到中度 • 较少 • 与不可吸收膜比较，相对容许膜暴露的发生
适应证	• 垂直向增量 • 大缺损，临界尺寸缺损	• 水平向增量 • 小缺损

体蛋白质，能够刺激骨的形成。临床研究已经证实了rhBMP-2的效应[15-16]。但目前美国食品药品监督管理局（FDA）仅批准rhBMP-2用于上颌窦和拔牙后拔牙窝局部缺损的骨增量。后续还要对rhBMP-2的效应及其理想载体进行研究。

F：

组织学研究表明，与可吸收（聚乳酸/聚羟基乙酸）膜相比，使用不可吸收膜ePTFE能获得更多的骨增量[17]。在这个研究中，可吸收膜组的不良临床效果可能归咎于没有放置植骨材料。如果没有植骨材料的支撑，可吸收膜会发生塌陷，导致骨再生效果不良。相反的，一项左右半口对比研究表明，在使用植骨材料后，不可吸收膜和可吸收膜所获得的临床效果是相同的[18]。

如果屏障膜能获得良好的支撑，临床医师会更倾向于可吸收膜。因为相较于不可吸收膜，放置可吸收膜能获得更好的软组织愈合，术后并发症率更低。同时，使用可吸收膜不需要二次手术取出。可吸收膜一般用于水平向骨增量。

在大型或临界尺寸骨缺损的硬组织再生治疗中，使用钛支架加强的不可吸收膜的可靠性是最高的（图12）[19]。钛支架加强的不可吸收膜更适用于垂直向GBR。当进行大面积骨缺损增量时，也可以使用钛网。

G：

1. *骨增量区的稳定性*。要求屏障膜稳定无微动。可以使用膜钉将屏障膜固定在牙槽骨表面，也可将屏障膜与骨膜缝合稳定其自身及下方的植骨材料[20]。

2. *膜的外形修整*。屏障膜的边缘需至少远离骨缺损边缘3mm以上，以创造一个封闭的间隙，防止软组织的入侵。为预防天然牙的细菌污染，膜的边缘同时也需要远离邻牙2mm以上。

3. *膜的贴合度*。屏障膜需与缺损区域有很好的贴合，应修整屏障膜尖锐的转角和边缘，防止穿破软组织瓣（图14）。

H：

一项Meta分析表明，当使用可吸收膜或不可吸收膜在种植体周行GBR时，一旦发生膜的暴露，都会对最终的效果产生负面影响[2]。最近一些研究支持细菌不会对dPTFE膜产生影响，GBR中能够耐受这类膜的暴露[21-22]。后续的研究还需要探讨dPTFE膜暴露后，是否会对骨增量产生影响。

I：

GBR中最常见的与使用屏障膜相关的术后并发症是愈合期间膜的暴露（图15和图16）。在口腔内一旦发生暴露，膜的吸收就会加速。但这种暴露不会导致更多的临床并发症，这点与不可吸收膜发生暴露不同。如果不可吸收膜发生暴露，食物残渣和细菌非常容易在已暴露膜的表面聚集，导致愈合期间软组织发生污染，造成不良的临床结果。体内试验表明，3～4周后，细菌就会穿透ePTFE膜进入到骨再生的区域引起感染[23]。愈合期一旦发生膜暴露，可通过集中和规律性的口腔卫生清洁来处理，如使用0.12%

氯己定每天含漱2次，使用1周，减少细菌在膜暴露区域的聚集。如果暴露膜的周围出现化脓或其他软组织感染的迹象，则需要将屏障膜尽快移除，并建议配合使用全身抗生素（*如阿莫西林或阿莫西林配伍克拉维酸*）。

J：

GBR中使用屏障膜能够增强骨增量效果，利于种植体的植入。一项系统综述显示，种植体植入GBR成骨区域，能获得与在天然骨中相同的留存率[24]。另一项系统综述表明，在水平向骨增量中使用GBR后，种植体在骨增量区域的留存率（91.7%～100%）和在天然牙槽嵴上的留存率（93.2%～100%）没有差异[25]。虽然现有采用GBR进行垂直向骨增量的数据非常有限，但目前临床及组织学结果仍认定它是一种成功的方法。

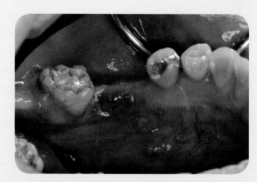

图15：ePTFE膜暴露同时有脓液渗出

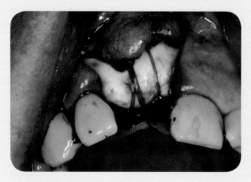

图14：可吸收膜在GBR中的应用

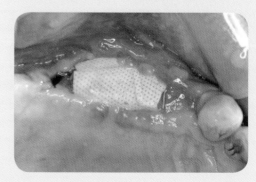

图16：ePTFE膜暴露无脓液渗出

病例8

骨劈开与骨扩张

病例介绍

  患者，65岁，女性。要求在左上颌进行种植，主诉：希望能修复缺失的牙齿。患者3年前拔除了#23至#26，后续没有进行修复（图1和图2）。下颌磨牙区是种植修复体。患者自述每天刷牙2~3次，每天使用牙线1次，但不使用漱口水。

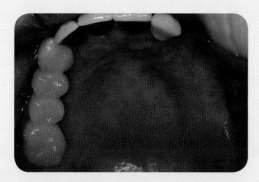

图1：上颌牙弓殆面观

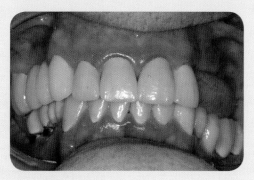

图2：术前咬合情况

学习目标

■ 了解牙槽嵴劈开术的适应证和禁忌证
■ 了解牙槽嵴劈开术的操作步骤
■ 了解牙槽嵴劈开术的局限性和潜在的并发症

既往史

  患者对青霉素过敏，患有类风湿关节炎，使用甲氨蝶呤（Methotrexate），西乐葆（Celebrex）和阿达木单抗（Adalimumab）。

一般情况

- 重要生命体征
  - 血压：124/78mmHg
  - 脉搏：81次/分钟

社会与行为史

  患者每周饮用4~5杯红酒，无吸烟史。

口外检查

  未及异常，无肿块、无肿胀，颞下颌关节无异常。

口内检查

- 未触及淋巴结肿大，无口腔肿瘤

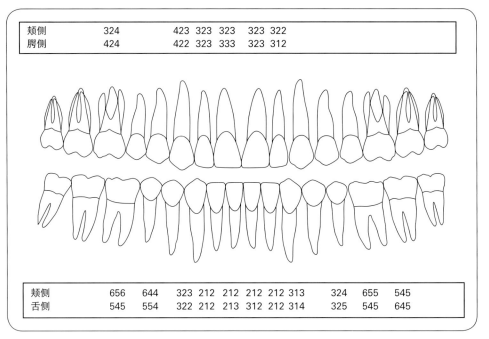

颊侧	324		423 323 323	323 322
腭侧	424		422 323 333	323 312

颊侧	656	644	323 212 212 212 212 313	324	655	545
舌侧	545	554	322 212 213 312 212 314	325	545	645

图3：牙周探诊检查表

- 牙齿周围附着龈宽度正常，可见点彩
- 种植体探诊深度 >4 mm（图3）
- 在下颌磨牙区可见种植体和天然牙的联合修复
- 进行了完整的软硬组织检查

咬合检查

右侧磨牙咬合关系正常，侧向移动无𬌗干扰。

影像学检查

口腔曲面体层片显示上颌左侧缺牙区骨缺损（图4）。下颌种植体周围有边缘性骨吸收。CT显示缺牙区骨高度能够植入种植体（图5），牙槽嵴

顶骨宽度3～4mm。CT同时也显示了气化的上颌窦。

诊断

患者部分牙缺失，轻度牙周炎（ADA第Ⅱ型）。

治疗计划

基础治疗阶段包括给予患者口腔卫生指导、牙周刮治和抛光。后续治疗为上颌左侧后牙区牙槽嵴劈开同期植入种植体。

治疗程序

在完成医患沟通和明确诊断后，患者接受了牙周刮治和抛光。患者在随访期间能保持良好的口腔卫生。之后取得患者上、下颌研究模型。患者不愿接受上颌窦底提升，因此计划只在#23～#25植入3颗种植体，避开#26。

局部浸润麻醉（含1：100000肾上腺素的2%利多卡因）起效后翻起全厚黏骨膜瓣，显露菲薄牙槽嵴

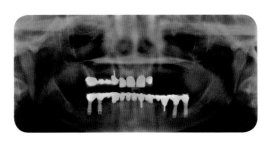

图4：术前口腔曲面体层片。#23～#26拔除3年，下颌后牙已行种植修复

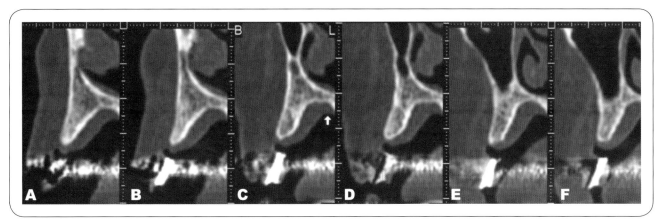

图5：术前CT显示拟种植区域。纵断面图像：（A，B）#23；（C，D）#24；（E，F）#25

顶，口内情况与术前CT检查结果相一致。使用#15刀片在牙槽嵴顶做一初步的骨切开标记，再使用骨凿和锤子扩大骨劈开区域，其扩大深度比拟植入种植体长度短3mm（图6和图7）。此时，不需要在术区骨面行垂直向切口，就可以将牙槽嵴宽度扩增2~3mm（图8）。然后，进行种植体窝洞预备。使用逐级扩孔钻扩洞至预定深度10mm（图9）。种植体植入后具备初期稳定性，放置覆盖螺丝，需要埋入式缝合愈合6个月。将异种小牛骨Bio-Oss和脱矿冻干同种异体骨混合后放入牙槽嵴劈开的双层皮质骨之间的空隙内，使用可吸收胶原膜（Bio-Gide）覆盖植骨区域（图10）。组织对位缝合；嘱咐患者不能佩戴任何活动义齿或对手术区域施压。

愈合6个月后行二期手术，更换愈合基台，待软组织愈合5周（图11）后。采用个性化金基台完成上部烤瓷联冠修复（图12）。

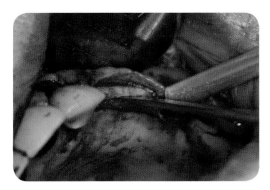

图6：使用窄骨凿进行初期牙槽嵴劈开

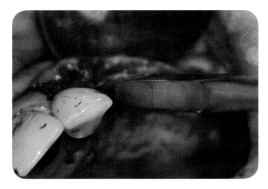

图7：使用宽骨凿继续进行牙槽嵴劈开

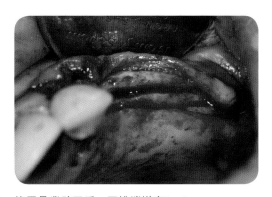

图8：使用骨凿劈开后，牙槽嵴增宽2~3mm

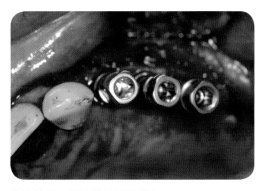

图9：种植体植入至扩增的牙槽嵴内

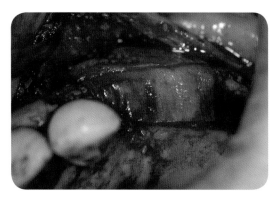

图10：两层皮质骨之间间隙内放入植骨颗粒，覆盖可吸收胶原膜

讨论

牙槽嵴劈开术能够在种植体植入的同时，即刻扩张狭窄的牙槽嵴[1-2]。Chiapasco等评估了几种进行牙槽嵴重建的外科技术及植入种植体的成功率。他们发现，牙槽嵴劈开术的外科手术成功率和植入种植体的留存率，与采用引导骨再生和Onlay植骨是一样高的，同时它还具备了缩短治疗时间的优势[3]。

一些学者建议，在牙槽嵴劈开中采用半厚瓣，帮助减少劈开的颊侧皮质骨板的移动[4-6]。本病例采用的是全厚瓣，能够减少术中出血，利于获得清晰的视野，便于手术操作。在一些结缔组织较薄的病例中，制备半厚瓣是非常困难的，余留下来的组织也不足以很好地支撑骨板。一旦发生颊侧骨板折断，可使用固位钉固定松动的骨板[7]。最后，如果植入的种植体不能获得一定的初期稳定性，可以采用等待骨增量区域愈合后进行二期种植的方法。

上颌的骨劈开可单纯使用骨凿而不需要辅以外科钻头。可以直接使用锤子进行敲击劈开，不需要行垂直骨板切断。与上颌相比，在下颌进行骨劈开需要多个额外的外科步骤。第一步是骨切开，要采用外科碳化钨钢钻做牙槽嵴顶及两侧的垂直向切开，然后使用球钻将两侧的垂直向切口在根方相连。这样进行牙槽嵴扩张的方法，可以最大限度地减少骨板折断的概率。如果不使用锤子敲击，也可以手动用骨凿进行劈开，但速度较慢。Chiapasco等在一项涉及45例患者的报道中，提出可以使用一种楔形骨凿进行柔和的牙槽嵴劈开。这种骨凿带有两个向根方伸展的铰链金属臂和一个横向螺丝，通过旋转螺丝，可以渐进性地扩张牙槽嵴[3]。另外，还可以使用一定频率的超声骨刀进行牙槽嵴劈开[8]。

当进行牙槽嵴劈开和种植体同期植入时，必须针对每个具体病例进行术前仔细评估。上颌唇侧倒凹等一些解剖上的限制不利于将种植体植入到理想

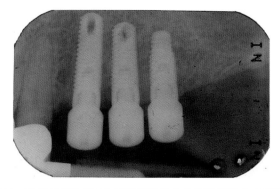

图11：种植体植入后6个月拍摄根尖片检查种植体愈合情况

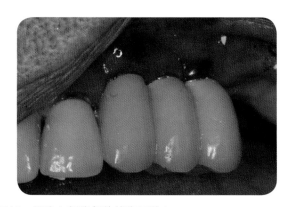

图12：最终上部修复体烤瓷冠戴入

的位置，同时致密的皮质骨也可能会导致唇侧骨板的折断[9]。

选择正确的手术适应证，进行精细的临床操作，才能在狭窄牙槽嵴上进行骨劈开和同期种植。

自学问题

A：牙槽嵴劈开术的优点是什么？

C：牙槽嵴劈开术潜在的并发症是什么？

B：牙槽嵴劈开术的不足是什么？

参考文献

[1] Simion M, Baldoni M, Zaffe D. Jawbone enlargement using immediate implant placement associated with a split-crest technique and guided tissue regeneration. Int J Periodontics Restorative Dent 1992;12:463–473.

[2] Summers RB. The osteotome technique: part 2 – the ridge expansion osteotomy (REO) procedure. Compend Contin Educ Dent 1994;15:422–426.

[3] Chiapasco M, Zaniboni M, Boisco M. Augmentation procedures for the rehabilitation of deficient edentulous ridges with oral implants. Clin Oral Implant Res 2006;17:136–159.

[4] Scipioni A, Bruschi GB, Calesini G. The edentulous ridge expansion technique: a five-year study. Int J Periodontics Restorative Dent 1994;14:451–459.

[5] Guirado JL, Yuguero MR, Carrión del Valle MJ, Zamora GP. A maxillary ridge-splitting technique followed by immediate placement of implants: a case report. Implant Dent 2005;14:14–20.

[6] Ferrigno N, Laureti M. Surgical advantages with ITI TE implants placement in conjunction with split crest technique. 18-month results of an ongoing prospective study. Clin Oral Implant Res 2005;16:147–155.

[7] Basa S, Varol A, Turker N. Alternative bone expansion technique for immediate placement of implants in the edentulous posterior mandibular ridge: a clinical report. Int J Oral Maxillofac Implants 2004;19:554–558.

[8] Vercellotii T. Piezoelectric surgery in implantology: a case report – a new piezoelectric ridge expansion technique. Int J Periodontics Restorative Dent 2000;20:358–365.

[9] Bravi F, Bruschi GB, Ferrini A. A 10-year multicenter retrospective clinical study of 1,715 implants placed with edentulous ridge expansion technique. Int J Periodontics Restorative Dent 2007;27:557–565.

[10] Koo S, Dibart S, Weber HP. Ridge-splitting technique with simultaneous implant placement. Compend Contin Educ Dent 2008;29:106–110.

[11] Li J, Wang HL. Common implant-related advanced bone grafting complications: classification, etiology and management. Implant Dent 2008;17:389–401.

自学问题回答

A：

　　牙槽嵴劈开术通过利用在萎缩牙槽嵴中制造出空间，使种植体同期植入成为可能，同时又能利用到颌骨根方未劈开部分的骨量，帮助种植体获得初期稳定性[1,10]。因此，采用这种治疗模式能缩短治疗时间。此方法不需要在供区取骨，可以避免供区并发症。

B：

　　牙槽嵴劈开术本身不能增加垂直向骨量，因而要求牙槽嵴要有合适的骨高度。当牙槽嵴的宽度<3mm时，由于难以在两层皮质骨间放置器械，故不是牙槽嵴劈开和扩张的适应证。同样的，当牙槽嵴存在严重倒凹时，也不是骨劈开的

适应证，特别是在上颌前牙区，容易造成美学问题。当单颗牙缺失，特别是下颌单颗牙缺失时，因为受空间限制，也难以进行操作。

C：

　　牙槽嵴劈开术主要的并发症是颊侧骨板的折断[7]。由于下颌存在较厚的皮质骨，更容易发生此类并发症。可以对传统的牙槽嵴劈开式式进行改良，比如实施垂直向和根尖方向的骨切开术。术中万一发生骨板的折断，可以使用螺钉固定颊侧骨板。在这项技术中需要用到植骨颗粒和生物膜，因此还会产生GBR相关的并发症[11]：出血、感染（瘘管和脓肿）、持续性疼痛、切口开裂早期膜暴露、瓣坏死。

（王　凤　黄　伟　译）

第6章

上颌窦底提升

病例1

外侧壁开窗术

病例介绍

患者，50岁，亚裔男性。主诉：上颌后牙缺失，咀嚼食物困难，要求种植修复。患者因牙周病导致上、下颌多数后牙缺失，其中＃26近期拔除，未行位点保存；双侧下颌后牙区数月前已完成引导骨再生术（GBR），为种植做准备；患者目前未佩戴活动义齿，每天刷牙2次，每3个月进行1次牙周护理。

学习目标

■ 了解外侧壁开窗术的治疗原则
■ 了解与外侧壁开窗术相关的重要解剖标志
■ 了解外侧壁开窗术的基本手术步骤
■ 了解外侧壁开窗术的适应证
■ 熟悉外侧壁开窗术的常见术中、术后并发症及相应的处理方案

既往史

有高血压、高胆固醇血症及2型糖尿病病史，均服用药物控制，目前状况良好，用药后血压正常。最新糖化血红蛋白 (HbA1c) 检测指标为6.7，无鼻窦炎、药物及食物过敏史。

用药史：赖诺普利 (20mg，每天1次)，辛伐他汀（80mg，每天1次）和二甲双胍（500mg，每天2次）。

一般情况

- 重要生命体征
  ○ 血压：126/67mmHg
  ○ 心率：64次/分钟
  ○ 呼吸：14次/分钟

社会与行为史

患者不吸烟，偶尔饮酒；已婚，育一儿二女，依从性良好。

口外检查

口外检查未见明显异常，面部软组织、颞下颌关节、淋巴结及肌肉组织均正常。

		颊侧/腭侧							
颊侧		212	212	212	212	222	323	213	323
腭侧		212	323	213	212	212	212	212	223

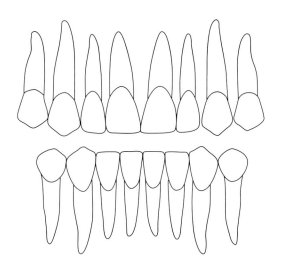

颊侧		322	333	323	222	212	222	212	323
舌侧		322	323	333	212	222	213	213	333

图1：初诊时牙周探诊检查表

口内检查

- 口腔肿瘤筛查阴性
- 口内软组织（舌与口底）检查正常
- 现存牙齿：#14～#24，#34～#44
- 牙周检查示全口探诊深度在1~3mm（图1），无探诊出血
- 无龋齿，但全口牙齿有着色
- #37、#36、#45、#46牙槽嵴已完成GBR骨增量手术，无并发症发生
- #23已完成单颗牙种植修复
- #14、#13、#33、#34颈部复合树脂充填
- 存在广泛性牙齿磨耗
- 余留牙出现广泛性1~2mm的牙龈退缩
- 口腔卫生情况较好（图2）

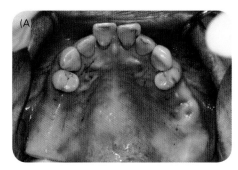

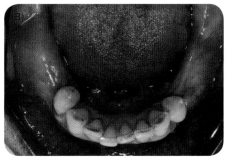

图2：术前口内照片

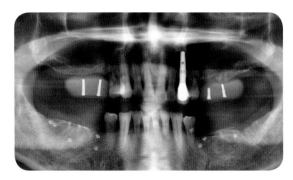

图3：术前曲面体层片

咬合关系

- 患者咬合关系正常
- 覆盖：8mm
- 覆𬌗：6mm

影像学检查

曲面体层片示缺牙区牙槽骨存在广泛中度水平向骨吸收（图3）。两侧上颌窦有气化，种植区（#16、#15、#25、#26）上颌窦底至牙槽嵴顶的距离为3～5mm。#23为单颗牙种植修复，#14、#13、#24、#34颈部有复合树脂充填。双侧下颌缺牙区可见GBR术中使用的不可吸收膜和钛钉。

诊断

根据美国牙周学会诊断标准：患者诊断为广泛性中度慢性牙周炎伴牙龈退缩；双侧上颌窦气化。

治疗计划

牙周基础治疗包括：口腔卫生宣教，口腔预防，消除着色。重新评估后，采用外侧壁开窗术行双侧上颌窦底提升。6个月后，在＃16、＃15、＃25及＃26区域植入种植体。下颌后牙区在GBR术后6～7个月，去除不可吸收膜及钛钉，在＃36、＃35、＃45及＃46区域植入种植体。所有种植体在3～5个月完成骨结合后行固定修复。

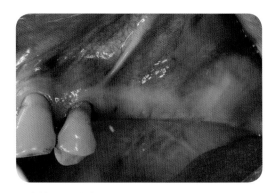

图4：口内缺牙区检查

治疗程序

牙周治疗后，通过外侧壁开窗术完成左上颌窦底提升（图4）。

局部浸润麻醉起效后，使用#15刀片在＃24的牙槽嵴顶做正中切口，向远中延伸，进而转向前庭沟方向斜行切开黏膜。在＃24的近中做垂直切口，切口向上超过膜龈联合处，使用骨膜剥离器翻起全厚瓣，暴露术区牙槽骨（图5）。

侧壁开窗轮廓设计好后，使用球钻进行骨窗制备，骨窗下缘距离窦底3mm，骨窗的近远中缘按照上颌窦前后壁斜坡弧度制备，窗口上缘平行于下缘，最后形成高度为7~9mm的梯形或卵圆形的窗口。当球钻去骨到达上颌窦Schneiderian膜时，使用超声骨刀进行骨窗初步分离，避免上颌窦Schneiderian膜穿孔（图6）。使用骨膜分离器首先从上颌窦底的位置小心抬高上颌窦膜，进而沿近中

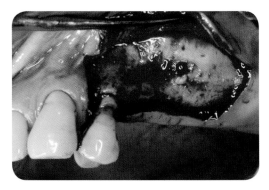

图5：局麻下切开、翻瓣

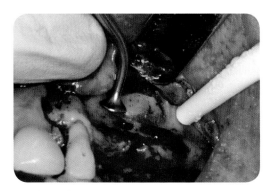

图6：侧壁开窗

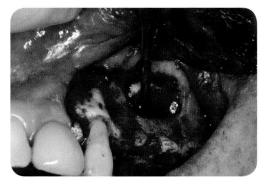

图7：提升窦膜

和远中面剥离Schneiderian膜（图7）。

异种植骨材料（脱蛋白牛骨矿物质，DBBM）（4cm³）浸泡于0.9%无菌生理盐水中。然后将骨移植物充填于窦腔（图8）；按窗口大小修剪胶原膜，将其完整覆盖骨窗，超出边界2～3mm（图9）；最后间断缝合切口。术后曲面体层片显示成功完成了左侧上颌窦外提升手术（图10）。术后2

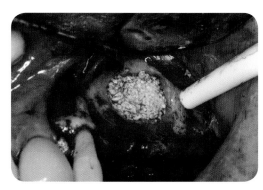

图8：放置植骨材料

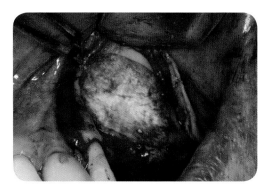

图9：在骨窗口上放置生物膜

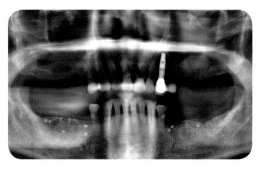

图10：术后曲面体层片

周拆线，伤口一期愈合。术后6个月在#25和#26区域植入种植体，种植体植入后获得了良好的初期稳定性，5个月后行冠修复（图11）。

按同样的方法完成右侧上颌窦外提升，术后6个月在#16和#15植入种植体。

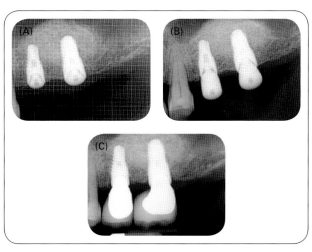

图11：种植术后根尖片。（A）种植术后3个月。（B）种植术后5个月。（C）种植冠修复后2.5年

讨论

大量研究表明，上颌窦外侧壁提升开窗术是一种高度可预期的上颌窦骨增量方案，可有效增加上颌后牙区的牙槽骨高度，从而使上颌后牙区萎缩的骨量增加至牙种植手术的要求。此病例为上颌后牙区牙槽骨萎缩伴双侧上颌窦气化。术前曲面体层片上的放射导板显示，术区上颌窦底至牙槽嵴顶的距离为3~5mm。选择外侧壁开窗术进行上颌窦骨增量可以有效增加牙槽嵴高度。为放置长度合适的种植体，故在种植手术前需增加7~10mm的牙槽骨高度。

在牙槽嵴顶正中切口的两端行附加切口形成斜行切口的目的是为了获得更好的术区视野，有利于侧壁开窗术的实施。骨窗位置和形态应根据术前影像学检查及上颌窦解剖结构进行设计。骨窗下缘切口应位于上颌窦底壁上方3mm处，这样利于上颌窦膜剥离和提升（图12）。上颌窦Schneiderian膜穿孔是外侧壁开窗提升术中最常见的并发症，需要小心剥离尽量确保膜的完整性。穿孔经常会在制备骨窗或手动剥离窦膜的时候发生，使用专用的超声骨刀可减少膜穿孔风险。使用剥离器沿窦底，顺着上颌窦的前壁和中壁逐步剥离窦膜，此时，剥离器应始终紧贴骨表面。此外，在窦膜提升时要根据上颌窦壁的解剖结构及形态及时更换不同角度的外提升工具。

上颌窦外侧壁开窗中常常使用颗粒状骨移植物进行骨增量。本病例中使用的植骨材料为异种移植材料（DBBM）。在植骨材料充填时用力不要过大，避免发生窦膜穿孔。

在行外侧壁开窗术前应详细了解患者的身体状况，如系统性疾病等。因为某些系统性疾病或先前存在的上颌窦疾病可能会引发术后并发症，最终导致手术失败。手术患者需无鼻窦炎史、糖尿病和高血压控制良好，术前确认患者无牙周和牙髓疾病，避免术后感染。当然，患者的依从性与口腔卫生状况也是确保手术成功的重要因素。

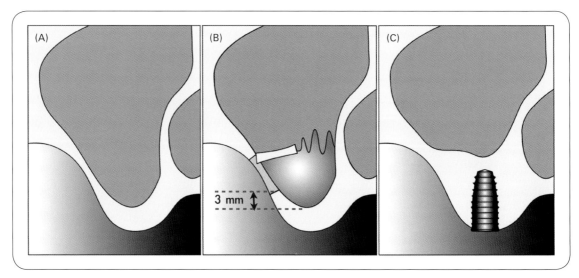

图12：侧壁开窗技术示意图。（A）术前图像，种植区垂直骨量不足。（B）冠状面观，窗口下缘距上颌窦底壁上方3mm。（C）愈合期后植入种植体

自学问题

A：什么是上颌窦底提升术？

B：上颌窦底提升术的方法有哪些？

C：上颌窦外侧壁开窗术禁忌证有哪些？

D：上颌窦外侧壁开窗术的基本手术步骤有哪些？

E：实施上颌窦外侧壁开窗术前应考虑哪些解剖结构？

F：上颌窦外侧壁开窗术常用的植骨材料有哪些？

G：上颌窦底提升术可以同期进行种植体植入吗？

H：上颌窦外侧壁开窗术后种植成功率是多少？

I：怎样评估上颌窦底提升术是否获得了成功？

J：上颌窦外侧壁开窗术后有哪些注意事项？

K：上颌窦外侧壁开窗术常见的术中并发症及处理方案有哪些？

L：上颌窦外侧壁开窗术常见的术后并发症有哪些？

参考文献

[1] Tatum Jr H. Maxillary and sinus implant reconstructions. Dent Clin North Am 1986;30(2):207–229.

[2] Stern A, Green J. Sinus lift procedures: an overview of current techniques. Dent Clin North Am 2012;56(1):219–233.

[3] Boyne PJ, James RA. Grafting of the maxillary sinus floor with autogenous marrow and bone. J Oral Surg 1980;38(8):613–616.

[4] Summers RB. A new concept in maxillary implant surgery: the osteotome technique. Compendium 1994;15(2):152, 154–156, 158.

[5] Davarpanah M, Martinez H, Tecucianu JF, et al. The modified osteotome technique. Int J Periodontics Restorative Dent 2001;21(6):599–607.

[6] Garg AK. Augmentation grafting of the maxillary sinus for placement of dental implants: anatomy, physiology, and procedures. Implant Dent 1999;8(1):36–46.

[7] Toscano NJ, Holtzclaw D, Rosen PS. The effect of piezoelectric use on open sinus lift perforation: a retrospective evaluation of 56 consecutively treated cases from private practices. J Periodontol 2010;81(1):167–171.

[8] Chanavaz M. Maxillary sinus: anatomy, physiology, surgery, and bone grafting related to implantology – eleven years of surgical experience (1979–1990). J Oral Implantol 1990;16(3):199–209.

[9] Harris D, Horner K, Gröndahl K, et al. E.A.O. guidelines for the use of diagnostic imaging in implant dentistry 2011. A consensus workshop organized by the European Association for Osseointegration at the Medical University of Warsaw. Clin Oral Implants Res 2012;23(11):1243–1253.

[10] Jensen OT, Shulman LB, Block MS, Iacono VJ. Report of the sinus consensus conference of 1996. Int J Oral Maxillofac Implants 1998;13(Suppl):11–45.

[11] Chanavaz M. Sinus graft procedures and implant dentistry: a review of 21 years of surgical experience (1979–2000) Implant Dent 2000;9(3):197–206.

[12] Tarnow DP, Wallace SS, Froum SJ, et al. Histologic and clinical comparison of bilateral sinus floor elevations with and without barrier membrane placement in 12 patients: Part 3 of an ongoing prospective study. Int J Periodontics Restorative Dent 2000;20(2):117–125.

[13] Wallace SS, Froum SJ. Effect of maxillary sinus augmentation on the survival of endosseous dental implants. A systematic review. Ann Periodontol 2003;8(1):328–343.

[14] Del Fabbro M, Testori T, Francetti L, Weinstein R. Systematic review of survival rates for implants placed in

the grafted maxillary sinus. Int J Periodontics Restorative Dent 2004;24(6):565–577.

[15] Hatano N, Shimizu Y, Ooya K. A clinical long-term radiographic evaluation of graft height changes after maxillary sinus floor augmentation with a 2:1 autogenous bone/xenograft mixture and simultaneous placement of dental implants. Clin Oral Implants Res 2004;15(3):339–345.

[16] Froum SJ, Tarnow DP, Wallace SS, et al. Sinus floor elevation using anorganic bovine bone matrix (OsteoGraf/N) with and without autogenous bone: a clinical, histologic, radiographic, and histomorphometric analysis – part 2 of an ongoing prospective study. Int J Periodontics Restorative Dent 1998;18(6):528–543.

[17] Batal, H. Norris O. Lateral antrostomy technique for maxillary sinus augmentation. Implants 2013;(1):12–20.

[18] Tan WC, Lang NP, Zwahlen M, Pjetursson BE. A systematic review of the success of sinus floor elevation and survival of implants inserted in combination with sinus floor elevation. Part II: transalveolar technique. J Clin Periodontol 2008;35(8 Suppl):241–254.

[19] Peleg M, Garg AK, Mazor Z. Predictability of simultaneous implant placement in the severely atrophic posterior maxilla: a 9-year longitudinal experience study of 2132 implants placed into 731 human sinus grafts. Int J Oral Maxillofac Implants 2006;21(1):94–102.

[20] Esposito M, Grusovin MG, Loli V, et al. Does antibiotic prophylaxis at implant placement decrease early implant failures? A Cochrane systematic review. Eur J Oral Implantol 2010;3(2):101–110.

[21] Misch CM. The pharmacologic management of maxillary sinus elevation surgery. J Oral Implantol 1992;18(1):15–23.

[22] Jensen J, Sindet-Pedersen S, Oliver AJ. Varying treatment strategies for reconstruction of maxillary atrophy with implants: results in 98 patients. J Oral Maxillofac Surg 1994;52:210–216.

[23] Timmenga NM, Raghoebar GM, Boering G, van Weissenbruch R. Maxillary sinus function after sinus lifts for the insertion of dental implants. J Oral Maxillofac Surg 1997;55(9):936–939.

[24] Misch CE. The maxillary sinus lift and sinus graft surgery. In: MischCE (ed.), Contemporary Implant Dentistry. Chicago, IL: Mosby; 1999, pp 469–495.

[25] Pikos MA. Maxillary sinus membrane repair: report of a technique for large perforations. Implant Dent 1999;8:29–34.

[26] Van den Bergh JP, ten Bruggenkate CM, Disch FJ, Tuinzing DB. Anatomical aspects of sinus floor elevations. Clin Oral Implants Res 2000;11(3):256–265.

[27] Pikos MA. Complications of maxillary sinus augmentation. In: The Sinus Bone Graft, vol. 9, 2nd edn. Hanover Park, IL: Quintessence; 2006, pp 103–125.

[28] Proussaefs P, Lozada J, Kim J, Rohrer MD. Repair of the perforated sinus membrane with a resorbable collagen membrane: a human study. Int J Oral Maxillofac Implants 2004;19(3):413–420.

[29] Zijderveld SA, van den Bergh JP, Schulten EA, ten Bruggenkate CM. Anatomical and surgical findings and complications in 100 consecutive maxillary sinus floor elevation procedures. J Oral Maxillofac Surg 2008;66(7):1426–1438.

[30] Greenstein G, Cavallaro J, Romanos G, Tarnow D. Clinical recommendations for avoiding and managing surgical complications associated with implant dentistry: a review. J Periodontol 2008;79(8):1317–1329.

[31] Hernández-Alfaro F, Torradeflot MM, Marti C. Prevalence and management of Schneiderian membrane perforations during sinus-lift procedures. Clin Oral Implants Res 2007;19(1):91–98.

[32] Proussaefs P, Lozada J. The "Loma Linda pouch": a technique for repairing the perforated sinus membrane. Int J Periodontics Restorative Dent 2003;23(6):593–597.

[33] Fuggazzoto PA, Vlassis J. A simplified classification and repair system for sinus membrane perforations. J Periodontol 2003;74(10):1534–1541.

[34] Pjetursson BE, Tan WC, Zwahlen M, Lang NP. A systematic review of the success of sinus floor elevation and survival of implants inserted in combination with sinus floor elevation. J Clin Periodontol 2008;35(8 Suppl):216–240.

[35] Testori T, Drago L, Wallace SS, et al. Prevention and treatment of postoperative infections after sinus elevation surgery: clinical consensus and recommendations. Int J Dent 2012;2012:365809.

[36] Timmenga NM, Raghoebar GM, Liem RS, et al. Effects of maxillary sinus floor elevation surgery on maxillary sinus physiology. Eur J Oral Sci. 2003;111(3):189–197.

[37] Froum SJ. Dental Implant Complications: Etiology, Prevention, and Treatment. Wiley-Blackwell; 2010.

[38] Misch CE, Moore P. Steroids and the reduction of pain, edema and dysfunction in implant dentistry. Int J Oral Implantol 1989;6(1):27–31.

[39] Galindo-Moreno P, Padial-Molina M, Sánchez-Fernández E, et al. Dental implant migration in grafted maxillary sinus. Implant Dent 2011;20(6):400–405.

自学问题回答

A:

上颌窦底提升术是一项在骨量不足的上颌后牙区增加牙槽骨高度，从而为种植体植入提供足够骨高度的外科治疗方法。这个过程涉及上颌窦Schneiderian膜的提升及植骨材料的植入，用以获得种植体植入所需的骨高度[1-2]。

B:

常用的上颌窦底提升技术主要分为两种，即外侧壁开窗上颌窦底提升术和经牙槽嵴顶上颌窦底提升术。外侧壁开窗术又叫外提升术，在缺牙区颊侧翻全厚瓣，暴露上颌窦外侧壁及颧骨支柱，然后使用圆形金刚钻或碳化钨钻去骨进而完成外侧壁开窗[3]；上颌窦内提升术又名经牙槽嵴顶上颌窦底提升术，使用直径逐级增加的内提升工具去除上颌骨窦底的牙槽骨，然后植入植骨材料，获得足够的牙槽骨高度以便于种植体的植入[4-5]。这两种方法的主要区别在于通过不同的入路提升上颌窦膜，至于选择哪一种方法，主要取决于牙槽嵴顶与上颌窦底壁之间的剩余牙槽骨高度。

C:

外侧壁开窗术的禁忌证分为全身和局部因素。

以下全身因素为外侧壁开窗术的禁忌证：

- 患者术前6个月有头颈部放疗或化疗史
- 双膦酸盐静脉用药者
- 免疫功能低下患者
- 骨代谢异常患者

- 未经控制的糖尿病
- 药物/酒精滥用者
- 依从性差或有精神疾患

以下局部因素为外侧壁开窗术的禁忌证

有上颌窦病变或病史，其中包括急性鼻窦炎、过敏性鼻炎、慢性复发性鼻窦炎、瘢痕性和功能减退性窦膜、局部侵袭性良性及恶性肿瘤等[6]。

D:

- 在没有禁忌证的情况下，建议使用含肾上腺素的局麻药物，这样可减少术中出血，使手术视野更清楚，便于手术操作。

- 无牙区牙槽嵴顶的正中切口和垂直附加切口是常用的切口设计，从骨窗到切口线间距至少保留5mm的距离，然后使用骨膜分离器翻起全厚瓣[3,5]。

- 骨窗的设计主要取决于上颌窦和相邻解剖结构的形态。一般用两种方法处理窗口骨壁：构建新窦底技术和直接去除窗口骨壁的开窗技术。前者骨窗被推移至窦腔内形成新窦底。使用圆形金刚钻或碳化钨钻按预定形状制备骨窗，过

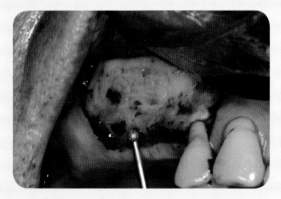

图13：使用圆形金刚砂球钻磨除骨壁，形成窗口

程中保证有充分的水冲洗冷却（图13），待骨窗的骨板完全游离后，将窦膜行剥离和提升，然后把骨板推至窦腔内形成新窦底。而磨除法是将骨窗直接磨除，去除骨窗后可观察到上颌窦Schneiderian膜呈蓝色[2]。

- 有时可单独或联合使用超声骨刀和球钻完成骨窗口预备，然后轻柔剥离骨窗，用超声刀头及外提升工具剥离上颌窦Schneiderian膜[7]。
- 完成上颌窦Schneiderian膜提升之后，应用鼻吹气实验（Valsalva test）检测Schneiderian膜有无穿孔。
- 若有穿孔，根据穿孔大小进行修补处理。
- 再将植骨材料轻柔地充填于窦腔内，完成材料充填后用生物可降解胶原膜覆盖骨窗，最后软组织复位，行减张严密缝合[2,6]。

E:

曲面体层片由于图像易失真，无法呈现立体解剖结构的缺点，虽然能作为上颌窦底提升术前的常用检查方法，但仍建议术前使用CBCT评估上颌窦及相邻重要的解剖结构（骨间隔，窦腔大小与病理情况，窦腔间隔，窦底与牙槽嵴顶间的距离等）。CBCT提供的图像信息可以帮助临床医师确定上颌动脉–上牙槽后动脉分支的位置（其可能在外侧骨壁与眶下动脉吻合），上颌窦Schneiderian膜的厚度，前壁与侧壁的解剖，窦内有无间隔及间隔位置，眶下神经的入口与位置等。所有这些因素都会影响骨窗的设计。开窗前必须检查是否存在上颌窦间隔，上颌窦间隔将大大增加窦膜提升的难度[8-9]。当影像学检查提示窦腔有病变时（感染性鼻窦炎，牙源性/异物性鼻窦炎，黏膜炎，囊肿及肿瘤），应请耳鼻喉科会诊，外侧壁开窗术前需对上述病变进行有效治疗。

F:

许多类型的植骨材料都可以用于上颌窦底提升。由于自体骨富含BMPs，具有诱导周围组织细胞骨向分化的能力，因此被认为是植骨材料的金标准。然而，临床研究提示同种异体骨、异种骨及人工移植材料[3,8,10-15]均可获得有效骨增量，相比于自体骨，这些植骨材料抗吸收能力较强，吸收速度较慢。有研究表明，在异种植骨材料中添加少量的自体骨，可显著增加材料成骨能力[16]。据文献报道，最佳的骨移植方案为自体骨颗粒和DBBM或脱矿冻干同种异体植骨材料的混合体，使用该移植方案后粗糙表面种植体的留存率为96.8%～99.8%[17]。

目前研究证明，颗粒状植骨材料的骨增量效果好于块状植骨材料。Wallace和Froum研究发现，同样使用粗糙表面种植体，颗粒状植骨材料的种植成功率为94.83%，而块状植骨材料的种植成功率仅为80.40%[13]。此外，鉴于BMP-2和BMP-7具有骨诱导性，添加这些生长因子可显著提高骨增量效果（图14）。

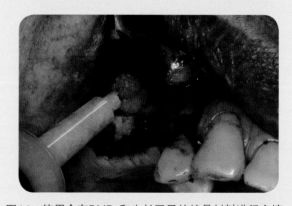

图14：使用含有BMPs和生长因子的植骨材料进行充填

G：

如果剩余牙槽骨的高度和质量能够为种植体提供足够的初期稳定性，可在上颌窦底提升同期植入种植体[6]。如果骨量不足，难以为种植体提供有效的初期稳定性，则应分期植入种植体。一般原则为，至少有3~5mm的牙槽嵴高度才能确保种植体有足够的初期稳定性，但目前文献报道仍存在一定争议。根据1996年上颌窦底提升术共识大会建议：（1）剩余牙槽骨高度在7~9mm，上颌窦内提升加同期种植[10]（图15）；（2）剩余牙槽骨高度在4~6mm，外提升同期或分期种植；（3）剩余牙槽骨高度在1~3mm，首选外侧壁开窗提升，植骨材料充填，然后分期植入种植体。

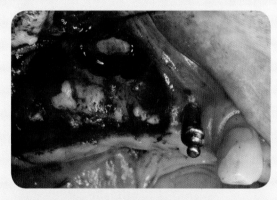

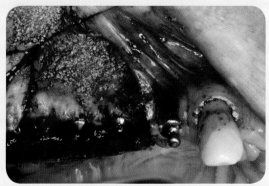

图15：上颌窦外侧壁开窗同期植入种植体

H：

根据Meta分析显示，上颌窦底外侧壁开窗术后种植体水平的3年留存率为90%~98%[13,18]。上颌窦底提升后的种植成功率受多种因素的影响，如术前的剩余骨高度、种植体表面特征及植骨材料的长期稳定性等。粗糙表面种植体的3年留存率（96.5%）高于机械加工表面种植体（81.4%）[17]。其中剩余骨高度对种植体的成功率影响最大：剩余骨高度<5mm，成功率约为85.7%；剩余骨高度>5mm，成功率为96%。另有许多学者也分析了种植体在植骨上颌窦内的成功率也是非常高的，为90%~93%[7,14]。

I：

评价上颌窦底提升术的成功包括：获得理想的骨高度、手术过程无并发症、术后无并发症或不良反应等。因上颌窦底提升术的目的是提高牙槽骨的高度为种植体植入提供足够的骨支持，因此种植体能否在骨增量部分获得有效骨结合是种植体成功与否的关键[10,19]。

J：

关于上颌窦外侧壁开窗术后药物使用的文献报道较少。但一项Cochrane系统综述提示，应在术前1小时用1g或2g阿莫西林，术后每天使用4次，使用2天[20]。Misch建议术前1小时使用500mg阿莫西林，术后每天使用3次，使用7~10天[21]。抗生素也可与颗粒状植骨材料混合使用，以达到局部抗感染的效果。由于上颌窦底提升术存在感染的风险，最好使用奥格门汀（含克拉维酸的阿莫西林），其中的克拉维酸成分能抑制β-内酰胺酶，提高抗生素的疗效。

K:

常见术中并发症是膜穿孔和出血过多。

Schneiderian膜穿孔

窦膜穿孔是上颌窦外侧壁开窗术最常见的术中并发症，文献报道其发生率为10%～56%[16]（图16）。研究发现，相比于未穿孔区域的骨形成量（33.58%），穿孔区的骨形成量明显减少，仅为14.58%[28]。

- 非常小的穿孔（<2mm）：可能不需要特别处理，通过上颌窦膜折叠或血凝块的形成即可完成孔洞的修补。然而，一些学者仍然主张使用可吸收胶原膜修补小的穿孔[29]。

- 大范围穿孔必须通过特殊方案处理：

  ◦ 穿孔（≥2mm）：可通过可吸收胶原膜修补。

  ◦ Loma Linda袋技术：用可吸收膜覆盖整个上颌窦已分离的黏膜表面，膜边缘应超出骨窗范围。从侧面放置可吸收膜以密封袋口，给颗粒状植骨材料提供良好的保护[32]。可用膜钉固定可吸收膜[33]。

- 非常大的穿孔：可能需终止手术，在3～4个月穿孔部位愈合后再次进行外侧壁开窗术。

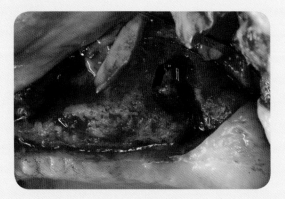

图16：上颌窦Schneiderian膜穿孔

出血过多

如果术中出血过多，应在出血点压迫止血。局部血管收缩剂也可以用于止血。例如，在窦腔内放置含1∶50000肾上腺素的2%利多卡因纱条，可有效控制出血，利于手术顺利完成；如果有骨内出血，可使用骨蜡止血；如果可以找到出血点，在出血点血管的近心端缝合血管止血；另外，也可采用电刀止血[30,34]。一般在术前制订详细而充分的诊疗计划，术中可减少这类并发症的发生，例如CBCT的使用可以明确血管的位置，术中避免损伤血管，可预防大量的出血。

L:

上颌窦外侧壁开窗术的术后并发症相对较少，主要包括移植骨材料充填后的窦腔感染、上颌窦炎、疼痛及伤口开裂等。

- *植骨材料充填后的窦腔感染*。一项系统综述显示窦腔感染的平均发病率为2.9%[34]。当术中发生穿孔时，感染风险增加。植骨材料感染一般会在术后3～7天被发现。窦腔植骨材料感染具有潜在的危险性，因为感染可能会扩散到其他区域，如眼眶甚至大脑。可以使用抗生素治疗窦腔感染。Testori等建议联合使用奥格门汀和甲硝唑/左氧氟沙星进行抗感染治疗[35]。某些特殊病例可能还需要做引流、抗生素治疗、手术清创或清除移植物。为防止感染，建议术前预防性用药和术后常规用药，可以选择奥格门汀（阿莫西林/克拉维酸），而甲硝唑和克拉霉素的组合可作为青霉素过敏患者的替代方案[35]。

- *术后上颌窦炎*。文献报道发病率为1%[29]，Timmenga等研究发现术后上颌窦炎通常发生在窦中隔或鼻甲过大的患者[36]。轻度上颌窦炎可用羟甲唑啉等鼻腔消肿剂。如果伴感染，及时应用抗生素抗感染治疗[37]。

- *过度疼痛*。可通过增加镇痛药剂量达到止痛的效果。常用的止痛药物为布洛芬400~800mg，每天3次或必要时使用，或对乙酰氨基酚加可待因#3，每6小时1次或必要时使用。

- *伤口开裂*。伤口开裂较为罕见（3%），主要原因是切口太偏于腭侧，导致瓣血供减少。

- *种植体进入窦腔*。文献报道有4%的发生率[29]，主要原因为种植体植入时稳定性不足或缺乏初期稳定性。其他因素包括过度的咬合力、过早植入种植体、植骨材料未完成新骨替换或植骨材料过早吸收等。另外，窦膜穿孔也可造成种植体进入窦腔[39]，可能是种植体因窦内负压从穿孔处进入窦腔内。

病例2

上颌窦内提升术 (Summer法)

病例介绍

患者，42岁，白人男性。通过家庭医师转诊，咨询有关上颌窦底提升与牙种植的情况。患者#26因龋缺失（图1），伴低位上颌窦底。

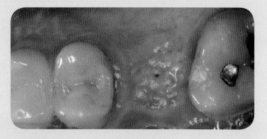

图1：牙缺失牙区#26，颊侧骨丧失

学习目标

■ 利用正确的诊断工具了解内提升的适应证和禁忌证

■ 了解成功完成Summer法内提升的治疗程序

■ 了解Summer法内提升的优缺点

■ 学习上颌窦内提升后同期进行种植体植入时如何获得良好的初期/机械稳定性

■ 进行上颌窦底提升前应处理好慢性上颌窦炎症

既往史

患者健康状况良好，定期体检，有慢性上颌窦炎症史，双亲尚在，体健。

用药史：未服用任何影响手术的药物，无易出血倾向性疾病，内分泌正常，无恶性肿瘤。

一般情况

- 重要生命体征
  - 血压：150/90mmHg，ASA I
  - 心率：75次/分钟（男性正常）
- 身高：1.7m
- 体重：95kg
- 无高胆固醇血症

社会与行为史

患者无饮酒、无吸烟及无吸毒史。当行种植修复时应考虑上述因素，因为任何一个因素均可能增加种植体周围炎发生的风险。

口外检查

患者总体状况良好，骨骼发育正常，无肿块或肿胀，淋巴结无肿大，颞下颌关节（TMJ）正常。

口内检查

牙周检查

牙龈色泽呈粉红色，连续性良好，坚实有弹性，整体形状呈金字塔状，伴刀刃状龈乳头，与牙齿相协调，局部乳头较钝，探诊深度较浅（图2）。

- 龈乳头无动度
- 触诊无震颤
- 口内软组织（包括舌部）正常
- 轻度龈炎；牙齿颜色、形状及排列正常
- 口腔卫生状况良好
- 软组织检查未发现骨尖或骨突
- 左上颌缺牙区牙槽嵴在颊舌向有轻度组织缺损

修复学检查

- 牙缝隙：无
- 修复失败牙齿：无
- 中线偏斜：无
- 𬌗间距：正常
- 牙齿外形异常：无
- 严重程度的冠/根比异常：无

咬合检查

- 左上颌后牙区缺乏支持，存在非保护𬌗和组

牙功能𬌗

- 安氏Ⅰ分类
- 侧方引导：组牙功能𬌗；前伸引导：组牙功能𬌗
- 无𬌗关系紊乱
- 覆𬌗2mm，覆盖1mm

颞下颌关节紊乱

- 潜在磨牙症（建议患者睡觉时佩戴夜磨牙𬌗垫）
- 无𬌗创伤
- 无肌肉疼痛
- 触诊咀嚼肌无异常触痛
- 髁突/关节盘开闭口检查：双侧关节无弹响，髁突撞击感均匀，无异常
- 无颞下颌关节炎及TMJ引起的疼痛

影像学检查

曲面体层片显示上颌窦膜增厚，CT横截面示上颌窦底薄而宽（高度<6mm，宽度>12mm）（图3）。上颌窦至鼻腔开口通畅，若此开口闭塞，将导致上颌窦炎，从而引起上颌窦内压增高等临床症状。CT检查进一步验证上颌窦膜增厚，提示存在无

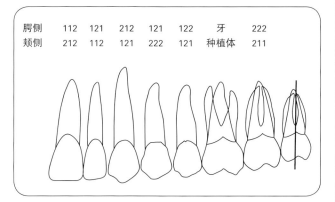

| 腭侧 | 112 | 121 | 212 | 121 | 122 | 牙 | | 222 |
| 颊侧 | 212 | 112 | 121 | 222 | 121 | 种植体 | | 211 |

图2：牙周探诊检查表

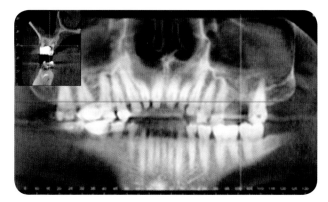

图3：CT示上颌窦膜增厚（提示感染），同时也可观察到牙槽骨高度、上颌窦自然鼻腔开口及上牙槽后动脉情况

症状的慢性上颌窦炎（图3）。

CT观察指标：

- 上颌窦至鼻腔开孔是否通畅
- 上颌窦Schneiderian膜的厚度
- 是否有黏液性囊肿
- 是否有息肉
- 上牙槽后动脉窦内吻合的位置
- 上颌窦侧壁厚度，颊舌向解剖结构
- 是否有间隔

牙髓检查

无相关临床及影像学异常。

治疗计划

患者同意医师的全部治疗计划，该计划包括：

1. 由于患者有牙科恐惧，治疗过程中采用静脉镇静麻醉
2. 从缺牙区牙槽嵴顶入路提升上颌窦底
3. 采用Summer技术
4. 经牙槽嵴顶进行上颌窦底提升术
5. 上颌窦内进行骨移植
6. 同期植入牙种植体

术前谈话

复查病史，患者签署知情同意书。

患者无急需治疗的急性疾病。

鉴于患者有慢性上颌窦炎症史，术前咨询患者

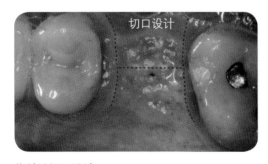

图4：信封瓣切口设计

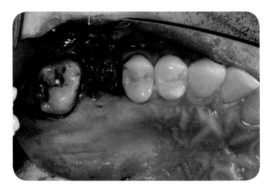

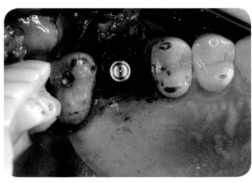

图5：切口和种植体植入位置，建议种植体周围至少保留2mm自体骨

家庭医师了解其用药史。患者术前1周服用奥格门汀（阿莫西林/克拉维酸）875mg，每天2次。

上颌窦底提升步骤

采用上牙槽后神经及腭大神经阻滞麻醉，并用含4%肾上腺素（Septocaine，1∶100000）麻醉剂局部浸润麻醉。于牙槽嵴顶近远中向切开，以防组织坏死（图4）。如果组织瓣过窄，在伤口愈合过程中组织坏死的风险将会显著增加。该病例我们采用Summer法完成上颌窦底提升。

左上颌后牙区行保留近中龈乳头的全厚瓣（图5），充分暴露#26区的牙槽嵴。

为成功利用Summer法完成上颌窦底提升，建议遵循以下步骤：

1. 为获得充足的血供，做牙槽嵴顶切口，翻起全厚瓣。
2. 根据临床经验，直径相对大的扩孔钻不易造成窦膜穿孔，所以手术扩孔钻直径应>3.5mm。

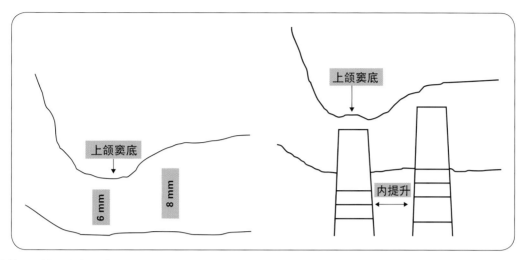

图6：在能够获得足够骨高度的情况下，使用Summer法预备牙槽嵴顶窗示意图

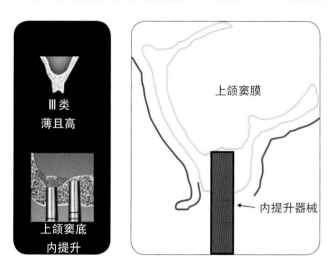

图7：使用内提升工具提升上颌窦膜示意图

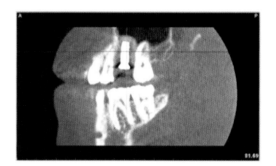

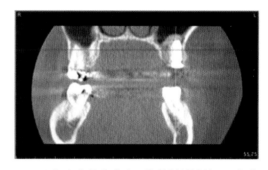

图8：CT示上颌窦底提升成功，植骨材料被植入理想位置

3. 距窦底1mm时停止扩孔（图6），通过影像学检查确保窦底骨厚度为1mm。

4. 使用内提升工具对窦底进行敲击，使窦底发生不完全性骨折（图7），由于敲击力可能造成一定体位性眩晕，因此，敲击时用力应轻柔。如果患者前牙尚存，术者或助手应给予上颌切牙一定的支撑，便于敲击力沿耳道分散。

5. 使用骨输送器把植骨材料植入上颌窦内，如果提升上颌窦高度4~5mm，通常需要充填同种异体植骨材料1cm³。

植入1颗4.5mm×10mm牙种植体（EZ PLUS），

同期安装愈合螺丝603，5-0缝线缝合伤口（图8）。

讨论

大多数上颌窦内提升术包括本病例中采用的技术都被称为"盲法"上颌窦底提升技术。使用这种方法无法在直视下完成上颌窦底提升[1-3]。然而，另有一种被称为"嵴顶开窗技术"（crestal window technique）的内提升法（第7章牙周病临床病例中讨论），是在牙槽嵴顶预备一个窗口，可直视上颌窦黏

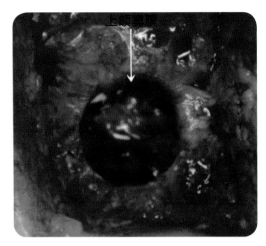

图9：使用牙槽嵴顶开窗术可观察到上颌窦膜

膜（图9），使上颌窦底提升的过程更加可控。

本例使用Summer法完成上颌窦内提升，然而不合理的敲击可能导致患者一过性眩晕，患者可能会因此而起诉术者[1-3,5]。由于敲击时会导致患者不适，我们强烈建议在静脉镇静下使用该提升方案，这样可以有效控制患者的疼痛和焦虑。最常用的中度镇静药物为咪达唑仑，一般1～10mg咪达唑仑即可达到良好的镇静效果，通常在麻醉诱导前给药。咪达唑仑使用前必须考虑禁忌证，包括对苯二氮䓬类超敏者、严重呼吸衰竭或急性呼吸抑制患者。初始剂量建议低至1mg；健康成年人不能超过10mg；年龄>60岁或糖尿病患者，剂量应酌情减

少。此外，咪达唑仑可能产生失忆，所以要告诫患者在药效完全消失前不能开车或操作机械，出院时应有家人陪伴。

咪达唑仑的失忆效果使得患者在回访时不会回忆起1周前在手术过程中任何不愉快。如果不能使用静脉镇静，建议使用环钻牙槽嵴顶开窗法，因为此种方法无须敲击，提升了患者的舒适度，同时也提升了术者自信心[5-7]。传统内提升法的局限在于要求剩余骨高度必须>5mm，相反，若剩余骨高度< 5mm，牙槽嵴顶开窗法可视性更好，可直接进入窦腔内部，所以采用牙槽嵴顶开窗法更加方便 [1-3,6]。因为并发症的产生和所谓"盲法"的应用都与Summer法有关，所以我们推荐采用牙槽嵴顶开窗法来完成上颌窦底提升。

另外，在行种植体植入时应特别注意在穿龈区域保留足够宽度的附着龈[1-3]，建议附着龈宽度至少为2mm [8]。若牙种植体初期稳定性良好直接安装愈合螺丝（一步法），引导附着龈形成；若患者初期稳定性较差（<20N·cm），则采用分期种植比较安全，可防止种植体在愈合期间（4～6个月）松动失败；另外，不建议在种植体植入时产生过大的扭矩，这会影响到皮质骨血供，导致压力性骨组织坏死，影响种植体成功率。

自学问题

A：传统内提升要求最小剩余骨高度是多少？

B：放置愈合螺丝的条件是什么？

C：若种植体植入时扭矩过大将会产生什么不良后果？

D：上颌窦底敲击方法不正确会产生什么副作用？

E：使用Summer法提升上颌窦膜 (4～5mm) 时建议使用多少植骨材料？

F：Summer法中，内提升工具的直径要求如何？

参考文献

[1] Misch C. Maxillary sinus augmentation for endosteal implants: organized treatment plans. Int J.Oral Implantol 1987;4:49–58.

[2] Summers R. The osteotome technique part 3 – less invasive methods of the elevation of the sinus floor. Compendium 1994;15:698–704.

[3] Lee S, Lee GK, Park K, Han T. Redefining perioplastic surgery. J Implant Adv Clin Dent 2009;1(1):76–88.

[4] Lee SS, Karimbux N. Sinus grafting: crestal. In: KarimbuxN (ed.), Clinical Cases in Periodontics. Chchester: Wiley Blackwell; 2012, pp 255–262.

[5] Summers R. A new concept in maxillary implant surgery: the osteotome technique. Compendium 1994;15:152–158.

[6] Tatum Jr H. Maxillary and sinus implant reconstruction. Dent Clin North Am 1986;30(2):207–229.

[7] Boyne P, James R. Grafting of the maxillary sinus floor with autogenous marrow and bone. J Oral Surg 1980;38:613–616.

[8] Schrott AR, Jimenez M, Hwang JW, et al. Five-year evaluation of the influence of keratinized mucosa on peri-implant soft-tissue health and stability around implants supporting full-arch mandibular fixed prostheses. Clin Oral Implants Res 2009;20:1170–1177.

自学问题回答

A:

最小剩余骨高度5mm。

B:

在一期穿龈中能获得足够宽度的角化龈。

C:

会产生压力性骨坏死。

D:

一过性眩晕。

E:

$1cm^3$。

F:

直径>3.5mm。

病例3

上颌窦内提升：其他方案

病例介绍

患者，32岁，女性。主诉：右上区牙齿敏感，#16伸长，咨询关于#16的种植治疗方案。#17已在其他诊所完成种植治疗（图1~图3），自述牙龈萎缩、牙根暴露2年，牙齿敏感数月，但因工作忙碌一直未就诊。

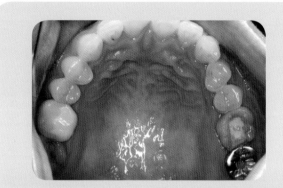

图2：上颌（殆面观，#16有龋坏）

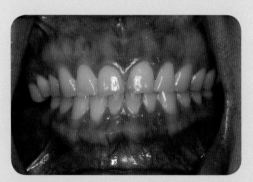

图1：上颌（正面观）

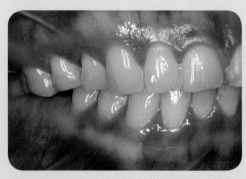

图3：#16颊面观，另外由于GBR治疗，可见边缘嵴过度伸长

学习目标

■ 了解获得上颌窦有效骨增量的不同方法

■ 了解牙槽嵴顶入路上颌窦内提升方案的适应证/禁忌证，以及相关诊断信息

■ 了解牙槽嵴顶入路上颌窦内提升方案的优缺点，及每个治疗步骤（*内提升/骨增量/种植体植入*）

■ 学习如何在骨量不足及骨质不佳情况下获得种植体的初期稳定性

■ 评估种植体负载的合适时间，如何正确检测种植体稳定系数值（ISQ值）

■ 了解在上颌窦底壁采用磨除法实现牙槽嵴顶开窗的优缺点

■ 了解水压法提升上颌窦膜技术的优缺点

既往史

患者健康状况良好，定期体检，无拔牙、牙种植手术及上颌窦底提升手术禁忌证。

一般情况

- 重要生命体征
  - 血压：115/70mmHg（ASA I）
  - 心率：62次/分钟
- 胆固醇水平正常
- 患者目前未使用药物
- 否认过敏史、发热史、冠心病史及免疫功能低下性疾病（*如肝炎、HIV*）
- 出、凝血时间正常
- 无内分泌功能紊乱

社会与行为史

患者为约翰·霍普金斯医院的一名内科医师，无吸烟及喝酒习惯，已婚，喜欢读书和散步。

家族史

父母尚在，身体健康状况良好。

口外检查

外观正常，与年龄相符，骨骼生长发育正常。

头颈部检查无异常；颌下、颏下及前/后部淋巴结触诊无肿胀或包块。

颞下颌关节检查无疼痛，患者自觉轻微向右偏斜，患者有潜在磨牙倾向，建议睡觉时佩戴𬌗垫，将来种植冠修复应采用金属𬌗面，以防止瓷面折裂。

口内检查

- #16牙龈退缩Miller 1级
- 牙周探诊（图4）
- 无根分叉病变
- 右下后牙区有缺牙
- 口腔软组织检查（*唇部和前庭部黏膜*）正常
- 由于#16牙冠伸长，因此在行上颌窦骨增量同期即刻种植时，#16牙冠需要适当处理
- 牙周检查见牙龈呈粉红色，连续坚韧、富有弹性
- 牙龈整体形状呈金字塔形伴刃状龈乳头，形

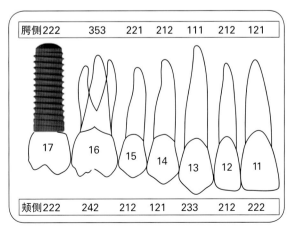

图4：牙周探诊检查表

态与周围牙齿协调

咬合检查

- 属安氏Ⅰ分类
- 右上颌后牙缺失
- 垂直距离不足
- 由于#16无对颌，牙冠伸长，牙槽骨边缘嵴突起，计划采用冠延长术修整牙槽嵴

影像学检查

虽然先前#17种植时造成了上颌窦Schneiderian膜穿孔，但术前CT显示上颌窦整体情况良好（图5）。

CT示上颌窦底厚且窄，属Lee分类3级（高度＞6mm，宽度＜12mm）；有足够的骨高度进行牙槽嵴顶入路式上颌窦底提升术，术中使用上颌窦专用钻（sinus express bur）；上颌窦自然开口通畅（这非常重要，因为如果此孔闭塞，术后患者将会出现"窦内压"变化的症状）；上颌窦膜无增厚及黏液囊肿（这些都是上颌窦健康的特征）。

治疗计划

根据患者的口腔卫生状况制订全面的治疗计划，然后与患者充分沟通，治疗计划包括：

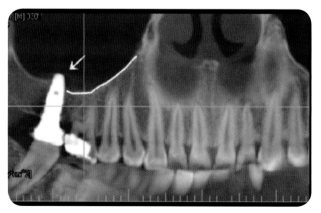

图5：CT示种植体#17伸入上颌窦内，另外，#16龋坏且牙根有吸收

- 微创拔除#16（保留颊侧骨板）
- 彻底搔刮拔牙窝
- 由于#16冠伸长及咬合空间不足，行牙槽嵴修整术
- 使用上颌窦专用钻从牙槽嵴顶进入上颌窦底
- 使用水压–上颌窦底提升法，利用液体对窦膜的压力完成上颌窦底提升
- 从牙槽嵴顶进入上颌窦完成上颌窦底骨增量
- 即刻植入种植体
- 通过ISQ值评价种植体稳定性
- 放置愈合螺丝
- 缝合伤口

术前对患者行口腔卫生宣教和预防性牙根刮治/根面平整术，术前1天用抗炎/止痛药（布洛芬600mg，每6小时1次，口服）、抗生素（阿莫西林875mg，每天2次）及长效速达菲。

术前谈话

告知术前及术后医嘱，回顾患者系统病史，签署麻醉及手术知情同意书。由于患者担心术后不适，因此采用了可减少术后肿胀的牙槽嵴顶入路上颌窦底提升术。

患者治疗方案为拔除#16，修整过突的牙槽嵴，在上颌窦内植骨，同期植入种植体，并测定种植体稳定性（ISQ）（图6）。

上颌窦底提升步骤

含1：100000肾上腺素的4%阿替卡因局部浸润麻醉后，#15刀片做龈沟切口，使用牙龈分离器分离牙龈；拔除#16并修整突起的牙槽嵴，在外科导板引导及生理盐水冲洗下，先用三棱钻备洞（1000r/min），保留上颌窦底1mm骨量，然后使用2.0mm、2.9mm、3.3mm及3.8mm直径的扩孔钻逐级备洞。在止停器的辅助下，使用上颌窦专用钻

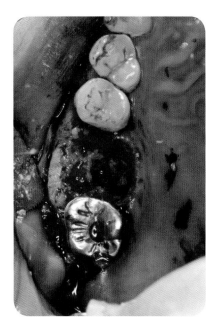

图6：种植体周围至少需要2mm的自体骨，因而利用微创拔牙技术保留牙槽窝周围骨壁（颊、舌、近及远中）（注意已完成的冠延长术及在牙槽间隔的中心进行种植窝预备）

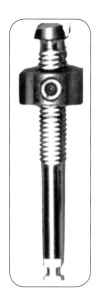

图7：可调性止停器

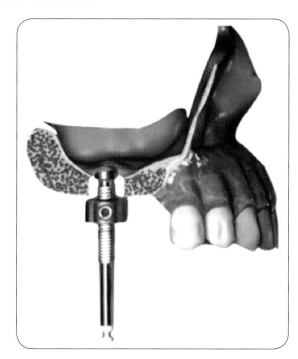

图8：使用可调性止停器进行上颌窦内提升手术

（sinus express bur）（50r/min）去除上颌窦底1mm的骨壁抵达上颌窦膜（图7和图8）。使用中空的上颌窦钻孔器（外径4mm）向窦内施加一定水压提升上颌窦Schneiderian膜。为促进组织愈合和骨形成，抽取患者血液，离心制备聚集生长因子及富血小板纤维蛋白复合物。将备洞过程中获得的自体骨与EnCore®、聚集生长因子复合物及250mg/mL甲硝唑液混匀。将富血小板纤维蛋白制成的膜填入上颌窦，然后植入上述复合植骨材料。同期于#16区域植入1颗种植体（直径5mm，长度11.5mm），植入扭矩为70N·cm。

　　戴入测量杆测量ISQ。在测量ISQ值时，许多临床医师是将测量杆用手直接拧在种植体上，这样会导致ISQ值读数不准确。需使用Osteopeg mount这一工具将测量杆拧紧。ISQ值可帮助临床医师做出合理的判断（图9）。例如：ISQ值>70时，提示可以即刻负载；若ISQ值<70，建议推迟至4~6个月后负载；若ISQ值<60，则建议放置直径更宽的种植体。但是，这一数值也不是绝对的临床参考值。事实上，由于同时一次完成多项手术（拔牙、上颌窦底提升及种植体植入），可能需要等待更长的愈合时间。种植体厂家建议将种植体颈部植入牙槽嵴顶骨面下0.5mm，利于组织愈合。对于种植体负载的理想时间，ISQ值只能作为参考依据。本患者在获得足够的ISQ值之后，安装了直径7mm、穿龈高度4mm的愈合基台，最后关闭创口。

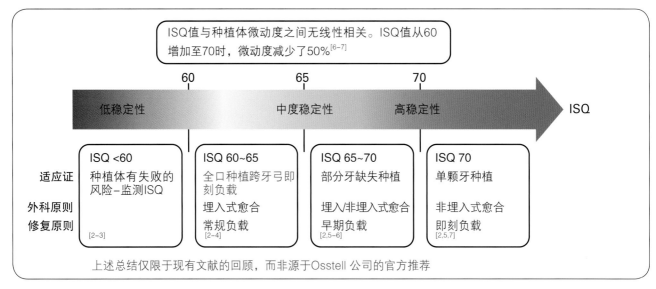

ISQ值与种植体微动度之间无线性相关。ISQ值从60增加至70时，微动度减少了50%[6-7]

60	65	70
低稳定性	中度稳定性	高稳定性

ISQ

ISQ <60	ISQ 60~65	ISQ 65~70	ISQ 70
种植体有失败的风险–监测ISQ	全口种植跨牙弓即刻负载	部分牙缺失种植	单颗牙种植
	埋入式愈合	埋入/非埋入式愈合	非埋入式愈合
	常规负载	早期负载	即刻负载
[2-3]	[2-4]	[2,5-6]	[2,5,7]

适应证
外科原则
修复原则

上述总结仅限于现有文献的回顾，而非源于Osstell 公司的官方推荐

图9：文献推荐Osstell动度测量仪测量ISQ值在临床上指导作用的简表

2个月后随访，手术区域软组织愈合良好，ISQ值在颊侧、舌侧、近中及远中分别为77、77、81及81，数值提示种植体具有良好的稳定性。

卸下愈合基台，常规取模。当种植体负载后，最常见的问题为种植体颈部骨吸收，这是引起种植体周围炎等并发症的原因。

讨论

为减少并发症，临床操作中应尽量减少手术次数，可将多项治疗集中在一次手术完成，并尽可能实现微创。例如，本病例中，选择经牙槽嵴顶入路完成上颌窦底提升，无须翻瓣从而减少了创面，同时，水压式上颌窦底提升及种植体植入均在一次手术中完成。

大部分经由牙槽嵴入路上颌窦底内提升是一种"盲视操作"。但由于此项技术能大大减少患者的不适，越来越受到临床医师的欢迎和普遍应用。敲击法行上颌窦内提升在临床上的应用非常普遍，但可能会导致患者一过性眩晕。因而内提升过程中如采用无须敲击的方法可能更加安全。此病例中，我们采用了上颌窦专用钻磨除牙槽骨到达上颌窦而不损伤上颌窦膜，这种治疗方式更加简单安全，也可获得良好的预期效果[1,8]。

即刻种植具有减少手术次数、缩短治疗时间等优势，治疗效果也具有可预期性[9]。一些研究表明，拔牙后无论是否植入种植体，剩余牙槽嵴都会发生改建。因此，许多临床医师对即刻种植信心不足，特别是Araújo课题组的实验研究结果给临床医师带来了困惑。该课题组2005年在动物体内完成了一项即刻种植研究[10]，在这个研究中，植入的种植体直径（4.1mm）大于拔牙窝（犬类第三前磨牙和第四前磨牙的拔牙窝分别是3.3mm和3.6mm）。2011年他们又进行了相似的研究，此次采用了3.3mm直径种植体，唇颊侧骨板与种植体间预留空间，然后在空间内植入异种骨材料，获得了良好的治疗效果。因此，在即刻种植时选择合适的种植体直径，为植骨材料预留足够的颊侧空间是治疗成功的关键[11]。因此，即刻种植若要获得理想的治疗效果，术前需进行仔细的骨量评估，术中尽量采用微创拔牙并结合临床仔细地判断。

磨牙区即刻种植时种植体植入哪里最理想？在本病例，种植体植入到牙槽间隔中心位置，主要是考虑到咬合力方向与牙冠形态，同时希望尽量增大种植体与自体骨接触面积。为了让种植体能植入牙槽骨的理想位置，下颌即刻种植时，种植体需植入下颌磨牙功能牙尖的位置。大量文献报道上颌后牙区即刻种植时，许多外科医师会选择把种植体植入腭根位置，但这会导致反殆的发生[11-12]。

如何判断负载时机，何时放置愈合基台，何时采用埋入式愈合的方式呢？如何准确评估种植体的稳定性？种植体稳定性可由Osstell动度测量仪测定，该仪器ISQ均值为75[13]。通过测量ISQ值是降低临床种植失败风险的一项重要措施。建议在种植体植入后即刻测量ISQ值作为基线期数值，经过2～6个月愈合期后，再次测量进行对比，评估二期稳定性。例如，若ISQ值为70，表明初期或机械稳定性良好，建议采用即刻负载（图9）；若ISQ值为65～70，建议采用延期负载；若ISQ值<60，建议换用直径更大的种植体。本病例ISQ值>70，也未进行即刻负载，主要原因是该患者种植同期进行了上颌窦骨增量。当自体骨条件不理想时，即使ISQ值>70，也建议采用延期负载[5,7]。

自学问题

A：使用上颌窦专用钻进行牙槽嵴顶入路上颌窦内提升的优点是什么？

B：上颌窦底提升手术时必须考虑哪些解剖结构？

C：拔牙时必须考虑的最重要因素是什么？

D：种植体ISQ值的重要性体现在哪些方面？

E：如何获得种植体良好的初期/机械稳定性？

F：CT示上颌窦膜增厚说明什么问题？

G：从CT上可以观察到哪些与上颌窦相关的解剖结构？

参考文献

[1] Lee S, Lee GK, Park K, Han T. Redefining perioplastic surgery. J Implant Adv Clin Dent 2009;1(1):76–88.

[2] Sennerby L. 20 Jahre Erfahrung mit der Resonanzfrequenzanalyse. Implantologie 2013;21(1):21–33.

[3] Rodrigo D, Aracil L, Martin C, Sanz M. Diagnosis of implant stability and its impact on implant survival: a prospective case series study. Clin Oral Implants Res 2010;21:255–261.

[4] Östman P-O. Direct loading of implants. Clin Implant Dent Relat Res 2005;7(Suppl 1):paper IV.

[5] Bornstein MM, Hart CN, Halbritter SA, et al. Early loading of nonsubmerged titanium implants with a chemically modified sand-blasted and acid-etched surface: 6-month results of a prospective case series study in the posterior mandible focusing on peri-implant crestal bone changes and implant stability quotient (ISQ) values. Clin Implant Dent Relat Res 2009;11(4):338–347.

[6] Baltayan S, Mardirosian M, El-Ghareeb M, et al. The predictive value of resonance frequency analysis in the surgical placement and loading of endosseus implants. AAID Poster 2011.

[7] Kokovic V, Jung R, Feloutzis A, et al. Immediate vs. early loading of SLA implants in the posterior mandible: 5-year results of randomized controlled clinical trial. Clin Oral Implants Res 2014;25(2):e114–e119.

[8] Tatum Jr H. (1986) Maxillary and sinus implant reconstruction. Den Clin North Am 1986;30:207–229.

[9] Lang NP, Pun L, Lau KY, et al. A systematic review on survival and success rates of implants placed immediately into fresh extraction sockets after at least 1 year. Clin Oral Implants Res 2012;23(Suppl 5):39–66.

[10] Araújo MG, Sukekava F, Wennström JL, Lindhe J. Ridge alterations following implant placement in fresh extraction sockets: an experimental study in the dog. J Clin Periodontol 2005;32:645–652.

[11] Becker CM, Wilson Jr T, Jensen OT. Minimum criteria for immediate provisionalization of single-tooth dental implants in extraction sites: a 1 year retrospective study of 100 consecutive cases. J Oral Maxillofac Surg 2011;69(2):491–497.

[12] Rodriguez-Tizcareño MH, Bravo Flores C. Anatomically guided implant site preparation technique at molar sites. Implant Dent 2009;18(5):393–401.

[13] Boyne P, James R. Grafting of the maxillary sinus floor with autogenous marrow and bone. J Oral Surg 1980;38:613–616.

[14] Vernamonte S, Mauro V, Vernamonte S, Meissina AM. An unusual complication of osteotome sinus floor elevation: benign paroxysmal positional vertigo. Int J Oral Maxillofac Surg 2011;40(2):216–218.

[15] Liang L, Liu HG, He CY. Morphological study of thick basement membrane-like layer in chronic rhinosinusitis. Zhonghua Er Bi Yan Hou Tou Jing Wai Ke Za Zhi. 2006;41(1):31–34 (in Chinese).

[16] Elian N, Wallace S, Cho SC, et al. Distribution of the maxillary artery as it relates to sinus floor augmentation. Int J Oral Maxillofac Implants 2005;20(5):784–787.

自学问题回答

A:

相比于敲击法上颌窦底提升，该方法可避免敲击导致的一过性眩晕，降低患者对牙科治疗的恐惧[14]。此外，上颌窦专用钻的钻头尖端较平，备洞时不会损伤上颌窦膜，大量临床病例证明利用这种钻头提升上颌窦更加安全[1]。

B:

需考虑的解剖因素主要包括上颌窦膜的厚度、上牙槽后动脉的位置、上颌窦鼻腔自然开口是否通畅及是否存在黏液囊肿等。若窦膜较厚，超过3mm，提示可能存在慢性上颌窦炎[15]。Elian等研究发现，上牙槽后动脉常常距离牙槽嵴顶16.4mm[16]；若上颌窦鼻腔自然开口不通畅，则术后发生上颌窦炎的概率会增大；黏液囊肿可能会在上颌窦底提升手术后堵塞上颌窦鼻腔自然开口。

C:

拔牙时保留牙槽窝的四周骨壁（颊、腭、近中及远中）非常重要。种植体和植骨材料的血供都来自骨板。若颊侧骨板受损，植骨材料将失去最关键的血供来源，上皮组织内陷，最终导致植骨材料外溢。因此，保留牙槽四周骨板非常重要，特别是较薄且由束状骨构成的颊侧骨板。微创拔牙时，使用牙周膜切割刀、超声骨刀及分根拔牙法等都是保留颊侧骨板的常用器械及方法。

D:

影像学检查对种植体失败/病变的判断不是非常准确，而ISQ值是通过磁阻测量种植体稳定性，因此在检测种植体成功率上灵敏度更高。ISQ通过量化值帮助我们评估种植体负载的最佳时间，建议在种植体植入后即刻测定ISQ值（作为基准），2~6个月愈合期后再次测量，然后与之比较，评估二期稳定性。例如，若ISQ值为70，表明初期/机械稳定性良好，建议即刻负载；若ISQ值为65～70，则建议延期负载；若ISQ值<60，则建议换用更宽直径的种植体获得更好的初期稳定性。

E：

D3或D4类骨应适当减小钻孔直径，以便获得更好的初期稳定性（生产厂家建议跳过最后的钻头）。骨质可分为4类：D1完全由皮质骨组成，如颅骨；D2大部分由皮质骨组成，常见于下颌骨前部，也可见于下颌骨后部；D3皮质骨薄，内有大量的松质骨；D4主要由松质骨组成，如上颌骨后部。在D3类和D4类骨内种植时，较难获得理想的初期稳定性。要达到35N·cm或ISQ值>65，外科医师备洞时要进行级差预备，并选择具有自攻性锥形螺纹的种植体。

F：

上颌窦膜增厚提示上颌窦炎或上颌窦腔感染[15]。必须推迟上颌窦底提升术直到炎症状况改善。如果黏膜厚度>3mm，可认为是慢性上颌窦炎，建议到耳鼻喉科诊疗。

G：

CT扫描后，可以观察以下解剖结构：
- 上颌窦鼻腔自然开口是否通畅
- 上颌窦膜的厚度
- 是否存在黏液囊肿
- 是否存在息肉
- PSA动脉的骨内吻合位置
- 上颌窦外侧壁厚度，颊舌侧的解剖情况/宽度
- 上颌窦内是否存在间隔

总结

本章节展现了在上颌磨牙区利用特殊的上颌窦底提升骨增量技术并同期即刻植入种植体的病例。该技术简化了手术的难度，减少了手术时间，降低了并发症的发生率。虽然这种上颌窦底提升技术被认为是一个可预期的治疗方案，但仍需要长期及大样本量的临床研究支持。

（邹多宏　译）

第7章

牙种植术

病例1

穿龈 /埋入式种植手术

病例介绍

　　患者，31岁，白人女性。主诉：牙齿缺失，要求种植牙修复。6个月前#24因牙髓治疗失败被拔除，拔除时患牙疼痛剧烈。数年前已开始对#24行牙髓治疗，但由于根管钙化，两次治疗均未成功，最终拔除。牙拔除时，同期用冻干同种异体骨（FDBA, Mineross®）和可吸收胶原膜（Dynamatrix®）进行了牙槽窝位点保存，使用正畸保持器代替失去的#24做牙间隙保持，6个月后行牙种植体植入术（图1和图2）。患者自述口腔保健良好：定期看牙医做口腔维护，每天刷牙2次，使用牙线1次及漱口水漱口每天2次。口腔内有数个银汞合金和复合材料修补的牙齿，主要集中于后牙区。

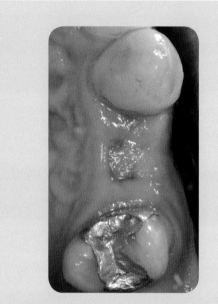

图2：术前检查（殆面观）

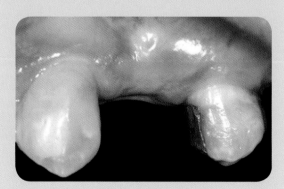

图1：术前检查（正面观）

学习目标

- 了解穿龈种植手术的概念
- 了解穿龈种植手术的适应证
- 了解穿龈种植手术的相关技术
- 了解穿龈种植手术和埋入式种植手术的区别
- 了解穿龈种植手术的治疗结果是可预期的
- 了解影响穿龈种植手术治疗效果的因素有哪些

既往史

患者健康状况良好，无影响种植手术的药物治疗；平时服用鱼油，无药物过敏史。

一般情况

- 重要生命体征
  - 血压：100/70mmHg
  - 心率：52次/分钟（正常）
  - 呼吸：15次/分钟

社会与行为史

患者就诊时无吸烟及饮酒史。

口外检查

面部无异常，双侧对称，未触及肿大淋巴结。颞下颌关节正常，功能良好，活动时无痛。

口内检查

- 口腔肿瘤筛查阴性
- 软组织检查（舌部、口底及咽喉）无异常
- 牙周探诊深度为1~3mm（图3）
- 局部轻度龈炎，探诊有出血
- 牙龈颜色、形状、质地及连续性正常，角化龈坚韧有点彩
- 下颌唇系带偏右，可能与#44颊侧退缩有关
- 牙齿周围局部有菌斑，无菌斑区域占85%
- #24、#26牙槽嵴轻度水平向骨吸收（Seibert Ⅰ型）。患者4年前因牙齿纵裂拔除#26；#25、#27有旋转移位并向缺牙间隙倾斜，但患者不愿意接受正畸治疗为#26种植体留出空间
- 后牙区部分牙齿有银汞合金和复合材料修复

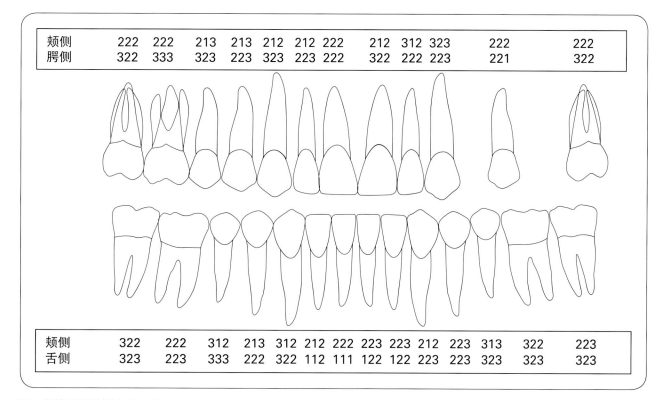

| 颊侧 | 222 | 222 | 213 | 213 | 212 | 212 | 222 | 212 | 312 | 323 | 222 | 222 |
| 腭侧 | 322 | 333 | 323 | 223 | 323 | 223 | 222 | 322 | 222 | 223 | 221 | 322 |

| 颊侧 | 322 | 222 | 312 | 213 | 312 | 212 | 222 | 223 | 223 | 212 | 223 | 313 | 322 | 223 |
| 舌侧 | 323 | 223 | 333 | 222 | 322 | 112 | 111 | 122 | 122 | 223 | 223 | 323 | 323 | 323 |

图3：初诊时牙周探诊检查表

咬合检查

#25～#36和#12～#43为反𬌗关系，有𬌗创伤引起的磨耗。

影像学检查

全口影像学检查（图4：牙种植区根尖片检查）示牙槽骨水平正常，无病理性异常。#24牙槽嵴骨高度正常，无骨丧失。缺牙区有足够空间容纳4.3mm直径种植体（Nobel, Replace Select®）。

诊断

根据美国牙周学会诊断标准，本病例诊断为局部轻度菌斑性龈炎伴膜龈异常（牙龈退缩、附着龈丧失及#44系带异常）；缺牙区牙槽嵴处膜龈异常（#24、#14牙槽嵴水平向吸收）；咬合创伤，部分牙缺失。

治疗计划

初始治疗计划包括口腔预防和口腔卫生宣教，治疗牙龈炎。利用穿龈种植方法于#24区域植入种植体，待种植体充分完成骨结合后行冠修复（4个

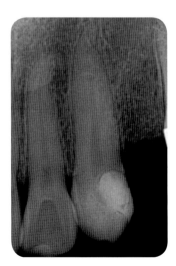

图4：#24区域根尖片检查牙槽骨情况

月）。

治疗程序

完成初始治疗计划后，在#24区域进行牙种植术。使用阿替卡因局麻后，翻颊侧和腭侧全厚瓣。#24区域牙槽嵴顶中间做半月形切口，切口延伸至邻牙#23和#25龈沟内（图5A）；使用旋转瓣的方法，将底层去表皮结缔组织作为带蒂移植瓣旋转放置于颊侧附着龈下（图5B）；使用指示杆确定种植体的理想位置，逐级备洞，最终植入长度为10mm、直径4.3mm的种植体（根据厂家使用说明）（图5C）；放置常规愈合螺丝，未行额外组织移植（图5D，G）；用薇乔缝线在愈合螺丝的颊腭侧瓣做2个简单间断缝合（图5E，F）。

2周后拆线，0.12%氯己定擦拭术区。使用手动工具轻柔清洁邻牙，并用抛光杯抛光。4个月完成愈合后，无影像学异常及其他并发症，制作终印模，全瓷冠粘接修复（图6）。

讨论

本病例中，经术前充分评估后选择了穿龈愈合的方式。拔除#24同期进行了位点保存，牙种植时缺牙区已完全愈合。种植体植入时软硬组织已完全成熟。缺牙区域出现少量水平向吸收，在种植体植入时通过适当的软组织处理（旋转瓣法）进行了弥补。

过去为避免种植体失败，人们会选用埋入式愈合，后来有部分学者提出了穿龈愈合的方式（见自学问题回答A和B）。穿龈愈合为部分牙齿缺失的患者提供了可预期的治疗效果，减少了一次外科手术，缩短了治疗时间，减轻了患者的不适（见自学问题回答C）。当临床医师面临选择何种治疗方式时，需考虑以下几个问题：如果种植体稳定性较差，应选择埋入式愈合；如果种植体稳定性好（种

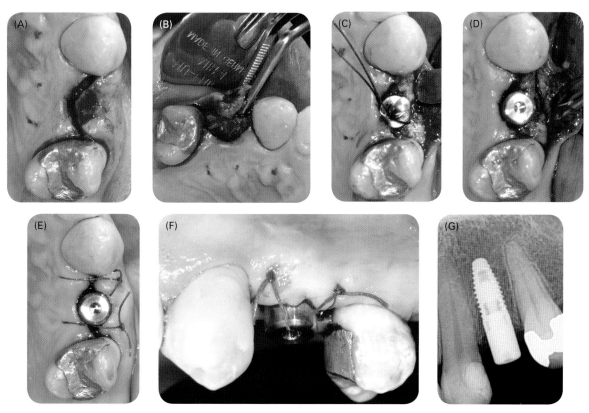

图5：（A）#24区域种植体植入时的切口设计。（B）翻全厚瓣，利用转瓣技术进行颊侧牙龈移植。（C）放置指示杆。（D）植入种植体。（E，F）伤口对位后缝合。（G）术后影像学检查

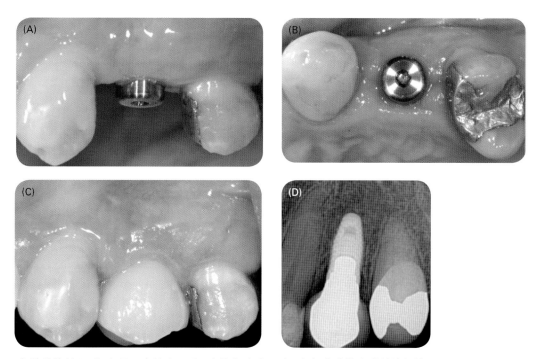

图6：（A，B）种植体植入后4个月口内检查。（C）修复治疗。（D）根尖片检查种植修复效果

植体植入时扭矩>32N·cm），则采用穿龈愈合，种植完成后可继续等待种植体骨结合后负载，也可即刻负载（见自学问题回答 D）。有极少量的研究发现，全口牙缺失如采用穿龈愈合可能会增加种植体早期失败或并发症的风险。此外，临时修复体也会把过大的咬合力传递到正在进行骨结合的种植体上，可能增大种植体失败的风险，而选择相对保守的埋入式愈合则会更安全一些（见自学问题回答E和F）。因此，选择合适的患者及种植区域对提高种植成功率非常重要。在本病例中，术前对手术区域做了充分的评估，确认缺牙区拥有充足的软硬组织量。此外，患者对种植体骨结合期间美学要求不高，无须进行即刻负载，这样就避免了即刻负载对种植体产生不良影响的风险因素。

自学问题

A：什么是穿龈种植?

B：穿龈种植和埋入式种植有什么区别?

C：穿龈种植的优点有哪些?

D：穿龈种植的适应证?

E：穿龈种植和埋入式种植哪一个预后更好?

F：哪些因素会影响穿龈种植的预后?

参考文献

[1] Brånemark P-I, Hansson BO, Adell R, et al. Osseointegrated Implants in the Treatment of the Edentulous Jaw. Experience from a 10-Year Period. Scandinavian Journal of Plastic and Reconstructive Surgery, Supplementum 16. Stockholm: Almqvist & Wiksell International; 1977.

[2] Albrektsson T, Brånemark P-I, Hansson H-A, Lindström J. Osseointegrated titanium implants. Requirements for ensuring a long-lasting, direct bone-to-implant anchorage in man. Acta Orthop Scand 1981;52:155–170.

[3] Brunski JB, Moccia AFJ, Pollack SR, et al. The influence of functional use of endosseous dental implants on the tissue–implant interface. I. Histological aspects. J Dent Res 1979;58:1953–1969.

[4] Schroeder A, Pohler O, Sutter E. Gewebsreaktion auf ein Titan-Hohlzylinderimplantat mit Titan-Spritzschichtoberflache [Tissue reaction to an implant of a titanium hollow cylinder with a titanium surface spray layer]. SSO Schweiz Monatsschr Zahnheilkd 1976;86:713–727.

[5] Schroeder A, Stich H, Straumann F, Sutter E. Ueber die Anlagerung von Osteozement an einen belasteten Implantatkorper. SSO Schweiz Monatsschr Zahnheilkd 1978;88:1051–1057.

[6] Schroeder A, van der Zypen E, Stich H, Sutter F. The reaction of bone, connective tissue and epithelium to endosteal implants with sprayed titanium surfaces. J Maxillofac Surg 1981;9:15–25.

[7] Buser D, Belser UC, Lang NP. The original one-stage dental implant system and its clinical application. Periodontol 2000 1998;17:106–118.

[8] Buser D, Weber HF, Donath K, et al. Soft tissue reactions to non-submerged unloaded titanium implants in beagle dogs. J Periodontol 1992;63:225–235.

[9] Cochran DL, Hermann JS, Schenk RK, et al. Biologic width around titanium implants: a histometric analysis of the implanto-gingival junction around unloaded and loaded nonsubmerged implants in the canine mandible. J Periodontol 1997;68:186–198.

[10] Listgarten MA, Buser D, Steinemann SG, et al. Light and transmission electron microscopy of the intact interfaces between non-submerged titanium-coated epoxy resin implants and bone or gingiva. J Dent Res 1992;71:364–371.

[11] Weber HP, Buser D, Donath K, et al. Comparison of healed tissues adjacent to submerged and non-submerged unloaded titanium dental implants. A histometric study in beagle dogs. Clin Oral Implants Res 1996;7:11–19.

[12] Buser D, Weber HP, Lang NP. Tissue integration of nonsubmerged implants. 1-year results of a prospective

study with 100 ITI hollow-cylinder and hollow-screw implants. Clin Oral Implants Res 1990;1:33–40.

[13] Buser D, Mericske-Stern R, Bernard JP, et al. Long-term evaluation of non-submerged ITI implants. Part 1: 8-year life table analysis of prospective multicenter study with 2359 implants. Clin Oral Implants Res 1997;8:161–172.

[14] Esposito M, Grusovin MG, Chew YS, et al. One-stage versus two-stage implant placement. A Cochrane systematic review of randomised controlled clinical trials. Eur J Oral Implantol 2009;2(2):91–99.

[15] Brunski JB, Moccia AFJ, Pollack SR, et al. The influence of functional use of endosseous dental implants on the tissue–implant interface. I. Histological aspects. J Dent Res 1979;58:1953–1969.

[16] Collaert B, De Bruyn H. Comparison of Brånemark fixture integration and short-term survival using one-stage or two-stage surgery in completely and partially edentulous mandibles. Clin Oral Implants Res 1998;9:131–135.

[17] Ericsson I, Randow K, Nilner K, Petersson A. Some clinical and radiographical features of submerged and non-submerged titanium implants. A 5-year follow-up study. Clin Oral Implants Res 1997;8:422–426.

[18] Ericsson I, Randow K, Glantz PO, et al. Clinical and radiographical features of submerged and nonsubmerged titanium implants. Clin Oral Implants Res 1994;5:185–189.

[19] Ericsson I, Nilner K, Klinge, B, Glantz PO. Radiographical and histological characteristics of submerged and nonsubmerged titanium implants. An experimental study in the Labrador dog. Clin Oral Implants Res 1996;7:20–26.

[20] Becker W, Becker BE, Israelson H, et al. One-step surgical placement of Brånemark implants. A prospective multicenter clinical study. Int J Oral Maxillofac Implants 1997;12:454–462.

[21] Becktor JP, Isaksson S, Billstrom C. A prospective multicenter study using two different surgical approaches in the mandible with turned Brånemark implants: conventional loading using fixed prostheses. Clin Implant Dent Relat Res 2007;9:179–185.

[22] Esposito M, Murray-Curtis L, Grusovin MG, et al. Interventions for replacing missing teeth: different types of dental implants. Cochrane Database Syst Rev 2007;(4):CD003815.

[23] Cordaro L, Torsello F, Roccuzzo M. Clinical outcome of submerged versus non-submerged implants placed in fresh extraction sockets. Clin Oral Implants Res 2009;20(12):1307–1313.

自学问题回答

A：

骨内牙种植体对于缺失牙的修复具有革命性意义。经过几十年的发展，种植牙已经成功地为部分或全部牙缺失患者提供了有效的解决方案。传统意义上，为减少种植失败风险，骨内种植通常采用埋入式愈合方式[1]，即种植体植入后，上封闭螺丝，然后严密缝合切口，待愈合一段时间后（下颌3～4个月、上颌6～8个月），再进行二期手术及种植体修复[2]。种植体的初期稳定性和避免微动是取得骨内牙种植体高成功率的两个主要因素[2-3]。

基于Schroeder等的骨结合理论，穿龈种植起源于20世纪70年代，即种植体植入后立即安装愈合螺丝暴露于口腔或进行即刻负载[4-6]。早期在猴子体内的实验研究表明，利用非埋入式愈合钛种植体可以获得良好的骨结合。此后，有研究对不同的种植体材料及表面处理方法进行探索，以期望提高种植体的物理和生物机械性能，在取得了一系列可靠实验结果后最终应用于临床[7]。最近几年，大量的实验研究肯定了非埋入式愈合的治疗效果[8-11]。长期随访研究也表明穿龈愈合可获得早期高成功率[12-13]。这种牙种植方法将瓣缝合于光滑的种植体颈部四周，避免了二次手术。

B：

埋入式牙种植术，即牙种植体植入牙槽骨后，种植体完全位于软组织下，然后等待2～6个月的愈合期。该方法使种植体在进行骨结合时不受外力干扰，最大限度地降低了骨结合期间种植体的微动度，避免了种植表面与骨结合时受到外力的影响（可能导致软组织长入种植体表面），从而提高了种植体骨结合的成功率[14-15]。但需要二次手术（通常伤口较小，除非需进行软组织增量手术）放置基台，为后期修复做准备。此外，二次手术后还需数周的时间才能在基台周围建立稳固的软组织，从而获得可预期的美学效果[14]。

而穿龈种植将瓣缝合于种植体光滑颈部周围，避免了二次手术。此外，穿龈种植可直接将种植体与愈合螺丝相连，穿出软组织，与埋入式种植的二期手术相似。不同临床对照试验结果发现穿龈种植也可以获得很高的成功率[14-17]。

C：

穿龈种植有诸多优点，如避免了二次手术，缩减了整体治疗时间，降低了患者费用，获得更加合适的冠根比，在软组织水平直接穿出种植体肩台，这样可简化后期修复程序（无论是粘接固位还是螺丝固位的种植修复）[7,14]。

一些学者对穿龈种植和埋入式种植的种植体周围边缘骨进行研究，结果表明，无论采用哪一种术式，影像学显示种植体周围仅有少量边缘骨丧失，两者无统计学差异[11,17-19]。此外，种植修复后，边缘骨水平也保持稳定，两种术式之间差异不显著[17-19]。上述研究结果表明，手术方案的选择不会影响种植的疗效，两者的种植体周围骨水平的改变无显著性差异。

D：

最近一项随机对照临床研究的系统综述显示，因减少了一次手术创伤并缩减了愈合时间，穿龈种植可能更适用于部分牙列缺失患者。埋入式种植更适用于以下情况：（1）种植体未能获得良好初期稳定性；（2）用屏障膜进行引导骨组织再生；（3）希望用临时活动义齿传递一部分殆力到愈合螺丝；（4）全口无牙颌种植[14]。此外，埋

入式牙种植术特别适用于前牙美学区种植，因为在这个区域，美学要求和患者期望值都比较高[7]。

E：实验和临床研究结果均表明，穿龈种植可以和埋入式种植一样获得成功的骨结合[11-12,18-20]。在2009年的一项系统综述中，学者虽然指出穿龈种植和埋入式种植在治疗效果、长期预后及临床并发症方面不具有显著性差异，但临床样本量太小，且大多数研究偏倚较大，因此无法得出可靠性结论[14]。虽然不同研究评估了两者完成后种植体周围骨水平的变化，Meta分析结果仍表明这两种术式的骨吸收无统计学差异[14]。同一项系统综述也指出，虽然这些初步研究结论还有待验证，但目前尚有的所有试验结果都显示两者的临床效果不具有显著性差异[14]。

F：

目前尚无影响穿龈种植预后的确切因素，不同的随机临床试验显示可能有几种因素起作用。一项临床试验[21]比较了下颌无牙颌植入4颗与6颗种植体进行修复之间的临床效果差异，结果表明，穿龈种植的失败率较高。其原因可能是在发生骨结合过程中，义齿传递殆力至愈合基台，导致种植体受力进而影响种植体的有效骨结合[21]。

另一项临床试验证明，种植体表面特性也可能是影响因素之一（机械表面种植体或粗糙表面种植体）。该研究假设种植体的表面处理可能是早期种植失败的高风险因素，那么种植体在骨愈合过程中负载，这种危险性会被进一步放大[22]。

一些临床试验也评估了穿龈种植和埋入式种植并发症情况。一项涉及下颌无牙颌患者的多中

心临床研究表明，并发症在两种术式中均会发生。值得注意的是，穿龈种植在基台连接处上方产生的并发症较多，主要表现为软组织不良反应和疼痛[21]。

　　仅有一例临床试验报道了美学结果[23]。在牙拔除后植入单颗种植体，无论是使用穿龈种植或是埋入式种植，基台周围的软组织退缩无显著性差异。并且两者相比于拔牙前，在1年后都发生平均1mm的软组织退缩。同样，该试验也进行了角化龈宽度评估，经过1年随访，埋入式种植体周围角化龈减少更多（1.1mm），差异具有统计学意义。而这一结果仅仅适用于即刻种植的患者（因为需要用瓣关闭牙槽窝，膜龈联合处发生了冠向移位），但这一结果并不适用于延期种植病例，因为延期种植不需要软组织的冠向移动[23]。

总结

　　虽然穿龈种植被广泛应用并具有诸多优点，但仍需要大样本的随机对照试验验证。另外，报道应涉及所有可能的并发症，包括美学效果评估，进而充分了解穿龈种植的优劣。

病例2

即刻种植

病例介绍

患者，76岁，女性。转诊，主诉：上颌门牙折断，要求种植修复。#21曾行根管治疗，并用桩核和烤瓷冠修复。现冠已松动一段时间，并有水平方向根折，无法修复。患者每天刷牙 2次，每周用牙线1次（图1和图2）。

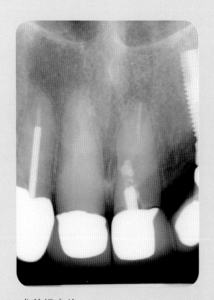

图1：#21术前根尖片

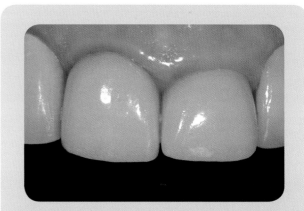

图2：#21术前颊面观

学习目标

■ 了解拔牙后即刻种植的概念

■ 了解即刻种植的方法与材料

■ 了解即刻种植的适应证

既往史

患者有吸烟史；哮喘，每6小时服用2粒沙丁胺醇；对乳制品过敏，每天服用阿司匹林81mg。

一般情况

- 重要生命体征
  - 血压：132/73mmHg
  - 心率：70次/分钟

社会与行为史

患者每周饮2杯红酒。

口外检查

无明显异常及肿块，颞下颌关节功能正常。

口内检查

- 口腔肿瘤筛查阴性
- 左侧上颌有2颗种植体支持式的四单位局部固定义齿，且近中有悬臂
- 左侧上颌尖牙骨缺损，探诊深度7mm
- 低笑线

咬合检查

患者咬合关系正常（磨牙和尖牙关系正常）。

影像学检查

口腔影像学检查示#21根管治疗不完善，可能有侧穿，核桩短，烤瓷冠与牙根之间存在X线透射区。#33与#47牙槽嵴有骨吸收（#37、#47近中倾斜）。

诊断

慢性局限性重度牙周炎。

治疗计划

治疗计划包括口腔卫生宣教、牙周刮治术、根面平整术、#33引导组织再生（GTR）及#21拔除后即刻种植同期植骨术。

治疗程序

经术前谈话和疾病确诊后，患者接受牙周刮治及根面平整治疗。利用GTR技术治疗#33，#21无法保留，拔除后行即刻种植术。

局部浸润麻醉后（含1：100000肾上腺素的2%利多卡因），去除冠修复体，使用#15刀片切断龈沟内纤维，微创拔除#21（尽量保留牙槽骨壁）（图3）。颊侧骨板顶点至龈缘距离为4mm（图4）。根据种植体使用说明，逐级备洞后即刻植入种植体（4.1mm×12mm骨水平植体，Straumann，MA）（图5）。种植体植入后获得了良好的初期稳定性，用异种植骨材料充填种植体与拔牙窝之间的间隙（Bio-Oss Collagen, Geistlich Pharma North

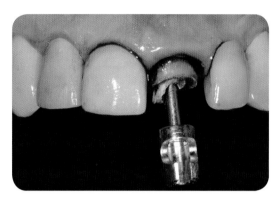

图3：无翻瓣拔除#21

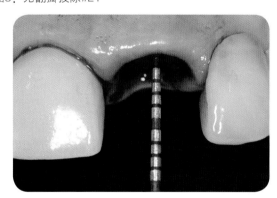

图4：探查颊侧骨板

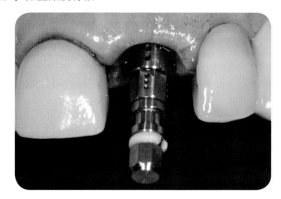

图5：即刻种植颊面观

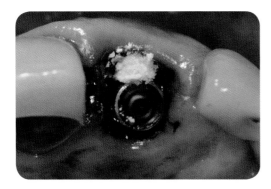

图6：殆面观即刻种植和骨移植（Bio-Oss胶原）

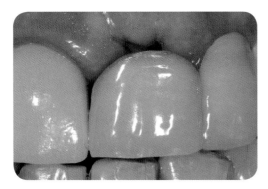

图7：临时活动义齿颊面观

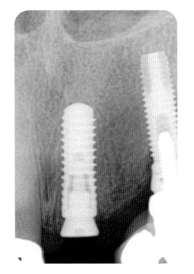

图8：种植术后根尖片（种植体植入后立即拍摄）

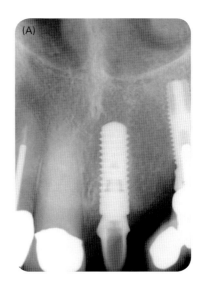

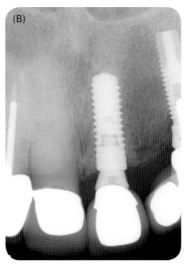

图9：（A）术后7个月根尖片。（B）术后18个月根尖片

America, Princeton, NJ）（图6）。用铬肠线缝合龈瓣，并使用临时局部活动义齿修复缺失牙（图7和图8）。2周后复诊，无明显不适。4个月后换用临时基台支持式临时冠（图9A），3个月后行永久修复（图9B和图10）。

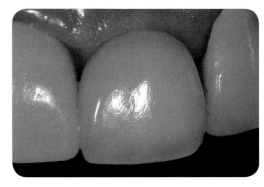

图10：18个月后，最终修复体烤瓷冠与龈缘愈合的情况（颊面观）

讨论

一个成功的种植治疗应当没有任何生物、技术或美学方面的并发症[1]。保持种植体及修复体的长期稳定和存留是所有种植治疗的终极目标。本病例为上颌前牙区拔牙后即刻种植患者。

近年来，拔牙后即刻种植受到越来越多临床医师的青睐。事实上，即刻种植由Schulte等首次报道，该方案减少了患者就诊次数、手术时间，从而缩短整体治疗周期。种植体初期稳定性主要通过剩余骨壁包绕实现，且主要存在于根尖区。在动物实验[3]和临床试验[4,5]中发现种植体植入3~4个月后，种植体与牙槽窝骨壁间隙充满新骨。

无论针对部分牙缺失还是全口牙缺失患者的种植修复，拔牙后即刻种植都被认为是一种高度可预期的治疗方案[6]。一项长期研究发现，即刻种植后种植体5年成活率约95%，10年成活率约89%[9]。系统评估表明，拔牙后不同时间植入种植体，种植体在成功率、并发症、美学效果及患者满意度方面无统计学差异[6]。另外一项研究显示99%的患者在即刻种植1年后随访时都对治疗效果表示满意[8]。然而必须要注意的一个问题是，以前种植体的成功标准并未考虑到美学并发症[9]。

即刻种植也不能阻止拔牙窝内外牙槽骨的改建，这会导致牙槽骨壁在垂直和水平方向发生吸收。这些组织上的变化可能增加颊侧骨板吸收的风险，引起边缘龈不稳定，最终影响美学效果和种植体成活率。事实上，易感染因素已被列为导致黏膜退缩的诱因，如吸烟、颊侧过薄的骨壁、薄龈生物型及种植体植入位置偏唇侧。因此，面对上述不利因素，为实现组织最佳愈合，预防并发症的发生，临床上进行即刻种植时常常需进行软组织移植和植骨材料的充填。

使用植骨材料的主要目的是充填种植体与牙槽窝之间的间隙以及覆盖骨开裂或骨穿孔的部位。最近研究表明，上颌前牙区的唇侧骨板很薄（≤1mm）[10]，动物实验和临床试验研究显示，牙拔除后4~8周颊侧骨会快速吸收，导致骨高度的降低[3,11-12]。目前临床上常用的植骨材料包括DBBM、冻干同种异体骨及脱矿冻干同种异体骨等。

总之，前牙种植体成功率高于后牙，上颌每年失败率（0.73%）高于下颌（0.50%）。评估每年种植体失败率后发现常规负载组低于即刻负载组（0.75% vs 0.89%）[1]。因此，当生物、美学及临床条件评估恰当时，即刻种植将是一种可预期的治疗方案。

自学问题

A： 什么是即刻种植？

B： 什么是即刻种植的可预期性？

C： 哪些因素会影响最终的美学效果？

D： 哪些辅助程序可以提高即刻种植的成功率？

E： 即刻种植的适应证有哪些？

F： 即刻种植有哪些优点和缺点？

G： 理想的种植位置在哪里？

参考文献

[1] Lang NP, Pun L, Lau KY, et al. A systematic review on survival and success rates of implants placed immediately into fresh extraction sockets after at least 1 year. Clin Oral Implants Res 2012;23(Suppl 5):39–66.

[2] Schulte W, Kleineikenscheidt H, Lindner K, Schareyka R. The Tubingen immediate implant in clinical studies. Dtsch Zahnarztl Z 1978;33(5):348–359 (in German).

[3] Araujo MG, Sukekava F, Wennstrom JL, Lindhe J. Ridge alterations following implant placement in fresh extraction sockets: an experimental study in the dog. J Clin Periodontol 2005;32(6):645–652.

[4] Cornelini R, Cangini F, Covani U, Wilson Jr TJ. Immediate restoration of implants placed into fresh extraction sockets for single-tooth replacement: a prospective clinical study. Int J Periodontics Restorative Dent 2005;25(5):439–447.

[5] Covani U, Chiappe G, Bosco M, et al. A 10-year evaluation of implants placed in fresh extraction sockets: a prospective cohort study. J Periodontol 2012;83(10):1226–1234.

[6] Esposito M, Grusovin MG, Polyzos IP, et al. Timing of implant placement after tooth extraction: immediate, immediate-delayed or delayed implants? A Cochrane systematic review. Eur J Oral Implantol 2010;3(3):189–205.

[7] Pjetursson BE, Tan K, Lang NP, et al. A systematic review of the survival and complication rates of fixed partial dentures (FPDs) after an observation period of at least 5 years. Clin Oral Implants Res 2004;15(6):625–642.

[8] Kan JY, Rungcharassaeng K, Lozada J. Immediate placement and provisionalization of maxillary anterior single implants: 1-year prospective study. Int J Oral Maxillofac Implants 2003;18(1):31–39.

[9] Albrektsson T, Zarb G, Worthington P, Eriksson AR. The long-term efficacy of currently used dental implants: a review and proposed criteria of success. Int J Oral Maxillofac Implants 1986;1(1):11–25.

[10] Januario AL, Duarte WR, Barriviera M, et al. Dimension of the facial bone wall in the anterior maxilla: a cone-beam computed tomography study. Clin Oral Implants Res 2011;22(10):1168–1171.

[11] Schropp L, Kostopoulos L, Wenzel A. Bone healing following immediate versus delayed placement of titanium implants into extraction sockets: a prospective clinical study. Int J Oral Maxillofac Implants 2003;18(2):189–199.

[12] Schropp L, Isidor F. Timing of implant placement relative to tooth extraction. J Oral Rehabil 2008;35(Suppl 1):33–43.

[13] Hämmerle CH, Chen ST, Wilson Jr TG. Consensus statements and recommended clinical procedures regarding the placement of implants in extraction sockets. Int J Oral Maxillofac Implants 2004;19(Suppl):26–28.

[14] Chen ST, Darby IB, Reynolds EC. A prospective clinical study of non-submerged immediate implants: clinical outcomes and esthetic results. Clin Oral Implants Res 2007;18:552–562.

[15] Chen ST, Darby IB, Reynolds EC, Clement JG. Immediate implant placement post extraction without flap elevation. J Periodontol 2009;80:163–172.

[16] DeRouck T, Collys K, Cosyn J. Immediate single-tooth implants in the anterior maxilla: a 1-year case cohort study on hard and soft tissue response. J Clin Periodontol 2008;35:649–657.

[17] De Rouck T, Collys K, Wyn I, Cosyn J. Instant provisionalization of immediate single-tooth implants is essential to optimize esthetic treatment outcome. Clin Oral Implants Res 2009;20:566–570.

[18] Kan JY, Rungcharassaeng K, Lozada JL, Zimmerman G. Facial gingival tissue stability following immediate placement and provisionalization of maxillary anterior single implants: a 2- to 8-year follow-up. Int J Oral Maxillofac Implants 2011;26:179–187.

[19] Kan JY, Rungcharassaeng K, Sclar A, Lozada JL. Effects of the facial osseous defect morphology on gingival

dynamics after immediate tooth replacement and guided bone regeneration: 1-year results. J Oral Maxillofac Surg 2007;65(7, Suppl 1):13–19.

[20] Ferrus J, Cecchinato D, Pjetursson EB, et al. Factors influencing ridge alterations following immediate implant placement into extraction sockets. Clin Oral Implants Res 2010;21:22–29.

[21] Koh RU, Oh TJ, Rudek I, et al. Hard and soft tissue changes after crestal and subcrestal immediate implant placement. J Periodontol 2011;82:1112–1120.

[22] Evans CD, Chen ST. Esthetic outcomes of immediate implant placements. Clin Oral Implants Res 2008;19:73–80.

[23] Seibert J, Lindhe J. Esthetics and periodontal therapy. In: Lindhe J (ed.), Textbook of Clinical Periodontology, 2nd edn. Copenhagen: Munksgaard; 1989, pp 477–514.

[24] Crespi R, Cappare P, Gherlone E. A 4-year evaluation of the peri-implant parameters of immediately loaded implants placed in fresh extraction sockets. J Periodontol 2010;81:1629–1634.

[25] Fu JH, Lee A, Wang HL. Influence of tissue biotype on implant esthetics. Int J Oral Maxillofac Implants 2011;26:499–508.

[26] Kupershmidt I, Levin L, Schwartz-Arad D. Inter-implant bone height changes in anterior maxillary immediate and non-immediate adjacent dental implants. J Periodontol 2007;78:991–996.

[27] Levin L, Pathael S, Dolev E, Schwartz-Arad D. Aesthetic versus surgical success of single dental implants: 1- to 9-year follow-up. Pract Proced Aesthet Dent 2005;17:533–538; quiz 540, 566.

[28] Tomasi C, Sanz M, Cecchinato D, et al. Bone dimensional variations at implants placed in fresh extraction sockets: a multilevel multivariate analysis. Clin Oral Implants Res 2010;21:30–36.

[29] Kan JY, Roe P, Rungcharassaeng K, et al. Classification of sagittal root position in relation to the anterior maxillary osseous housing for immediate implant placement: a cone beam computed tomography study. Int J Oral Maxillofac Implants 2011;26:873–876.

[30] Chen ST, Buser D. Clinical and esthetic outcomes of implants placed in post extraction sites. Int J Oral Maxillofac Implants 2009;24(Suppl):186–217.

[31] Koticha T, Fu JH, Chan HL, Wang HL. Influence of thread design on implant positioning in immediate implant placement. J Periodontol 2012;83:1420–1424.

[32] Botticelli D, Berglundh T, Lindhe J. Resolution of bone defects of varying dimension and configuration in the marginal portion of the peri-implant bone. An experimental study in the dog. J Clin Periodontol 2004;31:309–317.

[33] Schwartz-Arad D, Chaushu G. Immediate implant placement: a procedure without incisions. J Periodontol 1998;69:743–750.

[34] Groisman M, Frossard WM, Ferreira HM, et al. Single-tooth implants in the maxillary incisor region with immediate provisionalization: 2-year prospective study. Pract Proced Aesthet Dent 2003;15:115–122, 124; quiz 126.

[35] Canullo L, Rasperini G. Preservation of peri-implant soft and hard tissues using platform switching of implants placed in immediate extraction sockets: a proof-of-concept study with 12- to 36-month follow-up. Int J Oral Maxillofac Implants 2007;22:995–1000.

[36] Salama H, Salama M. The role of orthodontic extrusive remodeling in the enhancement of soft and hard tissue profile prior to implant placement: a systemic approach to the management of extraction site defects. Int Periodontics Restorative Dent 1993;13:312–333.

[37] Hammerle CH, Araujo MG, Simion M. Evidence-based knowledge on the biology and treatment of extraction sockets. Clin Oral Implants Res 2012;23(Suppl 5):80–82.

[38] Koh RU, Rudek I, Wang HL. Immediate implant placement: positives and negatives. Implant Dent 2010;19(2):98–108.

[39] Lazzara RJ. Immediate implant placement into extraction sites: surgical and restorative advantages. Int Periodontics Restorative Dent 1989;9:332–343.

[40] Saadoun AP, Le Galle M, Touati B. Selection and ideal tridimensional implant position for the soft tissue aesthetics. Pract Periodontics Aesthetic Dent 1999;11:1063–1072.

[41] Tarnow DP, Cho SC, Wallace SS. The effect of inter-implant distance on the height of inter-implant bone crest. J Periodontol 2000;71:546–549.

自学问题回答

A：

拔牙后种植时间分类如下：

- 类型1：即刻种植
- 类型2：早期种植，拔牙后6~8周拔牙创软组织愈合后植入种植体
- 类型3：延期种植，拔牙后3~4个月植入种植体
- 类型4：拔牙区骨组织完全成熟后植入种植体，通常为拔牙后4个月以上。

即刻种植即拔牙后即刻植入种植体，种植手术与拔牙同期完成[13]。即刻种植拔除的牙齿通常为：牙髓治疗失败，内部及外部因素引起的牙根吸收、根折或根面大面积龋坏。设计为即刻种植的牙位，被拔除牙齿的牙槽窝周围骨壁应保存完

整，无损伤。实际上无法保留的牙齿通常都有骨吸收，所以行即刻种植前要仔细检查患牙周围牙槽骨情况，以确保即刻种植的成功率。

B：

即刻种植具有良好的成功率，其与传统延期种植具有相似的可预期的治疗结果[14-19]。

在进行文献回顾和临床工作中，针对美学区即刻种植患者，应将种植体留存率和美学结果分开评估。导致种植体美学并发症的因素包括不正确的种植体选择，种植体植入时的三维位置不当，不利的拔牙窝解剖条件和周围软组织形态，以及不可预期性软硬组织的重建/吸收[14-18,20-29]。

C：

薄龈生物型或颊侧骨板缺失都与即刻种植后美学并发症密切相关[30]。在手术过程中钻头和种植体会自然向颊侧倾斜，导致种植体与颊侧骨板之间的空隙变小，易造成颊侧骨板吸收[31]。因此，针对某些病例，分期或延期种植的治疗方案可预期性会更高。

D：

拔牙后颊侧骨板的吸收/重建具有不可预期性，而即刻种植的种植体对颊侧骨板的吸收/重建影响甚小[32]。文献报道即刻种植后会发生颊侧组织丧失，唇侧牙龈退缩，以及龈乳头高度降低等并发症[14-18]。

在种植体与颊侧骨板间充填植骨材料可显著减少颊侧骨板水平向吸收[14,16-17,19,21]。研究显示多种植骨材料均具有良好的临床效果，包括自体骨[33-34]、同种异体植骨材料[21]及异种植骨材料[14,16-17,19]。

结缔组织移植可有效增加软组织厚度和附着水平[15,19]。无翻瓣手术创伤小，比较适合于即刻种植[8,15,18]。平台转移[35]和即刻佩戴临时修复体[16,19,24]可减少颊侧组织丧失，减少唇侧牙龈退缩及龈乳头高度降低，从而利于即刻种植后的美学效果。即刻种植前对预拔除牙的正畸牵引能够促进美学修复效果。正畸牵引的优势如下：

• 增加了牙槽嵴顶的高度和宽度及上方的牙龈，减缓了拔牙后牙槽嵴的吸收和退缩
• 减小种植体和拔牙后牙槽窝间的间隙
• 通过牵引增加了根尖处牙槽骨骨量，从而提高了种植体的初期稳定性
• 增大了牙齿松动度，利于牙齿的微创拔除

E：

骨结合共识性报告指出即刻种植有很高的留存率[37]。单颗牙即刻种植适应证也包括磨牙区和前磨牙区，但由于解剖因素，磨牙区即刻种植适应证受限，而因解剖条件和较低的美学要求，前磨牙区为即刻种植的最佳区域。此外，牙龈和骨组织结构、软硬组织以及笑线等关键性评估指标对牙种植的最终美学修复效果非常重要。

即刻种植的临床适应证和相对/绝对禁忌证已有文献报道[21, 38]。适应证的很多因素都与患者的局部或全身系统健康有关：（1）身体健康患者；（2）充足的软组织；（3）充足的硬组织；（4）完整的唇侧牙龈；（5）牙龈为厚龈生物型。绝对禁忌证包括：（1）有系统性疾病并伴有并发症；（2）上颌窦异常；（3）有双膦酸盐类用药史；（4）有牙周病史；（5）唇侧骨板缺失；（6）感染活动期。重度吸烟者属即刻种植的相对禁忌证。

F：

优点

- 可保留软组织及硬组织轮廓
- 减少就诊次数
- 减少手术次数
- 术区愈合较快
- 无须翻瓣
- 尽最大可能利用现存骨量

缺点：

- 理想的三维种植位置具有技术敏感性
- 增加了感染和失败的风险
- 初期封闭创口较困难
- 种植体和牙槽窝形态的差异性可能影响种

植体初期稳定性

- 初期稳定性主要靠根尖区牙槽骨实现
- 薄龈生物型患者美学效果不可预期

G：

美学区种植体的理想位置应偏向拔牙窝的腭侧，种植体距离牙槽窝颊侧骨板至少2mm以上[14,32]。种植体平面低于最终修复体唇侧游离龈边缘中间点2~4mm[40]。种植角度建议如下：（1）种植体长轴唇侧倾斜程度应与邻牙外形相协调；（2）种植体长轴方向应位于前牙切缘舌侧；（3）在种植修复体舌隆突位置。另外，需确保种植体距离邻牙至少1.5mm，唇腭侧应至少留出1mm牙槽嵴宽度。

病例3

延期种植：拔牙位点愈合

病例介绍

患者，73岁，白人男性。主诉：右侧下后牙缺失，要求种植修复。牙科病史显示在#43~#46之间曾有四单位固定桥修复体（图1）。#46发生纵裂，需拔除。在#44桥体和#43基牙处锯开，微创拔除#46（2012年11月16日），#46拔除时颊侧骨板较厚，将可吸收性明胶海绵（Helicote®）塞入拔牙窝内，然后并用5-0薇乔®缝线进行拔牙创缝合。患者就诊时只有#43和#47两个单冠，#44~#46缺失（图2）。患者自述最近一次接受专业的刮治或口腔预防保健为9个月前。每天手动刷牙2次，每天都用牙线，偶尔使用间隙刷。

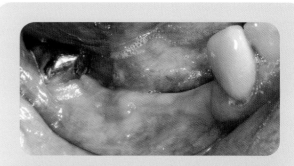

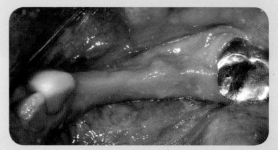

图2：初诊时口内检查

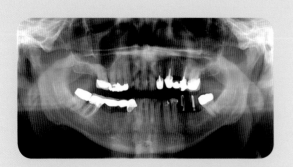

图1：曲面体层片示#43-X-X-#46四单位固定桥

学习目标

- 了解行牙槽嵴水平向骨增量的时机
- 了解引导骨再生术 (GBR) 中使用的各种材料
- 了解GBR使用的外科技术
- 了解如何评估治疗效果

既往史

患者有青光眼病史，使用timolol和Xalatan®滴眼液，目前控制良好；现有高胆固醇血症，正在服用洛伐他汀药物进行治疗；此外，因胃灼痛服用法莫替丁、低剂量阿司匹林（81mg/d）和预防性复合维生素类药物；无药物过敏史。

一般情况

- 重要生命体征
  - 血压：132/79mmHg
  - 脉搏：62次/分钟
  - 呼吸：16次/分钟

社会与行为史

患者曾有28年吸烟史，每天1包，但已于1983年成功戒烟。

口外检查

颌面部正常，无肿块或肿胀；颞下颌关节正常，无弹响和偏斜；面部对称，触诊无肿大的淋巴结。

口内检查

口腔肿瘤筛查阴性；舌部、脸颊、咽喉及口底等软组织均正常。其他临床检查如下：

- 全口根尖片和曲面体层片
- 研究模型
- 口外、口内照片
- 牙周检查（*如探诊出血、探诊深度、附着丧失、膜龈损伤、牙松动度及化脓情况等*）
- 牙齿检查（*评估震颤、咬合关系，包括正中殆位、工作侧或非工作侧接触情况、磨耗、邻间隙及龋齿等*）

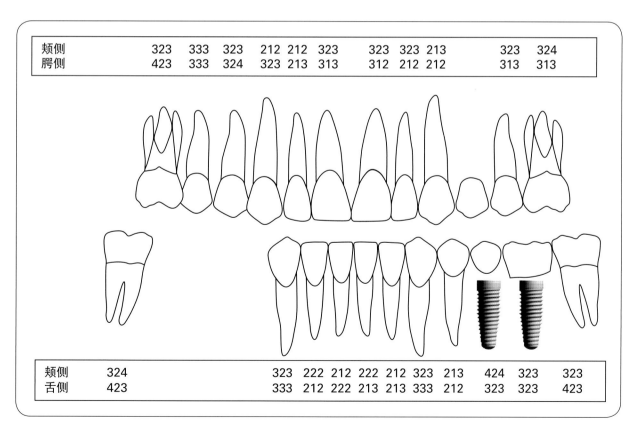

颊侧			323	333	323	212	212	323		323	323	213		323	324
腭侧			423	333	324	323	213	313		312	212	212		313	313

颊侧	324			323	222	212	222	212	323	213		424	323		323
舌侧	423			333	212	222	213	213	333	212		323	323		423

图3：牙周探诊检查表

　　牙周检查示局部探诊深度>3mm（图3），#16、#14、#26、#37、#35、#47探诊深度为4mm。在边缘龈和牙间龈乳头有局限性边缘红斑；局部有菌斑和少量牙结石；部分区域探诊出血。

咬合检查

　　咬合关系正常，但患者有不良咀嚼习惯，牙齿有轻度广泛性磨损。

影像学检查

　　全口根尖片如图4；牙片示牙槽嵴存在广泛的轻到中度水平骨丧失，牙槽嵴处硬骨板不连续；#25的远中有不良修复体。

诊断

- 部分牙缺失
- #27龋
- 不良修复体

- 轻至中度慢性全口牙周炎（根据Armitage分类[1]）
- 发育或后天畸形情况
  - 牙齿周围的膜龈畸形情况
    - 软组织退缩
    - 角化龈缺失
  - 缺牙区牙槽嵴膜龈畸形情况
    - 垂直向和水平向牙槽嵴缺失（Seibert Ⅲ型）
    - 颜色异常
  - #35种植体周围黏膜炎（根据Zitzmann & Berglundh定义[2]）

治疗计划

　　治疗计划包括4个阶段。

第一阶段

- 了解患者诉求

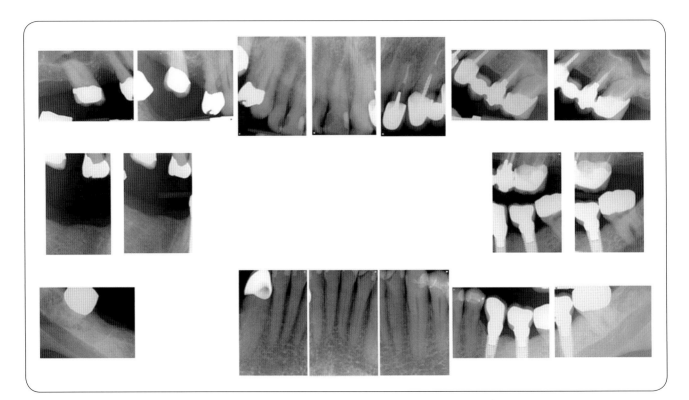

图4：全口根尖片检查

- 口腔卫生宣教
- 口腔洁治（预防）
- 龋齿治疗
- 右下颌后牙区CBCT扫描
- 4～6周后再次评估

第二阶段

- #44～#46缺牙区域种植前行GBR
- GBR手术6个月后行种植体植入

第三阶段

- 完成种植体支持式的三单位固定桥修复

第四阶段

- 嘱患者佩戴夜磨牙𬌗垫
- 每3个月维护1次

- 每12个月进行1次完整的牙周评估；终修复后6个月拍根尖片和𬌗翼片，复查种植体颈部牙槽嵴吸收情况，以后每1～2年复诊1次。

治疗程序

初步治疗后，进行牙槽嵴水平向骨增量手术。临床检查显示，患者术区水平向骨缺损严重，伴有轻度垂直向骨缺损（Seibert Ⅲ型）；颊舌向宽度不足，难以确保种植体植入理想位置。术区深度局麻后（Marcaine® 0.5%，Septocaine® 4%），于#44～#46区域牙槽嵴顶行正中切口，并分别延伸至#43～#47龈沟内（图5A）；翻起颊舌侧黏骨膜瓣至膜龈联合以下，可见在#44及#45颊面有严重骨凹陷（图5B）；使用#1/2碳化球钻在凹陷处皮质骨打孔去皮质化，钻孔处有新鲜血液渗出，这样可以使血液内的细胞或生长因子进入骨移植支架材料内，

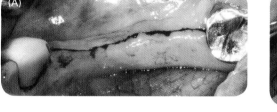
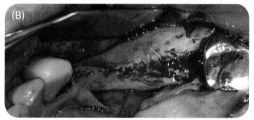
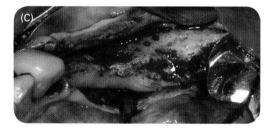
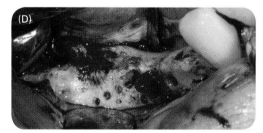
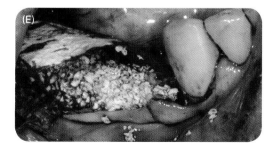
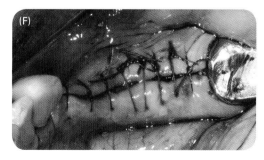

图5：GBR手术：（A）切口。（B）骨缺损情况。（C，D）牙槽骨去皮质骨。（E）植入异种植骨材料+可吸收胶原膜。（F）缝合

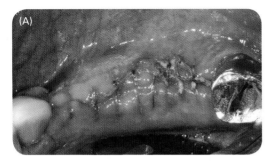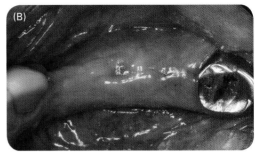

图6：（A）术后2周。（B）术后8周

利于新骨形成（图5C，D）；将去蛋白牛骨矿物质（Bio-Oss®）用无菌生理盐水浸泡后植入骨凹陷区（图5E），然后把30mm×40mm可吸收胶原膜（RCM6 – ACE®）覆盖于创面，胶原膜在每个方向至少超出植骨材料边缘3mm（图5E）。

最后在颊侧行骨膜减张术，待软组织完全无张力时，用5-0薇乔缝线间断缝合切口（图5F）。术后冰袋敷术区，术后前2天每天服用3次布洛芬，每次600mg，如有需要，可继续服用；0.12%氯己定漱口14天，每天2次；另外，口服阿莫西林，每次500mg，每8小时1次，持续1周；2周后拆线，并用氯己定清除术区污物（图6），用手动工具轻轻清

除邻牙表面污垢。

6个月后，CBCT示颊侧骨量显著增加（图7），三维图像可清晰观察到下牙槽神经管、颏孔及可能的舌侧窝；根据种植体厂家手术工具盒说明书（Nobel® Replace Select），植入2颗种植体（#44采用10mm常规颈种植体，#46采用10mm宽颈种植体）（图8），术后3个月行冠修复。

讨论

多项外科技术可用于纠正牙槽嵴骨量不足，为种植体植入提供充足的牙槽嵴骨量。GBR技术是一项采用屏障膜保护植骨区，阻止软组织细胞长入，

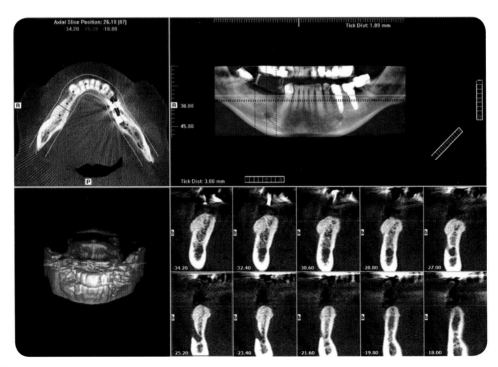

图7：牙种植体植入前CBCT

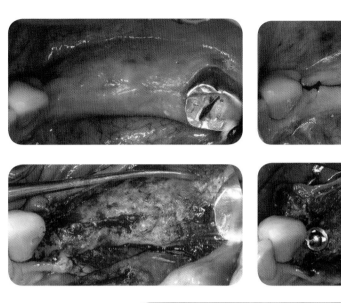

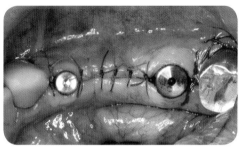

图8：GBR后6个月行牙种植术

进而利于新骨生长的外科技术[3]。GBR概念源自GTR，GTR是指用屏障膜阻止牙龈上皮和结缔组织长入，引导来源于牙周韧带的牙根表面细胞再生，从而重建牙周垂直向骨量[4]。在这个理论指导下，Dahlin等在动物实验中使用ePTFE膜进行GBR手术，通过这种方法，在膜的内表面和骨缺损之间创造一个隐蔽的空间，从而阻止膜外非成骨的结缔组织细胞长入骨缺损区[6]。

GBR技术最常用于以下3种情况[7]：

1. 牙槽嵴骨增量，为下一步种植体植入做准备

2. 种植体植入时同期进行骨增量

3. 种植体植入后植体周围发生骨缺损，需要进行骨增量

Wang和Boyapati[8]提出了GBR成功的4个重要原则，又称为PASS原则：

1. 伤口的初期关闭（Primary）

2. 血管再生（Angiogenesis）

3. 创造并维持一定空间（Space）

4. 保持最初血凝块和植入材料的稳定性（Stability）

GBR的主要材料是屏障膜，可分为可吸收和不可吸收两种。

• 可吸收膜

　○ 天然膜：猪或牛胶原

　○ 合成膜：聚乳酸，聚乳酸共聚物或聚乙醇酸

• 不可吸收膜：聚四氟乙烯（PTFE），膨体聚四氟乙烯（ePTFE），钛网

GBR需要的其他材料是一些放置在膜下可维持一定空间，从而引导骨再生的药物和生物材料。可以单独使用一种材料，也可以多种联合使用，最广泛使用的材料如下[3]：

- 取自患者自身的自体植骨材料
- 同种异体植骨材料（来自同一物种的尸体）。使用最广泛的是脱矿冻干同种异体植骨材料（DFDBA）或冻干同种异体植骨材料（FDBA）。两者皆可吸收，唯一的区别是吸收速率不同，DFDBA可在数月内吸收，而FDBA吸收得更慢一些，因此，FDBA可较长

时间维持GBR的空间[9]

- 异种植骨材料。来自不同的物种，如牛或马。最常用是牛骨，其去除有机成分后应用于临床。它的吸收速率比同种异体植骨材料慢，而在有些情况下甚至不吸收[10-12]
- 异种合成材料。通常是人工合成骨替代物，包括生物活性玻璃和磷酸钙等

自学问题

A： 何时进行牙槽嵴水平向骨增量？

B： 哪些技术适合用于牙槽嵴水平向骨增量？

C： 成骨材料、骨诱导材料及骨引导材料的区别是什么？

D： 屏障膜在GBR中起什么作用？

E： 植骨材料的主要类型有哪些？

F： 在愈合过程中不可吸收膜可在体内留存多久不会引起并发症的发生？

G： 哪些潜在的手术并发症会导致手术失败？

H： 哪些愈合过程中的并发症会对手术结果造成不利影响？

参考文献

[1] Armitage GC. Development of a classification system for periodontal diseases and conditions. Ann Periodontol 1999;4(1):1–6.

[2] Zitzmann NU, Berglundh T. Definition and prevalence of peri-implant diseases. J Clin Periodontol 2008;35(8 Suppl):286–291.

[3] Esposito M, Grusovin MG, Felice P, et al. Interventions for replacing missing teeth: horizontal and vertical bone augmentation techniques for dental implant treatment. Cochrane Database Syst Rev 2009;(4):CD003607.

[4] Gottlow J, Nyman S, Karring T, Lindhe J. New attachment formation as the result of controlled tissue regeneration. J Clin Periodontol 1984;11(8):494–503.

[5] Dahlin C, Linde A, Gottlow J, Nyman S. Healing of bone defects by guided tissue regeneration. Plast Reconstr Surg 1988;81(5):672–676.

[6] Seibert J, Nyman S. Localized ridge augmentation in dogs: a pilot study using membranes and hydroxyapatite.

J Periodontol 1990;61(3):157–165.

[7] Buser D, Brägger U, Lang NP, Nyman S. Regeneration and enlargement of jaw bone using guided tissue regeneration. Clin Oral Implants Res 1990;1(1):22–32.

[8] Wang HL, Boyapati L. "PASS" principles for predictable bone regeneration. Implant Dent 2006;15(1):8–17.

[9] Wood RA, Mealey BL. Histologic comparison of healing after tooth extraction with ridge preservation using mineralized versus demineralized freeze-dried bone allograft. J Periodontol 2012;83(3):329–336.

[10] Galindo-Moreno P, Hernández-Cortés P, Mesa F, et al. Slow resorption of anorganic bovine bone by osteoclasts in maxillary sinus augmentation. Clin Implant Dent Relat Res 2013;15(6):858–866.

[11] Sartori S, Silvestri M, Forni F, et al. Ten-year follow-up in a maxillary sinus augmentation using anorganic bovine bone (Bio-Oss). A case report with histomorphometric evaluation. Clin Oral Implants Res 2003;14(3):369–372.

[12] Skoglund A, Hising P, Young C. A clinical and histologic examination in humans of the osseous response to implanted natural bone mineral. Int J Oral Maxillofac

Implants 1997;12(2):194–199.

[13] Schropp L, Wenzel A, Kostopoulos L, Karring T. Bone healing and soft tissue contour changes following single-tooth extraction: a clinical and radiographic 12-month prospective study. Int J Periodontics Restorative Dent 2003;23(4):313–323.

[14] Iasella JM, Greenwell H, Miller RL, et al. Ridge preservation with freeze-dried bone allograft and a collagen membrane compared to extraction alone for implant site development: a clinical and histologic study in humans. J Periodontol 2003;74(7):990–999.

[15] Cardaropoli G, Araújo M, Lindhe J. Dynamics of bone tissue formation in tooth extraction sites. An experimental study in dogs. J Clin Periodontol 2003;30(9):809–818.

[16] Araújo MG, Lindhe J. Dimensional ridge alterations following tooth extraction. An experimental study in the dog. J Clin Periodontol 2005;32(2):212–218.

[17] Nevins M, Camelo M, De Paoli S, et al. A study of the fate of the buccal wall of extraction sockets of teeth with prominent roots. Int J Periodontics Restorative Dent 2006;26(1):19–29.

[18] Becker W, Becker BE. Guided tissue regeneration for implants placed into extraction sockets and for implant dehiscences: surgical techniques and case report. Int J Periodontics Restorative Dent 1990;10(5):376–391.

[19] Becker W, Becker BE, Handlesman M, et al. Bone formation at dehisced dental implant sites treated with implant augmentation material: a pilot study in dogs. Int J Periodontics Restorative Dent 1990;10(2):92–101.

[20] Becker W, Dahlin C, Becker B, et al. The use of e-PTFE barrier membranes for bone promotion around titanium implants placed into extraction sockets: a prospective multicenter study. Int J Oral Maxillofac Implants 1994;9(1):31–40.

[21] Villar CC, Cochran DL. Regeneration of periodontal tissues: guided tissue regeneration. Dent Clin North Am 2010;54(1):73–92.

自学问题回答

A：

拔牙后拔牙窝的颊舌向骨吸收是常见临床现象之一[13-16]。在伴有牙周炎或根尖周炎的情况下，骨吸收会更加严重。颊舌向骨吸收会导致种植体无法植入理想位置或种植体植入后种植体螺纹暴露等术中并发症[17]。牙槽嵴水平向骨增量手术在牙种植术前或术中都可实施。

B：

有或无生长因子的颗粒状植骨材料+屏障膜（图5）

- 有或无屏障膜的自体块状骨移植（颏部、外斜嵴等）
- 有或无屏障膜的块状同种异体植骨材料
- 牙槽嵴骨劈开技术

C：

- 成骨材料：任何"有活性的自体骨移植"材料，或具有诱导组织生长或骨再生潜力的物质

- 骨引导材料：提供细胞迁移支架的植骨材料（如FDBA）
- 骨诱导材料：可诱导骨组织形成的植骨材料——典型的是复合生长因子的植骨材料（如DBBM）

D：

膜可作为物理屏障，覆盖于植骨材料表面，阻止非成骨细胞向膜内空间生长（图5E），同时保护成骨细胞长入并增殖，为最终骨形成提供有利条件[7]。

另外，膜有固定植骨材料的作用。

E：

- 自体植骨材料：取患者自体骨并植入到骨缺损区域
- 同种异体植骨材料：骨来自同一物种中不同的个体。通常来自组织库（如尸体骨）
- 异种植骨材料：骨来自其他物种（图5E）

- 人工合成植骨材料：生物材料，作为植骨材料的替代品

F：

　　研究显示为实现良好的愈合和骨生长，不可吸收ePTFE膜需要在体内留存6～9个月[18-20]。

G：

- *组织瓣损伤*。避免造成过薄的组织瓣或过深的骨膜切口，组织瓣损伤会导致血供不佳，软组织愈合不良
- *神经血管并发症*。注意重要的解剖结构，如颏神经、眶下神经、舌神经、舌下动脉和舌动脉下颌舌骨动脉肌穿支，术前应仔细评估。术中应注意不要引起这些结构的直接损伤

H：

- *膜过早暴露于口腔*。临床医师应根据膜暴露程度，有无脓性分泌物及患者口腔卫生维护依从性，选择膜暴露后的处理方案。患者应每周复诊并使用氯己定含漱，如果膜暴露面积不断增加应考虑移除屏障膜
- *植骨材料或伤口感染*。患者因素，如系统性疾病、吸烟，或手术技术相关因素可能会导致患者术后感染。患者术后应服用抗生素并用0.12%氯己定漱口[21]
- *植骨材料过早吸收*。膜过早暴露可能导致植骨材料过早吸收

总结

　　GBR是种植术前及术中采用的一项有风险、复杂的外科技术。每名临床医师应根据自己的偏好、临床经验及患者需要，选择合适的材料或技术。多种方案都可取得良好的临床治疗效果。GBR技术最重要的要素是术前诊断及对种植修复后结果的预判。

病例4

埋入式种植与临时冠修复

病例介绍

患者，26岁，白人女性。主诉：侧切牙缺失，马里兰桥修复后经常脱落，要求种植修复。另外，患者在童年时候的一次自行车事故中中切牙折断，已用牙色充填材料修复，但对色泽不满意，希望能重新修复。

学习目标

■ 了解埋入式种植的临床适应证和优点

■ 种植时轮廓骨增量的概念和重要性

■ 美学区埋入式种植的治疗步骤和程序

■ 种植前、埋入式种植愈合中及二期手术后临时修复体的选择

既往史

全身无异常，无牙科治疗及外科治疗禁忌证；目前无其他药物治疗，无药物、食品及其他材料过敏史。

一般情况

- 重要生命体征

  ○ 血压：117/70mmHg
  ○ 脉搏：70次/分钟
  ○ 呼吸：16次/分钟

牙科病史及患者依从性

患者#12和#22缺失（先天缺失），已进行树脂粘接烤瓷冠修复（图1），最近几个月因脱落重新粘接2次。由于儿童时外伤，#11和#21部分折裂，已用复合材料修复。患者每天刷牙、用牙线，定期做口腔保健，每6个月见一次牙科医师进行口腔检查。患者无正畸治疗史，无夜磨牙症。

社会与行为史

患者无吸烟史，不用含烟草产品，偶尔饮酒。在一家大型牙科实验室做全职行政工作，对种

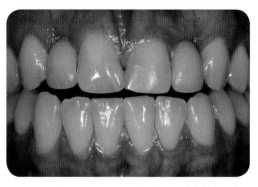

图1：正面观：先天#12和#22缺失，树脂粘接固定义齿修复；#21折裂，复合材料修复

植治疗和后续修复的费用可以进行少量医疗保险报销。

口外检查

无明显异常，无肿块及损伤，头颈部淋巴结在正常范围内，颞下颌关节及头颈部肌肉无异常，下颌运动范围正常。

美学风险评估

患者为低笑线（图2），即在说话和微笑时前牙区牙龈不外露，但两中切牙间牙龈边缘的高度不一致，差异很大。患者并不在意前牙修复体的颜色差异，其对美学的要求在可接受的范围内，且较易实现。

口内检查

口底、舌部、脸颊、腭部、咽喉部无异常，无肿块、无损伤，唾液分泌正常。

除#12、#22及第三磨牙外，所有牙齿均完好无龋。#11和#21有复合材料修复；上颌第一前磨牙（Ⅱ类洞），上颌第二前磨牙和上颌磨牙（Ⅰ类洞）有完好的银汞合金充填修复。

上颌缺失的侧切牙由马里兰桥修复，舌侧金属翼板延伸范围至#13～#23（图3），#11处可见舌

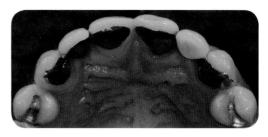

图3：𬌗面观#13～#11和#21～#23树脂粘接义齿，#14和#24 Ⅱ类洞银汞合金修复

侧固位体的金属光泽。上颌切牙氟斑牙，牙面可见多个白色斑点。此外，下颌中切牙和尖牙有轻到中度磨损。在#12和#22区，尖牙和中切牙间的间隙>6mm。缺牙区有轻到中度水平向骨缺失（Seibert Ⅰ级）[1-2]（图4），且软组织角化龈附着良好，牙龈生物型为薄龈型[3]。牙周检查示牙龈正常，探诊无出血，所有牙位探诊深度为1～2mm。

咬合检查

磨牙和尖牙为Ⅰ类𬌗关系，无𬌗关系紊乱与干扰。下颌尖牙和切缘有轻到中度磨耗，但根据患者自述不是因为夜磨牙症所引起。

影像学检查

由于患者定期进行牙科护理，新的影像学只做了上颌前牙的待种植区域的检查。根尖片示

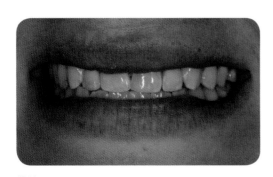

图2：笑线

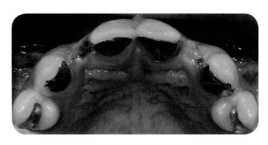

图4：去除#12和#22桥体后上颌前牙区域𬌗面观；桥体造成牙槽嵴黏膜局部有炎症

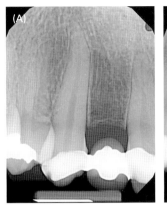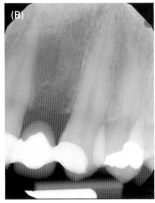

图5：根尖片示：（A）缺牙区#12和邻牙#13和#11。（B）缺牙区#22和邻牙#21和#23

#13 ~ #23 骨水平整体正常（图5），根方相邻区域具有足够的种植空间。从#22的远中到#21的根尖区域存在低密度影。

CBCT示#12和#22的牙槽嵴存在唇侧凹陷，因此需要在种植同期植骨进行轮廓骨增量。

诊断

口腔–牙科诊断如下：先天性上颌侧切牙缺失导致部分牙列缺失；上颌前牙有不良修复体；#11、#21切端折裂，复合材料修复。下颌前牙咬合磨耗明显，很可能与上颌金属翼板的广泛接触有关。

治疗计划

该患者的治疗计划包括去除树脂粘接修复体，更换临时局部义齿。在#12和#22区域完成种植体植入时同期用异种植骨材料和可吸收膜进行轮廓骨增量；种植术后6 ~ 8周，进行二期手术，取模制作种植临时修复体进行软组织轮廓塑形。戴修复体 2 ~ 3个月后，对#11和#21进行贴面和种植体的永久修复（种植体#12和#22：氧化锆个性化基台和粘接的全瓷冠修复；#11和#21瓷贴面修复）。

基于临床美学风险评估和数字化种植计划完成种植手术和修复风险评估（图6）。根据 SAC 分类[4]，本患者手术和修复属于高难度水平。

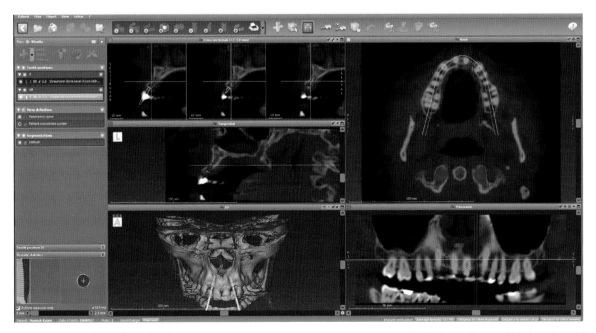

图6：CBCT 展示利用种植设计软件（coDiagnostiX™, Dental Wings, Montreal, Canada）模拟 #12和#22区域种植示意图像

治疗程序

外科手术

完成临床诊断、治疗计划、手术模板及术后 #12 和#22的临时局部义齿制作后，进行种植手术。患者围手期处理，术前5天给予抗生素阿莫西林875mg，每天2次；手术当天在早餐时服用抗生素。首先，剪断连接邻牙的金属支架后去除临时固定义齿。牙齿的舌侧粘接材料不易清除，可以留在下次，不必为此延长种植手术时间。仔细冲洗，清除口内所有残存物，待粘接修复体去除后，种植区域可视性良好（图4）；两侧黏膜可见由桥体造成的红肿，试戴临时局部义齿，观察舒适度、固位力及咬合关系，根据需要进行适当调整。0.12％葡萄糖酸氯己定漱口30秒，4％阿替卡因（含 1:100000 肾上腺素）局部注射1.8mL进行局麻，局麻起效后，行牙槽嵴顶正中切口，切口在牙体颈部延伸至颊舌侧龈乳头，然后龈沟内切口延长至种植区相邻牙的近远中，未行垂直减张切口（图7）；轻轻翻起全厚瓣，根据种植体厂家的种植操作程序，在常规外科导板引导下，逐级备洞，植入直径3.3mm、长度10mm的窄径骨水平种植体（BL NC）、TiZr、SLActive（Straumann USA, Andover, MA）。种植体植入后低于骨平面，其颈部平面低于邻牙釉牙骨质界3mm左右（图8）。经过扭力扳手测定其初期稳

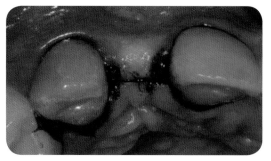

图7：切口设计（此图来自相似切口和治疗计划的其他患者）

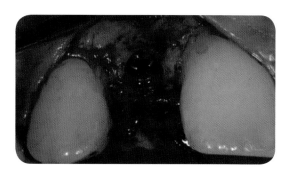

图8：局部翻瓣和种植区备洞后，将种植体植入合适深度

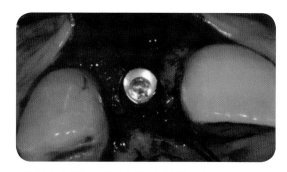

图9：放置愈合螺钉，注意唇侧有骨嵴凹陷

定性良好，种植体扭矩>30N·cm。放置高0.5mm的BLNC种植体的覆盖螺丝（图9）；在唇侧骨缺损区域进行轮廓骨增量：先在种植体表面放置一层自体骨（由扩张钻备洞时获得），再放入部分无机牛骨（图10），最后覆盖一层可吸收胶原膜（Bio-Oss and Bio-Gide, Geistlich Pharma North America, Inc., Princeton, NJ）（图11）；在无张力情况下，使用聚四氟乙烯缝线间断缝合3针，种植体和覆盖

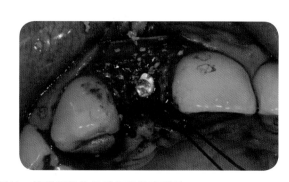

图10：使用无机牛骨进行骨轮廓增量

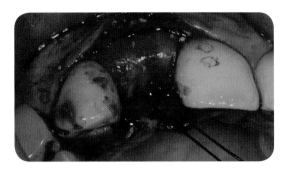

图11：用可吸收胶原膜覆盖植骨材料

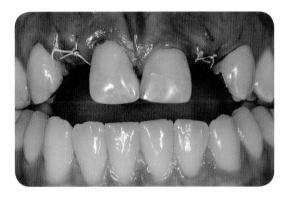

图12：用特氟龙线间断缝合，关闭组织瓣

螺丝潜入黏膜下（图12）。#22区域种植同上。磨改#12和#22临时义齿组织进行缓冲，使之与局部软组织间保持一定间隙（图13）；最后以口头和书面的形式告知患者术后的注意事项。

术后护理

患者围术期处理为术前5天给予抗生素阿莫西林875mg，每天2次，手术当天早餐时服用1次；此

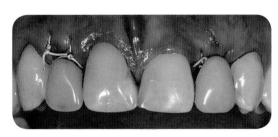

图13：活动义齿作为#12和#22临时冠，佩戴时做适当调整使其不与软组织接触

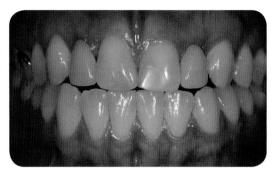

图14：术后2周随访；使用丙烯酸树脂在种植区增加#12和#22临时冠颈部长度，以增加美观效果

外，可用布洛芬600mg，每6小时1次进行镇痛；术后7天用0.12%葡萄糖酸氯己定漱口；1周后复查，2周后拆线；术后2周，见切口愈合良好，使用丙烯酸树脂对临时义齿颈部加长，去除间隙，增强美观效果（图14）。

二期手术、取模制作临时修复体

术后8周行二期手术，然后取模，制作临时的种植修复体。二期手术行局部浸润麻醉（0.9mL含1：100000肾上腺素的2%利多卡因）。由于术区有较宽的附着龈（图15），使用直径3mm打孔器（ACE Surgical Supply Inc., Brockton, MA）进行二期手术（图16）。去除覆盖螺钉后，放置闭口取模

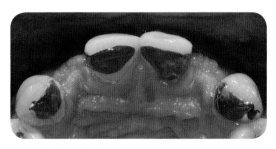

图15：术后8周，殆面观术区愈合情况

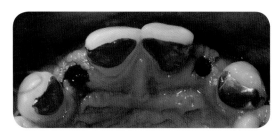

图16：使用3mm直径的打孔器去除覆盖螺钉表面软组织，可见附着黏膜广泛角化

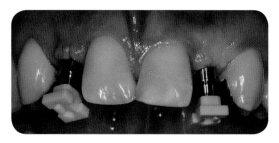

图17：去除愈合螺丝后放置转移杆进行闭口取模

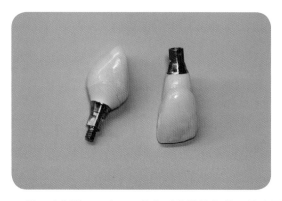

图18：技工室制作#12和#22的临时种植修复体。骨水平种植体上使用钛基底制作个性化聚合物基台，热凝丙烯酸树脂制作临时冠（Institut Straumann AG, Basel, Switzerland, http://www. straumann.com/）。注意个性化基台穿龈部分的轮廓以及粘接性临时冠的扇形连接线

的印模柱（Narrow Crossfit, Straumann USA, Andover, MA）（图17），用聚醚橡胶制取印模（Impregum, 3M ESPE, St. Paul, MN），取出印模柱与替代体拧紧后放入印模，然后把愈合基台放置在种植体上（NC Healing Abutments, height 5mm, diameter 3.5 mm, Straumann USA, Andover, MA）；用藻酸盐取对颌印模，制作临时修复体。

种植体支持式的临时修复体和软组织塑形

由于2颗种植体植入的位置不能与螺丝固位的临时冠的轴线位置一致，所以采用聚甲基丙烯酸甲酯（PMMA）制作个性化临时基台（NC Temporary Abutment VITA CAD-Temp®, height 11mm, diameter mm, PMMA, TAN; Straumann USA, Andover, MA），用热处理的丙烯酸制作临时冠（图18）。#12和#22的临时基台和临时冠应合理设计，恢复缺失牙齿形态的同时，在终修复前尽量恢复种植体周围软组织形态，以求实现最佳的临床修复效果。

二期手术及取模后2周获得临时基台和临时

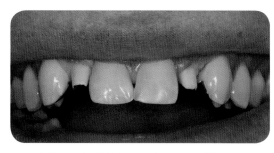

图19：放置临时个性化基台，注意周围黏膜的退缩

冠。少量局麻后，去除愈合螺丝，拧入基台，根据说明书加力矩至35N·cm（图19）。明显的组织变白是由于基台的穿黏膜处挤压所致，一般在基台植入完成后几分钟颜色就会变回原色。螺丝孔用特氟龙胶带做第一层填塞，然后用软质复合材料最后完全充填螺丝孔（Fermit, 3M ESPE, St. Paul, MN）。临时冠用Temp-Bond NE粘接剂（Kerr Corporation, Orange, CA）粘接，粘接剂的用量控制在最少量，并小心去除溢出的粘接剂（图20）。

最终修复治疗

戴入临时修复体10周后，种植体周围软组织已经稳定成熟，进行最终修复。去除临时修复体，#11、#21制备牙体为瓷贴面修复做准备。同时，用

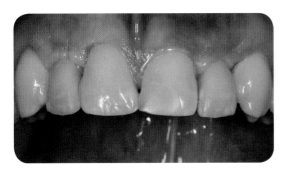

图20：临时粘接临时冠#12和#22

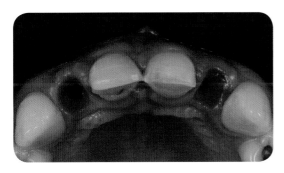

图21：临时冠修复10周后𬌗面观，可见种植区成熟、漂亮的软组织轮廓。去除之前树脂粘接固定临时义齿的托槽，抛光该区域。#11和#12准备做瓷贴面修复

球钻去除舌侧粘接剂，抛光（图21）。

用个性化闭口托盘取印模，准确记录种植体周围软组织外形轮廓（图22），并重新放入临时基台。使用点蚀刻技术在椅旁制作临时复合树脂贴面。把模型送到加工厂进行终修复体制作。把

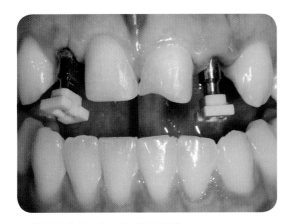

图22：放置转移杆，闭口取最终印模

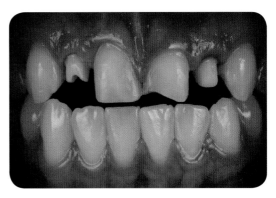

图23：最后放置个性化氧化锆基台

CAD/CAM制作的个性化氧化锆基台拧入#12和#22种植体，加扭矩35N·cm（图23）。螺丝孔先用特氟龙胶带填塞，然后用Fermit®树脂临时材料完全封闭螺丝孔（3M ESPE, St. Paul, MN）。最终修复冠用Temp–Bond NE粘接剂（Kerr Corporation, Orange, CA）粘固，#11和#21的瓷贴面用Variolink II树脂粘接（图24）。

初戴终修复体及1年随访期内，患者对美学效果一直十分满意（图25和图26）。影像学检查显示种植体周围骨水平稳定，无任何种植并发症发生（图27）。

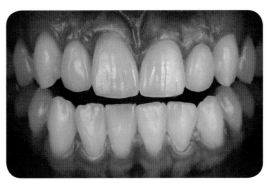

图24：最终修复：#12和#22二硅酸锂冠修复，#11和#21贴面修复

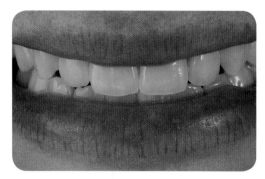

图25：修复后正面观新笑线

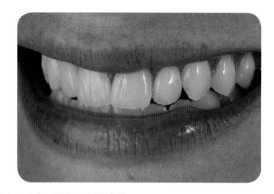

图26：修复后侧面观新笑线

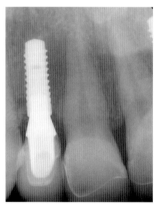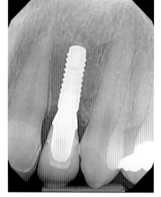

图27：修复区域影像学检查

讨论

本病例描述了使用埋入式种植法（两段式）修复先天性侧切牙缺失。尽管一段式（非埋入式）种植具有可预期性[5]、可以减少手术次数及缩短治疗时间等优势，但Brånemark等仍然推荐埋入式种植法[6]，因为其适应证更加广泛。特别是当植骨材料与种植体同期进行时，埋入式种植能够更有利于促进伤口愈合（如本病例所示）。

临时冠在种植修复中十分重要，也非常具有挑战性[7]。临时冠要有可接受的功能和美观，过渡至终修复完成为止。另外，临时冠也可作为位置保持器，防止邻牙移位以及对颌牙伸长。同时，临时冠也为软组织轮廓及稳定提供模板，进而为最终修复设计方案提供重要参考价值。

临时修复在美学修复方面可分为3个阶段。第一阶段是在种植前拔牙后即刻修复；第二阶段在放置种植体后与安装种植体支持式临时修复体之前；第三阶段是种植体支持式临时修复体，临时冠负载在种植体上，其具有在最终修复前促进种植体周围软组织形成最佳轮廓外形的作用。

种植手术后伤口愈合期间的临时修复体

从美学方面考虑，拔牙后、种植体植入前或在种植体愈合期间的临时冠修复是一个挑战。临时冠既要获得良好的美学效果，得到医师和患者的认可，又要不能干扰软组织愈合。拔牙后和/或种植后的临时冠修复方式有多种，主要包括可摘式和固定式两种。尽管可摘临时局部义齿在大多数情况下是首选，但在种植区的临时义齿的外形设计需特别注意，特别是同期进行骨增量的病例，临时义齿会对手术区域造成一定压力，不利于伤口愈合。这个压力被称为"穿黏膜负载"，可能会对植骨材料愈合及种植体留存率不利[1]，同时也有可能改变种植体周围软组织轮廓，给美学修复带来不利因素。因此，佩戴可摘临时局部义齿时需要认真仔细检查其功能、稳定性，避免接触软组织及产生任何压力。

在伤口愈合期间，可用丙烯酸树脂处理可摘临时局部义齿组织面与软组织间的间隙，增加临时冠颈部的长度利于美观和软组织塑形。但在早期愈合阶段，由于垂直向空间不足，难以放置可摘临时义齿，应选用Essix保持器、树脂粘接固定义齿或是粘接桥固定义齿（如邻牙也需行冠修复）。

各种选择的适应证、优缺点汇总见表1。

种植体支持式的临时修复体

在评估治疗成功率时，种植体放置后6~8周早期负载与3~6个月后的传统负载具有相同的可预期性[8]。如果种植体不适合早期或即刻负载，还是应选择3~6个月后的传统负载方式。另外对一些特殊的临床情况也不适合早期或即刻负载，比如患者全身情况不佳、种植区软硬组织缺损、咬合功能异常或需要做广泛骨增量的患者[9]。

种植体支持式的临时修复体和软组织情况

种植体的美学修复取决于修复学和生物学两个方面[2,10]，视觉上应是令人满意的修复体和完整的种植体周围黏膜[12]。种植体周围软组织结构是种植美学修复的关键[13]，比例适当的龈乳头[14]。尽管患者对牙间乳头的存在与否存在个人主观判断，但龈乳头缺失会导致牙间隙增大，影响微笑时的美观性[15]。Kokich等提出了牙间乳头缺失性外展隙增大的评判标准：当牙间乳头距离邻牙间隙的距离达到3mm时，即被认为有开放的龈外展隙。

骨内种植体和天然牙根有很大区别。最主要在于穿黏膜区域，在此区域天然前牙的横截面呈三角形，而种植体的横截面是圆形。如果要求种植修复体穿龈形态达到和天然牙齿一样，这就需要种植体对周围黏膜进行塑形并达到成熟稳定。临床上可以通过个性化愈合基台或合适的临时修复体来实现。因此，在取种植体水平印模时，需要使用个性化的种植体印模柱。

技工室加工完成的螺钉固位临时修复体是首选。在替代体上试排牙，完成修复体的理想外形，使用临时钛基底和热凝PMMA材料制作临时义齿。

此时，需要在石膏模型上修整出临时修复体的穿龈形态。修复体完成后，高度抛光，减少表面菌斑堆积和对软组织刺激。

如果需要纠正种植体长轴的方向，就需要使用个性化临时聚合物基台。根据所需的理想外形，可以将它们在穿龈部位适当塑形。颈部肩台要在合适的位置，避免过深的位置导致粘接剂渗入种植体周围软组织。

目前仍缺乏对于选择哪一种取模技术最有利于对种植体周围软组织形态的文献报道[17]。我们推荐采用动态加压方法。在组织成形的初步阶段，对种植体周围黏膜施加一定的压力非常重要；需要注意的是修复体不能在邻接区延展过多，否则就没有足够的空间让龈乳头长入。这种方法是在开始阶段通过添加材料产生一定压力，后期周期性减少，为牙龈乳头生长创造空间。缩小临时修复体的外形可用金刚砂车针在口内完成，并用其他合适的细石或橡胶尖抛光，可以根据实际情况按时分步骤添加或减少临时修复体的外形。

种植体支持式临时修复体的设计：
- 在种植体周围黏膜建立合适的穿龈外形
- 确定修复体与邻牙间合适的邻接关系
- 重建合适高度和宽度的牙龈乳头
- 使种植体周围黏膜边缘与邻牙牙龈外形相协调

正如之前提到的，临时修复体也可以作为一个患者、医师及技师的交流工具，为最终修复体的优化设计提供可靠的参考依据。经过数周或数月软组织的塑形，软组织达到成熟和稳定的状态，再采用Elian的方法通过个性化印模柱将软组织外形转移到石膏模型上[18]。最终在石膏模型上塑造与口内一致的软组织外形，依据临时修复体设计方案，完成最终种植修复体。

表1: 种植体的美学区临时修复体一览表

	描述	适应证	优点	缺点	注意
临时活动修复体选择					
间隙保持器	透明整体义齿热塑性矫治器，或充填聚丙烯替代牙齿；应覆盖所有剩余牙	拔牙后/种植后临时修复；仅适用于短期	对愈合区无黏膜负载；费用较低；对低笑线病例较美观；因无义齿，有利于患者心理；术前/术后易调整；利于软组织调整	可能影响高笑线病例的美观；𬌗干扰；耐用性不强；菌斑堆积；影响咀嚼（？）	高笑线；要求患者口腔卫生保持良好
临时局部义齿	PMMA制作的临时可摘义齿代替缺失牙（有或没有铸造卡环和人工牙）	拔牙后/种植后临时修复；长期或短期使用均可	制作、重衬、调整简单；若腭部支持延伸充足且磨牙使用卡环，则义齿较为稳定；费用低廉	卡环影响美观，特别对于高笑线病例；因黏膜负载，不建议在骨再生病例中采用局部义齿（除非对黏膜无任何压力）；可能引起患者恶心；可能影响说话；对于从未戴过义齿的患者（特别年轻人）可能心理上难以接受	深覆𬌗：除非对黏膜无任何压力，否则不建议使用临时局部义齿（黏膜负载）；可能存在黏膜负载
隐形义齿	PMMA制作的临时可摘义齿，没有金属卡环，材料更软	拔牙后临时修复；仅适用于短期	材料更软，患者更加舒适；没有金属卡环；好的美学效果	不稳定；术后调整困难；愈合期可能会损伤创缘龈	种植术后不适用
临时固定修复体选择					
树脂粘接固定桥	分类：全丙烯酸树脂；金属基托，丙烯酸树脂冠；氧化锆、硅酸锂支架和牙	不接受活动修复体的患者；年龄过小不宜种植的患者	固定，稳定；愈合区无黏膜负载；美观	全丙烯酸材料强度不足；长期使用需要金属或陶瓷支架；金属或陶瓷支架费用较高；二期手术或修复需要接触种植区域时要进行固定义齿破坏拆除	与一侧邻牙粘接固定；比双侧固定邻牙稳定性更好
牙支持式桥	丙烯酸基托长期临时桥修复体，并用金属网、铸造金属或玻璃纤维	需要拔牙后种植进行临时修复的患者；长期修复的患者	固定，稳定；愈合区无黏膜负载；美观；调改/重衬方便；是进行美学分析时良好的诊断工具	仅适用于邻牙已修补的病例；邻牙为未修补的天然牙禁用	基牙预备可能造成损伤，特别是长期使用过程中

自学问题

A：种植体植入后有哪些愈合模式？

C：非埋入式种植体植入术的适应证有哪些？

B：埋入式种植体植入术的优缺点有哪些？

D：相较于非埋入式，埋入式种植是否改变了治疗计划？

参考文献

[1] Seibert JS. Reconstruction of deformed, partially edentulous ridges, using full thickness onlay grafts. Part II. Prosthetic/periodontal interrelationships. Compend Contin Educ Dent 1983;4(6):549–562.

[2] Belser UC, Bernard JP, Buser D. Implant-supported restorations in the anterior region: prosthetic considerations. Pract Periodontics Aesthet Dent 1996;8(9):875–883; quiz 884.

[3] Cordaro L, Torsello F, Roccuzzo M. Implant loading protocols for the partially edentulous posterior mandible. Int J Oral Maxillofac Implants 2009;24(Suppl):158–168.

[4] Chen S, Dawson, A. Esthetic modifiers. In: DawsonA, ChenS (eds), The SAC Classification in Implant Dentistry. Chicago, IL: Quintessence; 2009, pp 15–17.

[5] Buser D, Weber HP, Lang NP. Tissue integration of non-submerged implants. 1-year results of a prospective study with 100 ITI hollow-cylinder and hollow-screw implants. Clin Oral Implants Res 1990;1(1):33–40.

[6] Brånemark P-I, Hansson BO, Adell R, et al. Osseointegrated Implants in the Treatment of the Edentulous Jaw. Experience from a 10-Year Period. Scandinavian Journal of Plastic and Reconstructive Surgery, Supplementum 16. Stockholm: Almqvist & Wiksell; 1977.

[7] Cho SC, Shetty S, Froum S, et al. Fixed and removable provisional options for patients undergoing implant treatment. Compend Contin Educ Dent 2007;28(11):604–608; quiz 609, 624.

[8] Buser D, Chappuis V, Bornstein MM, et al. Long-term stability of contour augmentation with early implant placement following single tooth extraction in the esthetic zone: a prospective, cross-sectional study in 41 patients with a 5- to 9-year follow-up. J Periodontol 2013;84(11):1517–1527.

[9] Weber HP, Morton D, Gallucci GO, et al. Consensus statements and recommended clinical procedures regarding loading protocols. Int J Oral Maxillofac Implants 2009;24(Suppl):180–183.

[10] Buser D, Martin W, Belser UC. Optimizing esthetics for implant restorations in the anterior maxilla: anatomic and surgical considerations. Int J Oral Maxillofac Implants 2004;19(Suppl):43–61.

[11] Cooper LF. Objective criteria: guiding and evaluating dental implant esthetics. J Esthet Restor Dent 2008;20(3):195–205.

[12] Belser UC, Belser UC, Grütter L, et al. Outcome evaluation of early placed maxillary anterior single-tooth implants using objective esthetic criteria: a cross-sectional, retrospective study in 45 patients with a 2- to 4-year follow-up using pink and white esthetic scores. J Periodontol 2009;80(1):140–151.

[13] Kan JY, Rungcharassaeng K, Fillman M, Caruso J. Tissue architecture modification for anterior implant esthetics: an interdisciplinary approach. Eur J Esthet Dent 2009;4(2):104–117.

[14] Chu SJ, Tarnow DP, Tan JH, Stappert CF. Papilla proportions in the maxillary anterior dentition. Int J Periodontics Restorative Dent 2009;29(4):385–393.

[15] Kan JY, Rungcharassaeng K, Umezu K, Kois JC. Dimensions of peri-implant mucosa: an evaluation of maxillary anterior single implants in humans. J Periodontol 2003;74(4):557–562.

[16] Kokich Jr VO, Kiyak HA, Shapiro PA. Comparing the perception of dentists and lay people to altered dental esthetics. J Esthet Dent 1999;11(6):311–324.

[17] Wittneben JG, Buser D, Belser U, Brägger U. Peri-implant soft tissue conditioning with provisonal restorations in the esthetic zone: the dynamic compression technique. Int J Periodontics Restorative Dent 2013;33(4):447–455.

[18] Elian N, Tabourian G, Jalbout ZN, et al. Accurate transfer of peri-implant soft tissue emergence profile from the provisional crown to the final prosthesis using an emergence profile cast. J Esthet Restor Dent 2007;19(6):306–314; discussion 315.

[19] Esposito M, Grusovin MG, Chew YS, et al. Interventions for replacing missing teeth: 1- versus 2-stage implant placement. Cochrane Database Syst Rev 2009;(3):CD006698.

[20] Ericsson I, Nilner K, Klinge B, Glantz P-O. Radiographical and histological characteristics of submerged and nonsubmerged titanium implants. An experimental study in the Labrador dog. Clin Oral Implants Res 1996;7:20–26.

[21] Ericsson I, Randow K, Nilner K, Petersson A. Some

clinical and radiographical features of submerged and non-submerged titanium implants. A 5-year follow-up study. Clinical Oral Implants Res 1997;8:422–426.

[22] Collaert B, De Bruyn H. Comparison of Brånemark fixture integration and short-term survival using one-stage or two-stage surgery in completely and partially edentulous mandibles. Clin Oral Implants Res 1998;9:131–135.

[23] Cochran DL. The scientific basis for and clinical experiences with Straumann implants including the ITI Dental Implant System: a consensus report. Clin Oral Implants Res 2000;11(Suppl 1):33–58.

[24] Abrahamsson I, Berglundh T, Moon I-S, Lindhe J. Peri-implant tissues at submerged and non-submerged titanium implants. J Clin Periodontol 1999;26:600–607.

[25] Berglundh T, Lindhe J, Ericsson I, et al. The soft tissue barrier at implants and teeth. Clin Oral Implants Res 1991;2:81–90.

[26] Gotfredsen K, Rostrup E, Hjörting-Hansen E, et al. Histological and histometrical evaluation of tissue reactions adjacent to endosteal implants in monkeys. Clin Oral Implants Res 1991;2:30–37.

[27] Buser D, Weber HP, Donath K, et al. Soft tissue reactions to non-submerged unloaded titanium implants in beagle dogs. J Periodontol 1992;63:226–236.

[28] Abrahamsson I, Berglundh T, Wennström J, Lindhe J. The peri-implant hard and soft tissues at different implant systems. A comparative study in the dog. Clin Oral Implants Res 1996;7:212–219.

[29] Berglundh T, Lindhe J. Dimension of the peri-implant mucosa. Biological width revisited. J Clin Periodontol 1996;23:971–973.

[30] Cochran DL, Hermann JS, Schenk RK, et al. Biologic width around titanium implants. A histometric analysis of the implanto-gingival junction around unloaded and loaded nonsubmerged implants in the canine mandible. J Periodontol 1997;68:186–198.

[31] Cecchinato D, Olsson C, Lindhe J. Submerged or non-submerged healing of endosseous implants to be used in the rehabilitation of partially dentate patients. J Clin Periodontol 2004;31:299–308.

[32] Hermann JS, Cochran DL, Nummikoski PV, Buser D. Crestal bone changes around titanium implants. A radiographic evaluation of unloaded nonsubmerged and submerged implants in the canine mandible. J Periodontol 1997;68:1117–1130.

[33] Fiorellini JP, Buser D, Paquette DW, et al. A radiographic evaluation of bone healing around submerged and non-submerged dental implants in beagle dogs. J Periodontol 1999;70:248–254.

[34] Broggini N, McManus LM, Hermann JS, et al. Persistent acute inflammation at the implant–abutment interface. J Dent Res 2003;82:232–237.

[35] Van Winkelhoff AJ, Goene RJ, Benschop C, Folmer T. Early colonization of dental implants by putative periodontal pathogens in partially edentulous patients. Clin Oral Implants Res 2000;11:511–520.

[36] Todescan FF, Pustiglioni FE, Imbronito AV, et al. Influence of the microgap in the peri-implant hard and soft tissues: a histomorphometric study in dogs. Int J Oral Maxillofac Implants 2002;17:467–472.

[37] Broggini N, McManus LM, Hermann, JS, et al. Peri-implant inflammation defined by the implant–abutment interface. J Dent Res 2006;85:473–478.

[38] Piattelli A, Vrespa G, Petrone G, et al. Role of the microgap between implant and abutment: a retrospective histologic evaluation in monkeys. J Periodontol 2003;74:346–352.

[39] Enkling N, Jöhren P, Klimberg T, et al. Open or submerged healing of implants with platform switching: a randomized, controlled clinical trial. J Clin Periodontol 2011;4:374–384.

[40] Weber HP, Buser D, Donath K, et al. Comparison of healed tissues adjacent to submerged and nonsubmerged unloaded titanium dental implants. A histometric study in beagle dogs. Clin Oral Implants Res 1996;7:11–19.

[41] Henry P, Rosenberg I. Single-stage surgery for rehabilitation of the edentulous mandible: preliminary results. Pract Periodontics Aesthet Dent 1994;6:1–8.

[42] Bernard J-P, Belser UC, Martinet J-P, Borgis SA. Osseointegration of Brånemark fixtures using a single-step operating technique. A preliminary prospective one year study in the edentulous mandible. Clin Oral Implants Res 1995;6:122–129.

[43] Balshi TJ, Wolfinger GJ. Immediate loading of Brånemark implants in edentulous mandibles: a preliminary report. Implant Dent 1997;6:83–88.

[44] Becker W, Becker BE, Ricci A, et al. A prospective multicenter clinical trial comparing one- and two-stage titanium screw-shaped fixtures with one-state plasma-sprayed solid-screw fixtures. Clin Implant Dent Relat Res 2000;2:159–165.

[45] Tarnow DP, Emtiaz S, Classi A. Immediate loading of threaded implants at stage 1 surgery in edentulous arches: ten consecutive case reports with 1- to 5-year data. Int J Oral Maxillofac Implants 1997;12:319–324.

[46] Randow K, Ericsson I, Nilner K, et al. Immediate functional loading of Brånemark dental implants. An 18-month clinical follow-up study. Clin Oral Implants Res 1999;10:8–15.

自学问题回答

A：

根据种植术后瓣的复位及缝合情况，种植体植入术主要分两种形式。（1）埋入式（两段式）；（2）非埋入式（一段式）。在两段式的第一阶段，将种植体植入骨内并拧入封闭螺丝，缝合关闭黏膜瓣，愈合期间种植体完全在黏膜下；再经过3个月（下颌骨）或6个月（上颌骨）的愈合期后，连接愈合基台；使用外科导板确定植入封闭螺丝的位置，然后用微创切口、打孔或激光方法去除覆盖其表面的黏膜。在一段式中，愈合基台（牙龈成形器或软组织成形器）或最终基台是与种植体同期植入。调整软组织瓣，将软组织缝合于愈合基台穿龈部分，愈合基台一部分暴露在口腔中。

B：

最初提倡两段式种植技术是为了在种植体植入后优化新骨形成和重建[6]。许多临床试验都已证明该术式的种植体具有很高的留存率和成功率[19]。后续一些研究表明，非埋入式种植也可以实现良好的骨结合和长期的成功，即无论是用一段式种植体，还是两段式种植体，在第一次种植体植入时，用穿黏膜的愈合基台后，都可以达到相同效果[20-23]。

其他一些前瞻性研究的结果显示，正确的种植手术可以确保软硬组织愈合良好。非埋入式种植术和埋入式种植术的软硬组织愈合并没有定性或定量的差异。Abrahamsson等比较了一段式或两段式手术后种植体周围黏膜和骨组织情况。结果显示一些重要参数如种植体周围黏膜屏障上皮的长度、结合上皮的长度、结缔组织整合区的高度和质量、边缘骨水平及骨密度等，在最终愈合阶段，两种方法中的种植体螺纹都没有显著性差异[24]，这些观察结果与其他一些研究结果基本一致[25-31]。然而，一些研究显示两者骨吸收的时间不同；开放性愈合阶段（非埋入式）会引起即刻骨吸收。埋入式手术种植后骨吸收少，再次进行二期手术时骨吸收会加速[32-34]。导致两者骨水平改变的时间差异性的可能原因是种植体与基台之间微间隙中细菌定植[35]，种植体与基台相连处的炎性细胞渗入到牙槽嵴顶[20,36-38]。平台转移种植体可以最大限度地降低两者的差异性[39]。如果没有做好充分的菌斑控制和消毒措施，当再次手术或安装基台时就会导致微间隙细菌感染及后续种植体周围黏膜炎的发生。Weber等报道了埋入式种植后，在二期种植体放置愈合基台后的初期，黏膜出现临床可见的炎性反应[40]。

关于人体的前瞻性研究和病例报告指出，无论一段式还是两段式手术方案，种植体完成修复后，边缘骨水平都可以保持稳定[20,41-46]。尽管在两段式种植术中种植体植入后可以最大限度地降低不良负载，但需要二次小手术干预以及更多的二期手术愈合时间，这些都是不利因素。

C：

以下情况为选择两段式种植术的适应证：

1. 种植体植入后不能获得良好的初期稳定性

2. 当植骨材料与种植体同期植入时

3. 当垂直空间较低，临时修复体会与种植穿龈部分、愈合基台、周围软组织接触。常见于无牙颌患者，可见于少部分牙列缺失的患者。

D：选择两段式手术方案会影响整个治疗计划和总体治疗时间修复步骤的顺序。

在种植体愈合期间，埋入式种植体支持式的临时固定修复是不可能实现的。如前所述，患者需要临时修复体恢复美观，可以利用余留牙和其他的非埋入式种植体来固定临时修复体，或者采用前述讨论过的方法，采用活动临时义齿。

在骨和软组织完全愈合后，这个时间因个体差异和植骨材料的不同从6周到6个月不等，埋入式种植需要行二次手术更换愈合基台。在二期手术当天或术后数周取模，制作种植体支持式的临时义齿给患者戴入。修复体戴入后需要达到以下要求：（1）建立合适的修复体穿龈外形；（2）确定修复体与邻牙合适的邻接关系；（3）重建高度和宽度良好的龈乳头；（4）使种植体周围黏膜边缘与邻牙牙龈轮廓相协调。

（邹多宏 译）

第8章

种植修复

病例1

单颗牙种植：后牙

病例介绍

患者，55岁，白人男性。要求种植修复上颌第二前磨牙。主诉：数月前旅行过程中，自感颊部肿胀、剧烈疼痛，于牙科诊所急诊。急诊医师依据临床、影像学及病史拔除了患牙。该患牙30年前曾行根管治疗，并于3年前因持续性疼痛进行了根尖切除术。近年来，患者自感患牙咬合时偶有不适，能自愈，但数月前患牙出现持续加剧疼痛，遂予以急诊拔除。

学习目标

■ 回顾后牙区单颗牙种植作为传统固定修复替代方案的可预期性

■ 了解后牙区单颗牙种植的全身和局部要求

■ 讨论后牙区种植体支持式修复方案的最佳治疗流程

■ 了解固定种植修复的优势及风险

既往史

患者于2004年行左髋关节完全置换手术，因此在牙科治疗前须预防性服用抗生素。患者全身健康，无过敏史，未服用其他药物。不吸烟，不服用其他含烟草类产品，偶尔因社交饮酒。定期锻炼，身体状况良好。

一般情况

- 重要生命体征
  - 血压：118/70mmHg
  - 脉搏：72次/分钟
  - 呼吸：16次/分钟

社会与行为史

患者为卫生保健企业高级管理人员；已婚，育有两子，有涵盖部分牙科治疗费用的保险。

口外检查

颌面部正常，无肿块及损伤，头颈部未触及肿大淋巴结；颞下颌关节活动自如，无弹响；肌肉活动无限制，触诊无疼痛或压痛。

口内检查

患者每6个月进行一次定期检查及口腔保健。

口底、舌部、颊部、腭部及咽喉均正常，无肿块及损伤，唾液分泌与黏稠度正常，除第三磨牙外所有牙齿均未缺失，患者后牙区有黄金全冠、嵌体或高嵌体等修复体。#22可见完整的远中舌侧复合树脂修复体。至本次就诊，患者口内所有永久性修复体均行使功能15年以上；#14、#25、#26、#27及#46的牙髓冷诊测试阴性；患者确认多年前上述牙齿曾接受根管治疗，#25因持续不适做过两次根尖切除术，其他牙齿健康。

在左上颌的缺牙区，#25拔牙创已完全愈合，牙槽嵴骨量良好，附着龈较宽（图1）。缺牙间隙7mm，颌间距离充足。#24已行Ⅱ类远中殆面黄金高嵌体修复，牙龈轻微退缩，颈部中度磨耗，患者希望采用更接近天然牙颜色的材料重新进行修复。#26已行临时高嵌体修复。#25拔除后不久，对#26进行了根管治疗（图1B）。#26轻度的牙龈退缩和颈部硬组织缺损与磨耗程度相一致。#27黄金修复

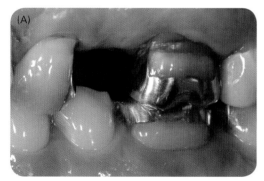

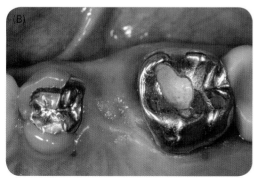

图1：左上颌：（A）颊面观。（B）殆面观

冠因咬合磨耗而穿孔，已完成临时冠修复。

牙周检查

患者口腔卫生状况良好，仅下颌切牙舌侧颈部少量龈上结石。全口牙周检查结果显示探诊深度均<3mm，无探诊出血。#46颊侧可探及根分叉病变。颊侧和舌侧根分叉区域的探诊深度仅1～2mm，且无探诊出血。

咬合检查

磨牙和尖牙咬合关系为安氏Ⅰ类，无殆关系紊乱与殆干扰。侧方和前伸运动为组牙功能殆，侧方运动过程中非功能侧后牙均不接触。前牙覆殆3mm，覆盖2mm。尖牙和前磨牙颊尖磨耗明显，患者可能存在无自觉症状的夜磨牙症。

影像学检查

患者就诊时自带左上后牙区根尖片（图2）。此根尖片为患者上次因急性疼痛急诊时所拍，是#25拔除的主要依据。根尖片示#25、#26及#27已完成根管治疗。#25和#26根尖可见低密度透射影，#25可见根尖部分被切除。此外，#26除近中根区域可见透射影外，腭根根尖可见高密度影，诊断为根尖致密性骨炎。如前所述，#26已行根管治疗，同时#27已完成临时冠修复。影像学检查示牙槽嵴顶的骨水平正常。#25牙根长度约10mm。如进行种植手术，还需进一步进行影像学检查。

诊断

#25缺失。#24、#26和#27为不良修复体。

治疗计划

患者初诊时制订治疗计划如下：

1. 获取诊断印模并制作诊断导板用于进一步影

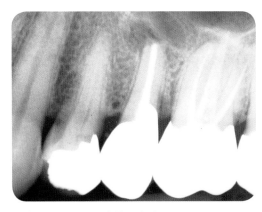

图2：患者提供的#25拔除前根尖片

像学分析。

2. 患者佩戴诊断导板后拍摄曲面体层片及CBCT。

3. 植入种植体和佩戴临时固定义齿#24～#26。

4. 用种植体支持式单冠修复#25；瓷嵌体修复#24，全瓷冠修复#26和#27。

三单位#24～#26固定桥和单冠修复#27作为替代治疗方案。如后续的影像学检查发现患者无种植治疗禁忌，则可首选种植修复。

治疗程序

种植术前诊断

初诊时制备藻酸盐印模，获取诊断模型。在诊断模型上使用热凝塑料制作诊断导板（图3），在种植区域放置金属套管，该套管即为以修复为导向的牙种植体植入的理想位置和方向（EZ Stent, AD Surgical, Sunnyvale, CA）。该导板的使用方法（图4）见教学视频http://www.ad-surgical.com/ez-stent_feature#. Vti5M9L2bmE.。

患者试戴导板（图5）后拍摄曲面体层片及

CBCT。曲面体层片（图6）进一步证实口内临床检查结果，患者口腔总体状况良好，修复体完整。#46的根分叉处可见小范围低密度透射影，但临床检查未见异常。#25拔牙区愈合良好。可见热凝塑料模板中的金属套管位置理想，在计划放置种植体的长轴方向上。#26根管治疗后有部分超充，#25和#26根尖透射影已愈合。CBCT纵断面图像显示种植区骨宽度充足，可以植入常规直径植体。牙槽嵴顶到上颌窦底的距离为10mm（图7）。

基于上述诊断信息，确认最终治疗计划。种植体支持式八角钛直基台及全瓷冠修复#25；#24高嵌体瓷修复；#26和#27全瓷冠修复。可考虑不翻瓣种植体植入术和即刻修复，但上述方案采用与否取决于种植体植入时的初期稳定性。患者同意上述治疗方案。

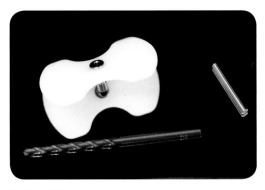

图3：诊断导板配件（EZ Stent, AD Surgical, Sunnyvale, CA）

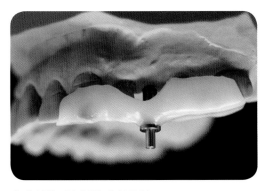

图4：在诊断模型上制作诊断导板

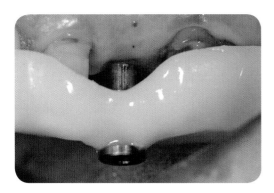

图5：口内戴入诊断导板

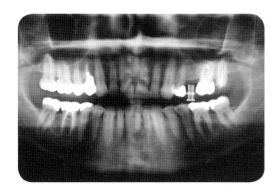

图6：戴入诊断导板后的曲面体层片

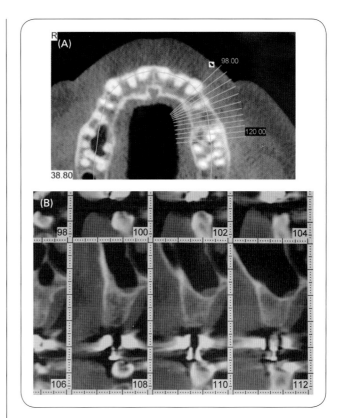

图7：CBCT 检查：（A）横断面影像。（B）戴入诊断导板后的纵断面影像

风险评估

基于上述诊断信息，根据ITI SAC风险评估工具（iti.org），如采用延期负载或早期负载，本例即为"简单"病例；如采用即刻修复，则属于"复杂"病例。

手术及临时修复体
手术步骤

术前去除#24和#26金属修复体，戴入三单位丙烯酸临时固定桥；于#23和#27处放置手术导板。术前通过详细的临床和影像学检查确认种植区骨高度及骨宽度充足，附着龈较宽，外科导板就位良好。采用不翻瓣手术植入种植体。患者术前预防性使用抗生素（种植术前一天服用2g阿莫西林）。局部浸润麻醉（1.8mL含1：100000肾上腺素的2%利多卡因）起效后，使用直径4mm软组织环切钻切入至种植区牙槽骨，去除环切软组织后，于颊侧入口测量软组织孔的深度为2mm。颊侧软组织边缘是确认种植扩孔深度的标记；根据CBCT纵断面检查判断：可安全植入10mm长度种植体，不会进入上颌窦。备洞时，种植钻深度应为种植体长度加上2mm软组织厚度。在手术导板辅助下（图8），使用2.2mm种植钻进入深度12mm（以颊部软组织边缘为标记）；然后卸下外科导板，使用直径2.8mm和3.5mm的扩孔钻逐级备洞。备洞完成后，使用牙周探针确定种植床颊、舌侧骨板状况。无菌生理盐水冲洗种植窝洞后，用手动扳手植入1颗常规颈软组织水平种植体（Straumann SP Implant, RN, diameter4.1mm, SLActive, 10mm; Straumann USA,

Andover, MA）（图9），种植体初期稳定性良好
（>35N·cm）。去除携带体，评估种植体植入位
置：种植体肩台准确位于周围软组织边缘偏下的位
置（图10），软组织伤口几乎无出血，且与种植体
肩台匹配良好。最后放置2mm常规颈愈合螺丝（图
11）。

愈合阶段的临时修复体

　　调整#24和#26的三单位临时固定桥，使#25桥
体的组织面不与愈合螺丝接触（图12），扩展两
侧邻间隙，便于患者利用牙间刷进行清洁维护（图
13）。临时修复体高度抛光后用临时粘接剂固定
（Temp-Bond NE.Kerr）。

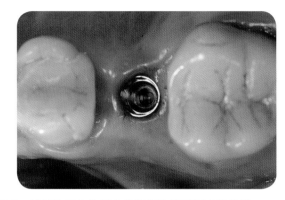

图10：种植体肩台放置在软组织边缘略下方的位置

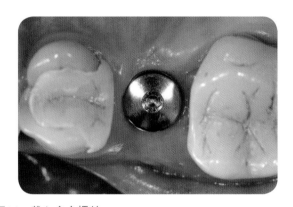

图11：戴入愈合螺丝

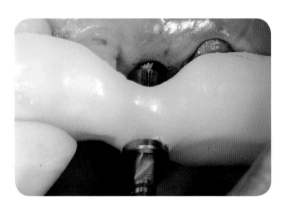

图8：用导板确定种植体的精确植入位置

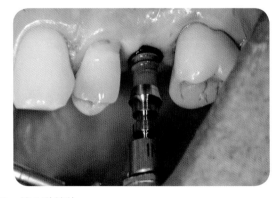

图9：植入种植体

术后处理及临时冠软组织塑形

　　嘱患者术后必要时可服用非处方止痛药。每天
使用软毛牙刷和小间隙刷清洁种植区；勿用种植区
牙齿咬硬物，如有不适或肿胀及时复诊。术后4周
复诊，患者自述无任何不适和肿胀。检查显示种植
体周围组织愈合良好。

　　此时，将临时固定桥的桥体部分与种植体相
连，以引导种植体周围软组织塑形。去除临时固
定桥，清洁后，在桥体部位拾面中心点扩孔，去除
愈合螺丝，上临时基台（Straumann USA, Andover,
MA），对临时基台进行调改后，用软蜡将螺丝孔
封口，使用丙烯酸树脂充填于桥体内后将修复体整
体戴入。待丙烯酸凝固后，去除软蜡，拧松临时基

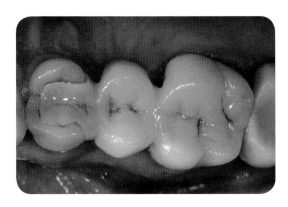

图12：重衬调殆前的三单位临时固定桥

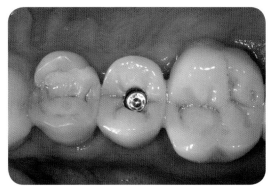

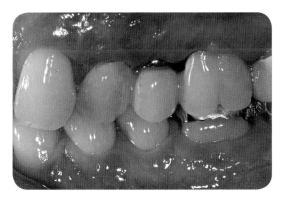

图13：戴入临时固定桥

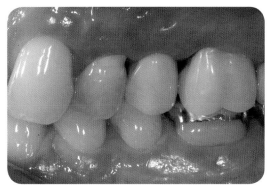

图14：修整临时修复体后对种植周软组织进行塑形

台螺丝，取出临时修复体。调磨，进一步完善临时修复体外形，高度抛光修复体。相邻两牙位的临时修复体采用临时粘接固位（Temp-Bond NE, Kerr Corporation, Orange, CA）。种植体上部修复体通过临时基台螺丝加力矩至35N固定（图14）。

最终修复治疗

种植术后8周用硅橡胶印模材料取闭口式印模后行最终修复。图15为#24、#26、#27牙体预备后以及#25种植替代体放入后的模型。在此模型上，可见种植体支持式临时修复体已经完成了对软组织颊侧轮廓的塑形。天然牙的修复体材料采用二硅酸锂，种植体的修复体采用氧化锆全瓷冠，均选择粘接固位（图16）。经试戴、调殆、抛光后，安装常规颈八角粘接式钛直基台（Straumann USA,

Andover, MA）（图17），加力矩至35N·cm。采用树脂粘接材料（Multilink, Ivoclar Vivadent, Schaan, Liechtenstein）固定修复体（图18）。使用微型刷和牙线去除边缘多余的粘接剂，尤其是种植修复冠周围的粘接剂。图19根尖片示种植治疗已完成。

讨论

本例讨论了单颗后牙的种植修复。事实上，缺牙区两侧的邻牙可通过高嵌体或全冠进行修复，这就带来一个问题：第二前磨牙缺失是否可以选择三单位固定桥修复，而不选用种植修复。关于单颗牙种植修复与固定桥修复哪一种方法长期效果会更好的问题，我们将在自学问题中详细讨论。对于局部条件及全身健康状况良好，且具有良好依从性的患者，上述两种方法均可选择。若考虑到修复后可

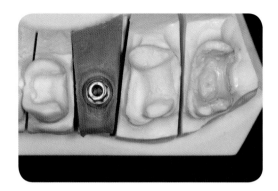

图15：最终修复的模型

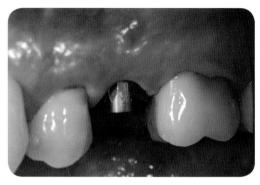

图17：放入常规颈八角粘接式直基台

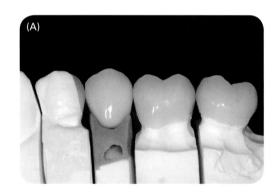

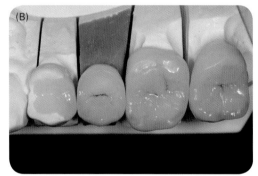

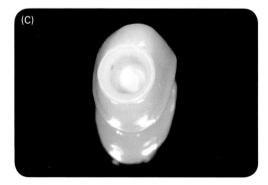

图16：（A，B）最终修复体准备试戴。（C）#25的粘接固位全瓷冠

能发生生物并发症或技术并发症的处理，则单颗牙种植体支持式的单冠修复可能比固定桥修复更有优势。若选用前者，要求种植区要有足够的骨量（高度和宽度）。本例患者是单颗牙种植良好的适应证，医师术前需告知患者两种治疗方式各自的优点与风险。在治疗费用方面，考虑到保险覆盖的状况，种植修复的费用可能高于固定桥修复。患者综

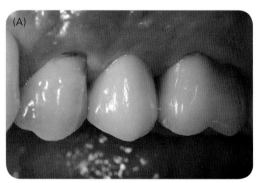

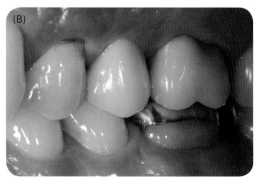

图18：（A，B）最终修复

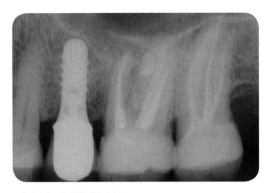

图19：修复完成后的根尖片

合上述因素，最终选择了种植修复。

CBCT横断面显示种植区有着良好的骨宽度与

高度，种植位点也有较宽、较厚的角化龈，所以可以在精准导板辅助下行不翻瓣种植体植入。这样可简化手术流程，减轻患者术后不适，但需要严格掌握此类手术的适应证。

本病例采取早期负载方案。因邻牙可作为基牙，较易实现采用丙烯酸粘接的三单位临时固定桥修复，所以未采用种植体支持式即刻修复方案。

本病例采用粘接固位的全瓷冠修复，在自学问题中将详细叙述有关螺丝固位与粘接固位的优缺点问题。而在第3章中的病例3阐述了种植体修复材料的选择问题。

自学问题

A：相比于其他固定修复方式，后牙区单颗牙种植修复的可预期性如何？

B：单颗牙种植修复全身和局部的基本要求是什么？

C：粘接固位与螺丝固位种植修复各自的优缺点是什么？

D：什么情况下可以选择不翻瓣种植手术？

参考文献

[1] Palmqvist S, Swartz B. Artificial crowns and fixed partial dentures 18 to 23 years after placement. Int J Prosthodont 1993;6:279–285.

[2] Kerschbaum T, Haastert B, Marinello CP. Risk of debonding in three-unit resin-bonded fixed partial dentures. J Prosthet Dent 1996;75:248–253.

[3] Romeo E, Lops D, Margutti E, et al. Long-term survival and success of oral implants in the treatment of full and partial arches: a seven-year prospective study with the ITI dental implant system. Int J Oral Maxillofac Implants 2004;19:247–259.

[4] Jung RE, Pjetursson BE, Glauser R, et al. A systematic review of the 5-year survival and complication rates of implant-supported single crowns. Clin Oral Implants Res 2008;19 (2):119–130.

[5] Brägger U, Bürgin W, Hämmerle CHF, Lang NP. Associations between clinical parameters assessed around implants and teeth. Clin Oral Implants Res 1997;8:412–421.

[6] Krieger O, Matuliene G, Hüsler J, et al. Failures and complications in patients with birth defects restored with fixed dental prostheses and single crowns on teeth and/or implants. Clin Oral Implant Res 2009;20:809–816.

[7] Jokstad A, Brägger U, Brunski JB, et al. Quality of dental implants biologic outcome of implant-supported restorations in the treatment of partial edentulism. Part I: a longitudinal clinical evaluation. Int Dent J 2003;53:409–443.

[8] Pjetursson BE, Lang NP. Prosthetic treatment planning on the basis of scientific evidence. J Oral Rehabil 2008;35(Suppl 1):72–79.

[9] Pjetursson BE, Thoma D, Jung R, et al. A systematic review of the survival and complication rates of implant-supported fixed dental prostheses (FDPs) after a mean observation period of at least 5 years. Clin Oral Implants Res 2012;23(Suppl 6):22–38.

[10] Jung RE, Zembic A, Pjetursson BE, et al. Systematic review of the survival rate and the incidence of biological, technical and esthetic complications of single crowns on implants reported in longitudinal studies with a mean follow-up of 5 years. Clin Oral Implants Res 2012;23(Suppl 6):2–21.

[11] Wennström J, Palmer R. Consensus report: clinical trials. In: Lang NP, Karring T, Linde J (eds), Proceedings of the 3rd European Workshop on Periodontology. Berlin: Quintessence; 1999, pp 255–259.

[12] Pjetursson BE, Tan K, Lang NP, et al. A systematic review of the survival and complication rates of fixed partial dentures (FPDs) after an observation period of at least 5 years. Clin Oral Implants Res 2004;15:625–642.

[13] Leempoel PJ, Eschen S, De Haan AF, Van't Hof MA. An evaluation of crowns and bridges in a general dental practice. J Oral Rehabil 1985;12:515–528.

[14] Karlsson S. Failures and length of service in fixed prosthodontics after long-term function. A longitudinal clinical study. Swed Dent J 1989;13:185–192.

[15] Tan K, Pjetursson BE, Lang NP, Chan ESY. A systematic review of the survival and complication rates of fixed partial dentures (FPDs) after an observation period of at least 5 years. III. Conventional FPDs. Clin Oral Implants Res 2004;15:654–666.

[16] Pjetursson BE, Brägger U, Lang NP, Zwahlen M. Comparison of survival and complication rates of tooth-supported fixed dental prostheses (FDPs) and implant-supported FDPs and single crowns (SCs). Clin Oral Implants Res 2007;18(Suppl 3):97–113.

[17] Libby G, Arcuri MR, LaVelle WE, Hebl L. Longevity of fixed partial dentures. J Prosthet Dent 1979;78:127–131.

[18] Reichen-Graden S, Lang NP. Periodontal and pulpal conditions of abutment teeth. Status after four to eight years following the incorporation of fixed reconstructions. Schweiz Monatsschr Zahnmed 1989;99:1381–1385.

[19] Fayyad MA, al-Rafee MA. Failure of dental bridges. II. Prevalence of failure and its relation to place of construction. J Oral Rehabil 1996;23:438–440.

[20] Walton TR. An up to 15-year longitudinal study of 515 metal-ceramic FDPs: part 2. Modes of failure and influence of various clinical characteristics. Int J Prosthodont 2003;16:177–182.

[21] Bergenholtz G, Nyman S. Endodontic complications following periodontal and prosthetic treatment of patients with advanced periodontal disease. J Periodontol 1984;55:63–68.

[22] Brägger U, Karoussis I, Persson R, et al. Technical and biological complications and failures with single crowns and fixed partial dentures on implant of the ITI Dental Implant System: a 10-year prospective cohort study. Clin Oral Implants Res 2005;16:326–334.

[23] Pjetursson BE, Karoussis I, Bürgin W, et al. Patients' satisfaction following implant therapy. A 10-year prospective cohort study. Clin Oral Implants Res 2005;16:185–193.

[24] Brägger U, Krenander P, Lang NP. Economic aspects of single-tooth replacement. Clin Oral Implants Res 2005;16:335–341.

[25] Klinge B, Flemming T, Cosyn J, et al. The patient undergoing implant therapy. Summary and consensus statements. The 4th EAO Consensus Conference 2015. Clin Oral Implants Res 2015;26(Suppl 11):64-67. doi: 10.1111/clr.12675.

[26] Weber HP, Kim DM, Ng MW, et al. Peri-implant soft-tissue health surrounding cement- and screw-retained implant restorations: a multi-center, 3-year prospective study. Clin Oral Implants Res 2006;17(4):375–379.

[27] Present S, Levine RA. Techniques to control or avoid cement around implant-retained restorations. Compend Contin Educ Dent 2013;34(6):432–437.

[28] Zitzmann NY, Berglundh T. Definition and prevalence of peri-implant diseases. J Clin Periodontol 2008;35:286–291.

[29] Heitz-Mayfield LJA, Lang NP. Comparative biology of chronic & aggressive periodontitis vs. peri-implantitis. Periodontol 2000 2010;53:167–181.

[30] Linkevicius T, Vindasiute E, Puisys A, Peciuliene V. The influence of margin location on the amount of undetected cement excess after delivery of cement-retained implant restorations. Clin Oral Implant Res 2011;22:1379–1384.

自学问题回答

A:

单颗牙缺失的治疗是目前口腔领域一个常见且重要的临床需求，治疗方法包括树脂粘接桥、固定桥（FDPs）及种植修复[1-4]。

相比于传统修复治疗，种植修复在功能和生物学上的优点毋庸置疑。种植修复可以最大限度地减少缺牙区牙槽骨吸收。此外，种植修复不会损伤缺牙区两侧的天然牙[5-6]。因此，可以预测将来选择种植修复的患者会越来越多[7]。

然而，在选择种植体支持式单冠（SCs）或牙支持式FDPs时，了解种植体和修复体的留存率及生物学和机械并发症的发生十分重要。应根据文献报道结果[8-9]、手术/修复的风险评估及患者自身情况，包括成本效益和生活质量等[10]，确定最终的修复方案。

当提供给患者不同的治疗方案时，应为患者提供平均随访5年以上关于种植体及修复体的长期留存率及生物、机械并发症等状况的可靠信息[11-12]。

如果我们将"存活"定义为修复体存留而不管随访期间修复体状况如何，将固定修复的"成功"定义为在整个随访期间未发生任何并发症[12,15]，那么现有的系统综述提示种植体支持式单冠5年留存率为94.5%，传统固定桥修复留存率为93.8%；种植体支持式单冠10年留存率为89.4%，传统固定桥修复留存率为89.2%。

修复体的并发症可分为机械并发症（如基牙折裂、脱落、崩瓷/支架折断、螺丝松动等）和生物学并发症。种植体的生物学并发症会导致种植体周围产生低密度透射影，出现种植体周围炎的症状（如探诊深度增加）和骨丧失的影像学表现（如种植体周围牙槽嵴水平向或垂直向骨吸收、固定桥基牙龋齿、牙髓活力丧失及进行性牙周炎等）。

对于传统牙支持式FDPs，种植体支持式FDPs主要的并发症集中在生物学方面。然而，种植体支持式FDPs的机械并发症发生率高于牙支持式FDPs[16]。

有4项研究[17-20]显示天然牙FDPs在观察期间良好无并发症发生。一项Meta分析提示5年的天然牙FDPs的并发症发生率是15.7%，而种植体支持式FDPs并发症发生率高达38.7%。

对比牙支持式FDPs和种植体支持式FDPs成功率的结果显示，牙支持式FDPs的5年成功率为84.3%，种植体支持式FDPs的5年成功率为61.3%。因此，相比于传统牙支持式FDPs，种植体支持式FDPs会面临更大的并发症风险。

牙支持式修复体最常见的并发症为基牙牙髓活力丧失。一项研究比较了255例FDPs基牙和417例正常牙齿的预后，结果显示基牙牙髓炎的发生率更高（15% vs 3%）。传统FDPs基牙的5年牙髓失活率为6.1%。牙支持式修复体第二常见生物学并发症是龋病。多项研究表明，许多FDPs失败的因素即为龋病。传统FDPs 5年因龋病而导致修复失败的比率为1.6%。牙支持式修复体失败第三常见的原因是复发性牙周炎，发生率为0.4%。

种植体支持式修复体最常见生物学并发症是种植体周围炎。不同研究均关于种植体支持式修复体发生种植体周围黏膜损伤、软组织并发症及种植体周围炎的报道。另有一些研究报道了疼痛、红肿及出血等炎症的症状，或软组织并发症，如瘘管、牙龈炎及增生等。种植体支持式SCs并发症年发生率为9.7%。10项研究通过影像学检查观察了种植体支持式SCs的边缘骨高度变化。泊松分布模型显示，5年后种植体周围骨吸收量>2mm的发生率为6.3%。

牙支持式修复体最常见机械并发症是修复体脱落，传统FDPs 5年修复体脱落的发生率为3.3%，而种植体支持式SCs为5.5%。种植体支持式SCs最常见的机械并发症是贴面材料（丙烯酸、陶瓷或复合材料）破裂，5年发生率为4.5%，而牙支持式FDPs发生瓷裂或破碎的概率仅为2.9%。种植体支持修复体第二常见的机械并发症是基台或殆面螺丝松动，5年发生率为12.7%，而此并发症在传统FDPs中不会发生。

部件折断，如种植体、基台及中央螺丝等断裂，在种植体支持式SCs中的发生较为罕见。同时，随着种植部件的不断发展，部分机械并发症已经可以避免。如可控力扭矩扳手的出现、基台以及基台种植体连接方式的改进，大大降低了一些并发症发生的风险[22]。

另一方面，从美学和功能恢复的角度考虑，90%的患者对于种植修复的效果均表示满意[23]。尽管种植体支持式FDPs价格较高，但经过短时间的观察，相较传统牙支持式FDPs其性价比更高。从经济角度考虑，特别是当患者种植区骨量充足，且不愿损伤天然牙时，牙种植修复应作为首选[24]。

B:

患者行种植修复需考虑的因素较多，例如患者口腔卫生差、存在菌斑生物膜、有牙周炎史、颌骨放疗史、吸烟、口腔维护不当及其他系统性疾病等，这些使得种植体周围炎发生的概率增

高，最终可能导致种植体失败[25]。

充足骨量和良好骨质是种植成功的关键。然而，随着短种植体及窄径种植体的出现，种植设计也在不断优化，改变了传统种植治疗的标准（需要足够的骨高度和宽度）。植骨材料在牙槽嵴骨增量方面的成功应用，使已经吸收了的牙槽骨恢复成为可能。目前的共识是，种植体周围必须有足够的骨量以获得初期稳定性，种植体与其他任何解剖标志，如邻牙（牙根）、下牙槽神经管、上颌窦底及颏孔，至少应保持1.5mm间距，以免损伤这些重要解剖结构。多数临床医师推荐颊侧至少应有2mm牙槽骨厚度，这样可保证种植体植入后，即使牙槽骨发生一定程度的改建也不会发生明显的生物/美学并发症。

口腔内任何牙周性疾病均应在种植手术前进行治疗，种植区的一切病变包括余留牙的牙髓病变都应在术前进行处理。

C:

粘接固位种植修复体比螺丝固位更有优势，如粘接固位种植修复体更加灵活，可纠正种植体植入后位置的偏差，美观性更好，特别在前牙区。然而，粘接固位种植修复体也有自身的缺点：首先，当种植修复体损坏或基台螺丝松动的时候，粘接固位种植修复体的拆除较为困难；其次，临床上更加常见的情况是种植体周围粘接剂残留，可能引起严重的种植体并发症。粘接剂残留可能导致种植修复体发生种植体周围炎，所以目前有很多牙科医师重新选择螺丝固位种植修复体。另外，龈下过量的粘接剂被认为是"人工牙结石"，它可以与牙结石一样对牙周健康产生危害[26]。

种植体周围病变可能仅仅影响种植体周围黏

膜（种植体周围黏膜炎），但Present和Levine认为，种植体周围黏膜炎可影响种植修复治疗效果，前牙美学区更是如此。尽管种植体可实现良好的骨结合，但软组织增生或退缩也是患者和医师不愿意看到的状况[27]；若种植体周围病变影响到种植体周围的牙槽骨，即为种植体周围炎。种植体周围黏膜炎，现在的定义是种植体周围的黏膜炎症，而未发生骨吸收。但种植体周围炎则并不仅仅局限于黏膜，还伴有骨丧失[28-30]。

总体而言，粘接固位种植修复体的优点如下：

• 制作简单
• 被动就位风险较小
• 𬌗面更加美观
• 有助于𬌗面设计
• 避免了𬌗面螺丝松动
• 相比于螺丝固位修复体，其修复成本更低

相反，缺点在于：

• 无法完全去除过量的粘接剂，特别残留在修复体周围黏膜下和基台边缘的粘接剂

• 对于不同类型的粘接剂，残留粘接剂可去除程度不同
• 固位及长期稳定不可预期，与基台的设计与尺寸有关
• 由于冠的脱落可能增加维护成本

D：

若局部骨的高度、宽度充足（CBCT纵断面观察）且角化龈宽度良好，可以选用不翻瓣种植体植入术。若根据CBCT和诊断导板判断，颊/舌侧骨厚度不能保证1mm以上，则必须翻瓣进行水平向骨增量治疗。此外，若种植区角化龈宽度不足，用打孔方法进行不翻瓣手术时则不利于种植体周围保留足够宽度的附着龈，此为不翻瓣手术的禁忌证。最后，强烈建议在进行不翻瓣手术时使用稳定而精准的钻孔导板，这样可以使种植体达到术前影像学分析时计划植入的理想位置。

不翻瓣种植体植入术快捷方便，减轻了患者的术后不适，对医师和患者都有利。但如前所述，手术需谨慎，必须在适应证范围内进行。

病例2

前牙种植修复

病例介绍

患者，61岁，白人。主诉：前牙活动，担心活动牙齿脱落，寻求治疗。患者自述35年前在一次橄榄球比赛中发生意外，造成中切牙折裂（#21），采用桩核修复。患者定期进行专业口腔检查，但自我护理不佳，口腔卫生状况一般。

学习目标

- 理解美学区即刻种植及临时修复的概念
- 了解美学区的修复流程以获得理想的软组织形态
- 了解材料选择在实现良好美学修复效果中的重要性

既往史

治疗期间，患者无任何牙科治疗的药物禁忌证。患者曾是职业橄榄球运动员，目前健康状况良好，未服用任何药物。

一般情况

- 重要生命体征
  - 血压：128/78mmHg
  - 脉搏：86次/分钟（常规）
  - 呼吸：16次/分钟

社会与行为史

该患者在治疗期间无吸烟及饮酒。

口外检查

颌面部正常，无肿块与肿胀，颞下颌关节动度无异常；面部对称，未触及肿大淋巴结。

口内检查

- 口腔肿瘤筛查阴性
- 舌部、口底等软组织检查均正常
- 牙周检查示：除#21外，其他牙齿探诊深度范围均为2~3mm（图1）
- 存在广泛的牙龈炎症
- 已行全冠和局部固定义齿修复，且修复体均完整

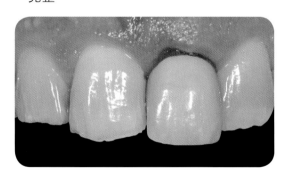

图1：患者初诊状况，口内正面观

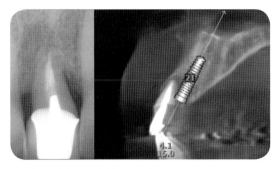

图2：患者初诊状况，影像学检查

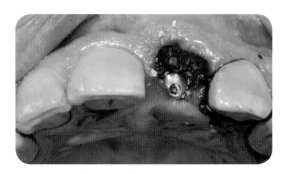

图3：即刻种植同期完成骨增量

咬合检查

无殆干扰与殆异常，患者存在前牙引导性Ⅲ类殆倾向。

影像学检查

进行全口系列影像学检查，对中切牙进行更为详细的诊断性影像学检查（CBCT扫描）（图2）。

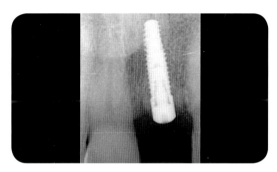

图4：种植术后根尖片

诊断

根据美国牙周学会诊断标准，本例患者诊断为菌斑性牙龈炎伴局部重度慢性牙周炎。根据美国牙髓病学会分类，#21为慢性根尖周脓肿治疗后。

治疗计划

第一阶段治疗计划包括口腔预防和口腔卫生宣教，控制牙龈炎症；拔除#21，即刻植入种植体并进行软组织移植；术后立即戴入卵圆形临时马里兰桥；经4个月的愈合期后，放置螺丝固位的种植体支持式临时修复体；经3个月的组织塑形、成熟稳定后，放置终修复基台（钛基台，金色表面），完成终修复（氧化锆）。

治疗程序

基础治疗完成后，拔除#21行即刻种植。局麻起效后，拔除#21，注意保护颊侧骨板完整性。使用超声骨刀行种植窝预备。根据理想的修复位置植

入种植体，在种植体与颊侧骨壁之间放入低吸收率的异种植骨材料，采用圆形游离龈移植关闭牙槽窝（图3和图4）。手术完成后，将树脂-金属混合式临时马里兰桥粘固至邻近前牙腭面（图5），马里兰桥的桥体龈端为高度抛光的卵圆形，可对软组织产生轻度压力，利于软组织塑形。种植术后4个月，行二期手术（图6）。使用环状切割技术以最大限度减少手术创伤，并尽量保护种植体颊侧软组织（图7）。手术完成后，立即制取种植体水平印

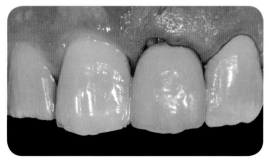

图5：种植后立即戴入粘接固位的卵圆形桥体临时固定修复体

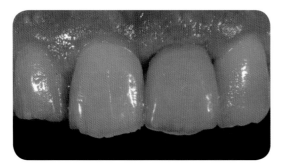

图6：种植体完成骨结合后（4个月），酸蚀粘接临时固定修复体

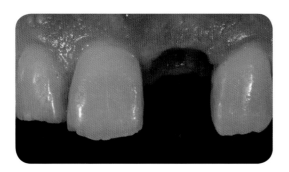

图7：种植体完成骨结合后（4个月），软组织愈合状况

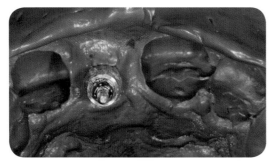

图8：未经软组织塑形的种植体水平印模

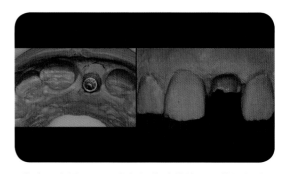

图9：修改石膏模型，形成良好的种植体周围软组织外形

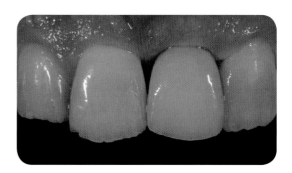

图10：种植体支持式的螺丝固位临时修复体

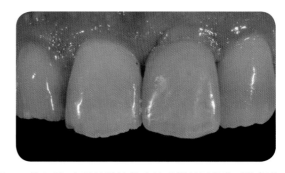

图11：戴入后3个月的种植体支持式螺丝固位临时修复体

模，并转移至技工室（图8）。于石膏模型上修整种植体周围软组织的外形，以利于美学修复以及螺丝固位的临时修复体制作（图9）。于微量局麻下安装临时修复体，对腭侧软组织及牙龈组织施加一定压力，基台扭矩为10N·cm（图10）。3个月后待软组织成形后行终修复，并对唇侧穿龈轮廓做轻微调整（图11）。

种植体植入7个月后，使用聚醚材料制取个性化印模进行终修复（图12～图14）。使用金色表面的钛基台作为终修复基台，根据临时修复体的外形调整基台外形（图15）。基台试戴后，对最终修复体上釉。患者和医师均满意后，用20N·cm扭矩安装最终基台，使用聚羧酸临时粘接剂粘接氧化锆全瓷冠。注意彻底去除多余粘接剂（图16～图19）。

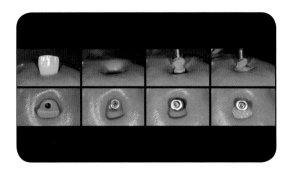

图12：种植体的个性化印模

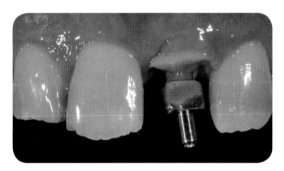

图13：戴入种植体水平的个性化印模转移杆取终印模

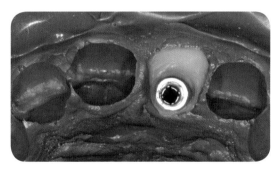

图14：利用聚醚复合流动材料完成种植体水平的最终个性化印模制取

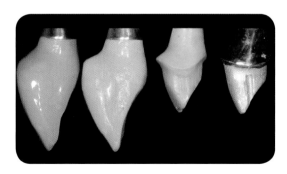

图15：初始螺丝固位临时修复体的个性化穿龈外形、经修整的螺丝固位临时修复体、终修复基台蜡模型及终修复金色钛基台

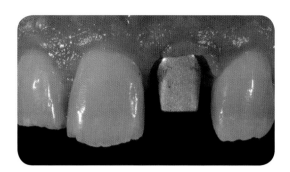

图16：戴入金色遮色层的钛基台

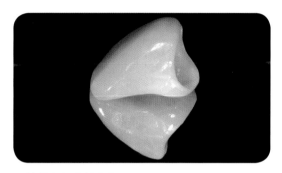

图17：终修复氧化锆全瓷冠

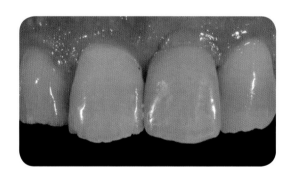

图18：戴入氧化锆全瓷冠4周后口内复查

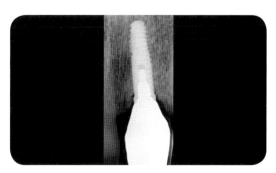

图19：冠戴入后4周的影像学检查

讨论

本例患者为单颗牙种植。单颗前牙种植治疗效果的可预期性与手术方案的制订和修复过程密切相关。

种植体周围软硬组织轮廓应达到术前计划或预期的理想水平。在临床和影像学上应对相关重要的解剖标志进行仔细检查。终修复成功与否与术前唇侧骨板是否存留及两侧邻牙邻面骨嵴的高度密切相关。如果这些条件都满足，则种植修复应该具有可预期性。手术步骤应包括微创拔牙，在种植体与牙槽窝的间隙内充填少量植骨材料。若患者为薄龈生物型，则建议在一期种植及二期手术时行软组织增量手术，以利于软组织轮廓的塑形。

种植后修复治疗的时机需遵循外科手术的生物学原则，以引导种植体周围软组织塑形、稳定及成熟。软组织的外形轮廓由修复体与软组织接触面的形状决定，因而恰当的修复体外形十分重要。马里兰桥的卵圆形桥体在愈合阶段对软组织起到塑形的作用。为维持理想的软组织轮廓，马里兰桥一旦戴入不建议去除。

当修复体连接种植体时，无论是一期还是二期手术，临时修复体和终修复体都应做最少次数的调改。因此，医师应尽量一次性精确调整修复体外形到位，尽量做最少的调改，并将其转移到终修复体上。正如我们后面所提到的，目前市场上可选择的材料有很多，在修复材料选择时应考虑美学、生物学、结构耐久性等多方面因素。

自学问题

A：即刻种植前需要进行哪些影像学检查？

B：美学区即刻种植效果优于延期种植吗？

C：为何在临时修复体制作时选择卵圆形桥体？

D：如何设计种植义齿穿龈轮廓？

E：为何美学区选择粘接固位？

F：材料会影响软硬组织的稳定性吗？

G：材料会影响最终美学修复效果吗？

H：材料会影响患者的预后吗？

参考文献

[1] Kois JC, Kan JY. Predictable peri-implant gingival aesthetics: surgical and prosthodontic rationales. Pract Proced Aesthet Dent 2001;13:691–698.

[2] Kan JY, Roe P, Rungcharassaeng K, et al. Classification of sagittal root position in relation to the anterior maxillary osseous housing for immediate implant placement: a cone beam computed tomography study. Int J Oral Maxillofac Implants 2011;26(4):873–876.

[3] Wohrle PS. Single-tooth replacement in the aesthetic zone with immediate provisionalization: fourteen consecutive case reports. Pract Periodontics Aesthet Dent 1998;10:1107–1114.

[4] Kan JY, Rungcharassaeng K, Lozada J. Immediate placement and provisionalization of maxillary anterior single implants: 1-year prospective study. Int J Oral Maxillofac Implants 2003;18:31–39.

[5] Chen ST, Buser D. Clinical and esthetic outcomes of implants placed in postextraction sites. Int J Oral Maxillofac Implants 2009;24:186–217.

[6] Stein RS. Pontic-residual ridge relationship: a research report. J Prosthet Dent 1966;16:251–285.

[7] Zitzmann NU, Marinello CP, Berglundh T. The ovate pontic design: a histologic observation in humans. J Prosthet Dent 2002;88:375–380.

[8] Orsini G, Murmura G, Artese L, et al. Tissue healing under provisional restorations with ovate pontics:

a pilot human histological study. J Prosthet Dent 2006;96:252–257.

[9] Gallucci GO, Belser UC, Bernard J, Magne P. Modeling and characterization of the CEJ for optimizing of Esthetic implant design. Int J Periodont Rest Dent 2004;24:19–29.

[10] Rompen E, Raepsaet N, Domken O, et al. Soft tissue stability at the facial aspect of gingivally converging abutments in the esthetic zone. J Pros Dent 2007;97:119–125.

[11] Su H, Gonzalez-Martin O, Weisgold A, Lee E. Considerations of implant abutment and crown contour: critical contour and subcritical contour. Int J Periodontics Restorative Dent 2010;30:335–343.

[12] Chee W, Jivraj S. Screw versus cemented implant supported restorations. Br Dent J. 2006;201(8):501–507.

[13] Hebel KS, Gajar RC. Cement-retained versus screw-retained implant restorations: achieving optimal occlusion and esthetics in implant dentistry. J Prosthet Dent 1997;77:28–35.

[14] Michalakis KX, Hirayama H, Garefis PD. Cement-retained versus screw-retained implant restorations: a critical review. Int J Oral Maxillofac Implants 2003;18:719–728.

[15] Wadhwani C, Rapoport D, La Rosa S, et al. Radiographic detection and characteristic patterns of residual excess cement associated with cement-retained implant restorations: a clinical report. J Prosthet Dent 2012;107(3):151–157.

[16] Vigolo P, Givanu A, Majzoub Z, Cordioli G. A 4-year prospective study to assess peri-implant hard and soft tissues adjacent to titanium versus gold-alloy abutments in cemented single implant crowns. J Prosthodont 2006;15:250–256.

[17] Welander M, Abrahamsson I, Berglundh T. The mucosal barrier at implant abutments of different materials. Clin Oral Implants Res 2008;19:635–641.

[18] Jung RE, Holderegger C, Sailer I, et al. The effect of all-ceramic and porcelain-fused-to-metal restorations on marginal peri-implant soft tissue color: a randomized controlled clinical trial. Int J Periodontics Restorative Dent 2008;28:357–365.

[19] Hefferman MJ, Aquilino SA, Diaz-Arnold AM, et al. Relative translucency of six all-ceramic systems. Part I: core and veneer materials. J Prosthet Dent 2002;88:4–9.

[20] Bressan E, Paniz G, Lops D, et al. Influence of abutment material on the gingival color of implant-supported all-ceramic restorations: a prospective multicenter study. Clin Oral Implants Res 2011;22(6):631–637.

[21] Paniz G, Bressan E, Stellini E, et al. Correlation between subjective and objective evaluation of peri-implant soft tissue color. Clin Oral Implants Res 2014;25(8):992–996.

[22] Ishikawa-Nagai S, Da Silva JD, Weber HP, Par SE. Optical phenomenon of peri-implant soft tissue. Part II. Preferred implant neck color to improve soft tissue esthetics. Clin Oral Implants Res 2007;18:575–580.

[23] Cho HW, Dong JK, Jin TH, et al. A study on the fracture strength of implant-supported restorations using milled ceramic abutments and all-ceramic crowns. Int J Prosthodont 2002;15(1):9–13.

[24] Yildirim M, Fischer H, Marx R, Edelhoff D. In vivo fracture resistance of implant-supported all-ceramic restorations. J Prosthet Dent 2003;90(4):325–331.

[25] Zembic A, Bösch A, Jung RE, et al. Five-year results of a randomized controlled clinical trial comparing zirconia and titanium abutments supporting single-implant crowns in canine and posterior regions. Clin Oral Implants Res 2013;24(4):384–390.

自学问题回答

A：

为确保即刻种植的成功，除了保证拔牙后牙槽骨板的完整，拔牙区无急性炎症外，还需将种植体偏向腭侧植入，同时种植体根方应有4～5mm的骨量以确保植入时能获得良好初期稳定性[1]。然而，实际操作过程中常由于骨量不足而无法实现种植体良好的初期稳定性，因而只能考虑其他治疗方案。通过CBCT可评估各种影响即刻种植可行性的因素，如根长、牙根在纵断面的位置、牙槽窝的形态等关键指标。在上颌前牙即刻种植中，通过CBCT了解牙根在纵断面的位置非常重要，是决定患者能否行即刻种植的关键因素。

B：

美学区单颗牙即刻种植是20世纪90年代中期提出的一种被认为是效果可预期的治疗方式[3]。即刻种植可缩短治疗时间，为患者提供便利。只要遵循已有的临床指南，即刻种植具有较高的成功率[4]。对于拔牙后的种植治疗，究竟何时进行种植体植入更有利于种植体周围骨缺损愈合，目前尚缺乏足够的证据支持。然而，在拔牙后唇侧骨壁有骨开裂的情况下，有证据表明早期种植（4~8周）骨再生的效果优于即刻种植。而在留存率方面，即刻种植与延期种植同样具有较高留存率，目前大多数研究报道，表明两者种植体留存率均高于95%，即刻种植具有很高的可预期性。即刻种植中，组织改变会导致唇部黏膜和龈乳头的退缩。有研究表明早期种植（4~8周）发生软组织退缩的概率小于即刻种植。即刻种植中发生牙龈退缩的高危因素包括薄龈生物型、种植体植入偏向唇向以及唇侧骨板过薄和缺损等[5]。尽管患者通常对拔牙后种植治疗的美学效果均比较满意，但现有的研究缺乏对美学效果进行评估的相应客观指标。

C:

为更好地控制种植体骨结合和软组织形态及稳定性，美学区并不一定推荐即刻修复[1]。由于患者对临时活动义齿的接受度低，固定修复体马里兰桥不失为一种很好的选择。马里兰桥有一个卵圆形的桥体，在美学区手术后立即放置马里兰桥，能维持牙龈的天然形态，防止拔牙后软组织塌陷[6]。卵圆形桥体部分应延伸至拔牙窝内1~2mm，给予唇部（不要延伸过度，以免引起软组织退缩）、邻接区域（十分重要，因为像挤压水袋一样对软组织有一定压力以形成理想的牙龈乳头）以及腭侧面（提高患者舒适度，不影响发音，避免食物嵌塞）软组织充分的支撑。制作过程中，确保临时修复体表面高度抛光以及桥体下方无凹陷十分重要[8]。

D:

获得个性化穿龈轮廓对于实现美学区软组织良好的外形与形态十分重要。在进行临时修复时，就应完成种植体周围软组织外形的设计及塑形，并通过个性化取模将其转移到终修复体上[9]。邻近种植体顶部的软组织轮廓呈直形，对穿龈轮廓的影响较小。这个区域形成凹面外形后，有利于增加软组织的厚度，促进软组织的冠方迁移。接近龈缘的区域是决定穿龈轮廓的关键区域；牙冠凸面外形会使软组织向根向退缩，凹面外形可以诱导软组织向冠向延伸[11]。

E:

种植体终修复时有螺丝固位和粘接固位两种修复方案[12]。两种修复方案各有优缺点。美学区单颗牙采用粘接固位修复有如下优点：

- *美学方面*。修复体是通过粘接固位于基台上方，因此类似天然牙，牙冠表面没有螺丝孔，更加美观。特别是当种植体轻度向唇侧倾斜时，采用粘接固位修复美学效果更好
- *咬合方面*。同样的原因，粘接固位修复体𬌗面没有螺丝孔，不影响咬合
- *瓷修复体稳定性*。因修复体上无螺丝孔，瓷修复体整体性更好

然而，粘接固位也存在潜在的缺点，如牙冠的可拆卸性较差（特别当螺丝松动时）和种植体周围的龈沟内粘接剂残留问题。其中粘接剂残留是需要尽量避免的[15]。

F:

种植体周围软组织的稳定性与手术过程密切相关，良好的手术操作能保证种植体的颊侧和邻面有足够的软硬组织支持。选择合适的修复材料可提高软组织的稳定性。但目前临床上，不同修复材料之间尚未发现显著性差异。仅仅在影像学和组织学上，可以观察到微小的差异[16]：当选择

钛和氧化锆材料时，边缘骨丧失减少，屏障上皮的位置更靠近冠方，周围结缔组织有更多的胶原成分及成纤维细胞[17]。由于在临床上修复材料选择对软硬组织的稳定性未产生显著影响，因此上述区别可以仅作参考，而不是关键因素。

G：

终修复体材料的选择对获得理想美学修复效果至关重要，尤其是当种植体周围存在天然牙时，种植修复体和天然牙的美学效果差距更容易被患者或他人察觉。最近的临床研究显示，相比于金属基台，瓷基台更利于提升种植体周围软组织颜色的美学效果[18]。另一方面，由于基台厚度不断增加，导致大部分材料均呈现同样的不透明性，因而不同材料牙冠的美学效果已无太多差异[19]。最近更多研究显示，灰色钛基台会影响软组织颜色，而金色金属基台或金色钛基台可以更好地实现美学修复效果，可作为优先选择[20-22]。

H：

许多观点认为，使用白色基台，如氧化锆、硅酸锂及氧化铝基台比使用钛基台或金属基台的风险更高。然而事实上，粘接在钛基台上的金属陶瓷冠比粘接在瓷基台上的全瓷冠可引起断裂的力量更大[23]。除考虑到美学因素，一些学者研究发现氧化锆基台的预后更好，特别是对于前牙区，因为种植体支持式的全瓷基台（Al_2O_3和ZrO_2）的抗断裂强度已经超过文献报道的前牙咀嚼负荷最大值[24]。最近更多的系统综述也显示陶瓷基台和金属基台的5年留存率基本相同，且在后牙区，机械并发症与生物学并发症的发生率也相似[25]。综上所述，全瓷基台可获得良好的预后，但应视具体病例情况而定。

病例3

全口种植修复

    患者，65岁，白人男性。主诉：下颌全口义齿固位不良且干扰舌体运动，要求种植修复，希望改善笑容（图1）。就诊时，患者佩戴上颌全口活动义齿及下颌局部活动义齿超过30年，未有明显不适。12个月前拔除#44和#45，同时将下颌局部活动义齿改为全口义齿（图2和图3）。患者对自身健康及口腔治疗持非常积极的态度。出于经济考虑，患者倾向于上颌传统活动义齿修复，下颌固定修复。

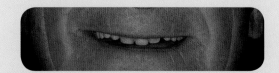

图1：患者初始情况，口外正面观

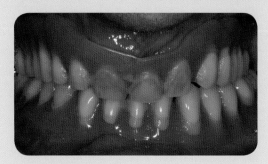

图2：患者初始情况，戴旧义齿后的口内正面观

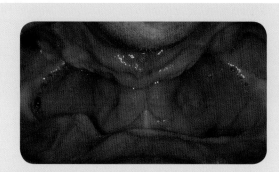

图3：患者初始情况，不戴义齿时的口内正面观

学习目标

■ 了解全口无牙颌患者可选择的治疗方案

■ 了解下颌无牙颌种植后即刻负载技术

■ 了解不同经济状况下可选择的不同种植修复方式

既往史

    治疗期间，患者健康状况良好，无任何牙科治疗禁忌证。

一般情况

- 重要生命体征
  - 血压：130/85mmHg
  - 脉搏：80次/分钟
  - 呼吸：14次/分钟

社会与行为史

患者不吸烟，每餐饮红酒1杯。

口外检查

口外检查正常，无肿块与肿胀，颞下颌关节正常；面部对称，未触及肿大淋巴结。

口内检查

- 口腔肿瘤筛查阴性
- 软组织检查（舌部与口底）正常
- 上、下颌弓呈"V"形
- #12～#22区域牙槽嵴角化龈萎缩
- 除#43～#45外，上、下颌后牙区存在水平向及垂直向骨吸收

咬合检查

现义齿咬合为平衡𬌗，但由于过度磨耗，𬌗面形态已消失。

影像学检查

拍摄曲面体层片及CT评估下颌种植固定修复的可行性（图4和图5）。影像学检查显示，该患者在双侧下颌后牙区存在严重水平向及垂直向骨吸收，但双侧颏孔间#34～#44骨量充足，可植入标准直径及长度的种植体4～5颗。

诊断

根据美国修复学学会关于无牙颌的诊断分类，该患者属于第Ⅳ类，下颌骨存在严重的骨高度不足（≤10mm）。上、下颌关系正常（Ⅰ类），上颌

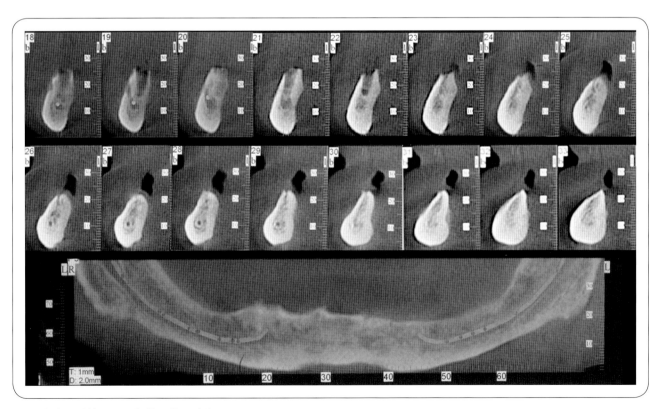

图4：患者初始情况，下颌曲面体层片和CT

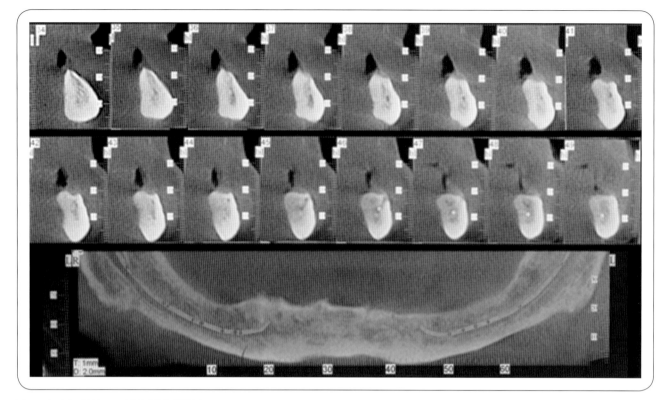

图5：患者初始情况，下颌影像学检查

剩余牙槽嵴形态良好（Ⅰ类），除颊侧前庭外，其余区域肌肉附着位置良好（Ⅱ类）。

治疗计划

在制作新的上颌全口活动义齿及下颌种植体支持式固定义齿前，先对旧义齿进行调改及软衬处理。术前计划行上颌前庭沟成形术，但未获患者同意。计划在下颌植入4颗种植体行即刻负载，全口临时过渡义齿采用树脂基托。在组织稳定后的骨结合最后阶段（3个月），戴入钛支架全口树脂最终修复体。

治疗程序

完成旧义齿重衬后，开始制作新的上、下颌全口义齿。藻酸盐制取初印模，Ⅲ型石膏倒模。上颌使用个别托盘制作终印模，其中采用塑料印模材料完成边缘塑形，聚硫化物材料用于组织面印模制取（图6）。终模型使用Ⅳ型石膏材料。蜡堤记录颌间关系（图7），试戴确认修复体的功能和美学效果（图8）。完成上颌全口终义齿和下颌临时全口义齿制作（图9）。下颌临时义齿在种植过程中可随时调改，同时用正畸压膜复制下颌义齿作为手术导板。

手术当天患者麻醉起效后，沿下颌牙槽嵴顶切开，翻全厚黏骨膜瓣。磨除下颌右侧区域刃状牙槽嵴，于双侧颏孔间植入4颗种植体。2颗远中种植体倾斜植入，以增强平面形态的支持，减少悬臂长度（图10；术者Andrea Chierico, DDS）。所有种植体植入扭矩均>50N·cm，ISQ值>70。用32N·cm扭矩安装4个直锥形基台，缝合切口。最小限度内

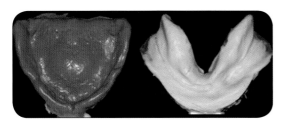

图6：上颌终印模（聚硫化物）和下颌临时义齿（藻酸盐）

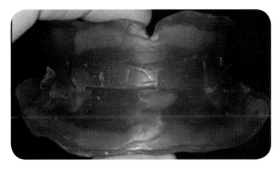

图7：用基托和蜡堤记录颌间距离

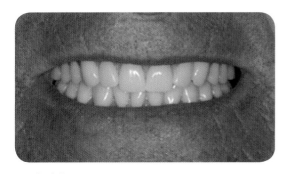

图8：义齿试戴

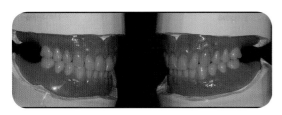

图9：侧面观：上颌全口义齿（终义齿），下颌临时全口义齿（用于即刻负载过渡义齿）

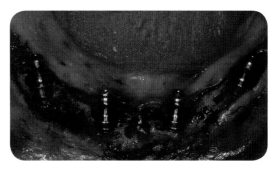

图10：下颌种植体植入（术者为 Andrea Chierico, DDS）

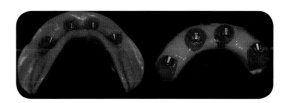

图11：即刻负载程序，义齿完成前后

修改下颌树脂义齿基托部分，使锥形基台上临时钛基底的柱形及中央螺丝从基托部分穿出，使用自凝丙烯酸树脂粘接基台与义齿。待丙烯酸树脂聚合后，拧松钛基底螺丝，修整义齿边缘，缩短远中悬

臂，完成临时过渡义齿的制作（图11）。戴入种植体支持式下颌临时过渡全口义齿，螺丝加力矩至12N·cm，调整咬合至正中均匀接触的组牙功能𬌗（图12）。临时义齿戴入后1周拆线，进行少量咬合调整。3周和2个月后进行复诊评估。种植体植入3个月后，骨结合和组织改建已完成，使用 CAD/CAM 技术制作种植体支持式全口最终修复体（图13）。

用聚醚印模材料制取种植体水平终印模，制成石膏模型（图14～图16）。通过硅橡胶咬合记录材料，利用已有修复体获取咬合关系（图17）。为更好地设计钛支架，在制作金属支架前先用树脂–蜡进行排牙（图18和图19）。终义齿为钛支架丙烯酸树脂义齿，基台螺丝加力矩至32N·cm，远中悬臂延伸至第一磨牙及舌向集中𬌗（图20和图21）。

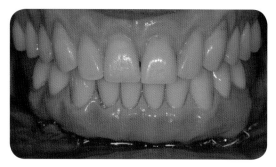

图12：上颌终义齿和下颌临时义齿（种植体支持式与即刻负载）

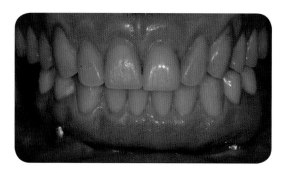

图13：义齿戴入4个月后

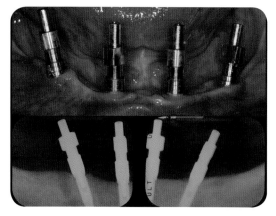

图14：通过影像学检查确定终印模转移杆是否密合

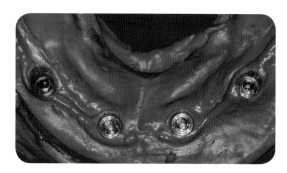

图15：用聚醚材料取下颌义齿终印模

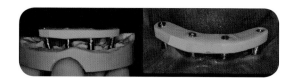

图16：石膏模型验证转移杆精确度

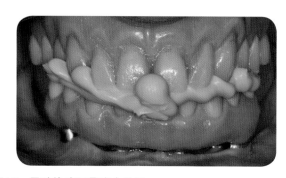

图17：用硅橡胶记录咬合关系

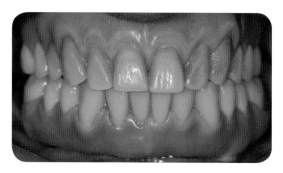

图18：试戴下颌义齿

义齿戴入后，3年随访期内无并发症（图22和图23）。

讨论

　　本例是一位全口无牙颌患者。治疗这类患者前，需评估剩余牙槽嵴情况、分析患者原有义齿状况，了解患者对原有义齿的满意度，这些都是决定治疗计划的重要诊断步骤。

　　若患者对现有义齿满意，特别是上颌，应优先考虑重新制作新义齿，而非选择更为昂贵的治疗方

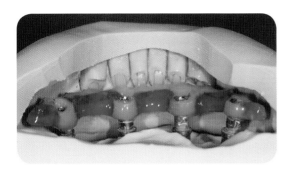

图19：研磨前的下颌树脂支架

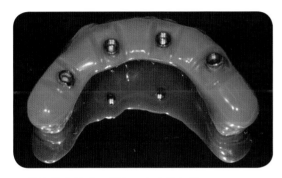

图20：种植体支持式下颌全口义齿的组织面

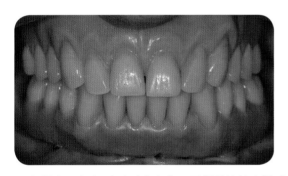

图21：上颌全口义齿（*活动修复*），下颌种植体支持式全口义齿（*固定修复*）

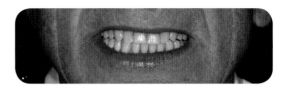

图22：患者治疗后情况，口外正面观

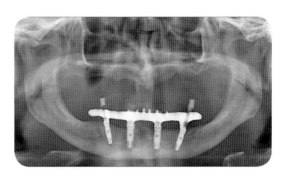

图23：患者治疗后情况，影像学检查

法。正如上述病例所示，传统的全口义齿在上颌一般可以实现良好的支持、固位和稳定。

　　下颌在解剖形态上与上颌不同，有一些重要的解剖结构，如舌体在实现义齿固位与稳定中起着非常重要的作用。因此对于下颌而言，无论是种植体支持式义齿还是种植体辅助支持式义齿，都可作为标准修复方式。种植体支持式覆盖义齿可改善全口义齿的固位和稳定，患者可自行摘戴，易于维护。种植体支持式固定义齿可大大提高患者舒适度，但术前应仔细考虑适应证。下颌颏孔间牙槽骨的骨质良好，在此区域植入种植体易于实现且预后良好。同样的，即刻负载也是下颌无牙颌常规且具可预期性的治疗方案。

自学问题

A：全口无牙颌患者种植前必须进行哪些影像学检查？

B：全口无牙颌患者种植体支持式固定修复效果优于种植体支持式活动义齿吗？

C：全口无牙颌患者即刻负载的可预期性如何？

D：全口义齿即刻负载应使用什么材料？

E：下颌无牙颌应植入几颗种植体？

F：种植体位置如何转移到技工室？

G：螺丝固定相比于粘接固位有哪些优势？

H：CAD/CAM技术的使用能否提高终修复体质量？

I：相比于陶瓷材料，树脂贴面材料有哪些优势？

参考文献

[1] Tyndall AA, Brooks SL. Selection criteria for dental implant site imaging: a position paper of the American Academy of Oral and Maxillofacial radiology. Oral Surg Oral Med Oral Pathol Oral Radiol Endodontol 2000;89(5):630–637.

[2] Harris D, Buser D, Dula K, et al. E.A.O. guidelines for the use of diagnostic imaging in implant dentistry. A consensus workshop organized by the European Association for Osseointegration in Trinity College Dublin. Clin Oral Implants Res 2002;13(5):566–570.

[3] Feine JS, Carlsson GE, Awad MA, et al. The McGill consensus statement on overdentures. Mandibular two-implant overdentures as first choice standard of car for edentulous patients. Gerodontology 2002;19(1):3–4.

[4] Bressan E, Tomasi C, Stellini E, et al. Implant-supported mandibular overdentures: a cross-sectional study. Clin Oral Implants Res 2012;23(7):814–819.

[5] Emami E, Heydecke G, Rompré PH, et al. Impact of implant support for mandibular dentures on satisfaction, oral and general health-related quality of life: a meta-analysis of randomized-controlled trials. Clin Oral Implants Res 2009;20(6):533–544.

[6] Romanos G, Froum S, Hery C, et al. Survival rate of immediately vs delayed loaded implants: analysis of the current literature. J Oral Implantol 2010;36(4):315–324.

[7] Raghavendra S, Taylor T. Early wound healing around implants: a review of the literature. Int J Oral Maxillofac Implants 2005;20(3):425–431.

[8] Dierens M, Collaert B, Deschepper E, et al. Patient-centered outcome of immediately loaded implants in the rehabilitation of fully edentulous jaws. Clin Oral Implants Res 2009;20(10):1070–1077.

[9] Misch CM. Immediate loading of definitive implants in the edentulous mandible using a fixed provisional prosthesis: the denture conversion technique. J Oral Maxillofac Surg 2004;62(9 Suppl 2):106–115.

[10] Paniz G, Chierico A, Cuel S, Tomasi P. A technique for immediate occlusal loading of a complete edentulous mandible: a clinical report. J Prosthet Dent 2012;107(4):221–226.

[11] Maló P, Rangert B, Nobre M. "All-on-Four" immediate function concept with Brånemark System implants for completely edentulous mandibles: a retrospective clinical study. Clin Implant Dent Relat Res 2003;5(Suppl 1):2–9.

[12] Branemark PI, Svensson B, van Steenberghe D. Ten-year survival rates of fixed prostheses on four or six implants ad modum Brånemark in full edentulism. Clin Oral Implants Res 1995;6(4):227–231.

[13] Heydecke G, Zwahlen M, Nicol A, et al. What is the optimal number of implants for fixed reconstructions: a systematic review. Clin Oral Implants Res 2012;23(6):217–228.

[14] Lee H, So JS, Hochstedler JL, Ercoli C. The accuracy of implant impressions: a systematic review. J Prosthet Dent 2008;100(4):285–291.

[15] Vigolo P, Fonzi F, Majzoub Z, Cordioli G. Evaluation of the accuracy of three techniques used for multiple implant abutment impressions. J Prosthet Dent 2003;89(2):186–192.

[16] Hariharan R, Shankar C, Rajan M, et al. Evaluation of accuracy of multiple dental implant impressions using various splinting

materials. Int J Oral Maxillofac Implants 2010;25(1):38–44.

[17] Michalakis KX, Hirayama H, Garefis PD. Cement-retained versus screw-retained implant restorations: a critical review. Int J Oral Maxillofac Implants 2003;18(5):719–728.

[18] Karl M, Graef F, Taylor TD, Heckmann SM. In vitro effect of load cycling on metal-ceramic cement- and screw-retained implant restorations. J Prosthet Dent 2007;97(3):137–140.

[19] Keith SE, Miller BH, Woody RD, Higginbottom FL. Marginal discrepancies of screw-retained and cemented metal-ceramic crowns on implant abutments. Int J Oral Maxillofac Implants 1999;14(3):369–378.

[20] Ortorp A, Jemt T. Clinical experience of CNC-milled titanium frameworks supported by implants in the edentulous jaw: a 3-year interim report. Clin Implant Dent Relat Res 2002;4(2):104–109.

[21] Paniz G, Stellini E, Meneghello R, Cerardi A, Gobbato EA, Bressan E. The precision of fit of cast and milled full-arch implant-supported restorations. Int J Oral Maxillofac Implants 2013;28(3):687–693.

[22] Papaspyridakos P, Chen CJ, Chuang SK, et al. A systematic review of biologic and technical complications with fixed implant rehabilitations for edentulous patients. Int J Oral Maxillofac Implants 2012;27(1):102–110.

[23] Bozini T, Petridis H, Garefis K, Garefis P. A meta-analysis of prosthodontic complication rates of implant-supported fixed dental prostheses in edentulous patients after an observation period of at least 5 years. Int J Oral Maxillofac Implants 2011;26(2):304–318.

[24] Nedir R, Bischof M, Szmukler-Moncler S, et al. Prosthetic complications with dental implants: from an up-to-8-year experience in private practice. Int J Oral Maxillofac Implants 2006;21(6):919–928.

自学问题回答

A：

在制订种植手术治疗计划前，应通过仔细的临床检查及触诊评估种植区牙槽嵴骨量及形态。各种传统影像学检查方法（口内牙片、曲面体层片、X线头影测量等）和CT都可用于下颌神经管位置的确定[1]。尽管强烈推荐采用CT，但因曲面体层片具有更低的放射剂量，应作为种植术前评估的标准影像学检查方式[2]。

B：

考虑到价格与效益之间的平衡，种植体支持式覆盖义齿对于无牙颌患者可能是最佳的修复选择[3]。当然，如果通过临床诊断，判断患者符合种植固定修复的适应证，那么无论从美学、发音、咀嚼功能，还是心理方面考虑，固定修复都优于覆盖义齿[4]。

然而，具体到每名患者在选择种植体支持式固定或活动修复时，需要考虑到多项因素，比如有些患者可能特别适合种植体支持式覆盖义齿修复。首先，需要考虑剩余骨量，判断可植入的种植体数量，上部修复体如何能与外形轮廓协调一致；其次，应考虑患者上、下颌骨关系的分类，剩余骨量与口外解剖结构的关系（如唇部的支持和丰满度，面部轮廓外形）。当患者颌位关系存在明显不协调时，活动义齿修复方案更为理想。选择固定修复时应考虑患者口腔卫生维护的依从性，如果患者依从性较差，则难以实现良好的口腔卫生护理。

C:

文献报道指出，当患者具有良好的骨质和骨量利于种植体获得充分的骨接触时，即刻负载修复缺失牙具有良好的可预期性。即刻负载的前提是植入的种植体具有良好的初期稳定性。初期稳定性可通过下述参数来判断：植入扭矩（推荐最小的植入扭矩值25～30N·cm），影像学预估（Hounsefield units可有效评估骨质），共振频率分析仪测量所得的ISQ值[6]。当ISQ值介于45～60之间时，种植体稳定性较好，但不足以采用即刻负载。若ISQ值>60，进行即刻负载将可获得良好的可预期性。文献中已有大量在下颌两侧颏孔之间植入种植体，并进行即刻负载的详细报道[7]。即刻负载缩短了治疗时间（无须等待软组织成熟），减轻了患者痛苦（避免了使用不稳定的重衬活动义齿，这在术后1周特别明显），有利于术后护理。此外，即刻负载对部分缺牙及全口无牙颌患者的心理也有积极作用，后者更为明显[8]。

D:

全口即刻过渡义齿必须采用刚性连接。跨牙弓设计提供的稳定性有利于种植体骨结合。此外，种植体骨结合期间不建议拆戴临时过渡义齿，因此临时修复体应兼顾功能和美观。术前需要通过临床检查和诊断蜡型及试排牙对病例进行精确评估[9]。这样可以有效避免支架及牙齿折裂等并发症的发生。在下颌，当义齿高度合适时，仅用树脂材料就可以实现良好的强度[10]。而在上颌，或是下颌的某些特殊情况，如义齿高度不足，就需要通过加入金属或纤维材料增加基托强度[11]。

E:

目前，人们对于全口种植体支持式固定修复需要的种植体数量意见不一，而任何关于此方面的观点都缺乏文献的证实。早期，人们认为下颌种植体支持式固定修复需要6颗种植体[12]。近期研究与临床报告显示，下颌采用4颗种植体支持式的固定修复也可以获得良好的种植体留存率和成功率。当种植体植入数量减少，特别是拟行即刻负载时，合理的种植体的分布与角度十分重要[13]。

F:

种植体周围没有牙周膜，为减少生物和机械并发症的产生，种植体上部修复体边缘密合十分重要。修复体精密就位是临床医师与技师共同协作努力的结果，第一步就是种植体水平印模的制取。大多数研究显示非直接印模技术（闭口式取模）比直接印模技术（开口式取模）误差更大[14]。可以通过使用个别托盘配合聚醚硅橡胶这些精确的印模材料，同时应用树脂和石膏模型辅助验证印模的精确度，并用丙烯酸材料夹板固定取模柱等方法提高印模精度[15-16]。

G:

种植修复体可分为螺丝固位和粘接固位两种。螺丝固位最大优点在于可随时拆卸[17]；不必担心粘接剂残留可能导致的种植体周围牙龈组织损害。螺丝固位修复的适应证更为广泛，特别是殆龈距离不足时，同时螺丝固位修复体制作成本更低[18]。但另一方面，粘接固位修复体的美观性更好，咬合更加稳定，不易崩瓷，更容易实现被动就位[19]。

H：

CAD/CAM引入牙科领域后，大大减少了由于各种技术敏感性较高的制作流程引起的误差。数字化技术可提高种植修复体的质量和精密度[20]。相容性良好的钛、氧化锆，或是普通金属材料如钴铬合金都可以很好地应用于CAD/CAM技术。加工技术的发展显著提高了应用切割研磨技术制造全口种植固定修复支架的可行性[21]。

I：

种植修复体支架表面可采用陶瓷或复合树脂

材料。树脂修复成本较低，操作简便，易于维护。但树脂表面更易引起菌斑堆积，且从中长期效果考虑，树脂材料的颜色稳定性也不如陶瓷[22]。近期研究显示，随着时间的推移，由于材料的疲劳和应力，修复体生物和机械并发症会不断发生。这些并发症虽然不会导致修复体失败，但会增加患者就诊次数、增加维护时间及成本。长期使用后，树脂修复会产生更多的并发症，如折裂、材料磨损等[23-24]。

病例4

种植体支持式下颌覆盖义齿

病例介绍

患者，62岁，白人女性，为塔夫斯大学口腔医学院附属口腔诊所转诊患者。主诉：上、下颌义齿松动，义齿底部常造成口腔黏膜疼痛及溃疡，下颌义齿咀嚼食物困难且固位差，经常脱落，要求更换固位力好且易清洁的义齿（图1）。

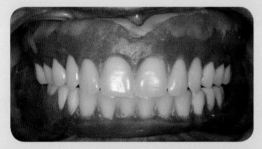

图1：现存的上、下颌义齿

学习目标

■ 无牙颌患者的正确诊断

■ 了解种植修复在无牙颌患者治疗中的作用

■ 种植修复在口干症患者中的应用

既往史

患者曾患有神经性厌食症病史，自诉目前已无症状；有甲状腺功能减退症，伴焦虑、抑郁；有偏头痛。患者服用左甲状腺素治疗甲状腺功能减退症，欣百达（度洛西汀）和劳拉西泮（氯羟去甲安定）治疗焦虑症，奥美拉唑治疗反流性食管疾病，阿米替林治疗抑郁症，舒马曲坦治疗偏头痛。

一般情况

- 重要生命体征
  - 血压：118/81mmHg
  - 脉搏：65次/分钟
  - 呼吸：16次/分钟

社会与行为史

患者不吸烟，不使用烟草类制品，由于酒精会与药物发生反应，患者也不饮酒。

口外检查

患者头颈部未触及肿大淋巴结，无肌肉紧张，颞下颌关节正常；患者面部对称，下颌动度无异常，开口正常；患者软组织形态基本正常，戴活动义齿后呈高笑线。

口内检查

唇、舌体、口底、口腔黏膜及口咽组织无病理性异常。上颌剩余牙槽嵴呈卵圆形，义齿承托区软组织坚韧、角化良好。左侧后牙区剩余牙槽嵴较宽，拔牙窝处形态轻度不规则。腭部形态属House

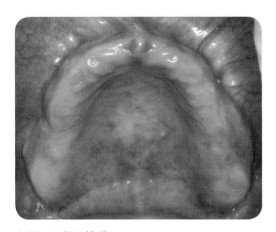

图2：上颌无牙颌牙槽嵴

1型（图2）。

下颌剩余牙槽嵴呈卵圆形，义齿承托区软组织坚韧、角化良好。牙槽嵴可见数个炎性小溃疡，溃疡病变附近可见银汞色素沉着。且患者有严重的口干症状，见图3。患者下颌舌骨嵴窝属Neil's分类Ⅱ型[2]，颊延展区宽大有利于义齿支持。然而下颌牙槽嵴的垂直向高度不足，颊侧前庭沟深度不足。

患者颌间距离充足。上、下颌剩余牙槽嵴形态正常，呈Ⅰ类𬌗关系。

义齿检查

上颌即刻义齿的延伸区域侵犯颊系带，软衬材料质硬、易碎、有损坏，颧牙槽嵴后方义齿向外延

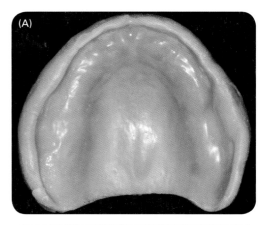

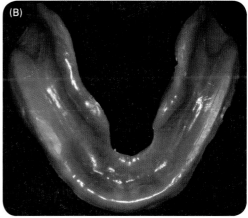

图4：上颌（A）和下颌（B）义齿

伸过窄；下颌即刻义齿使用硬衬材料，边缘修整不良，与义齿基托分离。下颌舌骨嵴区延伸不足导致义齿固位力不足（图4）。

影像学检查

上颌剩余牙槽嵴轻度水平向吸收，下颌牙弓后区存在中度吸收；上颌窦无明显气化；上、下颌牙槽嵴骨小梁结构正常（图5）。

诊断

- 上、下颌全牙列缺失
- 重度口干燥症
- 根据修复学诊断标准，患者属于无牙颌Ⅲ类[3]

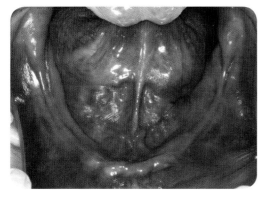

图3：下颌无牙颌牙槽嵴

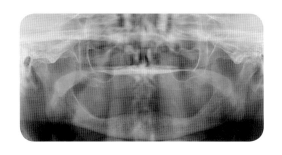

图5：术前影像学检查

治疗计划

该患者的治疗计划为上颌全口活动义齿及种植体支持式下颌覆盖义齿修复。经患者同意后，重衬原义齿，使之更加舒适、稳固。复制下颌义齿并转移至放射模板。使用SAC分类进行手术和修复评估[4]。术前治疗计划包括戴入放射导板后进行CBCT扫描，设计植入2颗常规颈软组织水平ITI种植体（SLActive，4.1mm×12mm，Straumann种植系

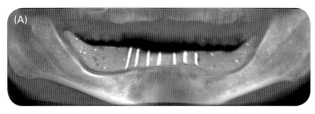

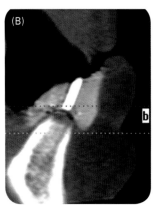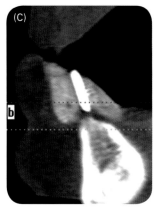

图6：CBCT 检查。（A）放置诊断模板的曲面体层片。注意诊断模板的牙胶阻射通道标志下颌前部可能的种植体植入位置。（B）计划种植体植入位置#33的纵断面。（C）计划种植体植入位置#43的纵断面

统，Switzerland）（图6）。选择此类种植体是因为其强度较高，骨结合能力强（图5和图6）。患者牙槽嵴宽度充足可植入4.1mm直径的种植体，将放射导板转换为手术模板。

治疗程序

手术

术前进行风险评估。术前1小时患者口服2g阿莫西林，0.12%葡萄糖酸氯己定含漱1分钟；使用含1∶100000肾上腺素的2%利多卡因局麻，于#33～#43行牙槽嵴顶正中切口，#24和#25行垂直减张切口，翻全厚黏骨膜瓣；术中使用手术导板，先用2.2mm直径先锋钻备洞，然后采用2.8mm和3.5mm钻逐级扩孔。根据种植操作说明，植入种植体（4.1mm直径×12mm长度）；种植体植入扭矩为35N·cm，证明种植体的初期稳定性良好，术后行影像学检查，放置封闭螺丝。使用5-0可吸收缝线无张力间断缝合术区。

术后

嘱患者术后5天服用阿莫西林，若有疼痛可服用布洛芬，术后7天内常规葡萄糖酸氯己定含漱；术后1周复诊，2周后拆线。术后4周，将覆盖螺丝替换成Locator基台，基台扭矩达到35N·cm（图7和图8），未见动度。根据早期负载指南，采用直接法通过Locator基台将即刻修复体连接到种植体上。这样有利于将部分咬合负载转移至种植体，从而利于牙槽嵴溃疡面愈合。

术后修复

取初印模制作个性化托盘，用印模膏在个性化托盘边缘塑形以便适应口腔肌肉和软组织附着。使用选择性压力技术和流体聚硫化物材料制取终印模[8]。在腭部标记腭后部封闭区，然后转移至上颌

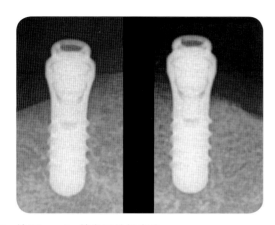

图7：放置Locator基台后的根尖片

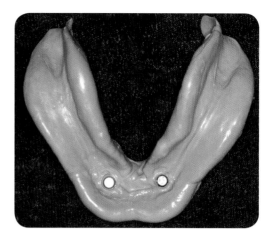

图9：下颌终印模。

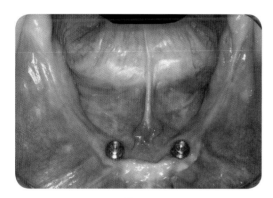

图8：下颌牙弓上的Locator基台

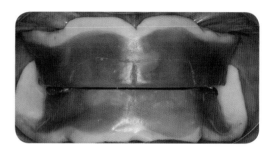

图10：上、下颌关系

印模上，最终灌注至石膏模型。印模制作前放置Locator印模柱（图9）。Locator替代体被放置到下颌印模内的Locator印模柱内，然后装盒灌注模型。

　　制作丙烯酸基托和蜡堤，试戴上颌蜡堤，并根据患者的发音、美观、面部组织支撑及解剖标志情况调整至合适的殆平面。下颌咬合蜡堤与上颌咬合蜡堤相协调，获得合适的咬合垂直距离。在下颌蜡堤中加入铝蜡进行颌间正中关系记录（图10）。在面弓转移支架的辅助下把终模型转移至Whipmix功能支架上。

　　在殆架上选择适合的前牙排牙，并在口内试戴。重新评估殆平面和咬合垂直高度，并于患者口

内确认上、下颌关系后，完成排牙。患者对义齿试戴效果满意（图11）；遵照标准加工程序制作终义齿，安装Locator基台后，试戴终义齿，满意后精细抛光，最后戴入患者口内（图12）；用压力指示

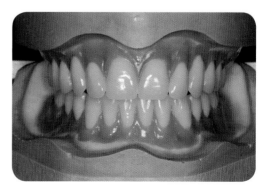

图11：蜡基托试排牙

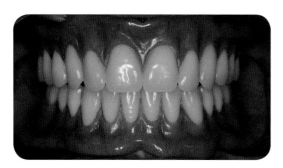

图12：完成的终义齿

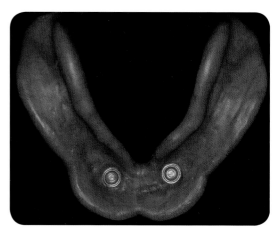

图13：下颌义齿组织侧凹面观可见种植体固位配件

器评估义齿基托适应性及边缘延展性；最后，去除Locator阴型上的黑色保护帽，放置两个尼龙3.0 lbs（1.36 kg）固位体（图13）。

讨论

本节讨论了全口无牙颌患者口腔功能修复重建的病例。处理这类患者的软组织具有挑战性。患者严重的口干症以及下颌牙槽嵴有限的骨高度导致了下颌黏膜多处溃疡。因此建议患者上颌采用传统全口活动义齿修复，下颌采用种植体支持式覆盖义齿修复。考虑到下颌骨量充足，可植入2颗4.1mm×12mm 软组织水平种植体。冠部采用

Locator基台修复。本例患者采用种植体支持式下颌覆盖义齿修复较为理想，该修复方式减轻了修复体下方组织的咬合负载，有利于减轻患者口腔软组织负载，从而预防黏膜溃疡的发生。

全面的检查和诊断是任何手术及修复前的关键环节。使用CBCT和手术导板有助于减少手术并发症，提高种植体植入的精确度。评估修复空间并按计划制作理想修复体可确保良好的修复效果。

自学问题

A： 本病例中引起患者口干症的主要原因是什么？口干症对无牙颌患者的不良影响是什么？

B： 当前针对无牙颌患者伴口干症的治疗方法有哪些？

C： 用下颌杆卡式附着体代替Locator基台的适应证有哪些？

D： 相较传统Ti（Cp） 种植体，TiZr种植体有哪些潜在的优势？

E： 种植体表面化学处理对种植体骨结合的影响有哪些？

F： 是否推荐下颌种植义齿的即刻负载？

参考文献

[1] House M.M. The relationship of oral examination to oral diagnosis. J Prosthet Dent 1958;8(2):208–219.

[2] Levin B. Impressions for Complete Dentures. Chicago, IL: Quintessence Publishing; 1984, pp 51–55.

[3] McGarry TJ, Nimmo A, Skiba JF, et al. Classification system for the completely dentate patient. J Prosthodont 2004;13(2):73–82.

[4] Dawson A, Martin W, Belser U. Edentulous mandible – removable prosthesis. In: DawsonA, ChenS (eds), The SAC Classification in Implant Dentistry. Berlin: Quintessence Publishing; 2009, pp 106–111.

[5] Grandin HM, Berner S, Dard M. A review of titanium zirconium (TiZr) Alloys for use in endosseous dental implants. Materials 2012;5(8):1348–1360.

[6] Ikarashi Y, Toyoda K, Kobayashi E, et al. Improved biocompatibility of titanium–zirconium (Ti–Zr) alloy: tissue reaction and sensitization to Ti–Zr alloy compared with pure Ti and Zr in rat implantation study. Mater Trans 2005;46(10):2260–2267.

[7] Buser D, Broggini N, Wieland M, et al. Enhanced bone apposition to a chemically modified SLA titanium surface. J Dent Res 2004;83(7):529–533.

[8] Boucher CO, Hickey JC, Zarb GA (eds). Prosthodontic Treatment of Edentulous Patients, 7th edn. St Louis, MO: Mosby; 1975.

[9] Turner M, Jahangiri L, Ship JA. Hyposalivation, xerostomia, and the complete denture wearer: a systematic review. J Am Dent Assoc 2008;139(2):146–150.

[10] Ahuja S, Cagna DR. Classification and management of restorative space in edentulous implant overdenture patients. J Prosthet Dent 2011;105(5):332–337.

[11] Lee CK, Agar J. Surgical and prosthetic planning for a two-implant-retained mandibular overdenture: a clinical report. J Prosthet Dent 2006;95(2):102–105.

[12] Schimmel M, Srinivasan M, Herrmann FR, Müller F. Loading protocols for implant-supported overdentures in the edentulous jaw: a systematic review and meta-analysis. Int J Oral Maxillofac Implants 2014;29(Suppl):271–286.

[13] Gallucci GO, Benic GI, Eckert SE, et al. Consensus statements and clinical recommendations for implant loading protocols. Int J Oral Maxillofac Implants 2014;29(Suppl):287–290.

自学问题回答

A:

本例患者的口干症主要是由药物引起的。

戴义齿的患者若患有口干症，可能会产生以下不利影响：

- 由于附着力、内聚力及表面张力下降，导致义齿固位力下降
- 白色念珠菌感染概率增加
- 特发性感觉迟钝（灼口症）
- 黏膜刺激

B:

目前无牙颌患者伴口干症的治疗方式包括[9]：

- 选择合适的义齿，保持义齿稳定且不过度延伸
- 使用唾液替代品或水保持口腔湿润
- 采用种植体支持式修复体，减轻修复体对黏膜的直接压力
- 与患者的内科医师沟通，尽量减少、去除或改变相关药物的服用，减轻口干症的副作用

C:

下颌使用Locator而非杆卡的[10-11]主要因素是𬌗间距离。Locator附着系统需要大约8.5mm的修复空间，包括骨平面到种植平台间的距离为1.8mm，Locator基台的最短高度为1.5mm，Locator附件厚度3.2mm，Locator附件上丙烯酸树脂基托为2mm。然而，这些并不包括人工牙的高度。依据位置及大小不同，一般人工牙占据3～7mm的高度空间。杆卡式附着系统需要额外

的空间来清洁杆的底部。因此杆卡从牙槽骨嵴顶到丙烯酸树脂基部至少需要13mm的空间（不包括人工牙）。

D：

　　TiZr种植体存在以下三大优势：

- 提高了抗疲劳强度
- 提高了抗腐蚀能力
- 促进了生物相容性

E：

　　化学处理（喷砂、大砂粒及酸蚀）SLA表面对种植体骨结合的影响如下[7]：化学处理SLA种植体表面形成亲水层，提高了种植体植入时的初始湿润度，加速了种植体骨结合，缩短达到二期稳定的时间。这样就提高了即刻和早期种植体负载的成功率。

F：

　　关于下颌种植义齿即刻负载的建议如下[12-13]：

　　第五届ITI共识会议指出，"尽管3种负载方案都有较高的成功率，但是目前关于早期和传统负载的证据更多，且比即刻负载失败率更低。此外，非夹板式或夹板式修复，种植体1年成功率无显著性差异，与修复附着系统无关。"

病例5

种植后即刻临时修复

病例介绍

患者，32岁，亚裔女性。主诉：右上颌前牙烤瓷冠松动，要求治疗。患者#12在5年前行金属烤瓷冠（PFM）修复，2周前冠松动，于当地诊所重新粘接。临床及影像学检查显示#12已完成根管治疗，行铸造桩及PFM冠（已松动）修复（图1）。医师在去除大面积继发龋后发现牙体结构缺损严重，为拔牙指征。

学习目标

- 确定即刻临时修复适应证的诊断标准
- 回顾即刻临时修复的风险与并发症
- 了解即刻临时修复的优缺点
- 强调即刻临时修复的重要性（软组织的塑形）及在美学区种植的作用

既往史

患者全身健康状况良好，无服用牙科治疗禁忌的药物，自述无食物和药物过敏史。

一般情况

- 重要生命体征
  - 血压：127/67mmHg
  - 脉搏：84次/分钟
  - 呼吸：16次/分钟

社会与行为史

患者无吸烟及饮酒习惯。

口外检查

颌面部正常，无肿块或肿胀；颞下颌关节正常；面部对称，未触及肿大淋巴结，中位笑线。

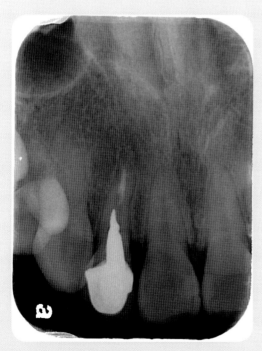

图1：初诊时#12的根尖片

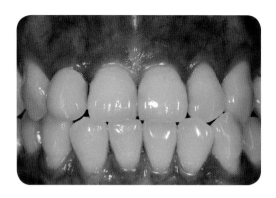

图2：#12局部牙龈炎症和继发龋

口内检查

- #12周围局部牙龈炎症（图2）
- #12 PFM冠
- #12粗大铸造核桩，伴继发龋
- 牙周检查示牙周袋深度为2~4mm（图3）
- 口腔肿瘤筛查阴性
- 软组织检查无异常

咬合检查

下颌前牙轻度拥挤，前牙区对刃殆关系；无殆关系紊乱与殆干扰。

影像学检查

图1和图4为上颌前牙的根尖片及曲面体层片。

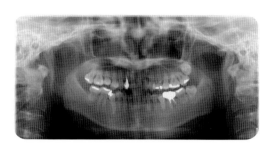

图4：初诊曲面体层片示牙槽嵴骨水平正常

影像学检查显示牙槽嵴骨水平正常；#12和#36已行根管治疗，可见核桩及PFM冠；#28阻生，#17、#16、#24、#26、#27、#37、#45、#46和#47银汞合金充填。

诊断

#12牙体缺损，伴继发龋。

治疗计划

初始治疗包括口腔预防及口腔卫生宣教，消除牙龈炎症与感染。推荐使用种植修复或三单位烤瓷桥修复缺失牙。患者不希望损伤天然牙，同时不接受活动义齿修复。因此本例患者采用拔牙后即刻种植即刻临时修复的治疗方案。

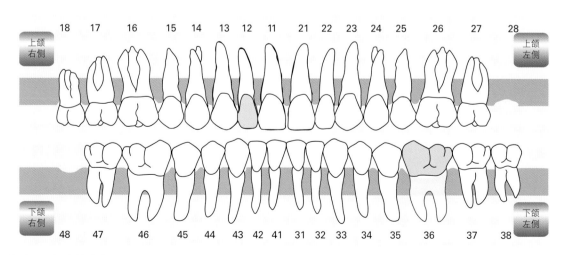

图3：初诊时牙周探诊检查表

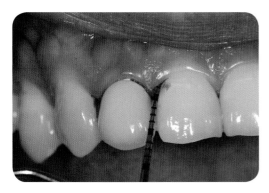

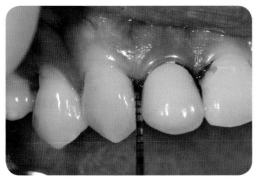

图5：术前探诊示邻牙附着水平正常

治疗程序

种植手术前，进行全面的临床及影像学检查（图5）。根据SAC评估结果（简单、困难、复杂），本患者为复杂病例，同期需GBR及结缔组织移植。

局麻起效后，切断牙周膜后，微创拔除#12（图6）。不翻瓣下，偏腭侧将粗糙表面（SLA）、窄径（3.3mm×12mm；Straumann Dental Implant System）种植体植入牙槽窝（图7）。

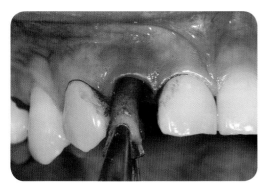

图6：利用微创拔牙器械拔除#12

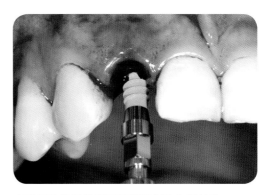

图7：在理想的修复位置不翻瓣即刻植入种植体

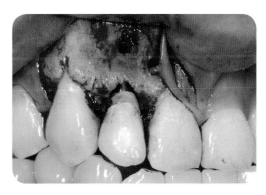

图8：临时基台和冠

由于种植体植入前检查发现根尖处存在颊侧骨开窗缺损，术中翻开颊侧全厚瓣。制作临时修复体，修复体完成后用浮石粉高度抛光后固定于种植体上（图8）。

用小球钻在唇侧骨面打孔去皮质化。于颊侧骨板外及颊侧骨板内面与种植体之间植入颗粒状同种异体植骨材料（图9）。从腭部取上皮下结缔组织后，植入唇瓣的内侧面，最后用5-0尼龙线进行固位及伤口缝合（图10和图11）。

术后10天拆线，伤口愈合良好。术后3个月行临时冠修复引导软组织塑形。软组织稳定后。采用个性化印模技术制取终印模（图12）。

在终模型上，制作氧化锆基台并于口内试戴。

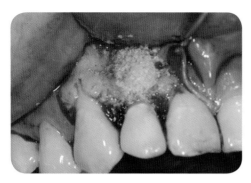

图9：将同种异体移植物及结缔组织移植物放置在种植体唇面，图为术中翻瓣后的唇面观

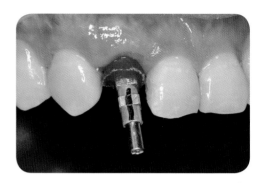

图12：个性化印模获得软组织轮廓外形

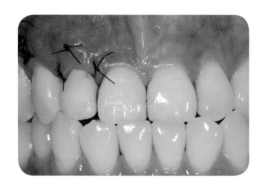

图10：术后临床冠，此时无殆接触

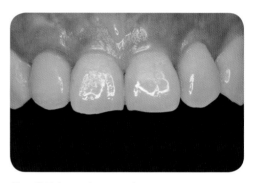

图13：戴入终修复冠（唇面观）

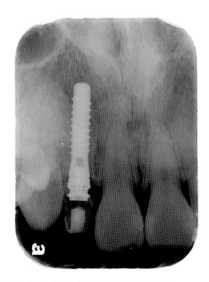

图11：术后根尖片确认种植体植入理想位置

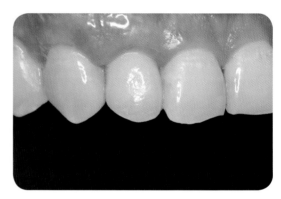

图14：修复3年后临床效果

讨论

即刻临时修复是指在种植体植入1周内完成的临时修复。由于即刻种植与即刻修复相结合缩短了疗程，减少了外科干预，因此该治疗方案被越来越多地采用。据文献报道，拔牙窝的即刻种植即刻修复可取得良好的治疗效果，特别是有利于保护牙邻面的龈乳头[1-6]。另一方面，唇侧正中牙龈退缩是这

当临床确认基台边缘线略低于唇侧龈缘时，比色并将基台送至加工厂制作种植体支持式全瓷单冠。患者下次就诊时戴终修复冠（图13～图15）。

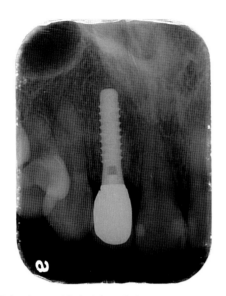

图15：修复3年后牙槽嵴骨水平稳定

冠穿黏膜部分对维护软组织状态和预防牙龈退缩非常重要。

种植体支持式单冠进行即刻负载的条件包括以下几点：（1）术者临床技能培训与种植经验积累；（2）合适的病例选择，充足的骨量和骨密度；（3）良好的初期稳定性，植入时扭矩>20N·cm，ISQ值>60；（4）种植体长度>10mm；（5）没有局部和系统性禁忌证（具体指大范围骨缺损需要骨增量，骨量及骨密度不足，功能异常，需要上颌窦底提升及患者系统性疾病等）[8,10]。

种治疗方案最常见的并发症[7-9]。由于美学区并发症的风险高，因此病例选择和种植体植入三维位置的精准性非常重要[9]。

此病例中采用了即刻种植后即刻临时修复。美学区理想修复效果的获得非常依赖种植体准确的三维位置及固定临时修复体佩戴期间种植体周围软组织的成功塑形。此病例修复后随访3年，获得了令患者满意的稳定且美观的修复效果。愈合期间临时

总之，大量短期对比性研究证明，无论是即刻负载还是传统延期负载，种植体成功率及边缘骨水平稳定性均无显著性差异[8]。

根据文献报道，即刻负载最常见的适应证标准包括最小扭矩为20～45N·cm，最低ISQ值为60～65，种植体长度>10mm。

关于即刻负载与传统负载后龈乳头高度和唇部黏膜边缘稳定性的对比性研究报道不多。关于美学修复和患者满意度的对比性研究也较少，因此无法得出相关结论[8]。

自学问题

A：什么是即刻临时修复？

B：进行即刻临时修复的前提是什么？

C：即刻修复与传统修复方式有何区别？

D：即刻修复的可预期性如何？

E：哪些因素会影响即刻修复的效果？

F：螺丝固位和粘接固位修复体的区别是什么？

G：即刻临时修复有哪些替代方案？

H：即刻临时修复有哪些新进展、新技术？

参考文献

[1] Morton D, Chen ST, Martin WC, et al. Consensus statements and recommended clinical procedures regarding optimizing esthetic outcomes in implant dentistry. Int J Oral Maxillofac Implants 2014;29(Suppl):216–220.

[2] Kan JY, Rungcharassaeng K, Lozada JL, Zimmerman G. Facial gingival tissue stability following immediate placement and provisionalization of maxillary anterior single implants: a 2- to 8-year follow-up. Int J Oral Maxillofac Implants 2011;26:179–187.

[3] Botticelli D, Renzi A, Lindhe J, Berglundh T. Implants in fresh extraction sockets: a prospective 5-year follow-up clinical study. Clin Oral Implants Res 2008;19:1226–1232.

[4] Chen ST, Buser D. Clinical and esthetic outcomes of implants placed in postextraction sites. Int J Oral Maxillofac Implants 2009;24(Suppl):186–217.

[5] Roe P, Kan JY, Rungcharassaeng K, et al. Horizontal and vertical dimensional changes of peri-implant facial bone following immediate placement and provisionalization of maxillary anterior single implants: 1-year cone beam computed tomography study. Int J Oral Maxillofac Implants 2012;27:393–400.

[6] Cosyn J, Eghbali A, Hanselaer L, et al. Four modalities of single implant treatment in the anterior maxilla: a clinical, radiographic, and aesthetic evaluation. Clin Implant Dent Relat Res 2013;15:517–530.

[7] Lang NP, Pun L, Lau KY, et al. A systematic review on survival and success rates of implants placed immediately into fresh extraction sockets after at least 1 year. Clin Oral Implants Res 2012;23(Suppl 5):39–66.

[8] Gallucci GO, Benic GI, Eckert SE, et al. Consensus statements and clinical recommendations for implant loading protocols. Int J Oral Maxillofac Implants 2014;29(Suppl):287–290.

[9] Cosyn J, Sabzevar MM, De Bruyn H. Predictors of inter-proximal and midfacial recession following single implant treatment in the anterior maxilla: a multivariate analysis. J Clin Periodontol 2012;39:895–903.

[10] Benic GI, Mir-Mari J, Hammerle CHF. Loading protocols for single implant crowns: a systematic review and meta-analysis. Int J Oral Maxillofac Implants 2014;29(Suppl):222–238.

[11] Schrott A, Riggi-Heiniger M, Maruo K, Gallucci GO. Implant loading protocols for partially edentulous patients: a systematic review and meta-analysis. Int J Oral Maxillofac Implants 2014;29(Suppl):239–255.

[12] Buser D, Chappuis V, Kuchler U, et al. Long term stability of early implant placement with contour augmentation. J Dent Res 2013;92(12 Suppl):176S–182S.

[13] Buser D, Chappuis V, Bornstein MM, et al. Long-term stability of contour augmentation with early implant placement following single tooth extraction in the esthetic zone: a prospective, cross-sectional study in 41 patients with a 5- to 9-year follow-up. J Periodontol 2013;84:1517–1527.

[14] Hürzeler MB, Zuhr O, Schupbach P, et al. The socket-shield technique: a proof-of-principle report. J Clin Periodontol 2010;37:855–862.

自学问题回答

A:

即刻临时修复是指在种植术后1周内连接上部修复体。种植体植入时机可以在牙槽窝愈合中、完全愈合或拔牙后即刻[8]。

B:

种植体支持式单冠即刻负载和种植体支持式固定桥修复即刻负载需满足以下前提条件：

- 种植体初期稳定性良好（植入扭矩≥20～45N·cm和/或ISQ值≥60～65）
- 种植体长度>10mm
- 没有局部和系统性禁忌证（大范围骨缺损需要骨增量、骨量和骨密度不足、功能异常、需要上颌窦底提升及患者系统性疾病）
- 临床医师的经验与知识
- 临床收益高于预期风险
- 在可获得良好的初期稳定性的前提下，拔牙后即刻种植不是即刻负载的禁忌证

C:

传统负载是指在种植体植入2个月或更长时间后负载。传统负载适合于所有情况，特别是在种植体初期稳定性不佳、大面积骨增量、种植体直径较小及宿主身体状况不佳的情况下[8]。

即刻负载是在种植体植入后1周内佩戴修复体，即刻负载与传统负载的种植体成功率相似[8]。

D：

对于前牙和前磨牙区的种植体支持式单冠而言，以种植体成功率和边缘骨稳定性为评估指标，即刻负载是可预期的治疗方案。然而，关于软组织方面的证据不足，尚不能将美学区单冠种植体的早期或即刻负载推荐作为常规治疗方案。只有经验丰富的临床医师才可选择即刻负载[8]。

对于下颌磨牙区，种植体支持式单冠行即刻负载具有可预期性，若条件允许，可以推荐该种治疗方案。

在上颌磨牙区，关于种植体支持式单冠即刻负载的资料有限，此区域内的种植应尽量采取延期负载。

对于多颗相邻后牙缺失的部分缺牙患者，种植体支持式修复即刻负载与早期或延期负载是否具有相似成功率仍缺乏充分证据支持。

对于上、下颌前牙部分牙缺失患者，即刻负载也缺乏充分证据支持[11]。因此，在证据不足的情况下，进行即刻负载要谨慎，需要经验丰富的临床医师完成。

对于全口无牙颌患者，文献证据表明即刻负载与传统负载的效果相似。无牙颌患者若使用粗糙表面的种植体和一段式固定临时修复体，无论即刻、早期还是延期负载，在上、下颌都可获得很高存留率[8]。

E：

除之前提到的即刻负载的前提条件外，咬合因素也会影响即刻临时修复的治疗效果。在所有功能运动及正中咬合中消除𬌗干扰有利于实现种植体骨结合，避免过度负载导致的修复失败。患者的依从性也十分重要，在即刻临时修复完成后的6周内应尽量吃软食。

延期负载适合于所有情况，特别适用于种植体初期稳定性不佳、大面积骨增量、种植体直径较小及宿主身体状况不佳的情况。

F：

两种固位方式各有优点和局限。除医师的临床偏好外，一些临床实际情况也决定何种固位方式更有优势，具体因素包括种植体植入的三维位置（深度、颊舌向及近远中向）、义齿的制作难度、被动就位情况、是否易于摘戴、美观度、是否易于维护等。

G：

如自学问题E所述，延期负载适合于所有情况，特别是在种植体初期稳定性不佳、大面积骨增量、种植体直径较小及宿主身体状况不佳的情况下。针对这些病例，选择可摘临时修复体和牙支持式临时修复体更为合适[8]。

一般情况下，单颗牙齿缺失或局部缺牙患者，常规推荐术后 6~8 周行早期负载。

若拔牙时造成部分颊侧骨缺失，建议在软组织愈合6~8周后行种植手术[12]。种植术与GBR同期进行，以恢复唇颊面骨弓形态。采用埋入式愈合方式，在种植体骨结合期间佩戴临时活动修复体。经过5~9年的随访，结果表明此种方法有利于唇颊面形态的长期维持，能获得临床长期的美学效果[13]。

H：

数字化手术导板在种植手术中的使用日益广泛。无论是否采用手术导板，每个病例中都应使用种植三维设计软件，术前在拟种植区域进行可视化模拟种植体植入及评估。

唇侧或者邻面保留牙片的"socket shield"技术有利于维持唇侧的轮廓形态及龈乳头的高度[14]。然而这项技术尚缺乏长期证据支持。在条件允许的情况下，可选用患者拔除的天然牙制作即刻临时修复体，而不是采用丙烯酸树脂冠，这样会利于临时冠穿黏膜处的软组织塑形。

结论

种植体传统延期负载方式适合于所有临床情况，特别是在种植体初期稳定性不良、大面积骨增量、种植体直径较小及宿主身体状况不佳的情况下。针对这些病例，选择可摘临时修复体和牙支持式临时修复体更为合适。

对于上、下颌的前牙区，无论种植体成功率还是边缘骨稳定性，种植体支持式单冠即刻临时修复效果具有可预期性。在这个区域，进行即刻负载应谨慎，最好由经验丰富的临床医师完成即刻负载[8,10]。由于即刻负载软组织方面证据不足，因而不能将美学区单颗牙缺失种植后的早期或即刻负载推荐为常规治疗方案。

对于多颗相邻牙缺失的部分缺牙患者，种植体支持式后牙联冠即刻负载、早期或传统负载成功率是否相似仍缺乏足够证据支持[11]。上下前牙区联冠也同样缺乏足够证据支持[8,11]。因此，即刻负载最好由经验丰富的临床医师完成。对于全口无牙颌患者，文献证据表明即刻负载与延期负载的修复效果相似[8]。

致谢

衷心感谢中国台湾台南齿美医疗中心的Lian-Ping Mau和Chih-Wen Cheng医师为患者提供的维护。

病例6

即刻负载

病例介绍

　　患者，48岁，亚裔患者。主诉：下颌部分牙缺失，目前佩戴活动义齿，要求更换成不需要摘戴的固定义齿。患者多年前失去了大部分磨牙，口内可见局部固定义齿（FPD）及下颌局部可摘义齿；临床及影像学检查见大量的龋坏及牙龈退缩（图1）。患者无定期看牙医的记录，未用过牙线及间隙刷，但每天刷牙2次。

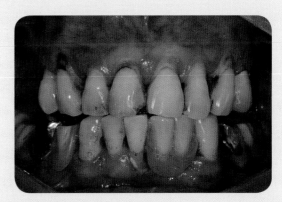

图1：术前口内状况（唇面观）

学习目标

- 根据不同的临床适应证选择最佳种植体负载方案
- 了解即刻负载的优势
- 强调即刻种植的禁忌证
- 了解即刻种植的标准
- 回顾临床上推荐种植负载治疗方案的科学依据

既往史

　　治疗期间，患者健康状况良好，所服药物对牙科治疗无影响。

一般情况

- 重要生命体征
  - 血压：129/73mmHg
  - 脉搏：84次/分钟（正常）
  - 呼吸：17次/分钟

社会与行为史

　　患者不饮酒，但有超过10年的吸烟史（每天约1包）。

口外检查

　　口外未发现明显异常，无肿块或肿胀；颞下颌关节活动正常；面部对称，未触及肿大淋巴结。

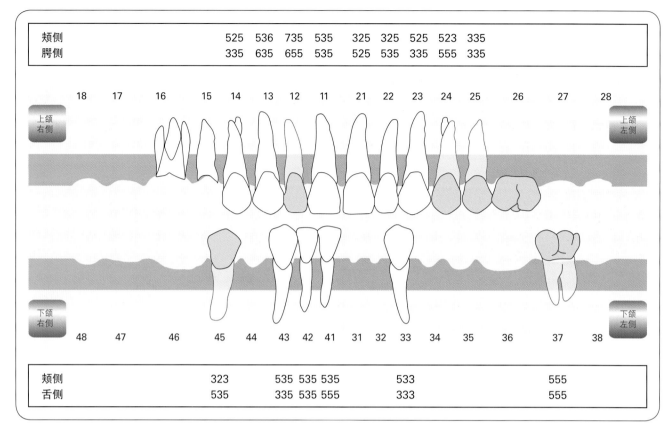

| 颊侧 | | | | 525 | 536 | 735 | 535 | | 325 | 325 | 525 | 523 | 335 | |
| 腭侧 | | | | 335 | 635 | 655 | 535 | | 525 | 535 | 335 | 555 | 335 | |

| | 18 | 17 | 16 | 15 | 14 | 13 | 12 | 11 | 21 | 22 | 23 | 24 | 25 | 26 | 27 | 28 |

上颌右侧　　　上颌左侧

下颌右侧　　　下颌左侧

| | 48 | 47 | 46 | 45 | 44 | 43 | 42 | 41 | 31 | 32 | 33 | 34 | 35 | 36 | 37 | 38 |

| 颊侧 | | | | 323 | | 535 | 535 | 535 | | | 533 | | | | 555 | |
| 舌侧 | | | | 535 | | 335 | 535 | 555 | | | 333 | | | | 555 | |

图2：初诊时牙周探诊检查表

口内检查

- 口腔肿瘤筛查阴性
- 软组织检查正常（包括舌体与口底）
- 牙周检查示龈袋深度在2～3mm（图2）
- 局部有牙龈炎症
- #15和#14区域的牙槽骨存在水平向和垂直向骨吸收
- 口内存在FPDs和单冠修复体

咬合

面部中线与牙列中线一致，覆盖3mm，覆𬌗2mm。最大张口度为40mm，无𬌗紊乱或𬌗干扰。

影像学检查

全口影像学检查显示（图3）：
- 残根：#16、#15

- 缺失牙：#18、#17、#26～#28、#38、#36、#35、#34、#32、#31、#44、#46～#48
- 根管治疗史：#43。
- 龋：#13、#33、#41、#42、#43
- 不良固定修复体：#24～#26、#37、#45
- 水平骨缺损：#14、#13、#12、#11、#21、#22、#23、#41、#42
- 角形骨缺损：#37
- 根分叉病变：#37

诊断

根据美国牙周学会诊断标准，患者诊断为慢性广泛性牙周炎、继发龋和牙列缺损。

负载方案的制订

根据目前的共识，负载方案制订如下[1]：

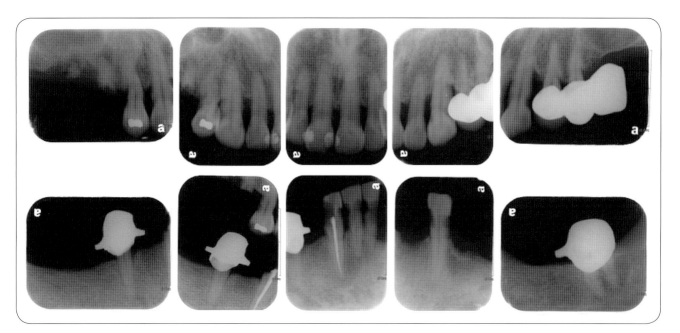

图3：术前全口影像学检查

• *即刻负载*——种植术后1周内佩戴种植修复体

• *早期负载*——种植术后1周到2个月佩戴种植修复体

• *延期负载*——种植术后2个月后或更长时间佩戴种植修复体

治疗计划

治疗计划从初步的牙周治疗开始，包括刮治、根面平整及口腔卫生宣教等，消除牙龈炎症与感染。

拔除下颌所有剩余牙，并戴入即刻全口义齿。最终修复采用全牙弓种植体支持式固定修复。#15采取种植体支持式单冠修复，#24和#25进行全冠修复。为避免上颌窦底提升术，本病例将利用上颌短牙弓进行口腔功能修复重建。

治疗程序

在治疗初始阶段，先行牙周非手术治疗；拔除#16、#15残根，用#24、#25临时冠替代#24～#26

FPD。终修复治疗包括拔除所有下颌牙并进行即刻全口义齿修复，以恢复美学、咬合及发音功能。拔牙后6周拍摄CBCT行术前评估，根据三维影像为导向植入6颗种植体。此外，即刻负载采用一体化印模技术。

下颌局麻后从#37至#47做牙槽嵴顶正中切口（图4）。翻全厚颊侧及舌侧组织瓣。按照术前设计于 #36、#34、#33、#43、#44及#46植入6颗种植体（图5）。使用动度测量仪（Osstell）检查种植体稳定性，所有种植体ISQ值均>65。橡皮障隔离

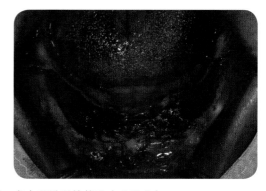

图4：术中翻瓣后的状况（正面观）

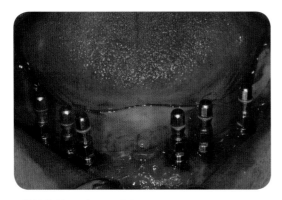

图5：种植体植入（正面观）

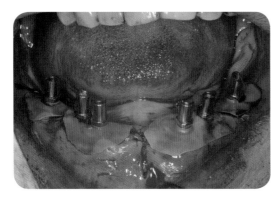

图6：瓣复位缝合后安装临时基台及橡皮障（正面观）

手术创口后，将临时基台螺丝固位到种植体上（图6）。

调改预制的临时义齿与临时基台相适应，并在口内进行固定（图7）。然后将修复体在技工室修整并抛光（图8）。

螺丝固位临时修复体负载后实现咬合接触和组牙功能骀。

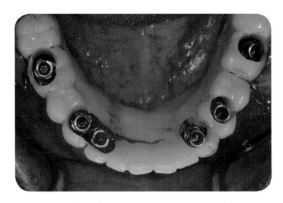

图7：将临时修复体放入口内，调改后使之与临时基台适应（骀面观）

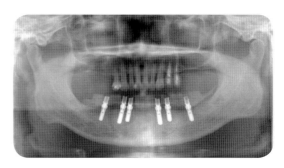

图8：术后曲面体层片

术后10天拆线，伤口愈合良好。1周后于#15位置植入1颗种植体。8周后，用牙线和丙烯酸树脂夹板固定印模转移杆，使用聚醚树脂制取终印模[2]。记录咬合关系后，分段试戴氧化锆支架（图9～图11）。记录新的咬合关系，将义齿送到加工厂上瓷。

在终修复时，下颌采用三段种植体支持式

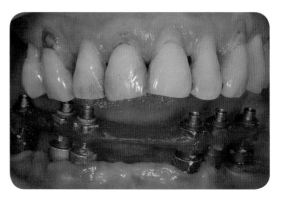

图9：丙烯酸树脂夹板固定印模转移杆（正面观）

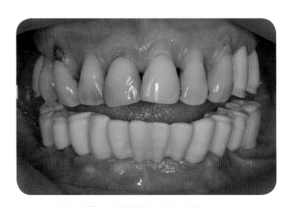

图10：口内试戴修整后的整体氧化锆支架（正面观）

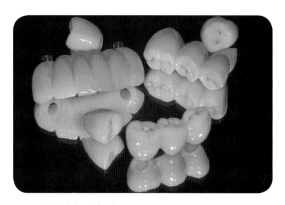

图11：最终的分段修复体

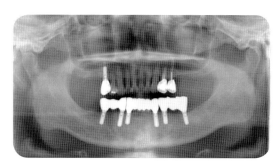

图13：修复1年后的曲面体层片

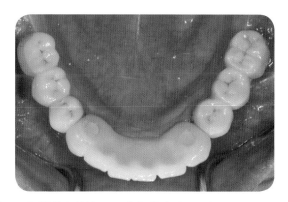

图12：下颌戴入最终FPDs修复体（殆面观）

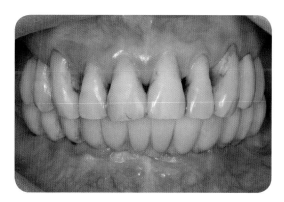

图14：修复2年后的临床表现

FPDs，上颌采用种植体支持式单冠及两个天然牙单冠（图12和图13）。随访2年，患者对修复效果满意（图14），未观察到生物学并发症或机械并发症。

讨论

种植修复为无牙颌患者提供了可靠的解决方案，使用表面处理的种植体对于局部缺牙或全口无牙颌患者都有良好的长期效果[3-4]。

在美国，全口无牙颌患者占总人口的10%，并且随着人们寿命的延长这个比例将会逐年上升[5]。因此，无牙颌患者对种植义齿修复的需求也随之增加。然而，从患者角度来说，他们并不倾向于愈合时间更长的传统延期负载方案。因此，减少愈合时间、尽早负载对患者是有益的。合理选择病例后，选择粗糙表面种植体有利于骨结合。即刻负载方案

可立即恢复患者口腔功能及美学效果，这在理论和临床上都得到了验证[5-6]。即刻负载对部分及全口无牙颌患者均适用，适用于愈合区种植（延期种植）和/或拔牙窝种植（即刻种植）[4]。

即刻负载可缩短疗程，立即实现固定修复的功能。另外，即刻负载也可消除因缺牙对患者心理产生的负面影响[5]。

全口无牙颌患者的种植体支持式固定修复治疗方案较为复杂。因此临床医师须仔细选择病例，认真制订治疗计划。同时手术操作及种植体修复需要知识储备充足且临床经验丰富的医师完成[1]。现有文献报道：在上、下颌的无牙颌病例中，如采用表面处理的种植体，同时结合一段式跨牙弓固定临时修复，那么即刻负载也能获得与早期负载/传统负载一样的可预期性。另外，有一些标准也很重

要：如扭矩≥30N·cm，ISQ值≥60，种植体最短长度≥10mm[1,5-6]。

无论选择何种负载方案，种植体初期稳定性对获得理想的骨结合均有十分重要的作用。建议在无牙颌牙弓上进行即刻负载之前，先确认每颗种植体的初期稳定性。无论何种负载方案，都应根据种植–修复计划、牙弓形状以及骨量，选择合适的种植体植入的数量、尺寸及分布这些原则来进行。同期需进行如骨增量或上颌窦底提升等手术的病例，应视为即刻负载的相对禁忌证[1,5-6]。

自学问题

A： 什么是即刻负载？

B： 即刻负载的前提条件是什么？

C： 即刻负载的优点是什么？

D： 即刻负载的禁忌证是什么？

E： 即刻负载的可预期性如何？

F： 即刻负载与传统负载有哪些区别？

G： 即刻负载有哪些最新进展？

参考文献

[1] Gallucci GO, Benic GI, Eckert SE, et al. Consensus statements and clinical recommendations for implant loading protocols. Int J Oral Maxillofac Implants 2014;29(Suppl):287–290.

[2] Papaspyridakos P, Lal K. Computer-assisted design/computer-assisted manufacturing zirconia implant fixed complete prostheses: clinical results and technical complications up to 4 years of function. Clin Oral Implants Res 2013;24:659–665.

[3] Papaspyridakos P, Chen CJ, Chuang SK, et al. A systematic review of biologic and technical complications with fixed implant rehabilitations for edentulous patients. Int J Oral Maxillofac Implants 2012;27:102–110.

[4] Morton D, Chen ST, Martin WC, et al. Consensus statements and recommended clinical procedures regarding optimizing esthetic outcomes in implant dentistry. Int J Oral Maxillofac Implants 2014;29(Suppl):216–220.

[5] Papaspyridakos P, Chen CJ, Chuang SK, Weber HP. Implant loading protocols for edentulous patients with fixed prostheses: a systematic review and meta-analysis. Int J Oral Maxillofac Implants 2014;29(Suppl):256–270.

[6] Schrott A, Riggi-Heiniger M, Maruo K, Gallucci GO. Implant loading protocols for partially edentulous patients: a systematic review and meta-analysis. Int J Oral Maxillofac Implants 2014;29(Suppl):239–255.

[7] Papaspyridakos P, Mokti M, Chen CJ, et al. Implant and prosthodontic survival rates with implant fixed complete dental prostheses in the edentulous mandible after at least 5 years: a systematic review. Clin Implant Dent Relat Res 2014;16:705–717.

[8] Bornstein MM, Al Nawas B, Kuchler U, Tahmaseb A. Consensus statements and recommended clinical procedures regarding contemporary surgical and radiographic techniques in implant dentistry. Int J Oral Maxillofac Implants 2014;29(Suppl):78–82.

[9] Lal K, Eisig SB, Fine JB, Papaspyridakos P. Prosthetic outcomes and survival rates of implants placed with guided flapless surgery using stereolithographic templates: a retrospective study. Int J Periodontics Restorative Dent 2013;33:661–667.

[10] Patzelt SB, Bahat O, Reynolds MA, Strub JR. The All-on-Four treatment concept: a systematic review. Clin Implant Dent Relat Res 2014;16:836–855.

自学问题回答

A:

即刻负载是在种植体植入后1周内佩戴种植体支持式修复体的一种临床治疗方案。

B:

即刻负载需要一些前提条件，我们首先要明确无牙颌的任何种植体支持式固定修复治疗都是复杂的。因此，仔细的病例选择、充足的知识储备、医师操作技能和临床经验都十分重要。

- 临床技能专科培训和经验
- 合适的病例选择
- 初期稳定性，植入扭矩>30N·cm，ISQ值>60
- 跨牙弓的稳定性
- 种植体数量取决于种植–修复计划、牙弓形状、骨量及骨密度等因素，种植体数量最少4颗
- 种植体长度>10mm
- 治疗团队的密切配合（外科医师、修复科医师及牙科技师）

C:

即刻负载的优点：

- 立即恢复咀嚼功能
- 缩短疗程
- 无须使用临时活动义齿
- 改善心理和社交
- 治疗期间提高患者的舒适性，消除了临时活动义齿可能产生的术后不适
- 此外，患者无须对过渡全口义齿进行适应，可直接评估未来终修复的美学和发音效果
- 临时固定修复体有助于软组织塑形，其卵圆形桥体不会对种植体产生不利影响，有利于分散𬌗力。而活动义齿可能会造成单颗或多颗种植体受力过大，且经常需要调整或重衬
- 临时固定修复提高了终修复的可操控性，可通过𬌗架、硅橡胶和回切技术将已建立的解剖标志点较容易地转移到最终修复体上

D:

即刻负载的禁忌证：

- 临床医师缺乏足够的种植专科培训和临床经验
- 需要骨再生手术
- 夜磨牙症患者具有一定风险，但非绝对禁忌证，可采用所有负载方案，但建议增加种植体数量
- 不当的病例选择，患者依从性差
- 系统性风险因素可能会影响种植治疗结果（如糖尿病控制不佳、吸烟、牙周病史等），这些风险因素对所有负载方式均有影响

E:

大量证据提示种植体即刻负载的成功率与早期或传统负载相似。对于上颌或下颌无牙颌患者而言，使用表面处理种植体结合一体式固定临时修复，无论采用即刻负载、早期负载还是传统负载，种植修复的留存率都很高。3种负载方式（即刻负载、早期负载及延期负载），种植体1年留存率均在99%以上（95%置信区间）[1]。最近一项纳入超过500名患者的Meta分析指出，下颌无牙颌的种植体及修复体10年留存率均超过96%，且与负载方案无关[7]。

F:

传统延期负载是在种植体植入后2个月或更长时间行种植修复的一种治疗方案。延期负载适用于所有的种植修复方式，特别适用于以下临床适应证：种植体初期稳定性差、大面积骨增量、种植体直径较小及患者健康状况不佳。即刻负载是指在种植术后1周内完成种植修复，这种负载方案与传统负载方式的种植体留存率无显著性差异[1]。

G:

计算机引导下不翻瓣手术方案的应用越来越广泛。不翻瓣手术可有效将预成的过渡义齿或患者原有义齿与即刻负载相结合[8-9]。针对全口无牙颌患者，中期随访期间即刻负载与传统负载种植体的留存率无显著性差异[5]。然而这个结论还有待长期随访的临床证据支持。

为避免在上、下颌后牙区行上颌窦底提升或大量骨移植，建议在双侧上颌窦间或下颌颏孔间使用倾斜种植体。在下颌植入倾斜种植体并采用即刻负载，显示了良好的中期效果，但仍缺乏长期的临床证据支持[10]。

结论

传统种植负载适用于所有临床状况，特别适用于种植体初期稳定性差、大面积骨增量、种植体直径较小及患者健康状况不佳时。即刻负载病例，需保证种植体植入时的最小扭矩为30N·cm，种植体长度最小为10mm，并且需仔细选择临床病例，同时需要具有丰富临床经验及经过专科培训的临床医师完成。

大量证据表明，种植体即刻负载的成功率与早期或延期负载相似。对于上颌或下颌无牙颌患者而言，使用表面处理的种植体结合一段式临时固定修复，无论采用即刻负载、早期负载还是传统负载，种植修复留存率都很高。3种负载方式（即刻负载、早期负载及延期负载），种植体1年留存率均在99%以上（95%置信区间）。当仔细选择病例后，无牙颌患者采用粗糙表面种植体及固定即刻负载，种植体与修复体的留存率和失败率与早期与传统负载之间没有显著性差异。

对于部分牙缺失患者，在已经愈合的后牙区行多单位联冠修复时，尚无足够证据支持即刻负载与早期及传统负载之间是否具有相似的种植体留存率[1,6]，在上、下颌的前牙区也同样缺乏相应证据[1,5]。因此，这部分患者需要仔细选择病例，并由经验丰富的临床医师完成种植及修复。

致谢

我们衷心感谢中国台湾台南齿美医疗中心的Chih-Wen Cheng医师为患者提供的维护。

（邹多宏　译）

第9章

多学科序列治疗

病例1

牙周病患者种植

病例介绍

患者，53岁，男性。主诉：过去几天一直有牙齿疼痛、肿胀和出血。六个月前，因检查发现#46桩核侧穿、#47折裂，医师告知"不能保留"。因上述两颗牙齿未出现疼痛，一直没有拔除，这导致了目前牙周慢性炎症和急性感染，甚至出现了牙周脓肿。通过这个病例，我们将讨论牙周炎感染区域的种植治疗选择和种植体周围炎的风险因素（图1）

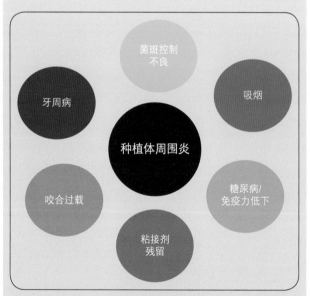

图1：种植体周围炎的风险因素：牙周病、咬合过载、粘接剂残留、糖尿病/免疫力低下、吸烟、菌斑控制不良

学习目标

■ 了解牙周序列治疗和种植治疗

■ 了解牙周炎和种植体周围炎的常见风险因素

■ 了解牙周炎患者的种植成功率和留存率问题

既往史

患者有高血压和高脂血症，使用普萘洛尔（心得安）和阿托伐他汀（立普妥）控制至正常。

一般情况

- 重要生命体征
  - 血压：120/70mmHg
  - 脉搏：70次/分钟

社会与行为史

患者否认吸烟、酗酒和软性毒品使用史。

口外检查

无异常，面部无肿块、无肿胀，颞下颌关节无异常。

口内检查

- 口腔肿瘤筛查阴性
- 患者软硬组织、前庭和唾液腺无异常

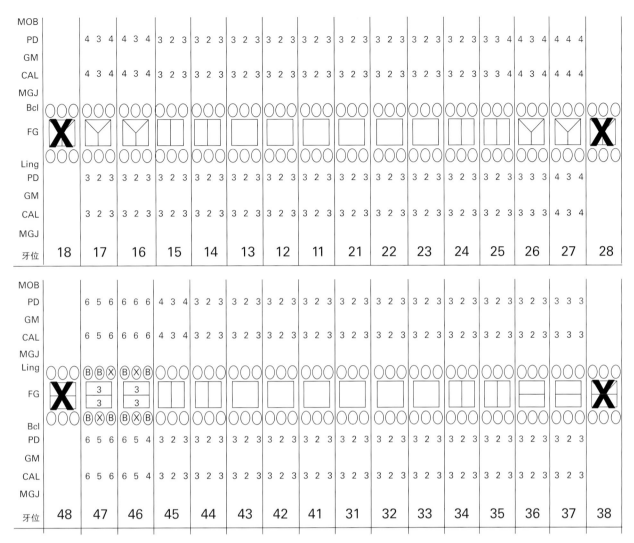

上颌（牙位 18～28）

	18	17	16	15	14	13	12	11	21	22	23	24	25	26	27	28
MOB																
PD	X	4 3 4	4 3 4	3 2 3	3 2 3	3 2 3	3 2 3	3 2 3	3 2 3	3 2 3	3 2 3	3 2 3	3 3 4	4 3 4	4 4 4	X
GM																
CAL		4 3 4	4 3 4	3 2 3	3 2 3	3 2 3	3 2 3	3 2 3	3 2 3	3 2 3	3 2 3	3 2 3	3 3 4	4 3 4	4 4 4	
MGJ																
PD (Ling)		3 2 3	3 2 3	3 2 3	3 2 3	3 2 3	3 2 3	3 2 3	3 2 3	3 2 3	3 2 3	3 2 3	3 2 3	3 2 3	4 3 4	
GM																
CAL (Ling)		3 2 3	3 2 3	3 2 3	3 2 3	3 2 3	3 2 3	3 2 3	3 2 3	3 2 3	3 2 3	3 2 3	3 2 3	3 2 3	4 3 4	
MGJ																

下颌（牙位 48～38）

	48	47	46	45	44	43	42	41	31	32	33	34	35	36	37	38
MOB																
PD	X	6 5 6	6 6 6	4 3 4	3 2 3	3 2 3	3 2 3	3 2 3	3 2 3	3 2 3	3 2 3	3 2 3	3 2 3	3 2 3	3 3 3	X
GM																
CAL		6 5 6	6 6 6	4 3 4	3 2 3	3 2 3	3 2 3	3 2 3	3 2 3	3 2 3	3 2 3	3 2 3	3 2 3	3 2 3	3 3 3	
MGJ																
PD (Bcl)		6 5 6	6 5 4	3 2 3	3 2 3	3 2 3	3 2 3	3 2 3	3 2 3	3 2 3	3 2 3	3 2 3	3 2 3	3 2 3	3 2 3	
GM																
CAL (Bcl)		6 5 6	6 5 4	3 2 3	3 2 3	3 2 3	3 2 3	3 2 3	3 2 3	3 2 3	3 2 3	3 2 3	3 2 3	3 2 3	3 2 3	
MGJ																

图2：初诊牙周检查表

- 低笑线
- 右下颌区域有局部重度牙周炎（图2）
- 口内有部分金合金修复体
- #46原有冠修复缺失，牙龈中度炎症
- #47明显感染

咬合检查

患者右侧磨牙和尖牙咬合关系正常。#23～#33反𬌗。

影像学检查

全口根尖片显示右下颌区域有局部中度至重度牙槽骨吸收，#46、#47根分叉病变（图3）。

诊断

患者有局部重度慢性牙周炎和牙周脓肿。

治疗计划

牙周基础治疗包括去除菌斑，全身配合使用抗生素和给予患者口腔卫生指导。拔除不能保留的

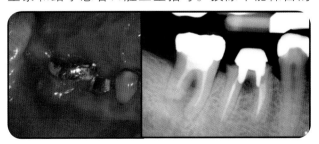

图3：初诊临床和根尖片检查

#46和#47后进行种植修复。

治疗程序

#46和#47区域有局部炎症并伴有牙周脓肿（图2和图3）。两颗患牙都存在Glickman Ⅲ度根分叉病变，可以诊断为局部重度牙周炎。因此，牙周基础治疗包括对脓肿的处理和口服675mg复方阿莫西林（Augmentin），每天3次，连续服用7天[1]。

患者口服7天抗生素后拔除#46、#47，同时行牙槽嵴位点保存，便于后期种植。手术当天，在经过1周前的局部处理和药物干预后，患处软组织肿胀得到了改善，使用两支2%利多卡因进行局麻，为尽可能保存唇侧骨板，分根后微创拔除患牙（图4A）。在牙槽窝内放置冻干同种异体骨（FDBA）（图4B），上方覆盖Bio-Gide膜[2]。

为获得更好的愈合和成骨效果，采用聚四氟乙烯缝线进行了创面初期完全关闭（图4C）[3]。给予患者术后指导和全身用药（阿奇霉素 500mg，每天1次，持续给药5天）。2周后拆线，发现术区有一2mm×2mm创面的开裂，其余愈合良好。

牙槽嵴位点保存术后6个月，在#46、#47位置进行种植。术前检查未发现种植区有感染迹象。局部给予2支含1∶100000肾上腺素的2%利多卡因，一支用于局部浸润麻醉，一支用于下牙槽神经阻滞麻醉。行牙槽嵴顶略偏向舌侧的切口，翻瓣。暴露的牙槽嵴成骨良好（图5A）。在#46（4.1mm×10mm RN）和#47（4.8mm×10mm WN）植入2颗种植体。由于植入扭矩不足，为获得最佳愈合效果，采用了埋入式缝合（图5B）。患者愈合期间无并发症。

种植体植入术后4个月，进行二期手术，更换愈合基台。同时使用Osstell测量种植体稳定性[4]，2颗种植体各个方向上的测量值均>80。

二期手术后2个月，完成螺丝固位的上部修复。要求患者每4个月随访，进行天然牙和种植修复体的维护。种植体植入后24个月，边缘骨高度稳定（图6）。

讨论

人们使用种植牙修复无牙颌和部分牙缺失已超

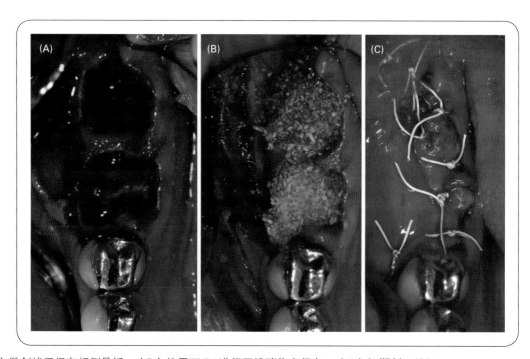

图4：（A）微创拔牙保存颊侧骨板。（B）使用FDBA进行牙槽嵴位点保存。（C）初期创口关闭

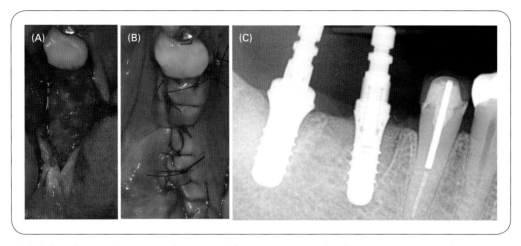

图5：（A）牙槽嵴位点保存术后4个月显示保存了的牙槽嵴形态。（B）完成一期创口关闭。（C）种植体植入后即刻根尖片

过了30年的历史。种植修复具有高成功率，能够恢复类似天然牙的良好外形，易于清洁维护，不需要邻牙支持的一系列优势，已成为大多数患者和牙医的首选。报道显示种植修复成功率可高达90%以上，种植失败虽然所占比例很低，但并不少见，介于1%～8%之间。种植失败通常归咎于两个主要原因：一是机械失败，二是生物学失败，或两者兼而有之。据美国疾病控制预防中心的报道显示，超过30岁的成年人牙周疾病的患病率为47%，超过60岁的成年人患病率为70.1%[5]。由于患者对种植治疗需求的不断增加，临床上遇到牙周病患者或经过治疗的牙周病患者寻求种植治疗是非常普遍的现象。在这个病例中，我们展现的是一位有牙周炎病史的患者进行种植修复的过程。我们所要讨论的是在牙周健康患者和牙周病患者之间种植成功和失败的问题。

微生物学显示，种植体周围炎和牙周病的病原菌非常接近[6]，如牙龈卟啉单胞菌、伴放线聚集杆菌、中间普氏菌。这提示天然牙牙周袋内的细菌与种植体周细菌会发生交叉感染，更有甚者，牙周袋内的细菌可能成为种植体周围龈下细菌的蓄水池。除了细菌方面，宿主对细菌的反应也对疾病预后及种植体周围组织破坏产生重大影响。因此，种植体周围炎的始动和进展不仅由细菌病原体所致，更重要的是由细菌菌斑和宿主免疫系统反应之间的一系列复杂交互事件构成。易感患者对于细菌感染事件的反应更为强烈，导致牙周疾病进程中更多的组织遭受破坏[7]。

在对种植体周围炎出现和进展的评估过程中[8-9]，研究者们发现，与牙周健康患者相比，牙周炎患者更易出现周围组织的破坏。尽管事实可能如此，但牙周疾病不同诊断标准的差异，可能成为一个混杂因素。此外，对于上述论点，还缺乏对照严格的研究能够证实。

因此，在对牙周病患者进行种植治疗前，应先进行仔细的检查，做出诊断，在成功控制原有牙周疾病的基础上再进行后续治疗。另外，牙周和种植治疗结束以后，针对个体制订维护计划对于成功维持牙周健康和种植体成功十分重要。

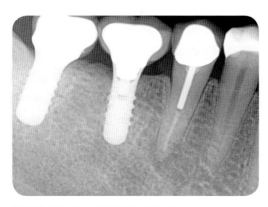

图6：种植体植入后24个月随访根尖片

自学问题

A：牙周炎是种植体周围炎的风险因素吗？

B：种植手术前进行牙周治疗的基本原理是什么？

C：详述种植体周围炎的诊断标准。

D：种植体周围炎的风险因素有哪些？

E：详述种植体周围炎的分类。

F：牙周健康患者和牙周病患者植入种植体的留存率如何？

G：种植体周围炎的治疗模式是什么？

参考文献

[1] Herrera D, Roldán S, O'Connor A, Sanz M. The periodontal abscess (II). Short-term clinical and microbiological efficacy of 2 systemic antibiotic regimes. J Clin Periodontol 2000;27:395–404.

[2] Camelo M, Nevins ML, Schenk RK, et al. Clinical, radiographic, and histologic evaluation of human periodontal defects treated with Bio-Oss and Bio-Gide. Int J Periodontics Restorative Dent 1998;18(4):321–331.

[3] Bowers GM, Chadroff B, Carnevale R, et al. Histologic evaluation of new attachment apparatus formation in humans. Part I. J Periodontol 1989;60(12):664–674.

[4] Meredith N, Book K, Friberg B, et al. Resonance frequency measurements of implant stability in vivo. A cross-sectional and longitudinal study of resonance frequency measurements on implants in the edentulous and partially dentate maxilla. Clin Oral Implants Res 1997;8(3):226–233.

[5] Eke PI, Dye B.A, Wei L, et al. Prevalence of periodontitis in adults in the United States: 2009 and 2010. J Dent Res 2012;91(10):914–920.

[6] Mombelli A. Microbiology and antimicrobial therapy of peri-implantitis. Periodontol 2000 2002;28:177–189.

[7] Page RC, Offenbacher S, Schroeder HE, et al. Advances in the pathogenesis of periodontitis: summary of developments, clinical implications and future directions. Periodontol 2000 1997;14:216–248.

[8] Van der Weijden GA, van Bemmel KM, Renvert S. Implant therapy in partially edentulous peridoontally compromised patients: a review. J Clin Periodontol 2005;32:506–511.

[9] Schou S, Holmstrup P, Worthington HV, Esposito M. Outcome of implant therapy in patients with previous tooth loss due to periodontitis. Clin Oral Implants Res 2006;17(Suppl 2):104–123.

[10] Karoussis IK, Kotsovilis S, Fourmousis I. A comprehensive and critical review of dental implant prognosis in periodontally compromised partially edentulous patients. Clin Oral Implants Res 2007;18:669–679.

[11] Peri-implant mucositis and peri-implantitis: a current understanding of their diagnoses and clinical implications. J Periodontol 2013;84(4):436–443.

[12] Zheng H, Xu L, Wang Z, et al. Subgingival microbiome in patients with healthy and ailing dental implants. Sci Rep 2015;5:10948. doi: 10.1038/srep10948.

[13] Albrektsson T, Zarb G, Worthington P, Eriksson AR. The long-term efficacy of currently used dental implants: a review and proposed criteria of success. Int J Oral Maxillofac Implants 1986;1(1):11–25.

[14] Heitz-Mayfield LJ. Peri-implant diseases: diagnosis and risk indicators. J Clin Periodontol 2008;35(8 Suppl):292–304. doi: 10.1111/j.1600-051X.2008.01275.x.

[15] Ferreira S, Silva G, Cortelli J, et al. Prevalence and risk variables for peri-implant disease in Brazilian subjects. J Clin Periodontol 2006;33:929–935.

[16] Lindquist L, Carlsson G, Jemt T. Association between marginal bone loss around osseointegrated mandibular implants and smoking habits: a 10-year follow-up study. J Dent Res 1997;6:1667–1674.

[17] Quirynen M, Abarca M, Van Assche N, et al. Impact of supportive periodontal therapy and implant surface roughness on implant out- come in patients with a history of periodontitis. J Clin Periodontol 2007;34:805–815.

[18] Strietzel FP, Reichart PA, Kale A, et al. Smoking interferes with the prognosis of dental implant treatment: a systematic review and meta-analysis. J Clin Periodontol 2007;34:523–544.

[19] Galindo-Moreno P, Fauri M, Avila-Ortiz G, et al. Influence of alcohol and tobacco habits on peri-implant marginal bone loss: a prospective study. Clin Oral Implants Res 2005;16:579–586.

[20] Froum SJ, Rosen PS. A proposed classification for peri-implantitis. Int J Periodontics Restorative Dent 2012;32(5):533–540.

[21] Etter TH, Håkanson I, Lang NP, et al. Healing after standardized clinical probing of the perlimplant soft tissue seal: a histomorphometric study in dogs. Clin Oral Implants Res 2002;13(6):571–580.

[22] Baelum V, Ellegaard B. Implant survival in

periodontally compromised patients. J Periodontol 2004;75(10):1404–1412.

[23] Hardt CR, Gröndahl K, Lekholm U, Wennström JL. Outcome of implant therapy in relation to experienced loss of periodontal bone support: a retrospective 5- year study. Clin Oral Implants Res 2002;13(5):488–494.

[24] Karoussis IK, Salvi GE, Heitz-Mayfield LJ, et al. Long-term implant prognosis in patients with and without a history of chronic periodontitis: a 10-year prospective cohort study of the ITI Dental Implant System. Clin Oral Implants Res 2003;14(3):329–339.

[25] Mengel R, Schröder T, Flores-de-Jacoby LJ. Osseointegrated implants in patients treated for generalized chronic periodontitis and generalized aggressive periodontitis: 3- and 5-year results of a prospective long-term study. J Periodontol 2001;72(8):977–989.

[26] Araújo MG, Sukekava F, Wennstrom JL, Lindhe J. Ridge alterations following implant placement in fresh extraction sockets: an experimental study in the dog. J Clin

Periodontol 2005;32(6):645–652.

[27] Lang NP, Pun L, Lau KY, et al. A systematic review on survival and success rates of implants placed immediately into fresh extraction sockets after at least 1 year. Clin Oral Implants Res 2012;23(Suppl 5):39–66.

[28] Renvert S, Roos-Jansåker AM, Claffey N. Non-surgical treatment of peri-implant mucositis and peri-implantitis: a literature review. J Clin Periodontol 2008;35(8 Suppl):305–315.

[29] Felo A, Shibly O, Ciancio SG, et al. Effects of subgingival chlorhexidine irrigation on peri-implant maintenance. Am J Dent 1997;10(2):107–110.

[30] Karring ES, Stavropoulos A, Ellegaard B, Karring T. Treatment of peri-implantitis by the Vector system. Clin Oral Implants Res 2005;16(3):288–293.

[31] Büchter A, Meyer U, Kruse-Lösler B, et al. Sustained release of doxycycline for the treatment of peri-implantitis: randomised controlled trial. Br J Oral Maxillofac Surg 2004;42(5):439–444.

自学问题回答

A：

目前的许多研究表明，牙周炎是种植体周围炎的风险因素。但这些研究的设计多样，随访时间长短不一，结果的评判标准不统一，对如吸烟一类的干扰因素控制也不同，因此很难对上述命题得出明确结论。但目前已有的证据仍表明两者之间是有关联的。

Schou等[9]进行的一项Meta分析对因牙周病导致缺牙和非牙周原因导致缺牙的两组个体间进行种植治疗后的结果进行比较。他们发现：在牙周病人群中，种植体周围炎的发生率及边缘骨吸收有显著性的增加。

另一方面，Karoussis等[10]完成的一项系统综述显示，在短期（<5年）或长期（>5 年）随访中，正常患者和有牙周炎病史的患者之间，种植体的留存率并没有区别。但值得注意的是：有慢性牙周炎病史的患者比正常患者会出现更深的探诊深度、更多的边缘性骨吸收和更高的种植体周围炎发生率。

在多个种植体周围黏膜炎和种植体周围炎发生和进展的危险因素中，牙周炎是其中之一（图1）[11]。

B：

牙周袋可以成为牙周致病菌的蓄水池。从种植体周围炎区域获取样本分析后显示，牙周病原菌的数量显著增高[12]。去除蓄水池内的病原菌不仅可以减少牙周炎和种植体周围炎的交叉感染，同时也可以降低和去除易感宿主潜在的免疫反应。宿主的这些免疫会造成种植体周围炎在建立和发展过程中所致的组织破坏。作为牙科治疗的基本准则，人们常常建议在进行修复治疗之前，去除一切急性炎症。在制订整体治疗计划时，这一理念是十分重要的。为患者制订一个全面的、长期的、有预见性的治疗计划会给患者带来舒适、稳定、易于清洁维护的牙列。活跃期牙周病患者进行种植治疗后，患者后期仍有缺牙的可能，会导致不可预见性的治疗结果。应对这类牙齿缺失，需要改变后续治疗计划。经过牙周治疗，待患者牙周状态进入到稳定期后，临床医师可以对患者进行更准确的评估，明确目前及预见将来患者的种植需求。这样可以使临床医师能为患者提供更有效和更可预期性的治疗方案，最大可能地满足患者的牙科治疗需求。

C:

- *影像学检查。* 根尖片和殆翼片是用以评价种植体周围骨吸收和骨水平的重要工具。成功的种植治疗是指种植体在长期使用过程中，有非常稳定、变化极小的骨附着水平改变。早期种植体周围炎表现为非常少量的边缘骨吸收，这在非标准化的根尖片上难以察觉。根据Albrektsson等[13]的建议，种植体修复后每年<0.2mm的骨吸收是可接受的。但事实是，这种变化在根尖片上极难发现。因此，影像学检查必须配合仔细的临床检查才有评估价值。

- *临床检查。* 探诊不仅可以用来确定种植体周围的探诊深度，还可以用来发现是否有出血、溢脓、牙龈退缩及其发展。需要注意的是，由于种植体的形态、上部修复体的解剖外形限制和探诊角度的问题，在某些病例中进行种植修复体周围探诊是非常困难的。同样值得注意的是，种植体垂直向放置过深，会增加种植体周的探诊深度。这是人为因素导致的龈沟加深，并非是病理状况。对于种植体探诊深度的临床意义，需要结合其他参数，如影像学检查和是否存在种植体周围炎等一并解释，才能给出最终的诊断。

- *微生物学检查。* 将微生物学检查作为诊断种植体周围炎，判断其预后的方法是否有价值，仍有争议。在治疗种植体周围炎中，使用微生物学检查作为生物学指导，帮助人们选择合适有效的抗生素，作为治疗种植体周围炎的辅助方法，是有价值的。对种植体周围炎的诊断应基于患者全身用药情况、牙科治疗史和完善的临床及影像学结果。

D:

种植体周围炎和牙周炎一样，会历经数年的发展变化。因此，长期的前瞻性研究对于确定种植体周围炎的风险因子是最具有价值的方法。目前已有的研究，在研究的设计、随访时间长短、对人群牙周状况的定义，以及治疗结果的评估上均有差异。2008年，Heitz-Mayfield[14]完成了一项系统综述，在目前的文献证据水平总结了种植体周围炎的风险因子。根据我们目前所知的证据，对种植体周围炎的发生有确切证据的风险因素为：口腔卫生不良[15-16]、牙周炎史[8-10,17]和吸烟[18]。基于目前有限证据证实的风险因素为糖尿病[15]和酗酒[19]。

E:

Froum和Rosen[20]指出，因为缺乏对种植体周围炎严重程度的分类标准，在解释一些涉及种植体周围炎的发病率、治疗方法和疗效评估等方面的研究时，如何评价研究结果会让人产生疑惑。因此，上述两位学者提出了种植体周围炎的分类（表1）。

根据AAP 2013年的报告[11]，种植体周围炎发生和发展的风险因素包括：牙周炎史、菌斑控制不良、患者个体无能力进行清洁、粘接剂残留、吸烟、糖尿病、咬合及超负荷和其他一些潜在的风险因素（类风湿关节炎、酗酒）。

表1：种植体周围炎分类

分期	分类
早期	探诊深度≥4mm（探诊出血和/或探诊溢脓） 骨吸收<25% 种植体长度
中度	探诊深度≥6mm（探诊出血和/或探诊溢脓） 骨吸收25%～50% 种植体长度
重度	探诊深度≥8mm（探诊出血和/或探诊溢脓） 骨吸收>50%种植体长度

AAP也提出了诊断早期种植体周围炎的方法[11]，包括探诊、出血、溢脓。在最终修复体戴入后就应该对种植体进行初期的探诊检查。根据Etter等[21]的建议，探诊检查可选用传统的牙周探针，由于种植体周围黏膜脆弱而独特的解剖特征，此时探诊力量需要比较轻柔（0.25N）。在种植体植入和最终修复体戴入后，可以拍摄根尖片作为基线期的数据，方便随访期拍摄后进行对比。可选择使用次要的诊断方法，如细菌培养。其他如炎性标记物检测和基因诊断可能在将来能为种植体周围炎的诊断提供帮助。

F：

研究表明，牙周炎患者的种植体埋入式愈合（二期）和非埋入式愈合（一期）5年留存率分别为97% 和94%[22]。一些临床研究已就健康人群和牙周病人群的种植成功问题进行了比较[23-24]。研究结果表明，在牙周健康人群中种植，能获得更高的留存率；同时研究者就慢性牙周炎和侵袭性牙周炎患者的种植成功率进行了纵向研究[25]。上述研究结果都表明，牙周病患者和健康患者间，种植修复后周围骨的吸收和种植体的失败有差异。

Schou等[9]系统性回顾了牙周炎导致缺牙和非牙周炎导致缺牙两组患者种植治疗效果的前瞻性和回顾性队列研究，纳入研究的随访期均在5年以上。在这个Meta分析中，他们发现由于牙周病导致缺牙行种植修复后，发生种植体周围炎的概率和种植体周围边缘骨吸收的量均高于非牙周病缺牙患者。

与许多研究结果相同，Araújo等[26]在犬类植入种植体后的研究显示，牙槽嵴的变化会增加种植体并发症的风险。Karoussis等[10]采用系统性研究的方法纳入了15项前瞻性研究，用于确认牙周病患者植入种植体后短期（<5年）和长期（>5年）的预后。学者发现：牙周健康的患者和有牙周炎病史的患者比较，种植体短期或长期的留存率并没有区别；但是，后者相较于前者，可能会出现较为显著的长期探诊深度的增加、种植体周围骨吸收和种植体周围炎发生概率的增高。

G：

治疗种植体周围炎最大的障碍是种植体表面去污问题。目前使用的种植系统绝大部分为粗糙钛表面。这种表面虽然能够提供更大的骨结合面积，但一旦发生种植体周围炎，在其复杂的微观结构上去污是一项巨大的挑战。目前的一些新技术，如使用Ti刷、激光、超声、化学去污（柠檬酸、过氧化氢）等已有了新的进展。

治疗种植体周围黏膜炎和种植体周围炎的模式可分为手术和非手术两类。目前已有治疗种植体周围炎的决策树[27]。Renvert指出[28]：机械性治疗只适用于处理种植体周围黏膜炎，此时辅助使用抗生素是有效的。也就是说，在一些病例中，单纯使用机械性的方法治疗种植体周围炎是不够的[30]，这在辅以局部或全身应用抗生素的病例中均得到了证实[6,31]。

病例 2

正畸患者种植

病例介绍

患者，11岁，白人女性，于2005年首诊。患者先天性侧切牙缺失，想寻求正畸治疗。通过这个病例，我们将展示如何制订正畸和种植联合治疗计划，同时我们将讨论该如何处理潜在并发症的问题。

学习目标

■ 详细了解如何制订正畸患者的种植方案

■ 了解、预见治疗潜在的并发症

■ 选择适应证，联合种植加强正畸治疗效果

■ 探索加快正畸进程的可行方法

既往史

患者无全身系统性用药及药物过敏史。

一般情况

- 重要生命体征
  - 血压：121/68mmHg
  - 脉搏：74次/分钟
  - 呼吸：16次/分钟

社会与行为史

患者否认吸烟、酗酒和使用软性毒品史。患者是一名全日制学生，18岁后一直在快餐厅打工。

口外检查

面部对称，淋巴结触诊无异常，无病损；面部无肿块、无肿胀，颞下颌关节无异常。

口内检查

见图1。

- 口腔肿瘤筛查阴性
- 软组织：唇、舌、口底、软硬腭、颊黏膜无异常
- 牙周检查探诊深度正常
- 口内大部分牙附着龈宽度正常
- 轻度菌斑聚集，有局部牙龈炎
- 上颌中切牙之间有较大间隙（3mm），前磨牙区有散在间隙
- 上颌侧切牙缺失，上颌第二磨牙部分萌出
- 唾液腺分泌功能正常

咬合检查

磨牙Angle I 类，尖牙Angle II类。正常覆𬌗覆盖。

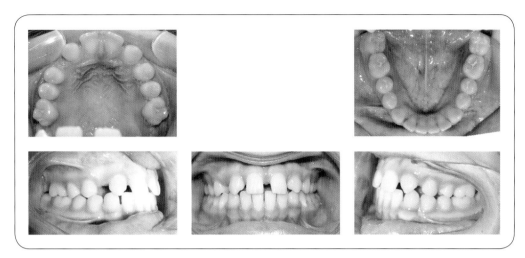

图1：患者11岁初诊口内检查发现侧切牙缺失，上颌前牙存在明显的散在间隙

影像学检查

拍摄全口根尖片，曲面体层片和𬌗翼片（图2）。检查显示上颌侧切牙先天性缺失，现有牙列根尖区无透射影及其他病理性改变。

诊断

- 先天性侧切牙缺失
- 根据AAP诊断标准，患者诊断为菌斑性牙龈炎

治疗计划

基础治疗包括全口洁治和对患者进行口腔卫生指导，消除牙龈炎。确认患者能够进行有效的菌斑控制后，制订正畸治疗方案，同时要求患者每3个月进行1次牙周维护治疗。待患者正畸治疗结束，骨骼生长发育完成后进行种植。修复缺失的侧切牙，可能需要同时进行软硬组织增量。待完成软组织塑形后制作最终修复体。

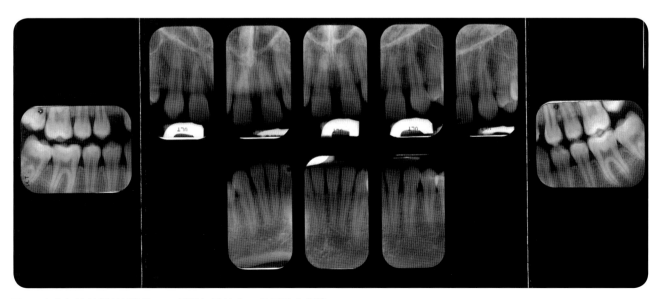

图2：患者初诊拍摄的X线片：双侧侧切牙缺失，前牙散在间隙

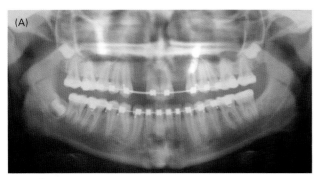

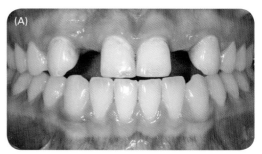

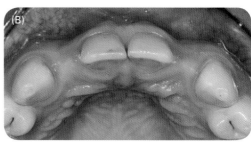

图4：患者18岁（正畸治疗结束后3年）口内照显示了合适的种植间隙。临床检查显示天然牙颈部脱矿和前牙开𬌗（A）。𬌗面观显示缺牙区中度的牙槽嵴唇侧缺损（B）

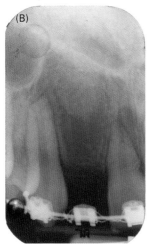

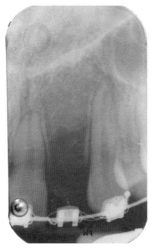

图3：（A）经过正畸治疗后，拟种植区（侧切牙）获得了合适的间隙。（B）但也同时发现了牙根的外吸收，上颌2颗中切牙尤为严重

治疗程序

　　患者经过牙周基础治疗后，口腔卫生情况得以改善，开始进行正畸治疗。经过18个月的正畸治疗后，口内牙齿间大部分的间隙得以关闭，在#12和#22位置为种植修复留出了足够的间隙（图3A）。但根尖片显示#13、#11、#21发生了明显的牙根吸收。此时中切牙的松动度为Ⅰ度，我们为保留中切牙，去除了托槽，密切观察牙根吸收情况。患者对种植修复的愿望非常迫切，但需要等待青春期发育完成后才能进行。在这段时间里，患者佩戴真空压制成形的保持器（Essix）。

　　在确认患者骨骼生长发育完成后，我们再次对患者种植前的口腔状况进行了评估。此时出现了前

牙开𬌗，上颌前牙颈部脱矿的情况（图4A）。由于患者一直佩戴保持器，种植区域仍保持有合适的间隙。我们判断患者前牙开𬌗与下颌后期的生长发育有关，拟通过修复的方法，利用尖牙引导𬌗来纠正前牙开𬌗的状况。我们另一个关注点是牙根外吸收的发展。除#13和#11有额外的吸收，其余大部分牙齿的牙根外吸收都保持稳定（图5）。虽然上述2颗

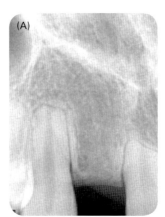

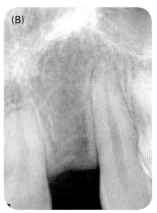

图5：（A，B）根尖片显示明显的牙根吸收。#13和#11可能存在进展性的牙根吸收，可能需要更改原有的治疗计划

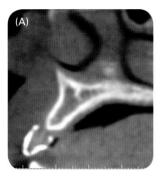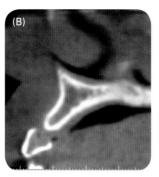

图6：CBCT显示存留的牙槽嵴骨量可以植入窄径种植体。（A）#12牙槽嵴形态良好，有4.3mm的宽度。（B）#22的牙槽嵴顶较窄（宽度3.5mm）并伴有唇侧倒凹，种植体植入后可能会出现骨开裂或开窗性缺损

牙齿没有显著的松动，但不良的冠根比例（crown-to-root ratio, C/R）可能不利于#11的预后。基于此，我们考虑更改先前制订的治疗计划：拔除2颗中切牙，在#12和#22植入种植体，完成2颗种植体支持式的四单位固定桥修复。经与患者沟通后，患者强烈要求保留天然牙。因此，我们决定仍采用方案一，通过调整咬合保护中切牙，同时让患者佩戴夜磨牙𬌗垫。但从长期考虑，这种方案可能最终会转归为两颗种植体支持式的四单位固定桥修复，患者表示能理解和接受。

种植术前先进行软硬组织的评估检查。口内正面观显示双侧缺牙区有6mm的间隙，两侧边缘龈位置对称，角化龈正常（图4A）。𬌗面观显示缺牙区牙槽嵴颊侧骨板吸收（图4B），提示可能需要进行牙槽嵴骨增量。为获得更好的修复引导的种植体植入位置，患者佩戴影像学放射导板进行CBCT检查（图6）。CBCT发现#12唇侧倒凹处宽度为4.3mm，#22牙槽嵴顶呈圆形，宽度约为3.5mm，当植入直径3～4mm的种植体时，会发生骨开裂。同时#22的唇侧有非常明显的倒凹，唇侧侧穿的可能性大。术前我们制作了临时树脂桥（马

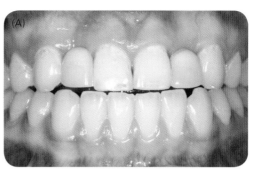

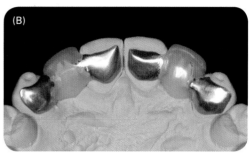

图7：（A）制作马里兰桥替代原有的Essix保持器，不会对伤口愈合产生负面影响，可获得更好的美观效果。（B）调整切牙引导，并将𬌗干扰降至最低

里兰桥），作为种植后愈合期内的临时修复体（图7）。

手术当天，局麻后行牙槽嵴顶偏舌侧切口，翻开全厚瓣。在外科导板的指引下，将种植扩孔钻倚住腭侧骨壁，进行种植窝的预备。植入2颗3.3mm×12mm的种植体。此时唇侧骨板无侧穿，

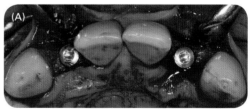

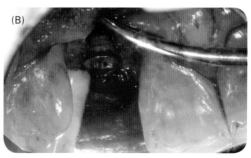

图8：（A）倚住腭侧骨板植入种植体，唇侧骨板薄但完整。（B）#22腭侧有骨开裂

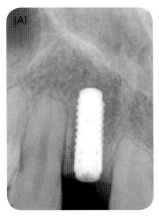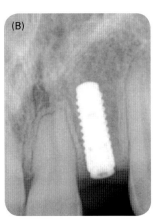

图9：根尖片显示种植体植入的位置和角度合适。植入种植体长轴良好，#12（A）和 #22（B）种植体与天然牙牙根间有1.5mm的安全距离

但存留的厚度仅为1～1.5mm（图8A）。#22腭侧发生骨开裂（图8B）。虽然腭侧的缺损并不会像唇侧骨壁缺损那样导致美学并发症，我们还是同时进行了唇侧和腭侧的骨增量。在#22种植体的唇侧和#12种植体的周围放置冻干同种异体骨和交联可吸收膜，骨膜减张后，唇侧瓣复位获得创口的初期关闭。种植体植入当天拍摄根尖片，确认植入种植体的位置和角度（图9）。

4个月正常愈合后进行二期手术，制作临时修复体用于软组织塑形。局麻下，在牙槽嵴正中行一小切口，分离黏骨膜瓣，放置印模帽，最大限度地保留角化龈组织（图10）。受剩余牙槽嵴骨量不足的影响，种植体的角度需要采用粘接固位冠进行纠正，同时使用了贴面修复来满足患者的美学需求。

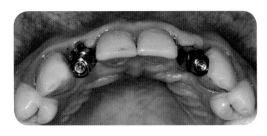

图10：在二期手术时，为保存软组织，在牙槽嵴正中做一个微小切口。放置印模帽后制作临时固定修复体

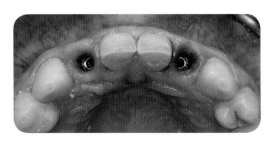

图11：随着牙槽嵴唇侧增量，种植体周围形成了健康的软组织。中切牙进行微创牙备后行贴面修复

经过4个月内多次调整临时修复体穿龈轮廓后，软组织得以良好塑形。与术前状态相比，取得了唇侧软组织形态的扩增（图11）。最终修复体戴入后获得了理想的美学效果（图12A）。修复体设计为尖牙引导的浅覆𬌗、浅覆盖，这样可以减少过度的切牙引导。要求患者佩戴夜磨牙𬌗垫。种植体负载后6个月拍摄根尖片（图12B）。患者对治疗效果满意，我们提醒患者要对种植体及中切牙进行长期随访维护。

讨论

侧切牙的先天性缺失在恒牙缺失中非常普遍。它的发生率在不同种族之间有差异，为1%～2%。对于这类牙缺失的治疗方法包括活动义齿、传统的固定桥、粘接固定桥、自体牙移植、尖牙替代或种植单冠修复。上述治疗方法的优缺点在文献中已有详尽的论述。在正畸的文献中，针对这类型缺牙如何处理，是采用尖牙替代，或创造间隙进行固定修复仍有争议。

在多学科联合序列治疗中，如果结合了种植修复，可以获得一个更有预见性和更具理想美学效果的结果。这个病例中，我们采用这种多学科联合序列治疗的方法来处理先天性侧切牙缺失，并讨论治疗过程中如何处理并发症的问题。

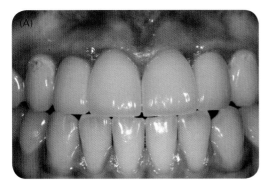

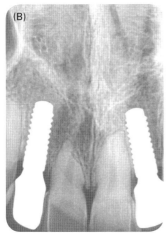

图12：最终修复体戴入后显示了预期的美学效果。（A）浅覆盖、浅覆𬌗的咬合关系以及配合使用𬌗垫减少咬合创伤。（B）X线片显示了种植体负载后稳定的牙槽嵴顶骨改建

在整个治疗进程中，需要考虑以下问题：

1. 种植治疗的时机

2. 种植区间隙及硬组织不足

3. 在正畸治疗阶段如何处理相关并发症

青少年施行种植修复需推迟至骨生长发育结束后进行。早期放置种植体会发生种植修复冠远离𬌗平面的问题，由此产生一系列不可逆转的美学及功能方面的并发症。在这个病例中，我们经过观察确认患者在种植阶段已经停止了生长发育。

另一个采用种植修复缺失侧切牙的问题是牙槽嵴骨量不足。文献表明通过移动尖牙创造空间后，伴随着牙槽嵴高度的降低，牙槽嵴的宽度平均会下降17%~25%，导致了唇侧倒凹加剧。在这个病例中，我们同样也发现了患者接受正畸治疗后，牙槽嵴宽度不足并伴有唇侧严重凹陷的问题。因此，这名患者在行种植体植入同时也接受了牙槽嵴骨增量。一项基于CBCT数据的研究表明，如果行种植修复上颌侧切牙，将种植体放置在舌隆突位置后，唇侧发生侧穿是非常常见的问题（约20%）。但在这个病例中，并没有出现上述这种情况。

患者接受正畸治疗后出现了严重的牙根吸收，特别是2颗中切牙。虽然在临床上，牙齿的松动度与不良冠根比无线性相关，但这2颗牙齿的预后不可预期。如果采用拔除上述2颗牙齿植入2颗种植体，行四单位固定桥的修复，可能获得更加稳定的长期效果。通过与患者及其父母详细沟通后，最后基于患者意愿，采用夜磨牙𬌗垫和咬合保护的设计，避免2颗中切牙的超负载。我们在治疗前就与患者详细交代了潜在并发症，以及发生并发症后治疗计划改变的可能，这是非常重要的。Savage和Kokich在一项病例研究中对已经发生严重牙根吸收的上颌中切牙进行了保存治疗，获得了良好的长期临床效果。在这个病例中，保护性咬合设计、舌侧夹板固位和密切的观测随访等可能是治疗成功的关键因素。

总之，这个病例展示了种植联合正畸治疗的方法。此类患者需要一个良好的多学科联合协作团队来完成。

自学问题

A：正畸联合种植治疗当中主要考虑的问题是什么？

B：在正畸治疗过程中如何进行种植？

C：通过种植能加强正畸治疗的效果吗？抑或产生相反的结果？

D：种植治疗和正畸治疗对咬合的要求有哪些区别？

E：在正畸和种植治疗过程中有哪些可能的并发症，会对治疗计划产生哪些影响？

F：什么是正畸加速？

参考文献

[1] Polder BJ, van't Hof MA, van der Linden FP, Kuijpers-Jagtman AM. A meta-analysis of the prevalence of dental agenesis of permanent teeth. Community Dent Oral Epidemiol 2004;32:217–226.

[2] Kinzer GA, Kokich Jr VO. Managing congenitally missing lateral incisors. Part I: canine substitution. J Esthet Restor Dent 2005;17:5–10.

[3] Kinzer GA, Kokich Jr VO. Managing congenitally missing lateral incisors. Part II: tooth-supported restorations. J Esthet Restor Dent 2005;17:76–84.

[4] Kinzer GA, Kokich Jr VO. Managing congenitally missing lateral incisors. Part III: single-tooth implants. J Esthet Restor Dent 2005;17:202–210.

[5] Zachrisson BU, Rosa M, Toreskog S. Congenitally missing maxillary lateral incisors: canine substitution. Point. Am J Orthod Dentofacial Orthop 2011;139:434, 436, 438.

[6] Kokich Jr VO, Kinzer GA, Janakievski J. Congenitally missing maxillary lateral incisors: restorative replacement. Counterpoint. Am J Orthod Dentofacial Orthop 2011;139:435, 437, 439.

[7] Kokich VG. Maxillary lateral incisor implants: planning with the aid of orthodontics. J Oral Maxillofac Surg 2004;62:48–56.

[8] Spear FM, Kokich VG. A multidisciplinary approach to esthetic dentistry. Dent Clin North Am 2007;51(2):487–505.

[9] De Avila ÉD, de Molon RS, de Assis Mollo Jr F, et al. Multidisciplinary approach for the aesthetic treatment of maxillary lateral incisors agenesis: thinking about implants? Oral Surg Oral Med Oral Pathol Oral Radiol 2012;114(5):e22–e28.

[10] Uribe F, Padala S, Allareddy V, Nanda R. Cone-beam computed tomography evaluation of alveolar ridge width and height changes after orthodontic space opening in patients with congenitally missing maxillary lateral incisors. Am J Orthod Dentofacial Orthop 2013;144(6):848–859.

[11] Chan HL, Garaicoa-Pazmino C, Suarez F, et al. Incidence of implant buccal plate fenestration in the esthetic zone: a cone beam computed tomography study. Int J Oral Maxillofac Implants 2014;29(1):171–177.

[12] Savage RR, Kokich Sr VG. Restoration and retention of maxillary anteriors with severe root resorption. J Am Dent Assoc 2002;133(1):67–71.

[13] Nikgoo A, Alavi K, Alavi K, Mirfazaelian A. Assessment of the golden ratio in pleasing smiles. World J Orthod 2009;10(3):224–228.

[14] Gobbato L, Avila-Ortiz G, Sohrabi K, et al. The effect of keratinized mucosa width on peri-implant health: a systematic review. Int J Oral Maxillofac Implants 2013;28(6):1536–1545.

[15] Leung MT, Lee TC, Rabie AB, Wong RW. Use of miniscrews and miniplates in orthodontics. J Oral Maxillofac Surg 2008;66(7):1461–1466.

[16] Salama H, Salama M, Kelly J. The orthodontic–periodontal connection in implant site development. Pract Periodontics Aesthet Dent 1996;8:923–932.

[17] Nordquist GC, McNeill RW. Orthodontic vs. restorative treatment of the congenitally absent lateral incisor – long term periodontal and occlusal evaluation. J Periodontol 1975;46:139–143.

[18] Senty EL. The maxillary cuspid and missing lateral incisors: esthetics and occlusion. Angle Orthod 1976;46:365–371.

[19] Droukas B, Lindée C, Carlsson GE. Relationship between occlusal factors and signs and symptoms of mandibular dysfunction. A clinical study of 48 dental students. Acta Odontol Scand 1984;42:277–283.

[20] Harzer W, Reinhardt A. Limiting factors of functional adaptation to orthodontic space closure. Eur J Orthod 1990;12:354–357.

[21] Pullinger AG, Seligman DA, Gornbein JA. A multiple logistic regression analysis of the risk and relative odds of temporomandibular disorders as a function of common occlusal features. J Dent Res 1993;72:968–979.

[22] Telles D, Pegoraro LF, Pereira JC. Prevalence of noncarious cervical lesions and their relation to occlusal aspects: a

clinical study. J Esthetic Dent 2000;12:10–15.

[23] Robertsson S, Mohlin B. The congenitally missing lateral incisor. A retrospective study of orthodontic space closure versus restorative treatment. Eur J Orthod 2000;22:697–710.

[24] Marchi LM, Pini NI, Hayacibara RM, et al. Congenitally missing maxillary lateral incisors: functional and periodontal aspects in patients treated with implants or space closure and tooth re-contouring. Open Dent J 2012;6:248–254.

[25] Travess H, Roberts-Harry D, Sandy J. Orthodontics. Part 6: Risks in orthodontic treatment. Br Dent J 2004;196(2):71–77.

[26] Stenvik A, Mjor IA. Pulp and dentine reactions to experimental tooth intrusion. A histologic study of the initial changes. Am J Orthod 1970;57(4):370–385.

[27] Harry MR, Sims MR. Root resorption in bicuspid intrusion. A scanning electron microscope study. Angle Orthod 1982;52(3):235–258.

[28] Weltman B, Vig KW, Fields HW, et al. Root resorption associated with orthodontic tooth movement: a systematic review. Am J Orthod Dentofacial Orthop 2010;137(4):462–476.

[29] Trossello VK, Gianelly AA. Orthodontic treatment and periodontal status. J Periodontol. 1979;50(12):665–671.

[30] Ketcham AH. A progress report of an investigation of apical root resorption of vital permanent teeth. Int J Orthod Oral Surg Radiogr 1929;15(4):310–328.

[31] Linge L, Linge BO. Patient characteristics and treatment variables associated with apical root resorption during orthodontic treatment. Am J Orthod Dentofacial Orthop 1991;99(1):35–43.

[32] Sadowsky C, BeGole EA. Long-term effects of orthodontic treatment on periodontal health. Am J Orthod 1981;80(2):156–172.

[33] Artun J, Osterberg SK. Periodontal status of teeth facing extraction sites long-term after orthodontic treatment. J Periodontol 1987;58(1):24–29.

[34] Wennström JL, Stokland BL, Nyman S, Thilander B. Periodontal tissue response to orthodontic movement of teeth with infrabony pockets. Am J Orthod Dentofacial Orthop 1993;103(4):313–319.

[35] Ferreira SD, Silva GL, Cortelli JR, et al. Prevalence and risk variables for peri-implant disease in Brazilian subjects. J Clin Periodontol 2006;33(12):929–935.

[36] Frost HM. The regional acceleratory phenomena: a review. Henry Ford Hosp Med J 1983;31(1):3–9.

[37] Yaffe A, Fine N, Binderman I. Regional accelerated phenomenon in the mandible following mucoperiosteal flap surgery. J Periodontol 1994;65(1):79–83.

[38] Wilcko WM, Wilcko T, Bouquot JE, Ferguson DJ. Rapid orthodontics with alveolar reshaping: two case reports of decrowding. Int J Periodontics Restorative Dent 2001;21(1):9–19.

[39] Kim SH, Kook YA, Jeong DM, et al. Clinical application of accelerated osteogenic orthodontics and partially osseointegrated mini-implants for minor tooth movement. Am J Orthod Dentofacial Orthop 2009;136(3):431–439.

[40] Dibart S, Sebaoun JD, Surmenian J. Piezocision: a minimally invasive, periodontally accelerated orthodontic tooth movement procedure. Compend Contin Educ Dent 2009;30(6):342–344, 346, 348–350.

自学问题回答

A:

种植牙技术的发展给口腔治疗计划的制订带来了革命性变化。多学科联合序列治疗是最佳的治疗方式，正畸结合种植修复给不同的患者提供了最好的治疗选择。这种联合治疗最大的挑战在于如何协调各学科间的合作，确认治疗时机，以及后续的种植位点扩增及并发症的处理。

首要问题是确认种植修复应在正畸治疗之前或之后实施，传统的观点是应在正畸治疗结束后进行。一旦种植体完成骨结合，植体与骨的位置关系就是固定的了，不能像天然牙一样通过正畸发生移动。天然牙在正畸治疗过程中会发生移动，因此很难预测或者确定最终种植体的位置。

然而，在正畸治疗后再放置种植体会延长整个治疗时间，同时采用这种方式无法利用种植体作为正畸支抗，以加强正畸治疗的效果。同时，组织的发育和变化也可能会对整个治疗计划产生影响。青少年在完成正畸治疗后，对于种植修复的愿望即使十分迫切，也不能在骨骼生长发育停止之前放置种植体。

第二是拟种植区域间隙不足及软硬组织缺损的问题。此时，修复医师与正畸医师需要进行充分的沟通，确定所需间隙的大小。不同个体、不同牙位所需的间隙是不一样的，患者的余留牙可作为参考。对于前牙，黄金比例可作为参考，但仅使用此参数不是美学种植修复的决定性因素。通过制作诊断蜡型，可以让医师和患者进行充分有效的沟通。对于后牙间隙的评估，对侧同名牙可作为参考，而种植上部修复体，减小牙冠大小可以减轻咬合负荷。对于严重萎缩的牙槽嵴，在种植之前需要进行额外的大面积牙槽嵴骨增量手术。如果角化龈量不足，进行软组织增量会有利于后期维护。作为综合性治疗计划的一部分，在种植位点拟行的所有工作都应如实告知患者。一旦确认治疗计划，那么在患者的正畸阶段我们就可以开始实施上述这些步骤了。

在确认最终治疗计划前，医师应该与患者充分沟通说明正畸以及种植牙治疗过程的潜在并发症。正畸过程中的并发症，如牙根吸收会影响最终的治疗方案。另有一点就是应该对种植体周围炎的风险进行评估，并与患者进行沟通。这些并发症会在自学问题回答E中进一步讨论。

总之，获得治疗成功的关键是应由一组协作良好、能进行联合序列治疗的团队来制订一个全面的治疗计划，同时各学科实施者能与患者进行认真的沟通。

B：

如果确认正畸治疗过程中需要进行种植修复，那么就需要认真制订一个多学科联合的序列治疗计划。传统观点认为种植治疗应在正畸治疗完成前3~4个月开始，这样就可以在卸去托槽时即刻戴入最终修复体。但是有时为了能获得种植支抗，早期种植可能会有一定优势，此时，根据最终修复体的位置来确认种植位点就变得极富挑战。我们需要制作全牙列的诊断蜡型作为临时修复体，来判断种植体植入的位置。

大多数的病例在正畸的早期不应植入种植

体。中线的移动和邻牙间隙的调整会改变种植体理想的植入位置。我们也应正确评估对颌牙，来预见如何获得正常的咬合关系。另有一点是种植治疗前所需进行的位点扩增。同时，在愈合期间维持间隙、控制菌斑、保持种植体的清洁是非常重要但也是常常容易被忽视的问题。

C：

传统的观点认为在正畸过程中的种植治疗只是为了替代缺失牙。但是如果制订正确的多学科治疗计划，种植和正畸是能够相互作用、互为受益的，能够起到增强整体治疗效果的作用。

研究已经证实使用临时支抗装置，比如微型螺丝能够为正畸提供额外的支抗，增强疗效。如果能够按照计划放置常规种植体，它也可以成为天然牙移动良好的支抗。在正畸治疗中引入种植体，能够使得关闭或打开间隙变得容易和可控。微型螺丝能有助于间隙的关闭，种植可以修复打开了的缺牙间隙，种植体及上部的临时冠可以作为牙列整体移动的有效支抗。这样临床医师就会更有信心提供不同的、能使患者受益的治疗选择了。

正畸治疗也有利于增强种植修复的最终效果。对于一个窄缺牙间隙，没有正畸的辅助是不可能进行种植的。正常的牙齿排列能够消除额外的邻间隙，纠正骨水平的差异，帮助患者获得舒适的外形和创造易于维护的外部环境。对于更多的复杂病例，正畸牵引能够增加垂直向的软硬组织，能为种植提供更加良好的牙槽嵴外形。因此，对于非牙周炎累及的需要拔除的患牙，可以考虑在拔牙前实施正畸牵引。

总之，种植和正畸治疗可以交互作用，互为促进。但是需要我们制订多学科联合序列治疗计划来避免并发症的发生，获得最佳疗效。

D:

建立一个稳定的咬合关系，对于维持长期治疗效果是非常关键的。各类型序列治疗都需要达到这个目标，但具体内容又不尽相同。正畸治疗的目标是获得安氏Ⅰ类磨牙和尖牙关系，合适的切牙覆盖关系。而正畸患者进行种植治疗，我们的关注点是尽可能去除每名患者的异常骀干扰，减少种植体的侧向受力。因此种植最终修复应该在正畸完成以后进行，甚至在患者适应咬合后进行。

先天性侧切牙缺失患者的稳定咬合需要从多方面进行考虑。从功能方面出发，在正畸结束时，是否必须要获得安氏Ⅰ类的磨牙关系是有争议的。如果采用尖牙关闭间隙的方法，那么患者就会缺少尖牙保护骀，可能导致患者牙体颈部缺损或颞下颌关节功能的紊乱（temporomandibular disorder，TMD）。此外，也有一些临床研究发现，第一前磨牙可能是尖牙的理想替代物，采用这种方案后患者的咬合功能以及颞下颌关节功能并未发现异常。如果患者接受种植修复，那么可以调整到理想的尖牙保护骀，减少上颌切牙的引导。有研究表明，约44%的患者在接受正畸治疗时会出现轻度的TMD，现有的文献对采用上述哪种方案不会对TMD的发生产生影响并没有证据，但对临床医师而言，咬合还是需要重点考虑的因素。

E:

正畸治疗会伴随着一些副作用，比如釉质的脱矿、患龋风险的增加、釉质损伤、釉质磨损、牙髓反应、患者对正畸配件过敏、牙龈增生、牙

根吸收以及牙周组织的破坏加速。

牙根外吸收是常见的并发症。组织学研究表明，90%正畸中的牙齿都会有不同程度的牙根吸收。但在临床研究中，使用影像学诊断的方法获得的数据只显示8%~16%的正畸牙齿有牙根吸收。牙根吸收的原因具有复杂性和多因素性的特点。牙根吸收的风险因素包括：加力的持续时间、加力的强度、牙根的外形异常、激素缺陷、基因因素、既往牙根吸收病史。上颌中切牙是最易受影响的牙位。另有发现相比于正畸过程中加力的持续时间，加力的强度会产生更大的负面效应。因此，临床医师需要考虑到这些牙根吸收的风险因素，与患者进行交流讨论。患者也应在初始阶段就知晓在治疗过程中发生牙根吸收的风险。同时临床医师在正畸过程中应该密切关注任何牙根吸收的症状。如果确认发生了牙根吸收，应该停止正畸牙齿加力3个月。如果发生了严重的牙根吸收，就需要重新规划方案，考虑选择另一种方法。

牙周健康口腔卫生良好的患者接受正畸治疗，不会引起牙周组织的破坏。但如果患者有既往牙周炎史，那么正畸治疗就可能会加速牙周组织的破坏。因此，并不推荐活跃期牙周病患者接受正畸治疗。临床医师应该密切关注患者的牙周状况，尽早发现任何早期牙周病的症状，预防正畸治疗期间牙周组织的破坏。

在正畸治疗过程中，保持良好的口腔卫生对于维持牙周组织的健康非常重要。使用固定矫正器后，患者难以维持良好的口腔卫生，会加速菌斑的聚集。正畸治疗期间，特别是在正畸治疗中预备行种植治疗的，菌斑的控制至关重要。口腔卫生不良是种植体周围炎的主要风险因素，大量文献证明：口腔卫生不良的人群更易患种植体周

围炎，是健康者的14.3倍。因此，要根据每名患者每次复诊的情况，教育患者进行有效的菌斑控制，加强口腔卫生指导。

F:

缩短治疗周期是患者和医师共同的目标。如果能够在正畸治疗中有效结合种植区域增量及种植体的植入，就能够缩短整个治疗周期。此外，选择性使用牙槽骨去皮质化技术，可能会加速牙齿的移动。这种方法最初称为局部加速现象；其后，William M. Wicko将它与局部的骨增量步骤结合，称为牙周加速成骨正畸。这种方法的机制可能为炎性反应加速了骨的代谢率。一些病例报告采用了此方法，联合使用微型螺丝来处理极度困难的病例，如压低严重伸长的磨牙，关闭磨牙缺牙区的大间隙。患者能否接受很大程度取决于手术创伤的大小。使用超声骨刀能够达到微创的效果。这种加速正畸的技术越来越受到医师和患者的欢迎，在不久的将来会拥有巨大的应用潜力。

病例3

系统性疾病患者种植（基因疾病）

病例介绍

　　患者，17岁，女性。诊断患有掌跖角化牙周病综合征（Papillon–Lefèvre syndrome，PLS），转诊来寻求修复科医师的治疗建议。患者主诉口内大部分牙齿松动，影响日常功能。患者刷牙出血，无法进行日常口腔卫生清洁。患者以往能定期坚持牙科治疗。

学习目标

■ 学习PLS的口腔表现

■ 学习如何采用种植治疗PLS患者

既往史

　　患者接受治疗时，无PLS以外的全身系统性疾病。

一般情况

- 重要生命体征
  - 血压：122/76mmHg
  - 脉搏：76次/分钟
  - 呼吸：15次/分钟

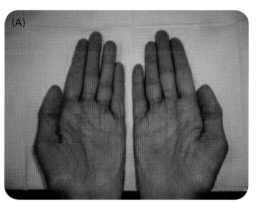

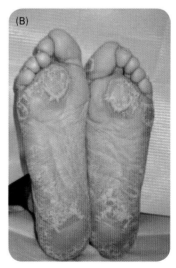

图1：手掌（A）和脚掌（B）过度角化

社会与行为史

　　患者是中学生，无吸烟史。

口外检查

　　面部及唇无异常。患者手掌和脚底有过角化症

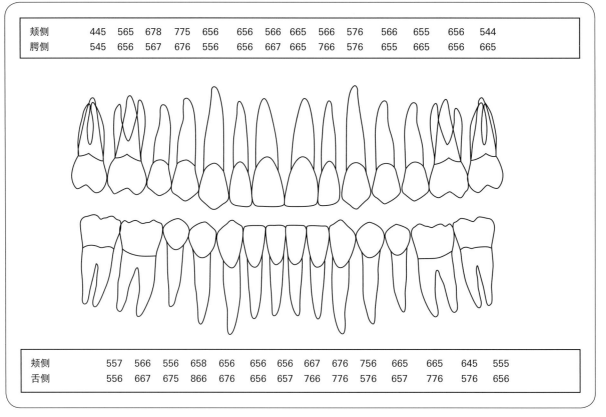

| 颊侧 | 445 | 565 | 678 | 775 | 656 | 656 | 566 | 665 | 566 | 576 | 566 | 655 | 656 | 544 |
| 腭侧 | 545 | 656 | 567 | 676 | 556 | 656 | 667 | 665 | 766 | 576 | 655 | 665 | 656 | 665 |

| 颊侧 | 557 | 566 | 556 | 658 | 656 | 656 | 656 | 667 | 676 | 756 | 665 | 665 | 645 | 555 |
| 舌侧 | 556 | 667 | 675 | 866 | 676 | 656 | 657 | 766 | 776 | 576 | 657 | 776 | 576 | 656 |

图2：牙周探诊检查表

状（图1）。

口内检查

- 口腔肿瘤筛查阴性
- 软组织包括舌、口底无异常
- #18、#28、#38、#48缺失
- 修复体：后牙有部分银汞修复体
- 牙周检查发现探诊深度在4~10mm，伴有探

诊出血（图2）

- 全口严重牙龈炎（图3）
- 全口牙龈红肿（图3）
- 全口牙龈退缩（Miller Ⅳ类）

咬合检查

患者余留牙均存在重度松动，很难判断是否有𬌗关系紊乱和𬌗干扰存在。

影像学检查

拍摄全口根尖片，显示除第二磨牙为轻度/中度骨吸收外，全口余留牙牙槽嵴存在严重的骨吸收（图4）。

诊断

根据AAP诊断标准，患者诊断为遗传疾病掌跖角化牙周病综合征（PLS）相关的全口严重慢性牙

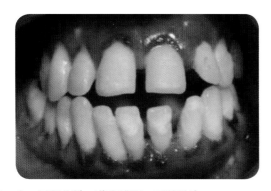

图3：全口牙龈红肿，菌斑堆积、牙龈退缩

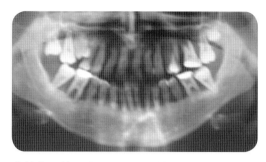

图4：术前曲面体层片显示全口牙槽骨吸收，天然牙浮于牙槽嵴上方

周炎。

治疗计划

考虑到患者的年龄和余留牙的预后，临床医师决定拔除上、下颌第二磨牙以外的所有患牙。为恢复患者的美观和口腔功能，选择采用种植固定桥的修复方案。考虑到患者的年龄，这个治疗方案需要分阶段实施，可以避免治疗期间功能方面的长期缺陷和对患者造成的心理创伤。

治疗程序

经与患者和家长沟通后，患者首诊时进行了牙周基础治疗。第二次复诊时，对第二磨牙进行了刮治和根面平整。局麻起效后，使用牙周膜刀和拔牙钳，微创拔除了除第二磨牙以外的下颌所有牙齿。拔牙过程中未翻瓣。拔牙后对牙龈边缘进行了对位缝合（图5）。经过重衬和咬合调整后，戴入下颌活动即刻过渡义齿。下颌牙拔除后2个月，

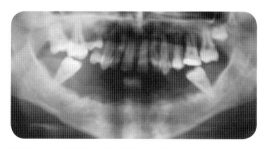

图5：下颌牙齿拔除即刻拍摄的曲面体层片（除#38和#47）

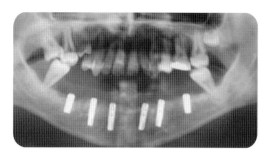

图6：下颌牙齿植入后拍摄的曲面体层片

分别在下颌尖牙、第一前磨牙和磨牙位置植入6颗种植体（OsseoSpeed™, Astratech Dental Implant System, Mölndal, Sweden），种植体植入同时，在下颌右侧第一前磨牙和磨牙区域放置了植骨材料（Bio-Oss®, Geistlich AG, Switzerland）。在尖牙和前磨牙区植入的种植体的直径和长度分别为3.5mm和13mm（OsseoSpeed, Astratech Dental Implant System, Mölndal, Sweden），在磨牙区域植入的种植体的直径和长度分别为4mm和9mm（OsseoSpeed, Astratech Dental Implant System, Mölndal, Sweden）（图6）。

下颌手术2个月后，局麻下使用牙周膜刀和拔牙钳拔除上颌牙齿。拔牙后即刻戴入上颌临时活动义齿。拔牙后2个月，在上颌中切牙、尖牙、第一前磨牙和第一磨牙位置植入8颗种植体（图7）。采用了直径5.0mm、长度9mm和直径3.5mm、长度11mm的种植体（OsseoSpeed, Astratech Dental Implant System, Mölndal, Sweden），前者使用在

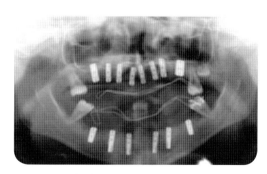

图7：上、下颌牙齿植入后拍摄的曲面体层片

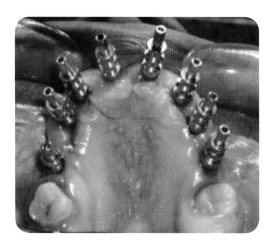

图8：制取种植体水平印模

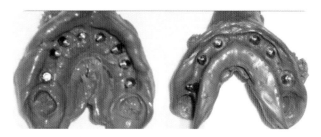

图9：上、下颌种植体水平终印模

磨牙区域。同时在前磨牙和磨牙区域进行了骨移植（Bio-Oss, Geistlich AG, Switzerland, 0.5g, 0.25～1mm）。

　　4个月后，二期手术暴露种植体，进行印模制备和咬合关系确认（图8和图9）。调改过渡活动义齿为临时固定修复体（图10）。试戴支架后送至技工室进行烤瓷（图11和图12）。在修复体上对修复体形态及咬合进行微调。最后的咬合关系调整为正

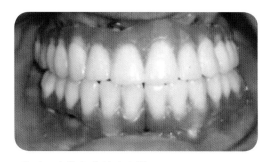

图10：临时固定修复体的咬合情况

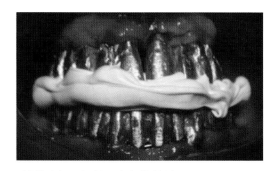

图11：试戴支架，记录正中颌位关系

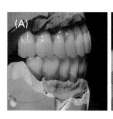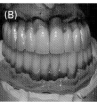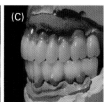

图12：在半可调𬌗架上根据相互保护𬌗制作最终烤瓷固定桥。（A）右侧面观。（B）正面观。（C）左侧面观

中𬌗和尖牙保护𬌗。

　　最后25N·cm上紧基台，光固化临时树脂（Fermit-N; IvoclarVivadent, GmbH, Bolzano, Italy）和复合树脂（Tetric Ceram HB; Ivoclar, Vivadent, GmbH, Bolzano, Italy）封闭螺丝孔；使用临时粘接剂（Temp-Bond NE, Kerr/Sybron, Romulus, MI,USA）粘接最终修复体（图13～图15）。最终修复体戴入后，拍摄X线片确认是否到位。修复完成后评估垂直距离、美观、发音、咬合和患者满意度。对患者进行口腔卫生指导，包括如何使用水牙

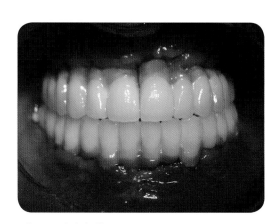

图13：戴入最终修复体

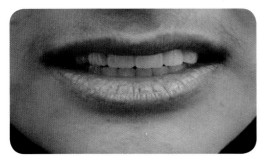

图14：最终修复体粘固后，口外正面观察到的患者笑线情况

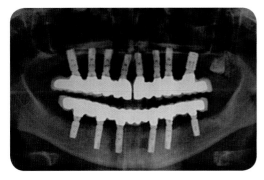

图15：最终修复体戴入后的曲面体层片

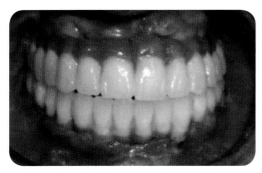

图16：修复体戴入后1年口内观

线（Waterpik® Ultra Cordless Dental Water Jet, Surrey, UK）及牙线等。

治疗完成后1年进行随访（图16）。随访中评价患者口腔卫生维护情况及咬合。患者对种植修复的美观和功能表示满意。

讨论

PLS的特点是乳、恒牙牙周组织的严重快速破坏。有报道提示，早期拔除恒牙进行修复治疗可能是一种可行的方法。本例患者口内余留牙有Ⅲ度松动，预后不良。保留第二磨牙的目的是用以维持垂直距离。

对于PLS患者的种植修复，目前能参考的病例有限。在牙槽嵴生长发育停止之前植入种植体，种植体就类似于一颗与牙槽骨发生骨性粘连的牙齿。因此，我们不主张在青少年时期植入种植体。但是，在萎缩的上、下颌进行种植修复又会变得十分困难，需要采用多种额外的外科手术，如骨牵引、骨增量、神经移位术来获得种植体植入所需的骨量。一些研究指出，在重度萎缩的下颌骨内植入种植体有发生骨折的可能。此患者术后愈合良好。经过1年的随访，临床和影像学检查确认了骨结合的植体和上部修复体功能行使良好，无感染和骨吸收的发生。

自学问题

A：PLS的主要表现是什么？

B：PLS的病因是什么？

C：传统的牙周治疗对PLS有效吗？

D：我们能控制PLS吗？

E：我们怎样能让PLS患者获得种植成功？

F：可以采用种植修复治疗全口缺失的PLS患者吗？

参考文献

[1] Ullbro C, Crossner CG, Lundgren T, et al. Osseointegrated implants in a patient with Papillon–Lefèvre syndrome. A 4 1/2-year follow up. J Clin Periodontol 2000;27:951–954.

[2] Woo I, Brunner DP, Yamashita DD, Le BT. Dental implants in a young patient with Papillon–Lefèvre syndrome: a case report. Implant Dent 2003;12:140–144.

[3] Oesterle LJ, Cronin Jr RJ, Ranly DM. Maxillary implants and the growing patient. Int J Oral Maxillofac Implants 1993;8:377–387.

[4] Etoz OA, Ulu M, Kesim B. Treatment of patient with Papillon–Lefèvre syndrome with short dental implants: a case report. Implant Dent 2010;19:394–399.

[5] Gorlin RJ, Sedano H, Anderson VE. The syndrome of palmar–plantar hyperkeratosis and premature periodontal destruction of the teeth. A clinical and genetic analysis of the Papillon–Lefèvre syndrome. J Pediatr 1964;65:895–906.

[6] Hart TC, Hart PS, Bowden DW, et al. Mutations of the cathepsin C gene are responsible for Papillon–Lefèvre syndrome. J Med Genet 1999;36:881–887.

[7] Rao NV, Rao GV, Hoidal JR. Human dipeptidyl-peptidase I. Gene characterization, localization, and expression. J Biol Chem 1997;272:10260–10265.

[8] Albandar JM, Khattab R, Monem F, et al. The subgingival microbiota of Papillon–Lefèvre syndrome. J Periodontol 2012;83:902–908.

[9] De Vree H, Steenackers K, de Boever JA. Periodontal treatment of rapid progressive periodontitis in 2 siblings with Papillon–Lefèvre syndrome: 15-years follow-up. J Clin Periodontol 2000;27:354–360.

[10] Ishikawa I, Umeda M, Laosrisin N. Clinical, bacteriological, and immunological examination and the treatment process of two Papillon–Lefèvre syndrome patients. J Periodontol 1994;65:364–371.

[11] Nickles K, Schacher B, Schuster G, et al. Evaluation of two siblings with Papillon–Lefèvre syndrome 5 years after treatment of periodontitis in primary and mixed dentition. J Periodontol 2011;82:1536–1547.

[12] Nickles K, Schacher B, Ratka-Kruger P, et al. Long-term results after treatment of periodontitis in patients with Papillon–Lefèvre syndrome: success and failure. J Clin Periodontol 2013;40:789–798.

自学问题回答

A:

　　PLS是一种罕见的遗传疾病，发病率为1/100万~4/100万。这种疾病的临床表现为掌趾过角化和累及乳、恒牙牙周组织的严重破坏。

B:

　　PLS是由组织蛋白酶C基因突变所致，组织蛋白酶C的作用是帮助蛋白质降解和活化酶原。从PLS患者中获得的菌斑样本显示有革兰阴性病原菌如伴放线聚集杆菌。

C:

　　大多数情况下，常规牙周治疗对PLS患者无效。最终患者牙齿脱落变为无牙颌。近年来，有人报道在早期就拔除已萌出的牙齿，防止新病变在未萌牙齿上的发生。这种方法可能会奏效，但对儿童和青少年而言比较激进，会产生后续需要正畸治疗、容貌和潜在的心理上的影响。总体而言，治疗应该在患者生长发育停止后再进行。

D:

　　有部分研究表明，通过对PLS患者进行牙周机械清洁，联合使用抗生素，拔除重度牙周病患牙，进行口腔卫生指导和高强度的维护期治疗，以及经由细菌检测，治疗伴放线聚集杆菌感染后，能够控制口内牙周病的进展。

E:

- 早期诊断和抗感染治疗（刮治和根面平整，全身使用阿莫西林和甲硝唑，拔除重度牙周病患牙）

- 降低口腔内伴放线聚集杆菌至低于可检测值的

下限
• 高强度的维护期治疗

F:

可以对PLS患者进行种植修复，但必须注意的是，如果患者不能严格执行维护期治疗，发生种植体周围炎和种植体失败的风险极大。临床医师和患者都必须意识到，罹患PLS的都是高风险患者。治疗这类患者的记录很少，因此很难预测种植治疗的长期结果。本病例已有5年以上的功能负载和随访维护。

病例4

儿童/青少年中种植体的使用

病例介绍

患者，16岁，白人男性，被送至波士顿儿童医院急诊。之前患者面部受到棒球撞击，造成上、下颌外伤。患者经由地区急诊评估后转送至此。#32、#41和#42牙脱位，#41无法复位，#32和#42在外伤后分别20分钟内和1小时后再植。患者目前转至波士顿儿童医院牙科进行进一步的评估。

学习目标
■ 学习了解如何制订青少年牙外伤后的种植决策
■ 学习了解牙外伤后如何进行后续序列治疗
■ 学习了解牙外伤后短期和长期的处理方案

既往史

患者有季节性过敏史和顽固性咳嗽病史，使用Flonase®鼻喷雾剂。无其他系统性疾病史。患者自诉全身健康，无药物、金属和食物过敏史。

一般情况

• 重要生命体征

　○ 血压：122/80mmHg

　○ 脉搏：70次/分钟

　○ 呼吸：15次/分钟

牙科病史回顾

患者每天至少刷牙1次，使用牙线1次。患者患龋风险低，无龋病史。

社会与行为史

患者是高中二年级学生，无吸烟、酗酒和软性毒品使用史。

口外检查

下唇肿胀。无其他面部病损、肿块及肿胀。颞下颌关节正常。

口内检查

口内检查发现下颌前牙牙龈肿胀、出血。#32～#42区牙槽骨骨折，骨折片可移动。骨折线未累及下颌下缘。#32、#41和#42牙脱位，在前次处理中，#32和#42已行复位。#32和#42分别在外伤后20分钟内和1小时后再植，但患者父母在再植时，无法确定具体牙齿对应哪个牙位。#41无法找到，#42植入了#41的位置。再植的2颗牙齿高出殆平面3mm，与上颌切牙发生了早接触。由于#42唇侧骨板缺失，该牙周围可见软硬组织缺损。#21和#22有少量釉质折断，髓腔未暴露。口腔内其他区域软组织正常，有轻度菌斑堆积。其余牙齿无松动、移位和折断。

咬合检查

#32和#42再植后未到位，高于𬌗平面，其余牙无𬌗干扰。#11和#21有牙体折裂，所有前牙为深覆盖和深覆𬌗。

影像学检查

拍摄曲面体层片和根尖片，可以观察到下颌前牙牙槽嵴骨折片段。根尖片显示下颌前牙牙周膜增宽，再植牙的牙周膜不连续（图1）。曲面体层片确认无髁突骨折（图2）。

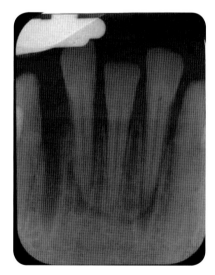

图1：外伤后当时根尖片

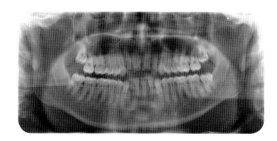

图2：外伤后当时曲面体层片

X线片显示患者其余牙齿无水平向和垂直向骨吸收，牙槽嵴高度正常。无根尖透射影和其他病理性改变。

诊断

累及#32~#42的下颌骨骨折，骨折片发生移位。#32、#41和#42牙脱位，#32和#42再植后。#42牙脱位后颊侧骨板缺失。#11和#21牙釉质和牙本质折裂。

治疗

患者目前的情况需要经过多次临床治疗处理。初次急诊中，局麻起效后重新调整#32在牙槽窝内的位置，#42放回到原有的牙位，使用复合材料弹性金属丝夹板固定#34~#44（图3）。

1周后随访，检查软组织状态，评估夹板的稳定性。对脱位牙进行初期牙髓治疗。#32和#42行牙髓切断术，根管内充填氢氧化钙糊剂，使用树脂加强型玻璃离子进行修补。然后在下颌夹板上粘接修复缺失的切牙。#11和#21进行树脂美容修复。

为了解决#42严重牙龈退缩的问题，外伤后3

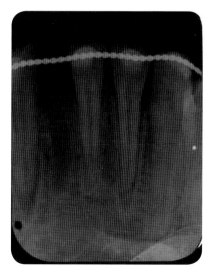

图3：牙齿复位后根尖片

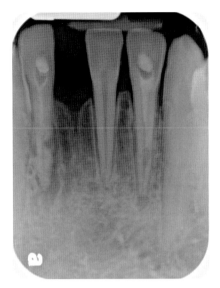

图4：外伤后6个月，根尖片显示#32、#31、#42出现了牙根外吸收

个月进行了游离龈移植。同时为更好地评估再植效果，推迟了该牙根管治疗完成的时间。外伤后6个月，#32、#31、#42出现了牙根外吸收，不能予以保留（图4）。通过手腕X线片检查，确认患者骨骼已发育完成后，拔除不能保留的患牙，同时在#32和#42行即刻种植。

患者术前1小时服用5mg地西泮。局麻下微创拔除#32、#31和#42，检查拔牙窝，去除肉芽组织。检查时发现拔牙窝颊侧骨板有明骨的开裂性缺损。对拔牙窝洞进行逐级扩孔备洞，扩孔深度位于拔牙窝根尖下方2mm，植入2颗长度13mm、直径3.75mm的种植体。将小牛来源的异种骨和脱矿冻干同种异体骨混合后放置于颊侧骨开窗缺损处，使用可吸收交联胶原膜覆盖骨移植物，在可吸收膜上方进行黏骨膜瓣复位缝合。给予患者#32～#42临时活动义齿（图5）。对患者进行术后护理指导，术后给药包括阿莫西林（500mg，每天3次，7天）、非甾体类镇痛药和漱口水。术后10天拆线，伤口愈合良好。3个月后进行二期手术，暴露种植体，连

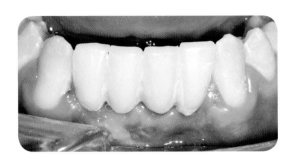

图5：#32～#42临时活动义齿

接愈合基台（图6）。4周后戴入螺丝固位的烤瓷固定桥（图7和图8）。

讨论

这个病例展示的下颌恒切牙再植后发生失败的情况。再植牙发生了牙根外吸收，只能拔除。一旦再植牙发生牙根外吸收，需要通过临床和影像学检查确认牙根吸收的程度。处理牙根外吸收患牙的关键是确认牙根吸收的位置。如果外吸收发生在牙根

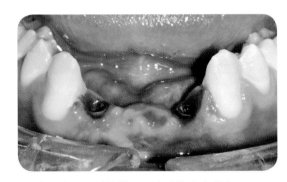

图6：二期手术暴露种植体，还未连接愈合基台

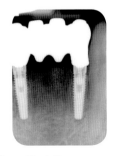

图7：最终修复体戴入后根尖片

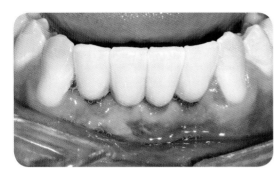

图8：最终修复体为螺丝固位的烤瓷固定桥

冠方近牙槽顶区域，那么通过牙体修复吸收区就能解决。此时修复体可以阻止吸收或至少能够推迟拔牙至骨骼生长发育完成后。在这种情况下，需要特别注意的是，要防止牙根外吸收对生物学宽度的干扰。如果牙根吸收是发生在牙根侧面或根尖区，那拔牙就不可避免了。如果根尖吸收区域能有新骨替代，那就建议尽可能地等待新骨代替完成后再行拔除，这样能获得种植所需的骨量。

如果患者的骨骼发育已经结束，脱位牙不可保留，可以选用即刻种植或行牙槽嵴位点保存后的延期种植。采用哪种方法是由多因素决定的，比如医师的临床经验、唇侧骨板的存留与否及厚度、是否存在急性感染、拔牙窝的大小、患者的美学要求、拔牙区域的解剖结构、剩余骨量和骨质，但也不仅限于此。为确保获得理想的治疗效果，评估骨增量所需的软组织量至关重要，考虑到患者的美学需求，需要合理协调治疗流程。

有些患者需要等待骨骼生长发育完成后才能进行种植，因此拔牙和种植体植入之间会有很长的间隔。可以采用去除牙冠，保留牙根的方案，这样就能很好地维持牙根处的骨量，为将来种植治疗做准备。但如果牙根已受感染，那么保留牙根的方案就不适合了，这类病例就需要在拔牙同时进行牙槽嵴位点保存以维持牙槽嵴的形态。

自学问题

A：青少年牙脱位有哪些治疗选择？

B：脱位牙再植后会有哪些并发症？

C：在儿童和青少年中最早能接受种植治疗的年龄是多少？

D：评估骨骼生长发育结束的指标是什么？

E：如果骨骼生长发育没有完成就植入种植体会是什么结果？

参考文献

[1] Block MS, Casadaban MC. Implant restoration of external resorption teeth in the esthetic zone. J Oral Maxillofac Surg 2005;63(11):1653–1661.

[2] Andersson L, Andreasen JO, Day P, et al. International Association of Dental Traumatology guidelines for the management of traumatic dental injuries: 2. Avulsion of permanent teeth. Dent Traumatol 2012;28(2):88–96.

[3] Heithersay GS. Replantation of avulsed teeth. A review. Aust Dent J 1975;20(2):63–72.

[4] Andreasen JO, Borum MK, Jacobsen HL, Andreasen FM. Replantation of 400 avulsed permanent incisors. 2. Factors related to pulpal healing. Endod Dent Traumatol 1995;11(2):59–68.

[5] Flores MT, Andersson L, Andreasen JO, et al. Guidelines for the management of traumatic dental injuries. II. Avulsion of permanent teeth. Dent Traumatol 2007;23(3):130–136.

[6] Nasjleti CE, Castelli WA, Caffesse RG. The effects of different splinting times on replantation of teeth in monkeys. Oral Surg Oral Med Oral Pathol 1982;53(6):557–566.

[7] Kahler B, Heithersay GS. An evidence-based appraisal of splinting luxated, avulsed and root-fractured teeth. Dent Traumatol 2008;24(1):2–10.

[8] Andreasen JO, Hjorting-Hansen E. Replantation of teeth.

I. Radiographic and clinical study of 110 human teeth replanted after accidental loss. Acta Odontol Scand 1966;24(3):263–286.

[9] Hammarström L, Pierce A, Blomlöf L, et al. Tooth avulsion and replantation – a review. Endod Dent Traumatol 1986;2(1):1–8.

[10] Fuss Z, Tsesis I, Lin S. Root resorption – diagnosis, classification and treatment choices based on stimulation factors. Dent Traumatol 2003;19(4):175–182.

[11] Thilander B, Odman J, Grondahl K, Friberg B. Osseointegrated implants in adolescents. An alternative in replacing missing teeth? Eur J Orthod 1994;16(2):84–95.

[12] Iseri H, Solow B. Continued eruption of maxillary incisors and first molars in girls from 9 to 25 years, studied by the implant method. Eur J Orthod 1996;18(3):245–256.

[13] Carmichael RP, Sandor GK. Dental implants, growth of the jaws, and determination of skeletal maturity. Atlas Oral Maxillofac Surg Clin North Am 2008;16(1):1–9.

[14] Heij DG, Opdebeeck H, van Steenberghe D, et al. Facial development, continuous tooth eruption, and mesial drift as compromising factors for implant placement. Int J Oral Maxillofac Implants 2006;21(6):867–878.

自学问题回答

A:

对脱位牙的处理是进行即刻牙再植。影响脱位牙预后的因素包括体外贮存时间、贮存方法、牙根发育的阶段、患者年龄。如果牙根在体外放置超过5分钟，或牙根本身未发育成熟，都会影响牙再植的成功。

如果青少年脱位牙根尖已闭合，当牙齿在体外非干燥环境下，如Hanks's液、平衡盐溶液、牛奶、生理盐水或唾液中保存60分钟以内，仍可以进行脱位牙的再植。为避免再植的牙齿与骨发生刚性连接，建议采用夹板将脱位牙与其他相邻未受损伤的牙齿连接的时间不超过2周。第一次根管治疗是在夹板去除前，再植后的7~10天内进行。根管内充填氢氧化钙可以创造碱性环境抑制细菌的生长，减少牙根吸收的概率。

如果脱位牙在干燥环境中保存60分钟以上，那么就不能进行再植了。如果患者的骨骼生长发育已经结束，可以考虑采用种植修复；如果患者是儿童或青少年，可行牙槽嵴位点保存和间隙保持，为后期种植创造条件。

B:

脱位牙植入后有多种预后可能。一是脱位牙在体外保存时间较长，再植后的长期预后较差。有研究显示，如果脱位牙在体外放置超过2小时后再植，那么有95%的牙齿会发生牙根吸收。再植后牙根吸收可以分为炎症性牙根外吸收和替代性牙根外吸收（刚性连接）。

炎症性牙根外吸收通常在再植后6个月内发生，通过X线检查可以发现。这种吸收是因为外伤造成了牙骨质的损伤。细菌迁移以及受感染坏死的牙髓组织释放的毒性物质到达牙根表面造成了根尖周组织的炎性反应，这种炎性反应引起了前述的牙骨质损伤。如果不能控制这种炎性反应，就会导致渐进性的牙根吸收。解决上述问题的办法是去除牙本质小管中的细菌，在根管内充填氢氧化钙6~24个月。

替代性牙根外吸收是指牙根发生吸收部分被骨组织所代替。在临床上，如果再植牙无松动或有金属样叩诊音，那么就可以诊断为这种类型，它是由于牙周膜严重损伤所致。此时，来源于牙槽骨的细胞在已暴露的牙根表面聚集，骨组织替代牙周膜组织，发生了牙–牙槽骨的刚性连接。如果这一现象发生在生长发育期的儿童，会导致牙槽骨的生长受到抑制，造成一些不易察觉的缺损。

虽然在许多病例中，再植能获得成功，但也有病例经历了外伤后的并发症，最终还是拔牙的结局。采用去除牙冠保留牙槽骨内牙根的方法，就是为将来的种植治疗保存骨量。

C：

需待骨骼生长发育完成后方能放置种植体。种植体的表现与骨性粘连的天然牙一致。种植体并不会像天然牙一样随着上、下颌骨矢状向和纵向的发育而发生位置的变化，也就是说它们不会伴随牙槽突的生长而改变位置。因此，为避免后续的并发症，种植牙不适用于生长发育期的青少年。

D：

不同个体的骨骼发育模式不同。因此，需要分析个体的生长曲线来评估骨骼发育结束的时间。间隔超过6个月1次的手腕和侧位片X线检查，可用以评估骨骼发育是否成熟。

患者的实际年龄和牙龄都不能确切反映青少年骨骼发育的情况，不能作为判断能否种植的标准，这一论点也受到Thilander等研究结果的支持。他们的研究评估了青少年患者口内种植单冠和相邻天然牙的垂直向关系，结果显示，即便患者在相同的实际年龄和牙龄植入种植体，不同个体间因为骨骼持续发育状况不同，种植修复体低咬合的程度也有差异。

E：

种植体植入后类似于一颗与牙槽骨发生骨性粘连的牙齿，青少年患者早期种植不仅会导致美学问题，还会引起修复体远离和低于𬌗平面的现象。这种现象会导致对颌伸长、邻牙倾斜，更有甚者，会引起牙槽骨垂直高度的降低和邻牙牙周组织的损坏。在生长发育期植入种植体，因为影响了颌骨的正常发育，会导致更严重的并发症。

（王　凤　译）

第10章

种植体周围疾病：诊断、治疗及预防

病例1

病变种植体及失败种植体

病变种植体

病例介绍

患者，49岁，白人女性，2001年12月17日就诊。主诉：左侧上颌种植牙周围轻度疼痛。患者#24先天缺失，6年前#25～#27因牙周病拔除（图1），#24和#25区在牙拔除后9个月植入2颗机械表面种植体（图2），种植体植入9个月后行单冠修复（图3）。在发生疼痛前，患者已使用

该种植牙近4年。患者每天至少刷牙1次且习惯使用牙线，患者为龋病高发人群，至今已接受多项牙科治疗，如冠修复、嵌体、银汞充填及根管治疗。除此之外，此患者还存在磨牙症并已佩戴夜磨牙殆垫及调整咬合。患者10年前开始接受牙周治疗并定期复查。

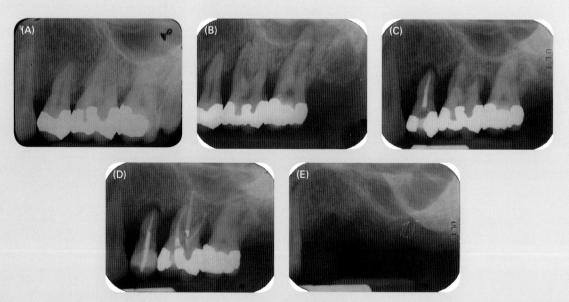

图1：（A）#25～#27天然牙拔除前14年根尖片，显示天然牙周围骨组织健康。（B）#25～#27天然牙拔除前8年根尖片，显示天然牙周围存在骨内袋。（C）#25～#27天然牙拔除前4年根尖片，显示天然牙周围存在进行性骨吸收。（D）#25～#27天然牙拔除当天根尖片，显示天然牙周围骨组织严重吸收。（E）#25～#27为天然牙拔除后根尖片

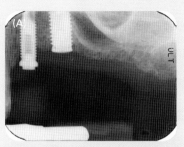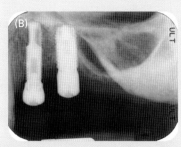

图2：（A）#24和#25种植体植入后根尖片。（B）#24和#25种植体二期手术后根尖片

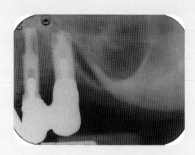

图3：#24和#25种植体修复后根尖片

学习目标

■ 理解影响天然牙及种植牙预后的因素

■ 能够判断处于病变状态但仍可保留的种植体

■ 能够判断种植体是处于病变状态还是已经失败

既往史

无系统性疾病史，未服用任何药物，自诉全身状况良好。患者对磺胺类药物过敏。

一般情况

• 重要生命体征

  ◦ 血压：120/71mmHg

  ◦ 心率：93次/分钟

  ◦ 呼吸：15次/分钟

社会与行为史

该患者已有17年的吸烟史，平均每天吸10支烟，虽然已告知吸烟有害牙周及全身健康，但患者仍未戒烟。无酗酒史、无吸食毒品史。

口外检查

患者面部对称，颌面部无肿胀、无包块，未触及肿大的淋巴结，颞下颌关节无异常动度。

口内检查

口腔肿瘤筛查阴性，软组织检查如颊黏膜、舌体、口底均无异常，口腔内角化附着龈充足，可见少量龈上及龈下菌斑堆积，唾液腺检查无异常。

种植牙#24远中颊侧及#25近中颊侧探诊深度分别为7mm、8mm，BOP（+），种植体周围无化脓性感染，种植体无松动。

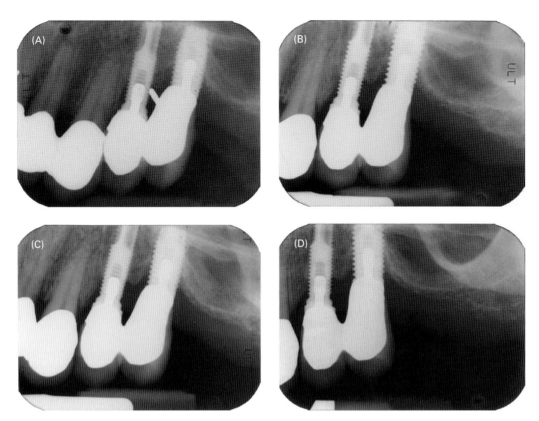

图4：（A）#24和#25种植体修复后1个月根尖片。（B）#24和#25种植体修复后1年根尖片。（C）#24和#25种植体修复后2年根尖片。（D）#24和#25种植体修复后4年根尖片

影像学检查

图4D为#24和#25的根尖片，可见#24和#25均存在水平向及垂直向骨吸收，#24种植体骨吸收至近中第3螺纹和远中第5螺纹，#25种植体骨吸收至近中第3螺纹。将目前的状态与患者5年前（1996年11月4日）影像学检查对比可见，#24和#25种植体周围存在明显骨吸收（图2和图4）。

诊断

根据#24和#25存在探诊出血、深牙周袋及种植体周围骨吸收的状况，该患者诊断为种植体周围炎及急性牙周脓肿。

治疗计划

该患者的治疗计划为先对#24和#25种植体进行刮治及根面平整，然后翻瓣清创，种植体表面清理，同时应用抗生素治疗急性脓肿。

治疗程序

手术治疗于2002年2月1日进行，术前采用含1∶100000肾上腺素的2%利多卡因进行颊腭侧局部浸润麻醉，切口设计为#23近中至#25远中的龈沟内切口，并于近中处做一垂直附加切口，翻开颊腭侧瓣，使用碳素刮治器彻底清除种植体表面的感染物质，刮除所有肉芽组织，在清洁后在种植体表面涂布米诺环素，最后使用4-0丝线缝合创口。术后医

嘱，要求患者术后2周、4周、6周复查，观察伤口愈合情况。

再评估及维护

术后6周临床症状明显好转，随后对该患者进行口腔维护随访，包括每3个月行常规预防性维护、临床及影像学检查，同时检查患者菌斑控制情况，患者在手术治疗后的10年随访，维护期内种植体状况稳定。图5显示该患者在此期间的随访情况。

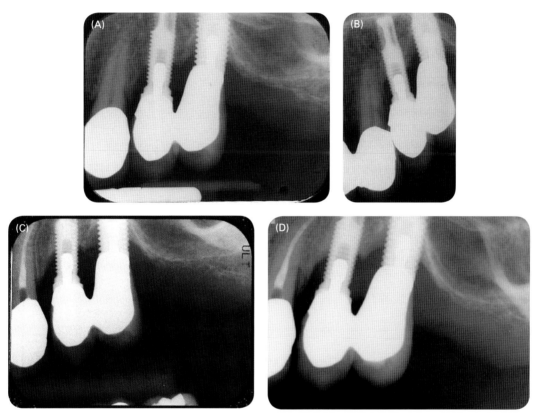

图5：（A）#24和#25种植体清创后1年根尖片。（B）#24和#25种植体清创后4年根尖片。（C）#24和#25种植体清创后9年根尖片。（D）#24和#25种植体清创后10年根尖片

失败种植体

病例介绍

此病例为上述同一名患者，该患者在右下颌植入种植体10年后（2011年11月17日）自觉种植体周围区域疼痛。

#45和#46天然牙15年前因牙周病拔除（图6），患牙拔除后6个月（1996年11月4日）植入2颗3.75mm×10mm机械表面种植体（图7），种植体植入后9个月行烤瓷冠修复。

#47天然牙5年前因冠折无保留价值而拔除（图8），患牙拔除后3个月植入5mm×10mm的粗糙表面根形宽颈种植体（图9），种植体植入后3个月进行冠修复（图10），该患者在种植治疗结束后不定期复诊并接受口腔卫生维护。

此次复诊时，该患者#45和#46已负载了14年，#47也完成种植修复并负载了4年。

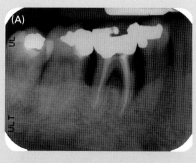 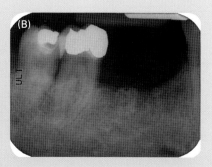

图6：（A）#45和#46天然牙拔除前根尖片，显示天然牙周围存在严重的垂直向和水平向骨吸收。（B）#45和#46天然牙拔除后根尖片

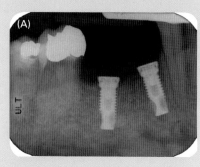 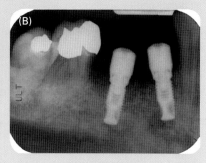

图7：（A）#45和#46种植体植入后根尖片。（B）#45和#46种植体二期手术后根尖片

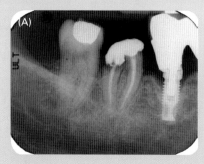 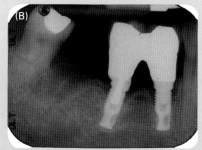

图8：（A）#47天然牙拔除前根尖片。（B）#47天然牙拔除后根尖片

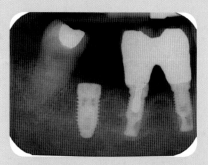 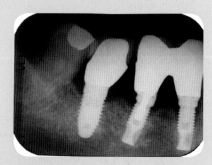

图9：#47天然牙拔除后3个月植入种植体时根尖片　　　　图10：#47种植体修复后根尖片

既往史

否认患有系统性疾病史。

社会与行为史

约每天吸烟10支，但无酗酒史、无吸食毒品史。

口外检查

面部对称，颌面部无肿胀、无包块，未触及肿大淋巴结，颞下颌关节无异常动度。

口内检查

患者复诊时（2011年11月17日），临床检查见#45种植体已松动，#45种植体周黏膜红肿且探诊出血，近远中探诊深度均为5mm。#46种植体近中及远中探诊深度分别为6mm及7mm，探诊出血，无溢脓。全口软组织无明显异常，无可疑肿瘤表现。可见少量龈上及龈下结石，唾液腺检查无异常。

影像学检查

拆除#45和#46修复体后拍摄种植体根尖片，根尖片显示#45种植体折断（图11A），#46种植体周围存在明显垂直向及水平向骨吸收。对比#46种植体植入时根尖片可见#46种植体周围严重骨吸收（图7A）。然而将此次影像学检查结果与9年前（种植体负载第5年）复查时的结果相比，#46种植体周围骨组织并无进一步的骨吸收（图11）。

诊断

根据#45种植体松动与折断的临床及影像学检查结果，#45诊断为失败种植体。#46虽然已存在周围骨吸收，长期随访未见进一步发展，因此诊断#46为病变种植体。

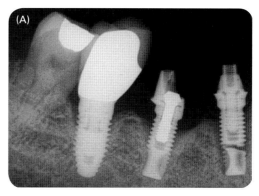

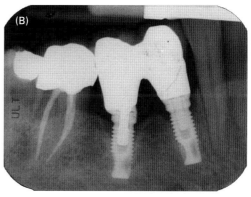

图11：（A）根尖片显示#45种植体折断及#46种植体周围存在垂直向骨吸收。（B）#45种植体折断前9年的根尖片，对比发现#46种植体周围骨水平在9年内相对稳定

治疗计划

该患者的治疗计划为取出#45失败种植体，并在#45区重新行种植修复。

治疗程序

局麻后，从#44近中至#47远中做龈沟切口，并于#44近中颊侧做垂直附加切口，翻开唇颊侧全厚组织瓣，使用环钻取出#45失败种植体（图12）。

取出#45种植体后，用碳素刮治器对#46种植体近中及远中暴露表面进行彻底清理，去除骨缺损区肉芽组织。于种植体周围涂布米诺环素，复位龈瓣并缝合关闭创口。告知术后医嘱，对患者进行口腔卫生指导。要求患者术后2周及4周复查。术后3个月于#45区重新植入1颗4.3mm×8mm粗糙表面根形

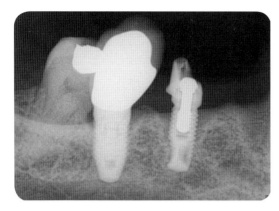

图12：折断种植体取出后根尖片

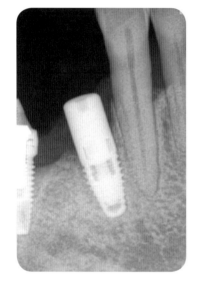

图13：#45区再植入种植体后的根尖片

种植体（图13）。嘱患者每3个月复诊进行牙周维护，临床检查未见种植体存在任何异常。

讨论

此病例中，#24和#25种植牙在患者口内行使功能已超过15年。虽然种植体发生了生物学并发症，但经过治疗后长期的随访状况稳定，因此将这些种植体诊断为病变种植体。病变种植体与失败种植体

间的区分需特别注意，失败种植体是指存在探诊出血、深牙周袋、脓肿及治疗无效的持续性骨吸收的种植体，而病变种植体则指存在深袋，局部骨吸收但经过长期维护状态稳定的种植体[1]。

患者口内所有种植体均发生了种植体周围炎相关症状，这可能与患者重度吸烟有关。除此之外，患者原先存在的牙周炎也是导致种植体周围炎的另一重要因素。重度吸烟与牙周炎病史均是增加种植体周围炎发生的风险因素。已有大量研究证明种植体周围炎在牙周炎患者中更易发生[2-6]，同时吸烟患者也更易发生种植体周围炎，其危险值比为3.6~4.6[7-8]。有研究指出，患牙周病吸烟患者80%会出现种植体周围炎[9]。因此种植医师应认识到吸烟与种植体周围炎之间的相关性，并在术前告知患者可能的并发症。同时对于这类患者建议进行密切的术后随访观察，随访间隔应短于正常患者。

患者#45种植体诊断为失败种植体，发生了种植体折断这一机械并发症。总体而言，种植体折断并不常见。在一项系统综述中，Berglundh等[10]提出种植体折断的发生率为0.08%~0.74%。而Eckert等[11]在另一项研究中指出部分牙缺失患者种植体折断的发生率为1.5%，且折断的种植体多位于下颌后牙区。所有报告的折断种植体直径均为3.75mm[11]。而此病例中折断的种植体直径也恰巧为3.75mm。由于后牙邻近颞下颌关节，该区种植体受到更大的咀嚼应力，细直径种植体及较大的咀嚼应力可能是此病例中种植体折断的主要原因。此外，患者的磨牙症也是导致种植体失败的另一个促进因素。其他可引起种植体折断的因素包括：就位不良、过大负载、不合理的修复体设计及不良的杠杆作用等[11]。

自学问题

A：决定种植体成功或失败的关键因素有哪些？

B：导致种植体发生病变或失败的风险因素有哪些？

C：导致种植体发生病变或失败的生物学因素有哪些？

D：导致种植体发生失败的修复因素或全身因素有哪些？

参考文献

[1] Meffert RM. How to treat ailing and failing implants. Implant Dent 1992;1(1):25–33.

[2] Van der Weijden GA, van Bemmel KM, Renvert S. Implant therapy in partially edentulous, periodontally compromised patients: a review. J Clin Periodontol 2005;32(5):506–511.

[3] Schou S, Holmstrup P, Worthington HV, Esposito M. Outcome of implant therapy in patients with previous tooth loss due to periodontitis. Clin Oral Implants Res 2006;17(Suppl 2):104–123.

[4] Karoussis IK, Kotsovilis S, Fourmousis I. A comprehensive and critical review of dental implant prognosis in periodontally compromised partially edentulous patients. Clin Oral Implants Res 2007;18(6):669–679.

[5] Lindhe J, Meyle J. Peri-implant diseases: Consensus Report of the Sixth European Workshop on Periodontology. J Clin Periodontol 2008;35(8 Suppl):282–285.

[6] Task Force on Peri-Implantitis. Peri-implant mucositis and peri-implantitis: a current understanding of their diagnoses and clinical implications. J Periodontol 2013;84(4):436–443.

[7] Strietzel FP, Reichart PA, Kale A, et al. Smoking interferes with the prognosis of dental implant treatment: a systematic review and meta-analysis. J Clin Periodontol 2007;34(6):523–544.

[8] Heitz-Mayfield LJ, Huynh-Ba G. History of treated periodontitis and smoking as risks for implant therapy. Int J Oral Maxillofac Implants 2009;24(Suppl):39–68.

[9] Rinke S, Ohl S, Ziebolz D, et al. Prevalence of periimplant disease in partially edentulous patients: a practice-based cross-sectional study. Clin Oral Implants Res 2011;22(8):826–833.

[10] Berglundh T, Persson L, Klinge B. A systematic review of the incidence of biological and technical complications in implant dentistry reported in prospective longitudinal studies of at least 5 years. J Clin Periodontol 2002;29(Suppl 3):197–212; discussion 232–233.

[11] Eckert SE, Meraw SJ, Cal E, Ow RK. Analysis of incidence and associated factors with fractured implants: a retrospective study. Int J Oral Maxillofac Implants 2000;15(5):662–667.

[12] Buser D, Weber HP, Lang NP. Tissue integration of non-submerged implants. 1-year results of a prospective study with 100 ITI hollow-cylinder and hollow-screw implants. Clin Oral Implants Res 1990;1(1):33–40.

[13] El Askary AS, Meffert RM, Griffin T. Why do dental implants fail? Part I. Implant Dent 1999;8(2):173–185.

[14] Esposito M, Hirsch JM, Lekholm U, Thomsen P. Biological factors contributing to failures of osseointegrated oral implants. (II). Etiopathogenesis. Eur J Oral Sci 1998;106(3):721–764.

[15] Weyant RJ. Characteristics associated with the loss and peri-implant tissue health of endosseous dental implants. Int J Oral Maxillofac Implants 1994;9(1):95–102.

[16] Karoussis IK, Salvi GE, Heitz-Mayfield LJ, et al. Long-term implant prognosis in patients with and without a history of chronic periodontitis: a 10-year prospective cohort study of the ITI Dental Implant System. Clin Oral Implants Res 2003;14(3):329–339.

[17] Vervaeke S, Collaert B, Cosyn J, et al. A multifactorial analysis to identify predictors of implant failure and peri-implant bone loss. Clin Implant Dent Relat Res 2015;17(Suppl 1):e298–e307.

[18] Drago CJ. Rates of osseointegration of dental implants with regard to anatomical location. J Prosthodont 1992;1(1):29–31.

[19] Buser D, Mericske-Stern R, Bernard JP, et al. Long-term evaluation of non-submerged ITI implants. Part 1: 8-year life table analysis of a prospective multi-center study with 2359 implants. Clin Oral Implants Res 1997;8(3):161–172.

[20] Esposito M, Hirsch JM, Lekholm U, Thomsen P. Biological factors contributing to failures of osseointegrated oral implants. (I). Success criteria and epidemiology. Eur J Oral Sci 1998;106(1):527–551.

[21] Lambert PM, Morris HF, Ochi S. Positive effect of surgical experience with implants on second-stage implant survival. J Oral Maxillofac Surg 1997;55(12 Suppl 5):12–18.

[22] Sakka S, Baroudi K, Nassani MZ. Factors associated with

early and late failure of dental implants. J Investig Clin Dent 2012;3(4):258–261.

[23] Han HJ, Kim S, Han DH. Multifactorial evaluation of implant failure: a 19-year retrospective study. Int J Oral Maxillofac Implants 2014;29(2):303–310.

[24] Lambert PM, Morris HF, Ochi S. The influence of 0.12% chlorhexidine digluconate rinses on the incidence of infectious complications and implant success. J Oral Maxillofac Surg 1997;55(12 Suppl 5):25–30.

[25] Esposito M, Grusovin MG, Worthington HV. Interventions for replacing missing teeth: antibiotics at dental implant placement to prevent complications. Cochrane Database Syst Rev 2013;(7):CD004152.

[26] Sanz-Sánchez I, Sanz-Martín I, Figuero E, Sanz M. Clinical efficacy of immediate implant loading protocols compared to conventional loading depending on the type of the restoration: a systematic review. Clin Oral Implants Res 2015;26(8):964–982.

[27] Gunne J, Jemt T, Linden B. Implant treatment in partially

edentulous patients: a report on prostheses after 3 years. Int J Prosthodont 1994;7(2):143–148.

[28] Ferreira SD, Silva GL, Cortelli JR, et al. Prevalence and risk variables for peri-implant disease in Brazilian subjects. J Clin Periodontol 2006;33(12):929–935.

[29] Marcelo CG, Filie Haddad M, Gennari Filho H, et al. Dental Implant fractures – aetiology, treatment and case report. J Clin Diagn Res 2014;8(3):300–304.

[30] Hsu YT, Fu JH, Al-Hezaimi K, Wang HL. Biomechanical implant treatment complications: a systematic review of clinical studies of implants with at least 1 year of functional loading. Int J Oral Maxillofac Implants 2012;27(4):894–904.

[31] Jung RE, Zembic A, Pjetursson BE, et al. Systematic review of the survival rate and the incidence of biological, technical, and aesthetic complications of single crowns on implants reported in longitudinal studies with a mean follow-up of 5 years. Clin Oral Implants Res 2012;23(Suppl 6):2–21.

自学问题回答

A：

根据Buser等制订的种植体成功标准[12]，临床成功的种植体应满足以下条件：

- 患者无持续性的疼痛、异物感或感觉异常
- 种植体无松动
- 种植体周围无组织感染
- 在影像学检查中，种植体周围无透射性影像

除此之外，种植体失败还包含因生物学或机械并发症导致的种植体不能满足功能、美观或发音的需求[13]。

B：

影响种植修复疗效的因素有很多。这些影响因素总体上可分为两类：患者自身因素及治疗操作因素。

患者局部或全身状况可影响种植体骨结合及骨结合成功状态的维持。目前研究已证实放射治疗、骨代谢异常、内分泌疾病、类风湿疾病、中性粒细胞缺乏、扁平苔藓、营养不良及免疫功能

紊乱均会增加种植体的失败率[14]。此外，对于患有影响机体状态的系统性疾病患者，种植体失败率要高于正常人[15]。吸烟和牙周病也是种植体失败的高风险因素[2,6–8,16–17]，局部骨量不足、骨质较差及种植体植入位置不佳均可能增加种植的失败率。有研究证实，上颌种植的失败率高于下颌，后牙区种植的失败率高于前牙区，这可能与不同区域骨量及骨密度的差异有关[18–20]。此外，不良的口腔习惯也会影响种植修复的疗效[14,20]。

除患者自身因素外，有许多治疗操作因素也可能增加种植体失败的风险，如种植医师经验不足[21]、产热过高或粗暴的外科操作[22]、种植体初期稳定性的缺乏[22–23]、术区感染[24]、抗生素的预防性应用[25]、即刻修复操作[26]、支持修复体的种植体数量不足[24,27]、不良的种植体表面处理及种植体设计等[14]。

因此，种植医师应在术前判断患者是否具有上述种植相关风险因素，告知并与患者沟通种植治疗的风险评估结果。对于有全身或局部风险因

素的患者，需在治疗开始之前将增加种植失败的风险告知患者。同时，还需采用合理的外科技术，参照临床指南，选择合理的修复方式，尽可能减少操作因素带来的风险。

C：

生物学并发症的发生会影响种植体周围的软硬组织，因生物学因素而导致的种植体失败可分为早期失败及晚期失败。早期失败多由种植体在负载前即未形成骨结合所致，原因可能是术区感染、种植体缺乏稳定性或创口愈合不良等。晚期失败则由种植体在负载过程中，周围骨吸收导致种植体周围缺乏足够的骨组织支持引起，原因包括种植体负载过大或种植体周围炎等。

种植体超负载可能源自不良的修复体设计或患者不良的口腔习惯。为了防止种植体负载过大，应对患者咬合状态进行评估，消除早接触或𬌗干扰。对于存在不良口腔习惯的患者，应增加种植体数量以分散𬌗力。

种植体周围炎症性疾病与患者不良的口腔卫生密切相关[28]，从临床观点来看，早期发现种植体周围炎症性疾病十分重要，应每年记录患者种植体周围探诊深度以监测种植体周围组织的健康状况。常规的牙周探诊并不会对种植体的表面及其周围软组织附着造成损伤[5]。另外，应告知患者长期随访及维护的必要性。

D：

种植修复的机械并发症是指种植体、种植部件及修复体的机械性损坏，如基台螺丝松动或折断、修复体破损、种植体折断等。这些并发症可能不会导致种植失败，但会增加维护次数。

种植体折断是可明确导致种植失败的原因之一，种植体折断的原因可能与种植体周围骨吸收、种植体超负载、磨牙症、种植体直径过小、修复体悬臂过长等因素有关[29]。当种植体发生折断后，可将折断的种植体取出待骨组织愈合后再次植入种植体。

基台或螺丝松动为最常见的机械并发症[30-31]，原因主要为修复体负载过大或修复体未获得被动就位。一项回顾性研究指出，种植体在发生折断前多存在基台或螺丝松动的现象[11]。因此，一旦发现基台及螺丝松动应引起重视，若不及时处理，可能将进一步导致种植体折断等不可逆转的严重后果。

病例2

种植体周围菌斑控制（*家庭维护*）

病例介绍

患者，60岁，亚裔女性，复诊行口腔卫生维护。患者最初主诉：牙齿缺失，要求种植修复。患者2年前接受了#16和#26的种植修复，并于#15和#25区接受了引导组织再生术（GTR）治疗牙周组织缺损。患者自述上一次进行口腔卫生维护的时间约为1年前，现每天使用手动或电动牙刷刷牙3~4次，使用牙线1~2次，偶尔使用漱口水。临床检查发现患者在刷牙及使用牙线后并不能完全清除龈下及邻间隙处的菌斑。

学习目标
■ 理解天然牙或种植体表面菌斑清理的周期
■ 知道哪些器械可供患者清理种植修复体
■ 掌握种植修复体清理的多种不同方法

既往史

该患者否认系统性疾病史，除维生素、钙片及鱼油外未服用任何药物。

一般情况

- 重要生命体征
  - 血压：130/87mmHg
  - 心率：80次/分钟
  - 呼吸：16次/分钟

社会与行为史

患者无吸烟及饮酒史。

口外检查

患者颌面部检查未见异常。面部无肿大，颞下颌关节无异常，下颌运动及功能无异常，患者面部对称，未触及肿大淋巴结，双眼外形无异常，瞳孔连线与𬌗平面平行，皮肤色泽正常。

口内检查

口腔肿瘤筛查阴性，软组织检查如颊黏膜、舌体、口底、咽喉部均无异常。患者#16、#26种植修复，余留天然牙无龋坏、无不良修复体。所有牙邻面接触正常，但均存在中至重度磨耗。

临床检查记录如下：
- 患者口外及口内照（图1）
- 全口根尖片及𬌗翼片（图2）
- 牙周量表（包含探诊深度、探诊出血、附着丧

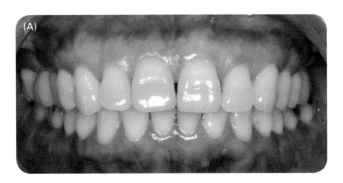

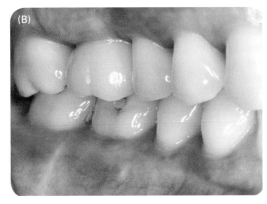
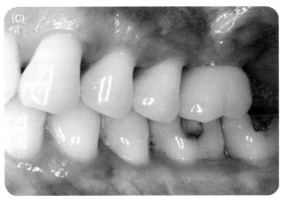

图1：（A）口内正面观。（B，C）口内侧面观

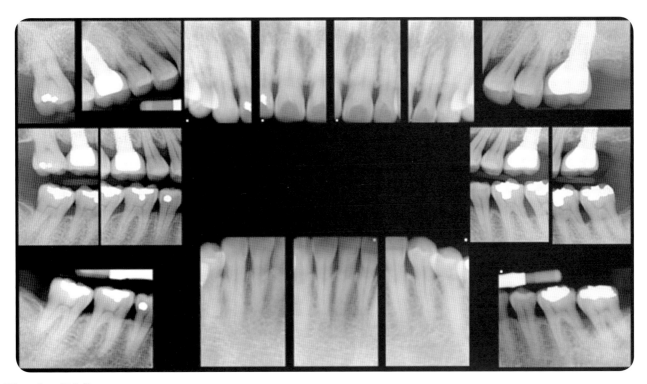

图2：全口根尖片

失、牙动度、脓肿、膜龈缺损及牙龈退缩等）

- 制取研究模型

牙周量表

牙周检查（图3）显示该患者的探诊深度如下：

- #17、#16、#15、#25、#37、#35、#44和#47的探诊深度为4～6mm
- #14和#24的探诊深度为7～9mm

患者牙周生物型为厚龈型，牙龈形态正常，质地致密，但可见广泛轻度边缘性充血。患者#16、#15、#14、#24、#25、#26、#35、#44和#45为Ⅰ类（口腔卫生指数）探诊出血，无脓肿。#15、#14、#24、#25、#37、#36和#47存在局限性龈下菌斑及少量龈下结石。#15、#14、#23～#25、#36～#34和#44～#46存在牙龈退缩，#15和#25附着龈缺失。

咬合检查

患者的尖牙及磨牙关系均为安氏Ⅰ类。咬合功

能检查发现尖牙诱导的侧向𬌗及前牙诱导的前伸𬌗均正常，无早接触及𬌗干扰。患者存在明显的副功能咬合，前牙切缘及后牙牙尖均存在明显磨耗。

影像学检查

图2为全口根尖片，影像学检查显示患者存在广泛性轻度水平向骨吸收，牙槽嵴硬骨板仍清晰可见。#17、#14、#37和#36存在严重局限性骨吸收。种植牙周围未见明显骨吸收。

诊断

- 慢性广泛性牙周炎伴#17、#14、#37和#36慢性局限性牙周炎[1]
- #16和#26种植体周围黏膜炎
- 先天性或获得性膜龈形态异常
- #15、#14、#23～#26、#35、#34、#44～#46牙龈退缩，#15和#25附着龈缺失
- 牙列缺损
- 广泛性牙齿磨耗

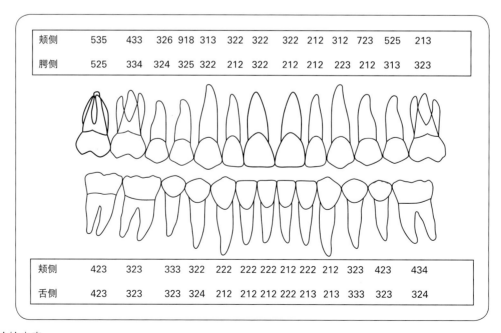

| 颊侧 | 535 | 433 | 326 | 918 | 313 | 322 | 322 | 322 | 212 | 312 | 723 | 525 | 213 |
| 腭侧 | 525 | 334 | 324 | 325 | 322 | 212 | 322 | 212 | 212 | 223 | 212 | 313 | 323 |

| 颊侧 | 423 | 323 | 333 | 322 | 222 | 222 | 222 | 212 | 222 | 212 | 323 | 423 | 434 |
| 舌侧 | 423 | 323 | 323 | 324 | 212 | 212 | 212 | 222 | 213 | 213 | 333 | 323 | 324 |

图3：牙周探诊检查表

治疗计划

该患者的基础治疗计划为：
- 口腔健康教育
- 口腔卫生维护指导
- 全口牙周维护（天然牙预防性维护、刮治、根面平整及种植牙清理）
- 基础治疗后4~6周复查评估疗效

治疗程序

在进行牙周治疗前最重要的一步是调动患者自我口腔卫生维护的积极性。如果没有患者的配合，无论天然牙还是种植牙都难以取得良好的预后，治疗效果将大打折扣。牙周治疗前先对患者的口腔卫生习惯进行评估，并对其中一些方法加以改进，提升清除龈下菌斑生物膜的效果。请患者面向镜子演示并确认已掌握正确的口腔卫生维护方法。掌握正确的维护方法，确保口腔卫生维护的有效性十分重要。指导患者采用改良Bass刷牙法并结合使用牙线彻底清洁全口牙齿。若种植体周围邻间隙较大，可建议患者使用超级牙线（Superfloss®）或间隙刷以有效去除菌斑。其他维护方法如橡胶刷也可用于菌斑控制，在牙线不能进入邻间隙时，可使用橡胶刷推开附着在种植体或修复体表面的软组织以清洁邻间隙的菌斑。（在这个病例中）我们向患者演示了如何使用橡胶刷清洁种植体周围的菌斑。患者学习、理解了上述方法并进行了演示，掌握了进行自我口腔卫生维护的方法。

口腔卫生指导结束后，局麻下对患者天然牙进行刮治及根面平整，同时对种植体表面进行清理，（天然牙与种植体的）清洁分两次进行（左侧半口与右侧半口），两次的清洁时间间隔1周。

在进行第二次根面平整与清理时，再次对患者口腔卫生维护方法进行评估，确保患者真正掌握正确的口腔卫生维护方法。

牙周基础治疗结束后4周，进行牙周量表检查及牙周状况的复评。

讨论

一旦种植体周围黏膜炎的诊断成立，临床医师必须进行以下两个步骤的治疗：第一阶段为对患者进行口腔卫生宣教，让患者了解有效控制菌斑的重要性。只有这样，患者才能作为主体对象，进行持续、彻底的菌斑清洁。患者的口腔卫生自我维护理念分为主动和被动两类（"concordance" vs "compliance"），被动维护（compliance）是指患者需要他人督促进行菌斑控制，主动维护是（concordance）指患者自身意识到菌斑控制的重要性而主动进行的菌斑控制。后者的长期依从性更好。第二阶段的治疗任务为进行菌斑控制方法的指导，满足患者个体化需求。一般来说龈沟刷牙法（a sulcular technique of brushing）适用于每名患者，而邻间隙的菌斑控制方式有多种，通常需要依据每名患者种植体与修复体的设计进行个性化的选择。

此病例2颗种植体在种植修复2年后，周围骨组织仍然处于稳定状态。为了保持种植体周围的清洁，患者需进行严格的菌斑控制。

目前在清洁多数种植体修复体时，种植体表面往往不会涉及。骨水平种植体通常均被骨组织完全包绕，基台由于暴露于口腔内易受到细菌附着，需由患者自行清理。软组织水平种植体具有约1.8mm的光滑颈部，多数情况下，口腔上皮通常可附着于颈部，因此患者或口腔医师只要进行修复体表面的清洁。当发生软组织及骨组织退缩时，种植体光滑颈部也会暴露于口腔而受细菌污染，需要患者进行清洁。同时，了解种植体周围黏膜的特性也十分重要。在牙槽黏膜处提倡采取轻柔的手法进行清洁，例如Stillman技术[2]。此外，在选择机械性控制菌斑的器械及牙膏前，须区分种植基台的不同材料（钛或氧化锆）。同时，评估每颗种植体的三维位置也十分重要，因为不同的种植体角度及冠根深度需要不同的菌斑控制策略。对于植入位置过深（种植体平台低于牙槽嵴顶）的种植体，探诊深度会增加，不利于患者进行有效的菌斑控制。这类种植体易发生周围组织长期慢性炎症的状态，因此需要严格的随访监测及短间隔的专业口腔卫生维护。

自学问题

A： 种植牙与天然牙清洁方式是否相同？

B： 种植牙的清洁是否不应使用牙膏？

C： 种植牙清洁应使用何种刷牙方法？

D： 何种硬度的刷毛最适用于种植牙清洁？为什么？

E： 是否有专门用于种植牙清洁的牙刷？

F： 可否采用电动牙刷，电动牙刷是否优于手动牙刷？如果是，则是否有最适用于种植牙清洁的电动牙刷？

G： 种植体周围角化龈的宽度是否影响刷牙方式的选择？

H： 哪些维护方法可用于去除种植体邻间隙处菌斑？

I： 除刷牙及邻间隙清理方式外，是否有其他清洁种植体的方法？

J： 种植体支持式的单冠该如何清洁？联冠该如何清洁？当单冠与联冠混合使用时该如何清洁？

参考文献

[1] Armitage GC. Development of a classification system for periodontal diseases and conditions. Ann Periodontol 1999;4:1–6.

[2] Berglundh T, Lindhe J, Marinello C, et al. Soft tissue reaction to de novo plaque formation on implants and teeth. An experimental study in the dog. Clin Oral Implants Res 1992;3:1–8.

[3] Lang NP, Bragger U, Walther D, et al. Ligature-induced peri-implant infection in cynomolgus monkeys. I. Clinical and radiographic findings. Clin Oral Implants Res 1993;4:2–11.

[4] Mombelli A. Etiology, diagnosis, and treatment considerations in peri-implantitis. Curr Opin Periodontol 1997;4:127–136.

[5] Pinto TM, de Freitas GC, Dutra DA, et al. Frequency of mechanical removal of plaque as it relates to gingival inflammation: a randomized clinical trial. J Clin Periodontol 2013;40:948–954.

[6] Axelsson P, Kocher T, Vivien N. Adverse effects of

toothpastes on teeth, gingiva and bucal mucosa. In: Proceedings of the 2nd European Workshop on Periodontology. Chemicals in Periodontics. Quintessence; 1997, pp 259–261.

[7]. Meyers IA, McQueen MJ, Harbrow D, Seymour GJ. The surface effect of dentifrices. Aust Dent J 2000;45:118–124.

[8] Van der Weijden F, Echeverría JJ, Sanz M, Lindhe J. Mechanical supragingival plaque control. In: Lindhe J, Lang NP, Karring T (eds), Clinical Periodontology and Implant Dentistry, 5th edn. Wiley-Blackwell; 2008, p 705.

[9] Leonard HJ. Conservative treatment of periodontoclasia. J Am Dent Assoc 1939;26:1308–1318.

[10] Fones AC (ed.). Mouth Hygiene, 4th edn. Philadelphia, PA: Lea & Febiger; 1934.

[11] Bass CC. The optimum characteristics of toothbrushes for personal oral hygiene. Dent Items Interest 1948;70:697–718.

[12] Stillman PR. A philosophy of treatment of periodontal disease. Dent Dig 1932;38:315–332.

[13] Cagna DR, Massad JJ, Daher T. Use of a powered toothbrush for hygiene of edentulous implant-supported prostheses. Compend Contin Educ Dent 2011;32:84–88.

[14] Truhlar RS, Morris HF, Ochi S. The efficacy of a counter-rotational powered toothbrush in the maintenance of endosseous dental implants. J Am Dent Assoc 2000;131:101–107.

[15] Vandekerckhove B, Quirynen M, Warren PR, et al. The safety and efficacy of a powered toothbrush on soft tissues in patients with implant-supported fixed prostheses. Clin Oral Investig 2004;8:206–210.

[16] Newman MG, Takei H, Klokkevold PR, Carranza FA. Plaque control for the periodontal patient. In: Perry AD (ed.), Clinical Periodontology, 10th edn. Elsevier; p 728.

[17] Grender J, Williams K, Walters P, et al. Plaque removal efficacy of oscillating-rotating power toothbrushes: review of six comparative clinical trials. Am J Dent 2013;26:68–74.

[18] Costa MR, Marcantonio RA, Cirelli JA. Comparison of manual versus sonic and ultrasonic toothbrushes: a review. Int J Dent Hyg 2007;5:75–81.

[19] Wilson S, Levine D, Dequincey G, Killoy WJ. Effects of two toothbrushes on plaque, gingivitis, gingival abrasion, and recession: a 1-year longitudinal study. Compend Suppl 1993;(16):S569–S579; quiz S612–S614.

[20] Rasperini G, Pellegrini G, Cortella A, et al. The safety and acceptability of an electric toothbrush on peri-implant mucosa in patients with oral implants in aesthetic areas: a prospective cohort study. Eur J Oral Implantol 2008;1:221–228.

[21] Wolff L, Kim A, Nunn M, et al. Effectiveness of a sonic toothbrush in maintenance of dental implants. A prospective study. J Clin Periodontol 1998;25:821–828.

[22] Esposito M, Worthington HV, Thomsen P, Coulthard P. Interventions for replacing missing teeth: maintaining health around dental implants. Cochrane Database Syst Rev 2004;(3):CD003069.

[23] Gobbato L, Avila-Ortiz G, Sohrabi K, et al. The effect of keratinized mucosa width on peri-implant health: a systematic review. Int J Oral Maxillofac Implants 2013;28:1536–1545.

[24] O'Leary TJ. Plaque control. In: ShanleyD (ed.), Efficacy of Treatment Procedures in Periodontology, vol 38. Chicago: Quintessence; 1980, pp 41–52.

[25] ADA. Accepted dental therapeutics. Council of Dental Therapeutics 1994;40:222.

[26] Christou V, Timmerman MF, Van der Velden U, Van der Weijden FA. Comparison of different approaches of interdental oral hygiene: interdental brushes versus dental floss. J Periodontol 1998;69:759–764.

[27] Bergenholtz A, Olsson A. Efficacy of plaque-removal using interdental brushes and waxed dental floss. Scand J Dent Res 1984;92:198–203.

[28] Waerhaug J. The interdental brush and its place in operative and crown and bridge dentistry. J Oral Rehabil 1976;3:107–113.

[29] Barton J, Abelson D. The clinical efficacy of wooden interdental cleaners in gingivitis reduction. Clin Prev Dent 1987;9:17–20.

[30] Jahn CA. The dental water jet: a historical review of the literature. J Dent Hyg 2010;84:114–120.

[31] Barnes CM, Russell CM, Reinhardt RA, et al. Comparison of irrigation to floss as an adjunct to tooth brushing: effect on bleeding, gingivitis, and supragingival plaque. J Clin Dent 2005;16:71–77.

[32] Gorur A, Lyle DM, Schaudinn C, Costerton JW. Biofilm removal with a dental water jet. Compend Contin Educ Dent 2009;30(Spec No 1):1–6.

[33] Goyal CR, Lyle DM, Qaqish JG, Schuller R. Evaluation of the plaque removal efficacy of a water flosser compared to string floss in adults after a single use. J Clin Dent 2013;24:37–42.

[34] De Araujo Nobre M, Cintra N, Malo P. Peri-implant maintenance of immediate function implants: a pilot study comparing hyaluronic acid and chlorhexidine. Int J Dent Hyg 2007;5:87–94.

[35] Felo A, Shibly O, Ciancio SG, et al. Effects of subgingival chlorhexidine irrigation on peri-implant maintenance. Am J Dent 1997;10:107–110.

[36] Simon H, Yanase RT. Terminology for implant prostheses. Int J Oral Maxillofac Implants 2003;18:539–543.

自学问题回答

A:

种植体周围菌斑聚集与炎症发生模式与天然牙相同[2-4]。研究显示每24小时至少进行一次口腔卫生维护可有效预防牙龈炎的发生[5]。然而多数患者在术后并未接受专业的菌斑控制方法指导，且部分患者手部灵活度不够。对于种植修复的患者，一般建议依据患者自身需求每天进行口腔卫生维护2次。如果口腔卫生维护不正确，即使重复2次或多次清洁也不会提高清洁效果。患者菌斑的控制通常主要从3个方面进行评估：首先应动员患者进行常规口腔卫生维护；其次，患者应重视清洁方法以彻底地清理菌斑。这就意味着患者每次进行菌斑控制时，需采取合理且有可重复性，并能够有效清除所有暴露于口腔内牙面上菌斑的方法。最后，为了达到上述目标，患者应具备灵活的自洁手法及足够的知识。后者通常需要有经验的临床医师进行宣教。有证据表明，与天然牙相同，良好的菌斑控制对于种植牙的长期维护十分重要。能够有效清理天然牙表面菌斑的器械同样可有效应用于种植体周围菌斑清洁。然而，种植牙冠的形态、种植牙与周围牙冠或天然牙的关系、种植牙与周围软组织的关系均不同于天然牙。尽管种植体支持式修复体的菌斑控制方式与天然牙大致相同，但是建议根据不同的修复体设计进行相应调整（将于自学问题回答J中详细描述）。

B:

不同研究分析了口腔卫生维护中牙膏的不同用法及其对菌斑控制效果的影响[6-7]。目前市面上存在不同品牌及不同组成的牙膏，其中包含的成分各式各样，功能也不尽相同（如洗涤剂、摩擦剂、抛光剂、粘接剂、保湿剂、水、香味剂、色素、氟化物、抗菌剂和抗敏感剂等）。内含了大量不同的化学成分，许多具有防腐及抗微生物的活性。虽然牙膏内的摩擦剂在用力刷牙时可能会造成牙体硬组织的磨损。然而目前没有证据指出清洁种植修复体时不应使用牙膏。

C:

许多研究表明，不同刷牙方式在菌斑清除效率方面并无显著性差异[8]。然而，不论使用哪种刷牙方式都难以清除邻间区的菌斑。为了提高清洁效率，需依据每名患者的具体情况选择合理的

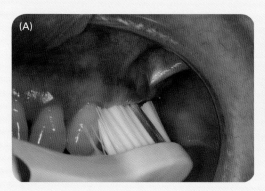 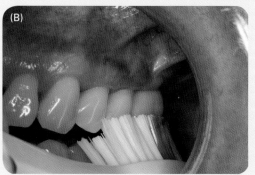

图4：（A，B）显示Bass刷牙法的牙刷刷毛朝向根尖方向45°，刷毛轻柔插入龈沟内

刷牙方式。目前文献里报道的刷牙方式有许多。垂直刷牙法[9]为将牙刷刷毛置于牙面上下拂刷。Fones教授[10]于1934年所提出的圆弧刷牙法为以轻而快的手法画圆，拂刷从上颌至下颌的牙面及牙龈。Bass教授[11]于1948年所提出的龈沟内刷牙法为清除种植体周围菌斑最有效的刷牙方法。通常种植体周围的龈沟深度大于天然牙，因此龈沟内拂刷技术能更有效地清除沟内菌斑。Bass刷牙法强调将刷毛倾斜朝向牙齿或种植体的根方，从而直接清除龈缘下方的菌斑。将牙刷刷毛与牙体长轴成45°直接插入龈沟（图4）。牙刷做短距离水平颤动，并始终保证刷毛位于龈沟内。因此，Bass刷牙法是清除龈上及龈下菌斑的有效方式。目前有许多被认为是"颤动法"的刷牙方式。Stillman[12]刷牙法是其中之一，可能对牙龈起到按摩及刺激的作用。而圆弧刷牙技术是基于牙刷在牙龈及牙齿表面朝向殆面/切端的画圈运动来按摩。随后Bass刷牙法也加入了圆弧技术成为改良Bass刷牙法。

大多数情况下，将牙刷顶端刷毛放入种植体与牙冠连接处及龈缘下，并对龈缘下牙冠表面仔细清理，可有效地清除菌斑生物膜。有研究提出，电动牙刷的菌斑清除效率高于手动牙刷；但其实不论是电动牙刷还是手动牙刷，刷牙方式才是最重要的影响因素[13-15]。不正确的刷牙方式，如前后向来回拉锯刷，往往会造成黏膜损伤，尤其对于种植体周围游离龈过多而角化龈宽度不足的患者更是如此。

D：

牙刷的刷毛最初是使用动物毛发进行制作，虽然当时这种牙刷效率较高，但存在一些缺点。首先动物毛发存在表面细菌附着影响菌斑清除的效率，其次动物毛发较如今普遍使用合成材料（如尼龙）干燥缓慢。目前牙刷刷毛多数为尼龙或聚酯尼龙，尼龙牙刷有多种形状、尺寸、质地及密度。有的商家提出动物的天然毛发能制造成各种软硬程度的刷毛，因为动物毛发本身就存在很大程度的硬度差异（Fuchs®）。人工材料（如尼龙）能减少细菌的定植。天然刷毛存在易磨损、易腐败、易软化和易失去弹性等缺点[16]。尼龙刷毛较天然刷毛干燥更快且不易被破坏。

牙刷刷毛的硬度与刷毛的直径、长度及数量有关。刷毛长度越小，直径越大，则其硬度越大。牙刷刷毛越硬则越不利于龈沟内牙冠表面菌斑的清除。软毛牙刷较硬毛牙刷更加灵活，而且通常刷毛直径较小，因此更容易清洁龈沟且不易损伤软组织。如使用硬毛刷强行插入龈沟清洁，则可能导致牙龈退缩及种植体周围软组织损伤。另外，由于沟内黏膜无角化层，其对于刷毛更加敏感，因此患者通常不能彻底清除颈部区域的菌斑，从而导致种植体颈部区域菌斑聚集。Bass教授[11]于1948年提出建议选择使用软毛尼龙牙刷，并采用龈沟内清洁技术，同时提出牙齿表面菌斑的清除并不会磨损牙齿。

目前，多数与牙刷刷毛相关的研究均着眼于天然牙的损伤，而没有与种植牙冠相关的研究。然而通常推荐，采用软毛牙刷既能避免天然牙及种植牙周围软组织损伤，也能获得良好的龈下菌斑清除效果。

E：

目前某些厂商出产了种植牙专用的清洁产品。如brand TePe®公司生产的种植牙清洁刷Implant Care™（图5），具有独特的设计，更有利于进行菌斑清除。其颈部的角度可对常规牙

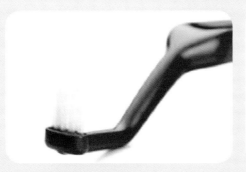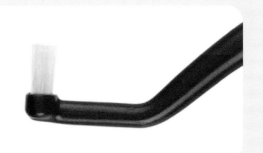

图5：TePe生产的种植体清洁刷，这种特定的清洁刷前端有一个拐角，可以更容易地清洁使用普通牙刷中难以清洁的种植体表面，同时这种清洁刷的形状也有利于清洁较窄的区域

刷无法清洁到种植体表面的区域进行清理。种植牙清洁刷的头部窄而长，有利于对极其狭窄的区域进行清理。另一款来自同一家公司产品TePe Compact Tuft™，其特征性的软圆丝线可清理覆盖义齿附着体表面的菌斑。目前，没有对照性研究表明种植体清洁刷的菌斑清除效率高于常规手动牙刷。

F：

一些研究似乎认同电动牙刷对于种植体周围卫生维护的效果。一项综述指出电动牙刷菌斑清理效率高于手动牙刷[17]。而振荡旋转的电动牙刷清除邻间隙菌斑的效率要高于超声振动牙刷或手动牙刷。种植牙在使用超声牙刷清理后，其牙龈及菌斑指数显著降低[18]。电动牙刷最重要的一点是使用方法的正确性，由于电动牙刷的刷毛可自行运动，因此仅需将其刷毛置于牙面，无须做来回拂刷动作。将刷毛置于修复体牙面上并引导刷毛进入龈沟。确保电动牙刷的刷毛运动足以清除菌斑生物膜。在手动牙刷与电动牙刷潜在危害方面，似乎后者对于软组织的损伤更小[19]。需要注意的是，目前多数与刷牙相关研究的受试者为口腔医学生，并不能代表普通人群。关于振荡旋转的电动牙刷及超声振动电动牙

刷对于种植后菌斑清除的效率均有研究报道。有研究结果显示，采用旋转摆动和超声振动的电动牙刷清洁种植牙1年后，探诊出血指数最多降低50%，探诊深度减少0.3mm，且均未出现任何不良反应[15,20]。虽然该研究无对照组，然而患者的接受度及统计学结果均显示出积极的一面。另一篇研究指出，与手动牙刷相比，超声振动牙刷更有利于减少牙龈出血及菌斑堆积，但在使用6个月后的牙龈指数并无显著性差异[21]。

虽然多数研究均显示，电动牙刷能改善口腔卫生维护，但仍然有研究指出电动超声牙刷与手动牙刷的清洁效率并无显著性差异[22]。

G：

目前关于角化龈宽度是否为维持天然牙及种植体周围健康状态的必要条件，这一点仍具争议[23]。部分研究指出，角化龈的不足与种植体周围炎的发生密切相关。这可能是由于黏膜组织敏感性较高，妨碍患者进行修复体表面及龈沟内菌斑清除，从而引起炎症。龈沟内刷牙法（如Bass刷牙法）可能与牙龈退缩有关，龈沟刷牙技术将刷毛伸入龈沟，刺激龈沟内组织，造成不利的影响[24]。因此对于种植体周围角化龈宽度不足的患者，不推荐使用龈沟刷牙技术以免导致牙龈

退缩（同本章病例3的自学问题回答K）。

H：

种植牙的菌斑清除方式与天然牙大致相同。牙线、牙间隙刷和橡胶刷可安全地用于种植牙卫生维护，当然如同天然牙一样，也需要依据患者的具体情况合理选择。在选择合适的邻间隙菌斑清理方式时，患者操作的灵活性、修复体的类型和修复体的组成都是需要考虑的因素。

- *牙线*。美国牙医协会（ADA）提出牙线可清除80%的菌斑[25]。有研究证实，牙刷并不能有效清除邻间隙的菌斑[26]，因此推荐每天使用牙线1~2次清理种植体周围的菌斑，牙线的使用方法与天然牙相同。牙线使用的次数应根据患者种植体周围炎的易感性决定（图6）
- *机械动力牙线*。有研究指出，在使用机械动力牙线与普通牙线30天后的菌斑指数仅有微小差异，虽然两者对牙龈健康的影响无显著性差异，但由于机械动力牙线使用的方便性，多数患者较易于接受，对于这些患者应推荐使用机械动力牙线
- *牙线棒*。尽管由于牙线棒不能完全贴合天然牙或者种植体表面，清洁效率不如普通牙线，但是它通常适用于手部操作灵活性较差或者没有掌握正确方法而无法使用普通牙线清理后牙区菌斑的患者。牙线棒可实现单手操作，并不会损伤种植体周围的软组织
- *超级牙线（Superfloss）*。种植体支持式局部固定桥难以使用常规牙线清洁，超级牙线坚硬的头部有利于进入常规牙线无法进入的固定义齿的基台和桥体之间。另一个优势是超级牙线的海绵状结构有利于桥体及邻间隙处菌斑微生物的清除（图7）。当超级牙线紧贴于种植体或天然牙周围时呈"C"形，外形从海绵状变成细线状有利于清洁

Dento TAPE®（Johnson & Johnson）为表面涂蜡的粗牙线，比常规牙线更粗，菌斑清除效率与超级牙线相似。

- *邻间隙刷*。也叫牙间刷或者邻间刷，于20世纪60年代问世，是牙签的替代品。邻间隙刷能有效清除邻间隙区的菌斑[27]。邻间隙刷由不锈钢丝和尼龙线组成，但当邻间隙刷使用不当时易造成牙根敏感（图8）。如果邻间隙过小，当进行颊舌向清洁时金属丝与牙面接触会对牙

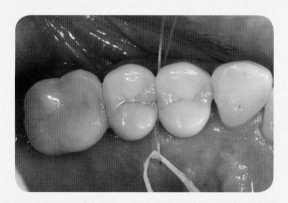

图6：牙线与穿线器联合使用有利于牙线进入牙冠下方邻间隙

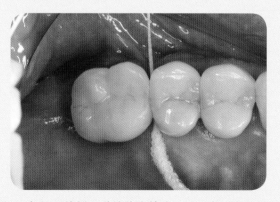

图7：超级牙线插入种植体支持式牙冠下方。它的坚硬末端可插入基台与固定修复体的桥体区域之间，这一点是常规柔软的牙线做不到的。同时海绵状结构有利于清除桥体龈面及邻间隙的菌斑生物膜

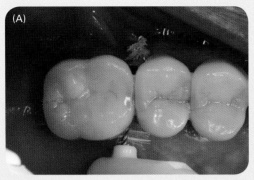

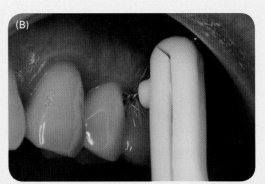

图8：邻间隙刷的应用。（A）𬌗面观。（B）邻面观

根表面造成磨损。某些品牌金属丝外包被一层塑料，可减少磨耗。一定要选择与邻间隙大小相匹配、尺寸合适的间隙刷，以降低硬组织磨耗。为防止牙间隙刷造成牙体的磨损，应避免牙间隙刷搭配牙膏使用，且当牙间隙刷的钢丝变形时应及早更换。有研究显示邻间隙刷的应用能有效地控制龈上邻间隙菌斑[28]

- *橡胶刷*。橡胶刷是一种用于清除种植体周围菌斑的器械，橡胶刷可挤压种植体周围软组织，清洁普通牙线无法触及的龈下区域菌斑（图9）

另外一种邻间隙清洁器械是Stim-U-Dent®。这是一种木质三角牙签专门用于清理邻间隙菌斑。美国牙医协会认可将Stim-U-Dent®作为一种菌斑清理器械是基于"研究发现可有效

地清除邻间隙处的菌斑，预防牙龈炎[25]"。有研究认为牙签作为刷牙后的辅助可减少牙龈炎的发生[29]。

I:

- *冲牙器*。冲牙器也被称为dental water jet或Waterpik®，可将水汽加压冲出清除龈下菌斑及食物残渣。冲牙器可有效用于牙周病、牙龈炎、正畸治疗及种植修复等患者的口腔卫生维护[30]

研究证实冲牙器在清除菌斑及减少出血方面的效果优于牙线[31]。

另外一项研究指出，中等压力搏动式冲水3秒即可完全清除牙面的菌斑[32]。

冲牙器对于邻间隙处菌斑清除效率高于牙

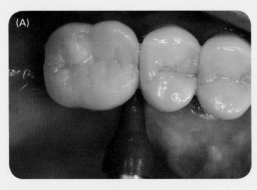

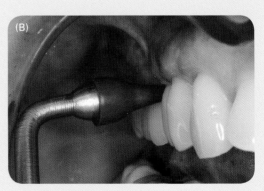

图9：橡胶刷的应用。（A）𬌗面观。（B）邻面观

线，同时还能有效地清除修复体颊舌侧的龈下菌斑[33]。

- *漱口水*。研究证实抗菌漱口水（如氯己定）能有效地维持种植体周围组织的健康[34]。一项队列研究对比了探诊深度较浅的中度炎症患者分别使用氯己定自行龈下冲洗与清水冲洗的效果，结果显示氯己定龈下冲洗可更有效地减少牙周组织炎症的发生和牙结石的堆积[35]

- *牙签*。Perio-Aid®可钳夹牙签清洁邻间隙处菌斑。Perio-Aid®可用于清洁邻间隙处龈下菌斑。目前Perio-Aid®存在两种款式（#2和#3），#2具有双头可钳夹牙签，通过调节钳夹头来实现各个角度的清洁。#3的功能与#2相同，但#3仅具有单头结构

J：

- *种植单冠修复*。尽管存在解剖上的差异，种植体支持式单冠修复的菌斑清洁仍可参照天然牙的操作。健康和成功的种植应由足够的骨组织和软组织包绕，不应暴露于口腔受到菌斑附着。清洁天然菌斑的工具均可用于单冠修复体。大多数情况下，种植修复体与天然牙不同，种植体颈部的直径要小于天然牙1~2mm，且更靠近较釉牙骨质界的根方。天然牙牙冠从牙根逐步过渡而来，软组织充满邻间隙。为了获得与天然牙相同的效果，种植体支持式单冠需有足够宽的穿龈颈部以保证软组织充满邻间隙，这就会导致种植体颈部与基台连接处过渡区而不利于菌斑清理。下颌前牙的天然牙根要小于种植体的直径，因此该区种植修复不会出现上述情况

- *联冠修复*。种植体支持式联冠修复的菌斑清除较单冠修复更加困难，患者需将牙线插入巨大的上部结构下方的邻间隙中。许多情况下为满足美学效果或防止食物嵌塞，桥体设计的楔状隙较窄而使清洁工具难以进入邻间隙。此时往往需采用具有高弹性且柔软的器械（如超级牙线和邻间隙刷）或者冲洗器械来进行清理。种植体周围黏膜及桥体组织面处不应存在任何食物残留，以免导致炎症的发生，这需要口腔医师及患者双方共同进行维护

- *一段式固定修复*。同种植体支持式联冠一样，种植体支持式一段式固定修复也是患者口腔卫生维护的一个挑战[36]。因此具有一个良好的设计是至关重要的，应在使得基台及修复体基底留有足够的清理空间。普通牙刷、邻间隙刷及冲牙器均可用来清理一段式固定修复体，然而在清洁时需注意到任何硬质器械均存在损伤种植体上部结构的可能性，清洁时应小心使用

综上所述，种植修复后患者应每3个月复诊进行口腔卫生维护。对于采用种植体支持式一段式固定修复的患者，应至少每6个月复诊卸下修复体来进行口外清洁。有条件的患者，可每3个月进行1次口外清洁。

结论

牙刷、牙线、邻间隙刷、冲牙器、橡胶刷和漱口水等常规天然牙清洁工具均可用来清洁种植牙，预防种植体周围炎的发生。

随着口腔种植的发展，种植修复已成为目前牙列缺损及牙列缺失的首选修复方案，可避免破坏天然牙，同时又获得固定修复。目前对于种植修复的维护尚未有统一标准。虽然常规的牙刷及牙线均可用来清洁种植牙，但种植牙和天然牙的形态结构是有一定差异的。

每名种植修复患者的情况均存在个体差异，包括患者的态度及菌斑控制能力等。为给每名患者提供最有效的措施，需要考虑许多因素（包括患者的主观能动性、修复体评估及调整等），口腔医师应认真指导患者如何使用牙刷、牙线及其他清洁用品。患者也应每3～4个月进行复查，并由口腔医师来评价患者的口腔卫生维护效果。

由于每名患者种植体植入位置、方向及修复体的类型均存在差异，因此应对每名患者制订个性化口腔卫生维护方案。在种植术前告知患者种植修复后卫生维护的重要性，虽然种植牙不会发生龋坏，但随着菌斑生物膜在修复体表面的堆积，种植体周围骨组织也可能随之发生吸收。

病例3

种植体周围菌斑控制（专业维护）

病例介绍

患者，37岁，白人男性。主诉：曾于外院就诊，检查发现种植牙周围存在牙龈炎。#22、#36、#32、#42、#46和#47天然牙6年前因牙周炎缺失，缺失牙均已进行种植体支持式烤瓷冠修复（图1），#32–×–×–#42为四单位的种植联冠修复（图2）。在临床检查后诊断#22、#36、#32和#42存在种植体周围黏膜炎（图1～图4）。该患者最后一次接受专业口腔卫生维护为18个月前，自诉每天刷牙2次，使用牙线1次，很明显，患者天然牙及种植体周围菌斑堆积是由于口腔卫生维护方法不当引起的。

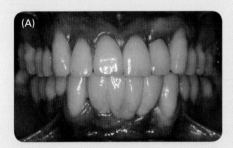 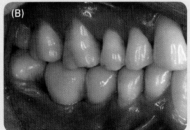 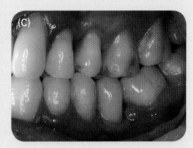

图1：（A）口内正面观。（B，C）口内侧面观

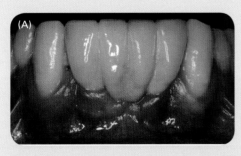 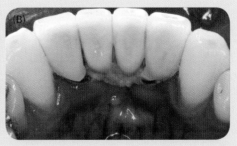

图2：（A）下颌前牙区唇面观。（B）下颌前牙区舌面观

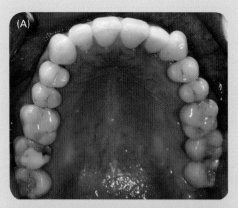

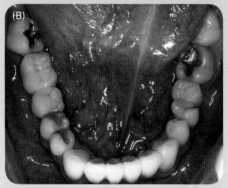

图3：（A）上颌殆面观。（B）下颌殆面观

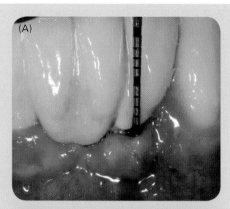

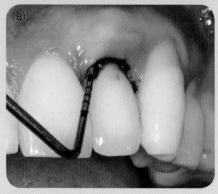

图4：（A）#33种植体探诊深度。（B）#22种植体探诊深度

学习目标

■ 掌握种植体周围黏膜炎的诊断和治疗

■ 掌握种植体及其周围组织清洁器械的使用方式

■ 理解种植修复患者何时进行随访维护

既往史

患者有癫痫病史，最后一次癫痫发作为5~6个月前，正在服用抗癫痫药物拉莫三嗪（Lamictal®）200mg/d，此药物不会引起牙龈增生。患者无药物过敏史。

一般情况

• 重要生命体征

○ 血压：122/67mmHg

○ 心率：71次/分钟

○ 呼吸：15次/分钟

社会与行为史

患者无吸烟及饮酒史。

口外检查

患者颌面部无明显异常，面部无肿胀，颞下颌关节运动无异常，左右面部对称，未触及肿大淋巴结。

口内检查

口腔肿瘤筛查阴性，软组织检查见舌体、颊、口底均无异常，进行如下其余检查：

- 拍摄全口根尖片、殆翼片和曲面体层片
- 制取研究模型
- 拍摄口内、口外照片
- 牙周量表（包含探诊出血、探诊深度、附着丧失、牙龈退缩、天然牙松动度、脓肿、龋病、修复体情况等）
- 咬合检查及口腔检查评估患者正中早接触、侧向运动工作侧与非工作侧接触情况、牙齿磨耗、邻接关系及龋坏

牙周检查探诊深度如下（图5）：

- #16、#14、#13、#23、#26～#28、#38、#37、#36（种植牙）、#32（种植牙）、#42（种植牙）、#46（种植牙）和#47（种植牙）的探诊深度均为4～6mm
- #18、#17、#22（种植牙）和#48的探诊深度为7～8mm

患者天然牙及种植牙存在边缘性充血及中重度的探诊出血（图1～图4）。此外，患者还存在全口广泛的菌斑及#32-×-×-#42修复体舌侧局部牙结石堆积（图2B）。#17及#27充填体缺损且#27存在继发龋（图3和图6）。

咬合检查

根据临床检查及研究模型的观察，该患者咬合正常无殆干扰，患者有磨牙症，全口牙均存在轻度磨耗。

影像学检查

图6为全口根尖片，影像学检查可见广泛水平向骨吸收，牙槽嵴硬骨板影像不连续，种植体周围无生理改建范围以外的骨吸收，#22种植牙、#21和#23处的骨吸收于种植修复前已存在（图4B、图6和图7）。

诊断
牙体修复部分

- #27继发龋
- #17和#27充填体缺损

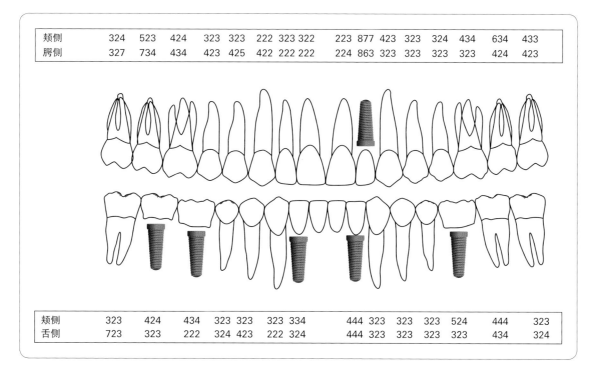

图5：牙周探诊检查表

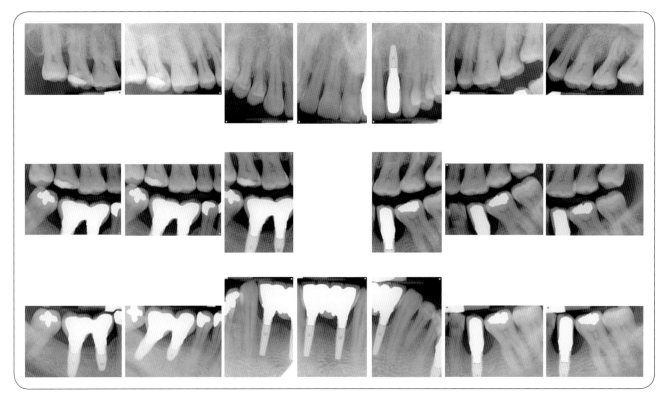

图6：全口根尖片

牙周部分

- 根据Armitage[1]教授提出的诊断标准，该患者诊断为

  ○ 慢性中度广泛性牙周炎

  ○ 先天性或获得性膜龈异常

    ■ 软组织萎缩

    ■ #16、#13、#23、#24、#34、#33和#43天然牙周围缺乏角化附着龈

    ■ 原发性及继发性殆创伤

- 根据Zitzmann和Berglundh[2]教授提出的诊断标准：

  ○ #22、#36、#32和#42种植体周围黏膜炎

治疗计划

该患者的治疗计划为控制炎症发展：

- 口腔卫生维护方法指导及患者教育

- 全口洁治

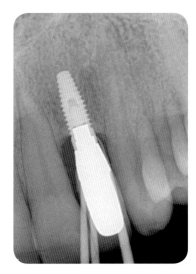

图7：牙胶插入显示#22种植体周围无骨吸收

  ○ 刮治术、根面平整和天然牙面抛光

  ○ 种植体表面清洁

    ■ 手动及电动器械清洁

    ■ 喷砂清洁

  ○ 龋病治疗

  ○ 评估#27牙髓状况

  ○ 炎症控制阶段结束后4～6周复查

治疗程序

向患者说明充分的牙周支持治疗对于天然牙及种植牙长期成功的重要性。口腔卫生指导。患者可在口腔医师面前对着镜子进行常规刷牙及使用牙线。之后医师对不当之处进行修正，确保患者掌握正确刷牙方法（改良Bass刷牙法，见本章病例2的自学问题回答C）以及牙线的使用，掌握Superfloss®清洁邻间隙和修复体组织面的方法。在指导患者某种清洁方式后要求患者立即操作，确保患者已掌握。治疗期间需对患者卫生维护方法反复评估，因为许多患者会逐渐回到原来的方法，导致菌斑清除不彻底。

口腔卫生维护指导后，局麻下对患者实施全口天然牙和种植牙的刮治及根面平整。上述操作分左右2次执行，间隔1周，并在第二次治疗时评估患者口腔卫生维护的方法，确保患者已经正确实施。

种植牙表面清洁可使用特氟龙材料的刮治器和挖匙、超声塑料洁治器、钛制刮匙、橡胶杯和抛光膏（图8～图10），常规手动器械和超声器械均可清洁冠修复体及种植体上部结构。

洁治结束后4周重新评估并记录患者牙周状况，包括全口牙周量表检查。并再次检查患者的刷牙方式是否正确，反复提醒患者口腔卫生维护的重要性。

讨论

当患者确诊为种植体周围黏膜炎后，应注重于纠正或清除引起疾病的病因。菌斑堆积为种植体周围黏膜炎的主要生物学因素[3]。因此，该患者的治

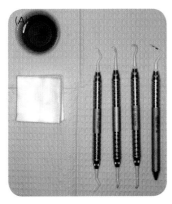
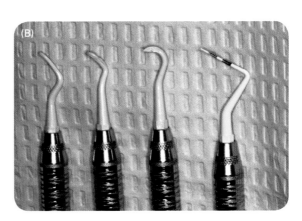

图8：（A）非金属清洁器械。（B）工作端放大图

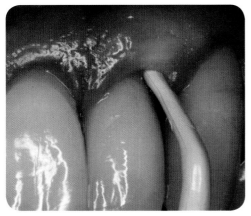
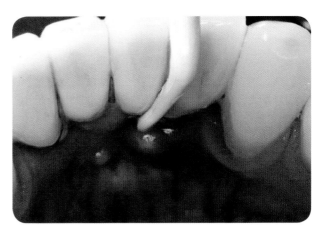

图9：塑料器械清洁种植体周围区域

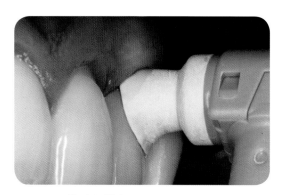

图10：#22牙面橡胶杯抛光

疗重点为彻底清除菌斑。

在清除菌斑时应使用合适的器械，避免损伤种植体及基台光滑表面。光滑表面受到损伤将形成粗糙结构，加剧菌斑堆积。故任何清洁操作均需避免对种植体、基台及其周围组织造成创伤。推荐使用硬度低于纯钛或者与纯钛相同的器械。而种植牙冠的清洁则与天然牙冠的清洁相同。

大多数情况下，当发生种植体周围炎时，种植体本身并无菌斑积聚，因为种植体周围由骨组织包绕，特别是骨水平种植体更是如此，然而基台及光滑颈部可能暴露于口腔受到菌斑的附着，因此种植体周围的清洁，应根据清洁对象的特性选择合适的器械。

种植体植入的冠根向位置是另外一个需要考虑的问题，当种植体植入过深或过浅时，我们会发现种植体平台的位置将在牙槽嵴顶下或过厚的牙龈内（如#22种植体）（图4B、图6和图7），在这种情况下，种植体周围探诊深度将增加，使得患者难以清洁种植体周围菌斑。这些种植体往往会存在慢性炎症状态或种植体周围黏膜炎。此类患者应每3个月复诊，进行专业种植体周围菌斑清理，并将这些种植体列为发生种植体周围炎的高风险植体。

自学问题

A：种植牙应该进行探诊吗？种植牙应使用哪种探诊工具，金属探针还是塑料探针？

B：种植修复患者应多久进行一次临床牙周检查及影像学检查？

C：种植体菌斑控制及牙周支持治疗的目标是什么？

D：种植体表面清洁应选用何种器械？

E：种植体周围黏膜炎是否可仅通过菌斑控制和牙周支持治疗而治愈？

F：种植牙是否可进行喷砂治疗？如果可以，应

该使用何种喷砂剂？

G：清洁种植牙时可否使用橡胶杯和抛光膏？

H：激光、光动力和臭氧治疗种植体周围黏膜炎的疗效如何？

I：口腔医师应如何评估种植体周围炎治疗的短期和长期疗效？

J：种植体周围炎患者应多久进行一次牙周支持治疗？

K：种植体周围角化龈是否有利于种植体周围组织的健康？

参考文献

[1]　Armitage GC. Development of a classification system for periodontal diseases and conditions. Ann Periodontol 1999;4(1):1–6.

[2]　Zitzmann NU, Berglundh T. Definition and prevalence of peri-implant diseases. J Clin Periodontol 2008;35(8 Suppl):286–291.

[3]　Lekholm U, Adell R, Lindhe J, et al. Marginal tissue reactions at osseointegrated titanium fixtures. (II) A cross-sectional retrospective study. Int J Oral Maxillofac Surg 1986;15(1):53–61.

[4]　Etter TH, Håkanson I, Lang NP, et al. Healing after standardized clinical probing of the perlimplant soft tissue seal: a histomorphometric study in dogs. Clin Oral Implants Res 2002;13(6):571–580.

[5]　Abrahamsson I, Soldini C. Probe penetration in periodontal and peri-implant tissues. An experimental study in the beagle dog. Clin Oral Implants Res 2006;17(6):601–605.

[6]　Schou S, Holmstrup P, Stoltze K, et al. Probing around implants and teeth with healthy or inflamed peri-implant mucosa/gingiva. A histologic comparison in cynomolgus monkeys (Macaca fascicularis). Clin Oral Implants Res 2002;13(2):113–126.

[7]　Fakhravar B, Khocht A, Jefferies SR, Suzuki JB. Probing and scaling instrumentation on implant abutment surfaces: an in vitro study. Implant Dent 2012;21(4):311–316.

[8]　Lindhe J, Lang NP, Karring T (eds). Clinical Periodontology and Implant Dentistry, 5th edn. Wiley Blackwell; 2008.

[9]　Humphrey S. Implant maintenance. Dent Clin North Am 2006;50(3):463–478, viii.

[10]　Lang NP, Wetzel AC, Stich H, Caffesse RG. Histologic probe penetration in healthy and inflamed peri-implant tissues. Clin Oral Implants Res 1994;5(4):191–201.

[11]　Albrektsson T, Zarb G, Worthington P, Eriksson AR. The long-term efficacy of currently used dental implants: a review and proposed criteria of success. Int J Oral Maxillofac Implants 1986;1(1):11–25.

[12]]　Smith DE, Zarb GA. Criteria for success of osseointegrated endosseous implants. J Prosthet Dent 1989;62(5):567–572.

[13]　Buser D, Weber HP, Lang NP. Tissue integration of non-submerged implants. 1-year results of a prospective study with 100 ITI hollow-cylinder and hollow-screw implants. Clin Oral Implants Res 1990;1(1):33–40.

[14]　Papaspyridakos P, Chen CJ, Singh M, et al. Success criteria in implant dentistry: a systematic review. J Dent Res, 2012;91(3):242–248.

[15]　Misch CE, Perel ML, Wang HL, et al. Implant success, survival, and failure: the International Congress of Oral Implantologists (ICOI) Pisa Consensus Conference. Implant Dent 2008;17(1):5–15.

[16]　Lindhe J, Lang NP, Karring T. Clinical Periodontology and Implant Dentistry, 5th edn. Wiley Blackwell; 2003.

[17]　Cohen RE. Position paper: periodontal maintenance. J Periodontol 2003;74(9):1395–1401.

[18]　Newman MG, Takei HH, Klokkevold PR, Carranza FA. Carranza's Clinical Periodontology, 10th edn. Elsevier Health Sciences; 2006.

[19]　Louropoulou A, Slot DE, van der Weijden FA. Titanium surface alterations following the use of different mechanical instruments: a systematic review. Clin Oral Implants Res 2012;23(6):643–658.

[20]　McCollum J, O'Neal RB, Brennan WA, et al. The effect of titanium implant abutment surface irregularities on plaque accumulation in vivo. J Periodontol 1992;63(10):802–805.

[21]　Matarasso S, Quaremba G, Coraggio F, et al. Maintenance of implants: an in vitro study of titanium implant surface modifications subsequent to the application of different prophylaxis procedures. Clin Oral Implants Res 1996;7(1):64–72.

[22]　Grusovin MG, Coulthard P, Worthington HV, et al. Interventions for replacing missing teeth: maintaining and recovering soft tissue health around dental implants. Cochrane Database Syst Rev 2010;(8):CD003069.

[23]　Cochis A, Fini M, Carrassi A, et al. Effect of air polishing with glycine powder on titanium abutment surfaces. Clin Oral Implants Res 2013;24(8):904–909.

[24]　Marconcini S, Genovesi AM, Marchisio O, et al. In vivo study of titanium healing screws surface modifications after different debridment procedure. Minerva Stomatol 2016; in press.

[25]　Rapley JW, Swan RH, Hallmon WW, et al. The surface characteristics produced by various oral hygiene instruments and materials on titanium implant abutments. Int J Oral Maxillofac Implants 1990;5(1):47–52.

[26]　Todescan S, Lavigne S, Kelekis-Cholakis A. Guidance for the maintenance care of dental implants: clinical review. J Can Dent Assoc 2012;78:c107.

[27]　Renvert S, Roos-Jansaker AM, Claffey N. Non-surgical treatment of peri-implant mucositis and peri-implantitis: a literature review. J Clin Periodontol 2008;35(8 Suppl):305–315.

[28]　Bombeccari GP, Guzzi G, Gualini F, et al. Photodynamic therapy to treat periimplantitis. Implant Dent 2013;22(6):631–638.

[29]　Esposito M, Grusovin MG, De Angelis N, et al. The adjunctive use of light-activated disinfection (LAD) with FotoSan is ineffective in the treatment of peri-implantitis: 1-year results from a multicentre pragmatic randomised controlled trial. Eur J Oral Implantol 2013;6(2):109–119.

[30]　Renvert S, Polyzois I, Persson GR. Treatment modalities for peri-implant mucositis and peri-implantitis. Am J Dent 2013;26(6):313–318.

[31]　McKenna DF, Borzabadi-Farahani A, Lynch E. The effect of subgingival ozone and/or hydrogen peroxide on the development of peri-implant mucositis: a double-blind randomized controlled trial. Int J Oral Maxillofac Implants 2013;28(6):1483–1489.

[32]　Schwarz F, Bieling K, Bonsmann M, et al. Nonsurgical treatment of moderate and advanced periimplantitis lesions: a controlled clinical study. Clin Oral Investig 2006;10(4):279–288.

[33]　Peri-implant mucositis and peri-implantitis: a current understanding of their diagnoses and clinical implications.

J Periodontol 2013;84(4):436–443.

[34] Esposito M, Hirsch J, Lekholm U, Thomsen P. Differential diagnosis and treatment strategies for biologic complications and failing oral implants: a review of the literature. Int J Oral Maxillofac Implants 1999;14(4):473–490.

[35] Hultin M, Komiyama A, Klinge B. Supportive therapy and the longevity of dental implants: a systematic review of the literature. Clin Oral Implants Res 2007;18(Suppl 3):50–62.

[36] Adibrad M, Shahabuei M, Sahabi M. Significance of the width of keratinized mucosa on the health status of the supporting tissue around implants supporting overdentures. J Oral Implantol 2009;35(5):232–237.

[37] Brito C, Tenenbaum HC, Wong BK, et al. Is keratinized mucosa indispensable to maintain peri-implant health? A systematic review of the literature. J Biomed Mater Res B Appl Biomater 2014;102(3):643–650.

[38] Wennström JL, Derks J. Is there a need for keratinized mucosa around implants to maintain health and tissue stability? Clin Oral Implants Res 2012;23(Suppl 6):136–146.

[39] Schrott AR, Jimenez M, Hwang JW, et al. Five-year evaluation of the influence of keratinized mucosa on peri-implant soft-tissue health and stability around implants supporting full-arch mandibular fixed prostheses. Clin Oral Implants Res 2009;20(10):1170–1177.

自学问题回答

A：

牙周探诊是评估种植体周围组织状态可靠且重要的指标。探诊时施加轻度的压力（0.2N），附着上皮可在探诊5天后完全愈合[4]，因此探诊检查种植体不会造成永久的牙周损伤。健康种植牙的临床探诊与天然牙类似[5]，相比于牙龈炎或者牙周炎，当存在种植体周围黏膜炎或种植体周围炎时，探针的顶端将更接近牙槽骨[6]。由于种植体的探诊应沿着种植牙的冠根向垂直测量。应在最终修复后立即测量并记录探诊深度，以便与将来随访时的测量结果进行比较。

金属探针可能存在损伤种植体表面的风险。但多数情况下，探针仅触及基台并不会触及种植体，此时金属探针对基台造成的损伤很小，而如果使用塑料探针则损伤会更小[7]。口腔医师在对种植患者进行探诊时不必担心金属探针会损伤种植体，若存在疑虑也可选择塑料探针进行探诊。

B：

在种植患者的牙周支持治疗阶段，每次复诊时均应询问并记录患者系统性疾病的状态及药物使用状况。每次复诊均应进行口内及口外检查，包括肿瘤的排查。评估天然牙和种植牙失败的相关风险因素，包括：患者口腔卫生维护的成效及频率、探诊深度、附着水平、探诊出血或脓肿、天然牙及种植牙动度、充填体和修复体完整性、龋病及牙周病史[8]。

上述检查项目对维护种植体周围组织的健康极其重要。口腔医师应基于每名患者的口腔卫生状态、局部和全身风险因素及随访频率对每名患者进行个性化的检查[9]。

由于种植体周围软组织在探诊后5天即可愈合[9-10]，因此种植患者每次随访时均应进行探诊。

影像学检查是评估种植体周围骨组织情况的主要手段，许多研究者报道了不同的边缘骨组织年吸收率[11-15]。以种植体植入后及修复体戴入后的影像学检查结果作为基准。大多数临床改变发生在种植体植入后的第1年，因此需在最终修复体戴入后第6个月及第12个月再次进行影像学检查。对于毫无不良症状的种植体可2~3年复诊1次[16]。影像学检查结果的解读需谨慎，且不应作为评判种植治疗成功与否的唯一标准。影像学检查的结果仅能观察到种植体近中和远中的骨组织状态。部分新型种植体在某些患者中可以观察到种植体周围仅存在少量，甚至是无骨吸收的情况。目前的共识是影像学检查应结合临床检查才能提供足够的信息，帮助临床医师做出正确的临床诊断。

C:

菌斑指数随着探诊深度的增加及种植体周围黏膜炎的发生而恶化[3]。因此菌斑控制和牙周支持治疗的目的一定是维持种植体周围组织的健康状态。

充分清除龈上菌斑，是天然牙及种植牙长期良好预后的首要及先决条件。为了达到这个目标，不仅需要彻底口腔卫生维护，还要确保患者采取正确的清洁方式及使用牙线，最重要的是激发患者自主清洁的动力。

D:

种植体支持式修复体的清洁与天然牙支持修复体相似[17]。清洁的主要目的均为去除菌斑生物膜。清洁种植体时应遵循以下原则[18]：

- 去除种植体及基台上牙结石时应使用特殊器械，避免损伤种植体及基台
- 避免使用酸性清洁剂
- 使用对金属无磨损作用的清洁剂

避免使用硬质金属器械及金属超声器械以免损伤种植体表面[19]。特氟龙、钛、金或塑料器械均不会对种植体及基台造成损伤。橡胶杯搭配滑石粉、氧化锡或种植体专用抛光膏均可用于清洁种植体表面[20]。Matarasso[21]等研究了超声洁治、超声塑料清洁头洁治、不锈钢刮匙、钛制刮匙、特氟龙刮匙、喷砂洁治、打磨橡胶杯、抛光橡胶杯和牙刷的体外清洁效果，其研究结果根据其对种植体表面造成的影响分为3类（见表1）。

Cohen[17]等指出，机械表面的种植体并不会增加种植体周围黏膜炎及种植体周围炎的发生。

在一项系统综述中，Grusovin[22]等学者认为种植体周围组织的长期健康与口腔卫生的维护及牙周健康的维持存在相关性。

表1：不同清洁方式对种植体表面的影响
1. 会增加种植体颈部粗糙度的清洁方式
• 超声洁治
• 不锈钢刮匙
• 钛制刮匙
• 喷砂洁治
2. 不会增加种植体颈部粗糙度的清洁方式
• 抛光橡胶杯
• 牙刷
• 特氟龙刮匙
• 塑料刮匙
• 橡皮头刮治器
3. 可使增加种植体颈部光滑度的清洁方式
• 打磨橡胶杯

由Matarasso[21]等提出

E:

大多数种植体周围黏膜炎可通过专业的牙周治疗及菌斑清洁而治愈。然而仍有部分特殊病例，即使患者及医师已做出最大努力，种植体周围软组织始终存在慢性炎症状态。此种情况多见于种植体周围存在龈沟或深袋，不利于患者进行清洁，例如，当种植体植入过深或修复体外形设计不良时，常规器械难以进行菌斑清理。此种情况被认为是种植体周围炎的高风险因素，需增加患者的随访频率。

F:

目前尚无既能彻底清洁种植体表面又不会对种植体造成任何影响的抛光措施[23]。

使用喷砂清洁种植体时，甘氨酸清洁剂对种

植体损伤程度小于碳酸钠清洁剂。此外，甘氨酸清洁剂在使用后的24小时内能抑制细菌的再定植[23]。与激光和刮治相比，喷砂能更有效地清洁种植体表面[24]，也有研究提出，喷砂的使用会粗化基台表面且其清洁粉剂易残留[19,25]。因此，在治疗种植体周围黏膜炎中，喷砂作为预防及一种专业口腔卫生维护措施，其收益仍需进一步研究。

G：

使用小颗粒抛光膏清洁种植体并不会损伤种植体的表面[26]。Rapley[25]等的一项体外研究显示，橡胶杯搭配滑石粉的使用可使基台表面更加光滑，橡胶杯和塑料刮匙均不会对种植体及基台表面造成损伤[19]。对于已行侵入性清理措施的种植体和基台，可使用橡胶杯搭配抛光膏来减少其表面的粗糙度。据我们所知，目前Hawe种植体清洁剂（Kerr®）为市面上仅有的专门用于种植体抛光的清洁剂。

H：

目前只有极少数研究报道使用上述清洁方式治疗种植体周围黏膜炎，多数为治疗种植体周围炎的相关研究[27-30]。目前尚无使用激光及光动力治疗种植体周围黏膜炎的研究。然而，McKenna[31]等认为臭氧（O_3）是一种抗菌与氧化的介质，因此臭氧具有治疗种植体周围黏膜炎的潜力，该研究将80颗种植体分为4组，并分别采取以下不同治疗方式：

- O_2 + 生理盐水
- O_2 + H_2O_2
- O_3 + 生理盐水
- O_3 + H_2O_2

使用O_3治疗21天后能显著减少种植体周菌斑、牙龈炎和探诊出血。

尽管目前科学证据不足，可以明确的一点是只要机械性去除主要致病因素——菌斑生物膜，那么种植体周围黏膜炎就可以得到控制。未来的方向是需要增强疗效，但这些方法的临床意义还需要进一步探索。

I：

由于种植体周围炎的治疗效果难以预期，因此，种植体周围黏膜炎及种植体周围炎的早期诊断就显得十分重要。一旦确诊为种植体周围炎，治疗会变得复杂困难，通常仅依靠非手术治疗难以获得良好的疗效[32]。因此，建议在种植体植入后及修复体戴入后均进行影像学检查作为基线期参数，以便将其与后期随访时的检查结果进行比较。口腔医师在评估患者是否存在种植体周围炎时应多次进行牙周探诊，记录探诊出血和黏膜炎症情况，影像学检查观察骨组织改变，在条件允许的情况下，还可进行龈沟液的细菌培养以明确种植体周围炎的诊断[33]。种植体周围黏膜炎的短期治愈标准应包含消除炎症（如无探诊出血及无脓液），临床牙周指标达健康水平，而其长期治愈标准则应在短期治愈标准上增加无进行性的骨吸收。

J：

如同天然牙，种植牙周围的菌斑控制也十分重要。因龋病或牙周病导致牙缺失时，患者在种植修复后的复查时间不应超过4个月。种植患者复查间隔的长短取决于两个因素：患者的口腔卫生维护状况及患者对口腔疾病的易感程度。具有牙周病史或为骨吸收高风险的患者每年至少要进行4次专业口腔清洁[17]。目前，关于种植患者的复查时间及口腔卫生维护的方式并无定论[34-35]，口腔医师应根据患者的自身情况制订其复查计划及口腔清洁频率。

K：

目前已有的角化龈对于种植体必要性的相关研究仍存在争议。对于不同修复方式的种植体，种植体周围炎发生风险也不相同（如种植体支持式固定义齿及覆盖义齿）。

Adibard[36]等指出，角化龈缺乏时，覆盖义齿的种植体周围容易出现菌斑堆积，多存在探诊出血、黏膜退缩和牙龈炎等症状。

最近的一项系统综述提出，种植体周围应具备充足的角化附着龈，角化龈与种植体周围组织的健康密切相关。然而Wennström和Derks[38]等学者在其综述中指出，关于种植体周围角化龈是维持种植体周围组织健康这一论点的证据仍然有限。

基于目前的研究，为了减少种植体周围牙龈炎症的发生、菌斑的堆积、黏膜的退缩及探诊出血，种植体周围角化龈的宽度应>2mm[39]。

因此，种植医师应在术前评估每个种植区域是否具备足够的角化龈，以及是否需要实施软组织增量术来增加种植体周围的角化龈。

菌斑控制是十分重要的，当患者能做到保持种植体周围组织健康、无菌斑堆积时，种植体周围角化龈的有无则可能不会影响种植体的长期稳定性。目前，尚无研究指出种植体周围角化龈是否能防止清洁对种植体表面造成的损伤。

结论

种植修复为目前牙缺失的常规治疗方案，严格的菌斑控制对于维持种植体长期稳定十分重要，要求患者与医师相互合作。菌斑为牙龈炎的始动因素，因此，患者应进行严格的口腔卫生维护，尽可能清除口内菌斑。种植医师需合理设计上部修复体，便于患者进行自洁。种植医师还应指导患者进行口腔卫生维护，定期检查患者的清洁效果，指出并纠正其错误的地方，依据患者对口腔疾病的易感性、口腔卫生维护状况，合理安排复诊。患者需明白唯有保持持久的口腔健康才能获得持久的种植疗效，每次复诊随访时，口腔医师应再次强调口腔卫生维护的重要性，最好能每3~4个月进行1次随访。

病例4

局部用药

病例介绍

患者，62岁，白人女性，经当地口腔卫生师转诊。主诉：#21种植体周围出血。该患者自诉

每天刷牙3次并使用牙线，#21种植体21年前由口腔全科医师完成种植修复（图1~图4）。

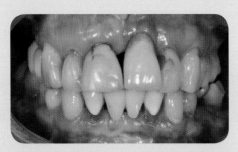

图1：治疗前口内正面照

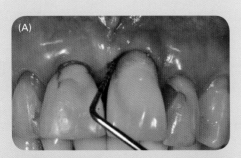

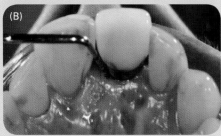

图2：（A）#21种植体探诊出血，近中唇侧探诊深度6mm。（B）#21种植体近中腭侧探诊深度8mm

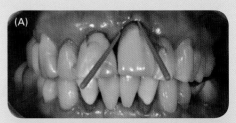

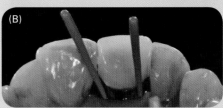

图3：口内照显示：（A）#21种植体近中及远中唇侧插入牙胶定位骨吸收。（B）#21种植体近中及远中腭侧插入牙胶定位骨吸收

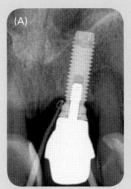
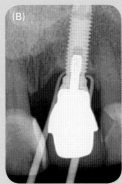

图4：影像学检查显示：（A）#21种植体近中及远中唇侧插入牙胶定位骨吸收。（B）#21种植体近中及远中腭侧插入牙胶定位骨吸收

既往史

患者3年前诊断为骨质疏松，开始服用福善美（阿仑膦酸钠）5~10mg/d。无药物过敏史及其他系统性疾病。

一般情况

- 重要生命体征
  - 血压：110/70mmHg
  - 心率：64次/分钟
  - 呼吸：16次/分钟

社会与行为史

患者自诉10年前已戒烟，偶尔饮酒，无酗酒。

口外检查

颌面部无显著异常，面部无肿胀，左右对称，未触及肿大淋巴结，面部皮肤、头部、颈部、颞下颌关节及肌肉均无异常。

口内检查

- 口内软组织如舌体及口底均无异常，口腔肿瘤筛查阴性
- 口腔卫生情况不佳，可见大量龈下菌斑堆积
- #18、#17、#16、#27、#28、#38、#37、#35、#31、#41和#48缺失

- #15、#14和#21种植体支持式单冠修复
- #32-×-×-#42固定桥修复
- 牙周量表显示全口探诊深度均为1~3mm（图5）
- #21种植体探诊出血，颊侧探诊深度自近中向远中分别为6mm、4mm及4mm，腭侧探诊深度自远中向近中分别为3mm、9mm及8mm

咬合检查

#11天然牙松动，无正中早接触及侧向殆干扰，除#11为Ⅰ度松动外，其余牙均无松动。无下颌关节弹响及疼痛。

影像学检查

全口根尖片显示该患者存在轻度的水平向骨吸收（图6），尤其#14、#15和#21区种植体周围骨吸收明显。

诊断

综合患者的系统性疾病史、牙科治疗史及临床和影像学检查结果，参照1999年Armitage分类标准诊断该患者患有慢性轻度局限性牙周炎。#21种植体虽然存在探诊出血，但影像学检查并无明显骨吸收，因此诊断为种植体周围黏膜炎。

治疗计划

该患者的治疗计划为：
- 对患者进行口腔卫生指导
- 实施龈上和龈下洁治，并抛光所有牙面
- 手动刮治及喷砂清理#21种植体，并于种植体周围涂布米诺环素1mg（Arestin®）
- 经初步治疗4~6周评估疗效后再决定是否需要下一步治疗

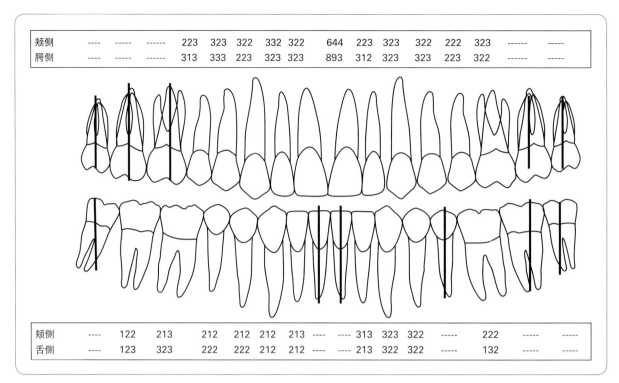

| 颊侧 | ---- | ----- | ------ | 223 | 323 | 322 | 332 | 322 | | 644 | 223 | 323 | 322 | 222 | 323 | ------ | ----- |
| 腭侧 | ---- | ----- | ------ | 313 | 333 | 223 | 323 | 323 | | 893 | 312 | 323 | 323 | 223 | 322 | ------ | ----- |

| 颊侧 | ---- | 122 | 213 | | 212 | 212 | 212 | 213 | ---- | ---- | 313 | 323 | 322 | ----- | | 222 | ----- | ----- |
| 舌侧 | ---- | 123 | 323 | | 222 | 222 | 212 | 212 | ---- | ---- | 213 | 322 | 322 | ----- | | 132 | ----- | ----- |

图5：牙周探诊检查表

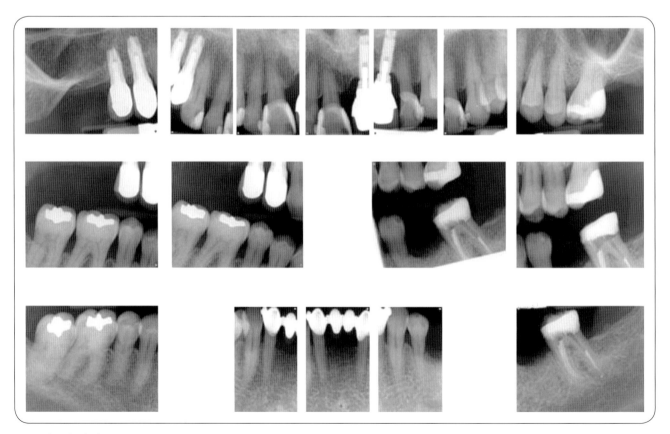

图6：全口根尖片

讨论

该患者#21种植体探诊出血，但周围无明显骨吸收，诊断为种植体周围黏膜炎。根据该诊断对患者实施龈上及龈下洁治，并对所有牙面进行抛光。手动刮治及喷砂清理#21种植体（图7），在种植体近中及腭侧周围涂布米诺环素（Arestin®）（图8）。2个月后患者复诊时#21种植体未见探诊出血（图9），且该患者已掌握刷牙及正确使用牙线的方法。患者保持每3个月进行一次椅旁口腔清洁。有研究指出，定期检查患者口腔卫生情况，并保持良好的菌斑控制，可提高种植体长期成功率[1-2]。

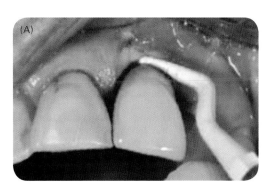

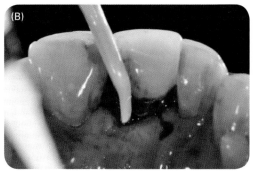

图7：（A，B）使用塑料刮治器洁治#21种植体

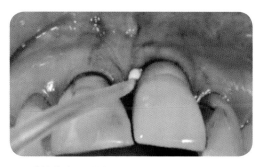

图8：#21种植体在刮治结束后立即于近中唇侧涂布米诺环素

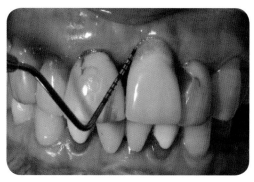

图9：初始治疗结束后2个月检查见#21种植体探诊无出血

自学问题

A：目前种植体周围疾病的治疗药物有哪些？

B：哪些种植体周围疾病的治疗药物现已被淘汰？

C：种植体周围疾病的治疗药物的适应证有哪些？

D：如何使用治疗种植体周围疾病的药物？

E：是否可仅使用药物治愈种植体周围疾病，或是药物仅作为辅助治疗方法之一？

F：治疗种植体周围疾病的药物是否可用于无探诊出血的牙周袋？

G：是否需在使用药物的过程中或初始治疗后审查药物疗效？

H：治疗种植体周围疾病的药物是否可反复使用？如果可以，则用药间隔应为多久？是否存在用药相关禁忌？

I：患者接受药物治疗后的注意事项有哪些？

J：患者接受药物治疗后多久对疗效进行评估？

K：治疗种植体周围疾病药物的优势有哪些？

L：治疗种植体周围疾病药物的并发症及禁忌证有哪些？

参考文献

[1] Axelsson P, Nystrom B, Lindhe J. The long-term effect of a plaque control program on tooth mortality, caries and periodontal disease in adults. Results after 30 years of maintenance. J Clin Periodontol 2004;31(9):749–757.

[2] Lindhe J, Axelsson P, Tollskog G. Effect of proper oral hygiene on gingivitis and dental caries in Swedish schoolchildren. Community Dent Oral Epidemiol 1975;3(4):150–155.

[3] Schenk G, Flemmig TF, Betz T, et al. Controlled local delivery of tetracycline HCl in the treatment of periimplant mucosal hyperplasia and mucositis. A controlled case series. Clin Oral Implants Res 1997;8(5):427–433.

[4] Mombelli A, Feloutzis A, Brägger U, Lang NP. Treatment of peri-implantitis by local delivery of tetracycline. Clinical, microbiological and radiological results. Clin Oral Implants Res 2001;12(4):287–294.

[5] Lang NP, Berglundh T; Working Group 4 of Seventh European Workshop on Periodontology. Periimplant diseases: where are we now? – Consensus of the Seventh European Workshop on Periodontology. J Clin Periodontol 2011;38(Suppl 11):178–181.

[6] Lindhe J, Meyle J; Group D of European Workshop on Periodontology. Peri-implant diseases: Consensus Report of the Sixth European Workshop on Periodontology. J Clin Periodontol. 2008;35(8 Suppl):282–285.

[7] Javed F, Alghamdi AS, Ahmed A, et al. Clinical efficacy of antibiotics in the treatment of peri-implantitis. Int Dent J 2013;63(4):169–176.

[8] Van Winkelhoff AJ. Antibiotics in the treatment of peri-implantitis. Eur J Oral Implantol 2012;(5 Suppl):S43–S50.

[9] Heitz-Mayfield LJ, Salvi GE, Botticelli D, et al. Anti-infective treatment of peri-implant mucositis: a randomised controlled clinical trial. Clin Oral Implants Res 2011;22(3):237–241.

[10] Renvert S, Lessem J, Dahlén G, et al. Topical minocycline microspheres versus topical chlorhexidine gel as an adjunct to mechanical debridement of incipient peri-implant infections: a randomized clinical trial. J Clin Periodontol 2006;33(5):362–369.

[11] Roccuzzo M, Bonino F, Bonino L, Dalmasso P. Surgical therapy of peri-implantitis lesions by means of a bovine-derived xenograft: comparative results of a prospective study on two different implant surfaces. J Clin Periodontol 2011;38(8):738–745.

[12] Bassetti M, Schär D, Wicki B, et al. Anti-infective therapy of peri-implantitis with adjunctive local drug delivery or photodynamic therapy: 12-month outcomes of a randomized controlled clinical trial. Clin Oral Implants Res 2014;25(3):279–287.

[13] Renvert S, Lessem J, Dahlén G, et al. Mechanical and

repeated antimicrobial therapy using a local drug delivery system in the treatment of peri-implantitis: a randomized clinical trial. J Periodontol 2008;79(5):836–844.

[14] Wu PA, Anadkat MJ. Fever, eosinophilia, and death: a case of minocycline hypersensitivity. Cutis

2014;93(2):107–110.

[15] Kanno K, Sakai H, Yamada Y, Iizuka H. Drug-induced hypersensitivity syndrome due to minocycline complicated by severe myocarditis. J Dermatol 2014;41(2):160–162.

自学问题回答

A:

　　Arestin®（米诺环素）1mg（图8），Elyzol®（25%甲硝唑）和Atridox®（10%盐酸多西环素）为治疗牙周炎的抗生素。美国食品药品监督管理局（FDA）将米诺环素和多西环素列为治疗种植体周围疾病的药物，这些药物能对抗种植体周围的革兰阴性厌氧菌，从而起到治疗种植体周围疾病的作用。米诺环素及多西环素为广谱四环素类抗生素，可用于对抗革兰阳性菌及革兰阴性菌。甲硝唑为硝基咪唑类药物，对厌氧菌具有杀伤性。Elyzol®并非FDA认证药物，因此该药物的安全性及疗效尚未证实，且该药物在美国还未上市。氯己定虽然不是抗生素，但也可应用于治疗种植体周围黏膜炎。氯己定为双胍类广谱杀菌抑菌剂，在美国被制成0.12%的含漱制剂或2.5mg的含片制剂（商品名为Periochip®），而在欧洲则被制成1%氯己定凝胶制剂。

B:

　　Actisite®为针对牙周疾病使用的缓释抗生素制剂，然而该商品现美国已下架，其成分为含25%四环素盐酸盐的乙烯/醋酸乙烯共聚物，将该药物放入牙周袋内可持续释放四环素7～12天。龈上和龈下洁治搭配Actisite®的应用可减少种植体周围黏膜炎的出血症状[3]，有研究指

出该治疗方法可减少种植体周围炎症组织的探诊深度[4]。目前该药物成分正在调整，可能于将来再次上市（Stephen Halem博士的个人见解）。

C:

　　种植体周围疾病可试用局部药物治疗。种植体周围病变多起源于修复体和基台上的菌斑生物膜，因此需采取机械洁治及局部抗生素治疗。第六届和第七届欧洲牙周病共识研讨会上的报告提出种植体周围疾病的诊断标准[5-6]，种植体周围疾病可分为种植体周围黏膜炎和种植体周围炎，种植体周围黏膜炎的诊断标准为龈缘存在炎症，探诊出血（<0.25N），但影像学上无可观察到的骨吸收。种植体周围炎的诊断标准为影像学上有种植体周围牙槽嵴的骨吸收、探诊出血和/或存在脓肿，伴或不伴深牙周袋。有研究指出，虽然种植体周围黏膜炎可通过局部用药控制症状，但局部用药对种植体周围炎的疗效尚不明确[7-8]。

D:

　　种植体周围疾病局部药物的给药方式为直接注入牙周袋，Arestin®制剂为一次性注射剂，其注射器头部为金属针头。Elyzol®制剂为纸质包装的一次性注射剂，注射头较为圆钝。Arestin®与Elyzol®共同使用时无须将两者混合后再注

入，而Atridox®则需将两针剂混合使用，在混合均匀后再通过钝头注射器注入牙周袋内。氯己定有液体及胶体两种制剂，通过塑料注射器或将微型膜片（Periochip®）置于牙周袋内达到清洁牙周袋的作用。上述所有药物均具有可降解性，因此无须在使用后清除袋内药物。

E：

局部用药是治疗种植体周围疾病的辅助治疗方法，需辅以机械清洁清除种植体表面菌斑。在未对种植体表面进行机械清洁时，局部药物无法突破种植体表面玷污层起效。种植体表面机械洁治及局部药物应用的目的是清除种植体龈上和龈下生物膜，减少菌斑堆积，去除种植体表面感染组织，降低牙周袋深度及减少探诊出血[9-10]。种植体表面机械洁治搭配局部药物应用可有效地控制种植体周围黏膜炎，并保持牙周袋内维持高浓度的药物以延长疗效。

F：

种植体周围疾病的诊断需具备探诊出血或脓肿[5]，这也意味着对于未发生探诊出血的种植体而言，只有在种植体周围有脓肿时才能使用局部药物治疗，因为既无探诊出血又无周围脓肿的种植体是不能被诊断为种植体周围疾病的。在前牙美学区往往将种植体植入较深的位置，使得种植体周围探诊深度通常>4mm（患者一般难以将此深牙周袋内菌斑清洁干净）。

G：

局部药物应用的最佳时机为完成种植体表面龈上及龈下洁治后。局部药物的应用通常被当作初始治疗阶段时非手术治疗的一部分，而氯己定

通常被当作手术治疗的一部分，用于清理种植体表面的菌斑[11]。

H：

目前尚无研究证实多次使用米诺环素或氯己定凝胶治疗种植体周围疾病的疗效是否能媲美手术治疗。虽然局部药物在治疗探诊出血或存在脓肿的种植体时，其药效维持时间可达1个月[12-13]，但至今也未有研究证实局部药物的多次使用是否较单次使用能显著减少种植体周围探诊深度或探诊出血。对于非手术治疗无效的种植体周围炎应立即采取手术治疗，而对于6个月以上已行3次局部药物治疗仍无效的种植体周围黏膜炎，也应立即改行手术治疗。

I：

在使用Atridox®治疗后应告知患者7天内刷牙及使用牙线时需避开治疗区，在使用Arestin®治疗后也应告知患者在治疗后12小时内禁止刷牙，并在10天内勿清洁治疗区的邻间隙，1周内避免进食过硬、过脆和过黏的食物。对于使用Elyzol®治疗的患者可正常饮食和刷牙，但应避免在术后1天于治疗区使用牙线和邻间隙刷。使用Periochip®的患者应在10天内避免使用牙线。任何清洁邻间隙的器械均会影响牙周袋内药物的存留。

J：

局部药物与全身用药的不同之处在于局部用药的药物浓度显著大于全身用药，虽然目前多数研究证实局部用药能短期减少探诊深度及探诊出血，但长期疗效至今尚不明确。

K：

种植体周围局部用药的目的是为了减少菌斑生物膜这一种植体周围疾病的致病因素。理论上，局部用药的优点在于能直接将高浓度药物应用于治疗区，并最大限度减少了全身药物应用的不良反应和副作用。除此之外，局部药物多数不影响全身药物的使用，且极少促使细菌产生耐药性。由于种植体周围疾病局部药物的使用均为医师椅旁操作，因此患者的依从性不会影响局部药物的疗效[8]。

L：

对抗生素过敏的患者使用局部抗生素可引发患者的超敏反应，部分患者在用药后可能会发生红疹或发热，症状严重者甚至会危及生命[14-15]。因此，在使用局部药物前应彻底确认患者的系统性疾病史及药物过敏史，以降低并发症发生的风险。对于抗生素过敏的患者及易患口腔念珠菌病者应将局部抗生素治疗视为禁忌证。

结论

Arestin®（米诺环素）1mg，Elyzol®（25%甲硝唑），Atridox®（10%盐酸多西环素），Perichip®（葡萄糖酸氯己定）2.5mg和葡萄糖酸氯己定（0.12%溶液和1%凝胶）均为局部治疗种植体周围黏膜炎及种植体周围炎的药物，而这些药物的应用仅为龈上及龈下机械洁治后的辅助治疗。通过使用局部药物可抑制种植体表面菌斑生物膜的形成。

目前研究均只证实局部用药可短期减少探诊深度和探诊出血，但治疗种植体周围疾病的长期疗效至今尚不明确。对于局部用药无明显效果的种植体周围炎患者应采取手术治疗彻底去除种植体周围感染组织。

病例5

抗生素的全身应用

病例介绍

患者，38岁，白人女性，要求修复缺失牙。患者#21 3个月前因外伤折断，断端平齐龈缘。患者自诉每天刷牙2~3次，每天至少使用一次牙线及漱口水。初诊时对患者口腔卫生维护方法进行评估，发现患者刷牙及使用牙线方法得当，菌斑控制良好。

学习目标

■ 回顾种植治疗中抗生素全身应用的历史

■ 掌握种植治疗患者全身应用抗生素的适应证

■ 理解全身应用抗生素的药物类型及剂量选择

既往史

患者9岁时诊断患有1型糖尿病，每天午餐后及睡前分别使用8U胰岛素及16U Lantus®（甘精胰岛素）。虽然经药物控制后患者全身状况尚可，但患者的病情依旧持续发展且近期检查已发现糖尿病足。患者无任何药物过敏史。

一般情况

* 重要生命体征

    ○ 血压：136/88mmHg

    ○ 心率：81次/分钟

    ○ 呼吸：14次/分钟

    ○ HbA1c：6.8%

    ○ 空腹血糖：122mg/dL（Joslin糖尿病中心将其视为正常高值）

社会与行为史

该患者自诉从未吸烟及饮酒。

口外检查

颌面部外观无异常且左右对称，无肿胀及包块，颞下颌关节活动无异常，未触及肿大淋巴结。

口内检查

* 口腔肿瘤筛查阴性
* 舌体和口底等口腔软组织均无异常
* 牙周检查显示全口探诊深度均在2~3mm范围内（图1）
* #21天然牙周围龈缘炎（图2和图3）
* 口内多颗天然牙已行充填及修复治疗

咬合检查

该患者的磨牙殆关系为安氏Ⅰ类，各方向均无殆干扰，正中殆位时无咬合早接触，上下殆关系稳

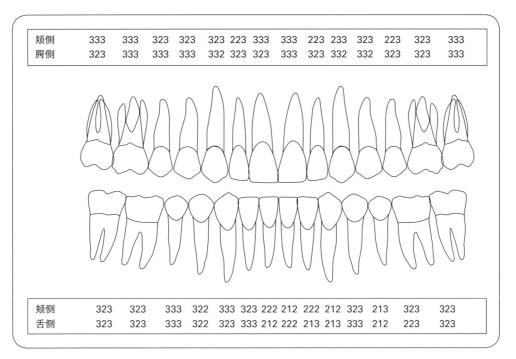

颊侧	333	333	323	323	323	223	333	333	223	233	323	223	323	333
腭侧	323	333	333	333	332	323	323	333	323	332	332	323	323	333

颊侧	323	323	333	322	333	323	222	212	222	212	323	213	323	323
舌侧	323	323	333	322	323	333	212	222	213	213	333	212	223	323

图1：初诊时牙周探诊检查表

定，无牙齿松动。

影像学检查

全口根尖片显示（图4）患者牙槽嵴顶水平均位于天然牙的釉牙骨质界，#21天然牙根尖处可见低密度透射影像，#21 3个月前已行根管治疗（图5）。

诊断

经口腔临床检查及影像学检查，并结合患者牙科治疗史，诊断为#21存在由菌斑引起的局限性牙龈炎、牙折及根尖周炎。

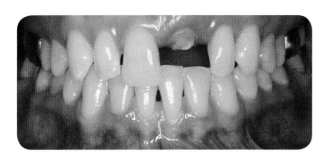

图2：种植修复前口内正面照

预后

经评估认为#21预后差，无保留价值。

治疗计划

在口腔治疗开始前应先与内科医师会诊讨论是否可对该患者行口腔手术（#21拔除术、拔牙位点保存术及种植体植入术）。随后对该患者进行口腔卫生清洁，包含龈上洁治及牙面抛光。有多种修复方式，包括固定桥、可摘局部义齿或种植修复等方案均可用于修复#21。患者最终选择种植修复，因此该患者的治疗方案为#21拔除同期行拔牙位点保存。拔牙及位点保存4个月后行种植体植入，种植体植入4～6个月完成骨结合后再行冠修复。

治疗程序

经过内科医师会诊同意后，局麻下（含1∶100000肾上腺素的2%利多卡因）微创拔除#21天然牙。因通用拔牙钳难以完整拔除患牙，

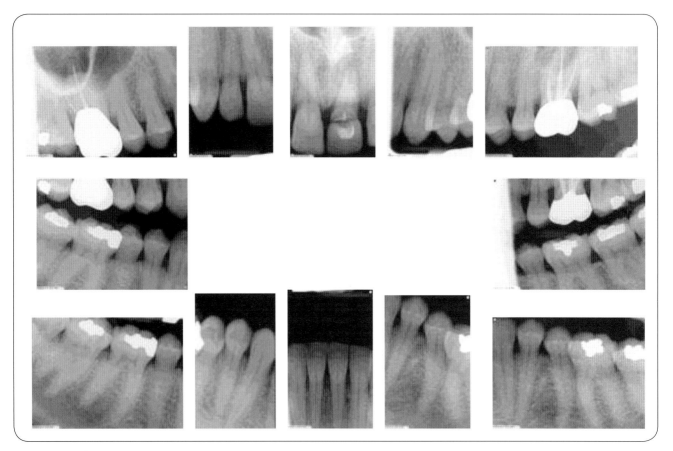

图3：全口根尖片

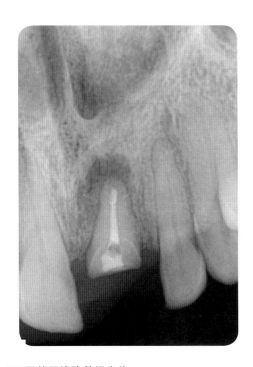

图4：#21天然牙拔除前根尖片

使用根尖挺将患牙分段取出，在拔牙窝内植入0.5cm³冻干同种异体骨，骨粉放置至拔牙窝牙槽嵴顶水平，上覆盖可吸收胶原膜（Bio-Gide®，GeitlishPharma，Wolhusen. Switzerland）缝合关闭创口（Vicryl®）。嘱患者疼痛时可服用止痛药（600mg布洛芬），术后7天内服用阿莫西林

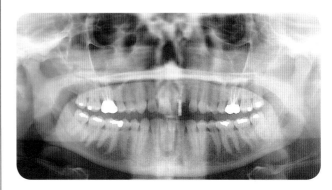

图5：种植术前曲面体层片

500mg，3次/天。术后2周复诊拆线并观察创口愈合状况，该患者自诉完全按医嘱用药，术区愈合良好（图6）。

拔牙6个月后于#21区植入Straumann骨水平种植体1颗。种植体植入术前测得患者血压为120/80mmHg，血糖值为126mg/dL（近临界线的正常高值）。

种植手术时于术区唇腭侧行局部浸润麻醉（含1∶100000肾上腺素的2%利多卡因），做牙槽嵴顶切口并翻开黏骨膜，在种植手术导板引导下植入Straumann Roxolid®4.1mm×12mm骨水平种植体1颗。评估确认种植体初期稳定性良好后拧入封闭螺丝。拍根尖片确认种植体植入位置及方向良好，缝合关闭创口。术后嘱患者立即服用布洛芬600mg缓解疼痛并冰敷术区。嘱患者持续7天服用阿莫西林500mg，3次/天，疼痛时服用止痛药（600mg布洛芬），0.12%氯己定含漱。待手术创面无渗血后患者离院。术后1周复查，患者自诉未觉术区异常。

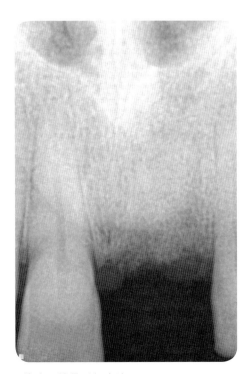

图6：#21拔除及植骨后根尖片

由于缺牙区为前牙美学区，因此术后制作临时活动义齿以解决美观问题。

种植体植入6周后使用环切刀行二期手术，暴露种植体后卸下封闭螺丝更换3mm愈合基台。二期术后无须服用抗生素及止痛药。

二期术后1个月行最终修复，取终印膜后制作全瓷修复体并于4周后戴入终修复体。修复体戴入后嘱患者加强口腔卫生维护并定期随访。

种植修复后1年种植体稳定，功能良好，患者对美观及治疗效果表示满意。

讨论

种植治疗后是否需要全身应用抗生素目前仍然存在争议。本章节的主要目的在于阐述种植体植入后抗生素的预防性应用，而非发生持续感染时的抗生素应用。虽然在Brånemark教授早期提出的种植治疗流程中建议术后使用青霉素V预防种植体失败，但并非所有病例均需常规使用抗生素。术后全身应用抗生素的情况应仅限于可提高患者种植治疗效果的情况[1]。若患者存在反复感染或是感染易感人群，则强烈建议术后应用全身抗生素。患者全身情况的评估对于判断患者术后是否需要使用全身抗生素十分重要。术后是否需要应用抗生素的评估指标包括患者的全身状况、手术区域及创口范围、术前诊断和术者习惯等[2]。需要注意的是在任何情况下均应尽可能减少抗生素使用，以减少细菌耐药的发生。

使用抗生素前，首先应明确抗生素的应用是术前预防性使用还是术后使用。为了解决这个问题则应对患者发生术后感染的可能性进行评估。Resnik和Misch教授于2008年提出术前及术后均应全身预防性应用抗生素，并根据患者对于不同感染的易感性术前选择应用不同类型的抗生素[3]，而术后则根据不同类型的手术选择使用相应级别的抗生素。

此章节中患者患1型糖尿病，且已存在糖尿病足，因此该患者属高感染风险，但仍未达到需于术前预防性应用抗生素的程度，且目前并无研究证实术前应用抗生素可有效提高种植治疗效果。因此本患者仅在术后给予全身抗生素。由于Resnik和Misch教授的研究中推荐种植患者使用的抗生素为阿莫西林，因此本章节患者也采用阿莫西林作为术后抗生素[3]。由于该患者遵从医嘱服用抗生素并维持了良好的口腔卫生，取得了令人满意的治疗效果。此病例提示正确地应用抗生素可能增加种植体的长期成功率[1]。

自学问题

A：种植治疗中抗生素的应用经历了哪些发展阶段？

B：为什么种植治疗需要全身应用抗生素？

C：种植治疗时可使用哪些抗生素？如何使用抗生素可获得最佳疗效？

D：何时为最佳的抗生素使用时机：种植术前或术后？

E：种植治疗中使用的抗生素存在哪些副作用？

F：如何使用抗生素可避免细菌产生耐药性？

G：种植患者是否在术前及术后均需使用抗生素？

H：种植患者应用抗生素前是否需内科医师会诊？

参考文献

[1] Esposito M, Grusovin MG, Talati M, et al. Interventions for replacing missing teeth: antibiotics at dental implant placement to prevent complications. Cochrane Database Syst Rev 2008;(3):CD004152.

[2] Tan SK, Lo J, Zwahlen RA. Perioperative antibiotic prophylaxis in orthognathic surgery: a systematic review and meta-analysis of clinical trials. Oral Surg Oral Med Oral Pathol Oral Radiol Endod 2011;112:19–27.

[3] Resnik RR, Misch C. Prophylactic antibiotic regimens in oral implantology: rationale and protocol. Implant Dent 2008;17:142–150.

[4] Adell R, Lekholm U, Rockler B, Brånemark PI. A 15-year study of osseointegrated implants in the treatment of the edentulous jaw. Int J Oral Surg 1981;10:387–416.

[5] Laskin DM, Dent CD, Morris HF, et al. The influence of preoperative antibiotics on success of endosseous implants at 36 months. Ann Periodontol Am Acad Periodontol 2000;5:166–174.

[6] Dent CD, Olson JW, Farish SE, et al. The influence of preoperative antibiotics on success of endosseous implants up to and including stage II surgery: a study of 2,641 implants. J Oral Maxillofac Surg 1997;55:19–24.

[7] Esposito M, Cannizzaro G, Bozzoli P, et al. Effectiveness of prophylactic antibiotics at placement of dental implants: a pragmatic multicentre placebo-controlled randomised clinical trial. Eur J Oral Implantol 2010;3:135–143.

[8] Esposito M, Cannizzaro G, Bozzoli P, et al. Efficacy of prophylactic antibiotics for dental implants: a multicentre placebo-controlled randomised clinical trial. Eur J Oral Implantol 2008;1:23–31.

[9] Morris HF, Ochi S, Plezia R, et al. AICRG, part III: the influence of antibiotic use on the survival of a new implant design. J Oral Implantol 2004;30:144–151.

[10] Ata-Ali J, Ata-Ali F, Ata-Ali F. Do antibiotics decrease implant failure and postoperative infections? A systematic review and meta-analysis. Int J Oral Maxillofac Surg 2014;43:68–74.

[11] Kashani H, Hossein K, Dahlin C, et al. Influence of different prophylactic antibiotic regimens on implant survival rate: a retrospective clinical study. Clin Implant

Dent Relat Res 2005;7:32–35.

[12] Wynn RL, Meiller TF, Crossley HL. Drug Information Handbook for Dentistry, 9th edn. Hudson, OH: Lexi Comp; 2003.

[13] Lin RY. A perspective on penicillin allergy. Arch Intern Med 1992;152:930–937.

[14] Grill MF, Maganti RK. Neurotoxic effects associated with antibiotic use: management considerations. Br J Clin Pharmacol 2011;72:381–393.

[15] Heim-Duthoy KL, Caperton EM, Pollock R, et al. Apparent biliary pseudolithiasis during ceftriaxone therapy. Antimicrob Agents Chemother 1990;34:1146–1149.

[16] Tedesco FJ, Barton RW, Alpers DH. Clindamycin-associated colitis: a prospective study. Ann Intern Med 1974;81:429–433.

[17] Joshi N, Miller DQ. Doxycycline revisited. Arch Intern Med 1997;157:1421–1428.

[18] Appel GB. Aminoglycoside nephrotoxicity. Am J Med 1990;88:S16–S20.

[19] Hopkins S. Clinical toleration and safety of azithromycin. Am J Med 1991;91:S40–S45.

[20] Binahmed A, Stoykewych A, Peterson L. Single preoperative dose versus long-term prophylactic antibiotic regimens in dental implant surgery. Int J Oral Maxillofac Implants 2005;20:115–117.

[21] US Department of Health and Human Services. Guideline on antibiotic prophylaxis for dental patients at risk for infection. 2011.

[22] Armitage GC. Commentary: evolution and application of classification systems for periodontal diseases – a retrospective commentary. J Periodontol 2014;85:369–371.

自学问题回答

A：

早期Brånemark教授提出的种植治疗流程中建议种植手术前应常规使用青霉素V[4]。许多研究认为，抗生素的应用可能利于防止感染并促进种植体周围骨结合[5-6]。2013年的研究指出，抗生素的使用能有效地减少种植体失败，尤其在种植术前1小时给予患者口服2g或3g的阿莫西林更加有效[1]。然而，目前对于术前是否需应用抗生素仍未达成一致。

B：

目前，关于术前预防性应用抗生素是否能有效减少早期的种植体失败及术后感染仍存在争议[5-10]。口腔环境作为微生物的天然生存场所存在着多种菌群，因此也容易引起全身的菌血症。理论上预防性应用抗生素的目的是通过提高血液中抗生素的浓度，抑制经术区创面的细菌进入体内繁殖[11]。术前预防性应用抗生素可能降低种植体的失败率，但是抗生素的广泛使用也存在许多严重的不良后果[7]，如青霉素的副作用，3%～10%的人对青霉素存在过敏反应甚至引起过敏性休克，3%～5%的人对青霉素和头孢菌素存在交叉反应[12]。林可霉素可能促使艰难梭菌产生毒素而引起肠炎[12]。甲硝唑可增强抗凝效果及产生双硫仑样反应，而红霉素的副作用为抑制胃肠道的功能引起恶心呕吐[12]。

在2013年的系统综述中[1]，研究者纳入了6项关于抗生素的使用与种植成功率的相关研究，一共纳入1162名患者，所有研究均给出了抗生素使用组及未使用组间的种植体成功率。研究结果显示，抗生素使用组种植体发生失败的可能性下降67%，差异具有统计学意义[1]。是否在术前或是术后预防性使用抗生素取决于许多因素，包括患者的全身健康状况、手术区域及创口范围、术前诊断和术者习惯等。种植手术患者发生术后感染的风险不尽相同，如年轻、体健、无重大疾病的成年患者为感染低风险患者[2]，患有重大疾病（如1型糖尿病）的患者则为中度风险患者，而患有进展性疾病或免疫系统受损的患者（如HIV感染者）即为高风险患者。因此，明确种植患者的感染风险分级对于评估是否需对其预防性应用抗生素十分重要。

C:

　　Resnik和Misch教授于2008年列出可用于种植治疗的抗生素种类，并提出了各类抗生素的适用情况，然而未提及抗生素的使用剂量及使用频率问题[3]。

- *青霉素V*。青霉素V能在口服30分钟内被肠道吸收，缺点是药物代谢较快。为防止细菌对青霉素产生耐药性，需提高药物服用频率以保持血药浓度。青霉素能有效地抑制链球菌和口腔厌氧菌，并且已证实青霉素能特异性杀灭红色及橙色复合体菌群等牙周致病菌[5]，因此特别适用于预防种植治疗的术后感染[4]。

- *阿莫西林*。阿莫西林的吸收率及生物利用度优于青霉素V，因此阿莫西林较青霉素V更适合用于控制种植治疗的术后感染（见自学问题回答E）[12]。

- *复方阿莫西林（Augmentin®）*。为上颌窦底提升术后推荐用药，且复方阿莫西林不会导致细菌耐药性发生。

- *头孢氨苄*。头孢氨苄为第一代头孢菌素，为青霉素过敏者的替代药物。与青霉素相比，头孢氨苄的β–内酰胺酶不易被破坏。

- *头孢呋辛酯（Ceftin®）*。头孢呋辛酯的交叉反应较少见，抗菌谱较宽，且其β–内酰胺酶不易被破坏。可用于治疗肺炎链球菌或流感病毒（仅含非β–乳杆菌的菌株）引起的急性上颌窦炎。

- *红霉素（大环内酯类）*。红霉素的抗菌谱较窄，药物易为人体所吸收且生物毒性较低，但红霉素容易引起患者恶心呕吐，通常作为青霉素过敏者的替代药物。

- *克林霉素*。克林霉素为抗厌氧菌窄谱抗生素，同时具备抗需氧菌（尤其针对类杆菌属）的作用。克林霉素的缺点在于具备较高的生物毒性，易引起患者腹泻（20%～30%）及假膜性结肠炎（长期服用时）。

- *环丙沙星（第一代喹诺酮类）*。环丙沙星为广谱抗生素，通常为口服或肠道外给药，可用于治疗流感嗜血杆菌、肺炎链球菌及卡他莫拉菌引起的急性上颌窦炎。环丙沙星可用于治疗罕见肠杆菌属引起的口腔感染。

- *左氧氟沙星（第三或第四代喹诺酮类）*。左氧氟沙星可有效地杀灭厌氧菌，主要应用于上颌窦底提升术后的抗感染治疗。

　　口腔种植治疗后常规使用的抗生素为阿莫西林、头孢苄胺及克林霉素[3]，而上颌窦底提升术后常规使用的抗生素为头孢呋辛酯及左氧氟沙星[3]。阿莫西林优于青霉素的原因在于：（1）阿莫西林（95%）的吸收率高于青霉素（56%）；（2）阿莫西林半衰期较长；（3）阿莫西林的药效不受进食影响[12]。

D:

　　有研究指出种植术前或术后使用抗生素的药物疗效无显著性差异[3]。抗生素应用的主要目的为预防术后感染及促进种植体骨结合的形成。Laskin等[5]提出："对于种植术前使用抗生素的患者，其种植体的留存率显著提高。"某一项临床试验[5]将研究对象按照抗生素的使用方式不同分为4组，比较各组种植治疗后的临床效果，4组抗生素的使用方式分别为：（1）术前服用2g阿莫西林；（2）术前服用2g阿莫西林，并在术后7天内每天服用2次1g阿莫西林；（3）术后7天内每天服用1g阿莫西林；（4）术前、术后均不使用抗生素（对照组）。在种植体植入后3个月抗生素使用组未发生种植体失败，但未使用抗生素的对照组中有2颗种植体发生失败[5]，然而这两者间的差异无统计学意义。

Resnik和Misch教授于2008年提出了抗生素预防性应用原则[3]，并将患者按手术操作及易感染的程度进行分类，分类如下：

1类：低感染风险患者，包含单纯拔牙而无额外植骨等其他手术操作的健康患者。此类患者在术后不需服用任何抗生素，在术前及术后使用0.12%氯己定含漱即可。此类患者不包含种植体手术的患者。

2类：中度感染风险患者，包含拔牙创伤较大、行拔牙位点保持或即刻种植的患者。此类患者可在术前及术后使用0.12%氯己定漱口，每天漱口2次直至拆除缝线。

3类：中度至高度感染风险患者，包含植入多颗种植体且大范围翻瓣，以及行多颗即刻种植体植入并进行骨增量手术患者。此类患者可在术前使用1单位的抗生素及术后连续3天服用3单位抗生素，每天使用0.12%氯己定漱口2次直至拆除缝线。

4类：高度感染风险患者，包含行上颌窦底提升术及块状骨移植患者，以及行2类和3类手术且全身健康状况不佳的患者。此类患者可在术前使用1单位的抗生素及术后连续5天服用3单位抗生素，以及每天使用0.12%氯己定漱口2次直至拆除缝线。

5类：高度感染风险患者，包含所有上颌窦骨增量手术患者。此类患者可在术前1天使用抗生素（确保上颌窦膜组织内含有抗生素），术后连续5天使用β-内酰胺类抗生素，因为导致上颌窦感染的致病菌多为β-内酰胺酶的病原菌。此外，推荐患者术后每天使用0.12%氯己定漱口2次直至拆除缝线。

E：

青霉素类药物存在较高的致敏性，症状包含发烧、丘疹（斑丘疹和荨麻疹）、过敏、剥脱性皮炎、多形性红斑、血清病、溶血性贫血等[13]。对于肾功能不良患者若静脉滴注高剂量的青霉素可能会引起中枢神经系统的毒性反应[14]。头孢菌素类药物可引起腹泻、假膜性结肠炎，有时也会引起过敏反应，包括药物发热、皮疹、间质性肾炎，严重时甚至会直接危及生命[15]。

克林霉素最常见的副作用是腹泻和由艰难梭菌引起的结肠炎[16]。克林霉素很少引起发热、皮疹、血液病、肝中毒。多西环素有时也会引起腹泻、光敏性皮疹、肝炎、食管溃疡或狭窄（老年患者多发）[17]。氨基糖苷类药物可能会导致肾毒性、非少尿型急性肾衰竭、耳毒性（听觉和前庭）、神经肌肉阻滞（罕见于重症肌无力的患者）、肾脏疾病、高镁血症及低钙血症[18]。

大环内酯类药物的不良反应包括恶心、呕吐、腹痛、腹泻、抗生素相关性结肠炎（罕见）、胰腺炎、胆汁淤积性黄疸、急性肝炎、味觉异常（克拉霉素）及可逆的耳毒性[19]，而克拉霉素和阿奇霉素引起的胃肠道不良反应少于红霉素。

F：

抗生素的全身用药需特别注意避免细菌产生耐药性[1,3]，因此使用抗生素时需遵循以下原则：（1）只有当评估后确认患者符合抗生素使用的适应证时才可使用抗生素；（2）尽可能使用窄谱抗生素；（3）最强的抗生素仅在严重感染危及患者生命时使用；（4）早期停用抗生素以减少耐药性的发生。在预防性应用抗生素时，应采取短期用药的方法，仅在手术开始前（术前2小时）及术区创伤恢复期间使用，保持手术过程前后体内具有足够浓度的抗生素即可[1,3]。

阿莫西林为最常用的抗生素（见自学问题回答C），虽然在自学问题回答A中，Brånemark教授所提出的抗生素使用原则提倡使用窄谱抗生素，但需注意的是，Brånemark教授的建议是针对无牙周疾病的患者。因此，窄谱抗生素适用于牙周健康状态良好的患者。

G：

就目前的研究结果而言，延长抗生素治疗疗程不能提高种植治疗效果，Binahmed[20]等学者将215名种植患者分为术前使用抗生素组及术前和术后7天均使用抗生素组并进行比较，研究结果显示，两组间种植疗效无显著性差异[20]。Kashani[11]等对比术后1天及术后连续7天的服用抗生素种植治疗效果，结果也相同，两组间的种植疗效无显著性差异。

H：

种植术前与内科医师会诊，评估患者的易感程度，确认当前的用药十分重要[21]。除此之外，还应清楚患者的系统性疾病史及用药史，避免种植患者服用抗生素后发生交叉反应。

结论

不可采用宽泛的原则评估种植手术患者是否需术前及术后预防性使用抗生素。应详细询问患者的用药史及全身状况，进行个性化评估后决定抗生素应用的选择。

有研究指出，种植患者使用抗生素治疗可增加种植早期成功率，然而抗生素的过量使用会引起细菌耐药性的增加。因此，对于种植患者的抗生素使用不可盲目。假定抗生素的预防性应用可显著降低种植体的早期失败率这一观点是正确的，但这也仅仅是从口腔局部的视角得出的结论。本章节的临床决定由患者及所有参与治疗的临床医师共同完成的，这样更有利于为患者提供最佳的抗生素使用方案。

对于本章节病例，因其患有1型糖尿病，不建议术前使用阿莫西林，而建议术后预防性服用抗生素。虽然抗生素的超量使用会导致细菌产生耐药性[22]，然而在内科医师指导下抗生素仍可应用于某些特殊情况。如何对种植患者合理应用预防性抗生素仍是目前需解决的核心内容。

病例6

种植体周围炎的手术治疗

病例介绍

患者，56岁，白人男性。主诉：右下种植牙刷牙时不适且出血。患者数年前#14行种植体支持式单冠修复，#37、#36及#44～#46行种植体支持式联冠修复。#44～#46区在种植体植入前行引导骨再生术（GBR）。患者上颌后牙因龋缺失数年，自诉每6个月进行一次牙周支持治疗，每天刷牙2次并至少使用1次牙线。口腔检查见该患者口内存在多个修复体，包含单冠及固定桥修复。

学习目标

■ 理解种植体周围炎的手术治疗原理

■ 理解种植体周围炎手术治疗的适应证

■ 掌握种植体周围炎的手术治疗操作

■ 在种植体周围炎的手术治疗中，合理选择切除性手术与再生性手术的适应证

■ 掌握影响种植体周围炎手术治疗疗效的因素

既往史

患者有高血压，目前服用药物控制赖诺普利（利压定，40mg/d），在种植治疗时期患者曾自行服用鱼油、绿茶和覆盆子。

一般情况

- 重要生命体征
  - 血压：135/78mmHg
  - 心率：69次/分钟
  - 呼吸：15次/分钟

社会与行为史

患者自诉无吸烟及酗酒，偶尔会饮用少量啤酒。

口外检查

患者颌面部无明显异常，颞下颌关节运动无异常，左右面部对称，未触及肿大淋巴结。

口内检查

- 口腔肿瘤筛查阴性
- 舌体、口底、颊黏膜等软组织无异常
- 牙周检查显示多数天然牙探诊深度为2～3mm，仅#32天然牙及#36、#44、#45和#30种植体的探诊深度>5mm（图1）
- 局限性牙龈炎
- #45种植体周围存在化脓性感染
- 牙槽骨存在广泛性中度水平向骨吸收

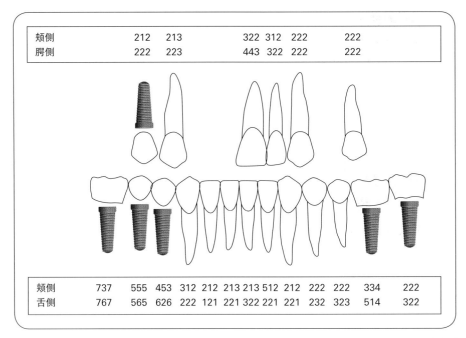

颊侧		212	213			322	312	222		222				
腭侧		222	223			443	322	222		222				

颊侧	737	555	453	312	212	213	213	512	212	222	222	334		222
舌侧	767	565	626	222	121	221	322	221	221	232	323	514		322

图1：初诊时牙周探诊检查表，#14区种植体已行种植体支持式单冠修复，#37~#36及#44~#46已行种植体支持式联冠修复

- 口内存在多颗修复体，包含单冠及固定桥修复。

咬合检查

- 咬合稳定，无𬌗干扰
- 覆盖：3mm
- 覆𬌗：3mm
- 无反𬌗
- 双侧尖牙𬌗关系为安氏Ⅰ类

影像学检查

图2和图3为患者的全口根尖片及曲面体层片，

影像学检查结果显示患者牙槽骨存在轻至中度水平骨吸收，#33天然牙近中区存在角形吸收，#46种植体周围存在环形吸收，牙槽骨呈不规则形态。

诊断

- 广泛性轻重度牙周炎伴局限性慢性重度牙周炎
- #36、#44、#45和#46种植体周围炎
- 上颌牙列缺损

治疗计划

该患者的治疗计划包含口腔卫生指导、口腔洁

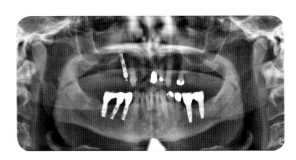

图2：清创术前曲面体层片

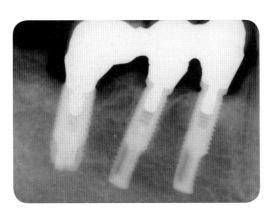

图3：清创术前根尖片

治、刮治及根面平整等牙周基础治疗，#44、#45和#46种植体行翻瓣清创术及#32区行引导组织再生术（GTR）。

治疗程序

牙周基础治疗结束后，#44、#45和#46种植体周围探诊深度仍有4～7mm且存在探诊出血。图4和图5为治疗前的口内照。术前采用2支含1∶100000肾上腺素的2％利多卡因行局部浸润麻醉。于

#44～#46区域内行沟内切口，在#44区近中颊侧做附加切口。翻开术区颊侧及腭侧黏骨膜瓣（图6和图7），彻底清理种植体表面感染物质，在去净种植体周围肉芽组织后评估种植体周围骨组织缺损状态（图7）。使用0.12％氯己定及生理盐水彻底清洗种植体表面。在#44和#45种植体舌侧行骨修整手术，去除宽度2mm左右的骨内浅袋（图7和图8）。术后采取垂直褥式缝合关闭创面。嘱该患者术后7天服用抗生素（阿莫西林500mg），每天3次。术后

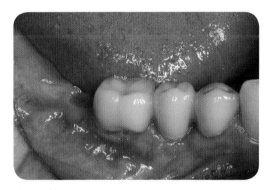

图4：清创术前口内照（颊面观）

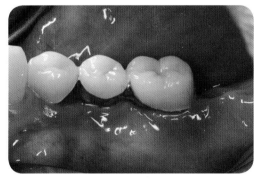

图5：清创术前口内照（舌面观）

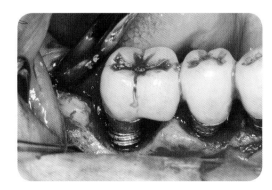

图6：术区翻瓣后颊面观

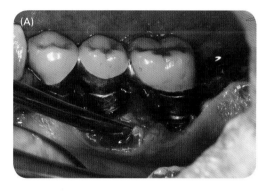

图7：（A，B）术区翻瓣后舌面观，可见#44和#45舌侧存在骨内袋

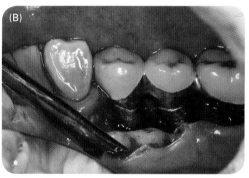

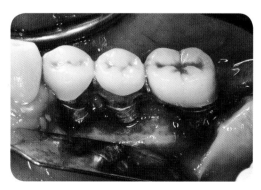

图8：清创术后舌面观，已将骨内袋磨除

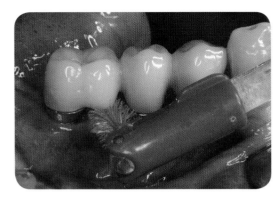

图9：清创术后患者可使用邻间隙刷清洁术区

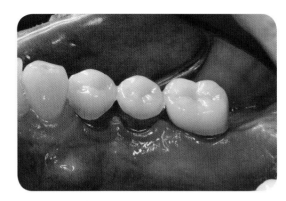

图11：术后2.5年复查时口内照（舌面观）

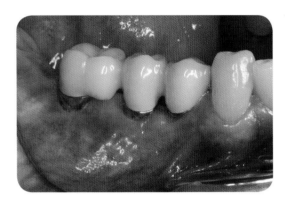

图10：术后2.5年复查时口内照（颊面观）

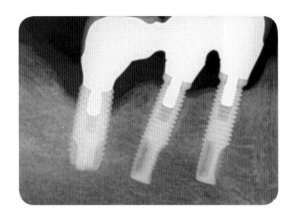

图12：术后2.5年复查时根尖片

3个月观察到种植体之间形成间隙可允许邻间隙，刷通过进行清洁（图9）。与清创术前相比，清创术后种植体周围炎性反应明显减轻。清创术后2.5年种植体周围组织仍保持临床稳定状态（探诊深度均<3mm且无探诊出血）（图10～图12）。清创术后患者每3个月复查时，指导患者如何使用邻间隙刷并再次重申维护口腔卫生的重要性。

讨论

此病例中，患者在切除性手术之前采用了非手术治疗。但由于（治疗结束后）仍然存在5mm以上的探诊深度及探诊出血，因而随后进行了种植体表面感染物质的清创术。菌斑生物膜被认为是引起种

植体周围炎的致病因素[1]，因此手术治疗的目的就在于去除种植体表面的菌斑生物膜。动物体内研究显示，去除种植体表面感染物质可能促进种植体再次形成骨结合[2-3]。一项近期的研究指出，感染的粗糙表面种植体在彻底清创后可再次形成骨结合[1]。

影响彻底清理感染种植体表面的因素有很多。其中一个重要的因素是种植体表面清理时的可视性[4]。影像学检查不易发现粘接剂残留可能引起种植体周围炎。此病例中，种植体清理过程中所有表面均清晰可见[4]。

影响种植体表面清理的因素还包括种植体周围骨缺损的大小和形态。种植体周围骨缺损可分为：骨

内袋（1～4壁骨缺损）、骨开裂或水平骨吸收[5]。本章病例患者为水平向骨吸收伴骨内袋（图6和图7）。由于#44、#45和#46种植体区存在水平向骨吸收，且#44和#45种植体舌侧存在骨内袋，因此选择翻瓣直视下对种植体表面进行清创。该患者的骨内袋宽而浅（仅2mm），并非骨组织再生治疗的适应证，因此决定进行切除性手术去除骨内袋，同时也有利于龈瓣复位。

修复体的设计也会影响患者和口腔医师进行卫生维护。此病例患者在种植体清创术实施前由于上部修复体结构体积过大，导致患者无法有效地使用邻间隙刷。术后增大了邻间隙才得以让患者能使用邻间隙刷进行彻底的清洁（图9）。

与其他牙周手术治疗相同，患者的系统性疾病及既往史（如吸烟或无法控制的糖尿病等）均会影响临床治疗效果。本例患者自身并无其他相关的系统性疾病史。患者口腔卫生状况在基础治疗后的整个治疗周期中均维护良好。患者定期随访进行专业牙周维护，这也是清创治疗术长期成功至关重要的因素。

自学问题

A：种植体周围炎手术治疗的目的是什么？

B：种植体周围炎手术治疗与非手术治疗哪一种效果更好？

C：哪些种植体周围炎患者适合采取手术治疗？

D：种植体周围炎的手术治疗有哪些方案？

E：感染种植体表面清创的手段有哪些？

F：何时需采取激光进行手术治疗？

G：当决定进行手术治疗时，如何选择切除性手术与引导组织再生术？

H：影响清创手术疗效的因素有哪些？

I：种植体周围炎手术治疗的可预期性如何？

J：种植体周围炎的引导骨组织再生术能否使种植体再次形成骨结合？还是仅将植骨材料充填于骨缺损处？

参考文献

[1] Parlar A, Bosshardt DD, Cetiner D, et al. Effects of decontamination and implant surface characteristics on re-osseointegration following treatment of peri-implantitis. Clin Oral Implants Res 2009;20:391–399.

[2] Claffey N, Clarke E, Polyzois I, Renvert S. Surgical treatment of peri-implantitis. J Clin Periodontol 2008;35:316–332.

[3] Lindhe J, Meyle J; Group D of European Workshop on Periodontology. Peri-implant diseases: Consensus Report of the Sixth European Workshop on Periodontology. J Clin Periodontol 2008;35:282–285.

[4] Wadhwani C, Hess T, Faber T, et al. A descriptive study of the radiographic density of implant restorative cements. J Prosthet Dent 2010;103:295–302.

[5] Schwarz F, Herten M, Sager M, et al. Comparison of naturally occurring and ligature-induced peri-implantitis bone defects in humans and dogs. Clin Oral Implants Res 2007;18:161–170.

[6] Schou S, Berglundh T, Lang NP. Surgical treatment of peri-implantitis. Int J Oral Maxillofac Implants 2004;19:140–149.

[7] Renvert S, Roos-Jansåker AM, Claffey N. Non-surgical treatment of peri-implant mucositis and peri-implantitis: a literature review. J Clin Periodontol 2008;35(8 Suppl):305–315.

[8] Klinge B, Meyle J; Working Group 2. Peri-implant tissue destruction. The Third EAO Consensus Conference 2012. Clin Oral Implants Res 2012;23:108–110.

[9] Mombelli A, Lang NP. The diagnosis and treatment of periimplantitis. Periodontol 2000 1998;17:63–76.

[10] Heitz-Mayfield LJA, Lang NP. Antimicrobial treatment of peri-implant diseases. Int J Oral Maxillofac Implants 2004;19:128–139.

[11] Jovanoic SA. The management of peri-implant breakdown around functioning osseointegrated dental implants. J Periodontol 1993;64:1176–1183.

[12] Gupta HK, Garg A, Bedi NK. Peri-implantitis: a risk factor in implant failure. J Clin Diagn Res 2011;5:138–141.

[13] Leonhardt A, Dahlén G, Renvert S. Five-year clinical, microbiological, and radiological outcome following treatment of peri-implantitis in man. J Periodontol 2003;74:1415–1422.

[14] Chen S, Darby I. Dental implants: maintenance, care and treatment of peri-implant infection. Aust Dent J 2003;48:212–220.

[15] Romeo E, Lops D, Chiapasco M, et al. Therapy of peri-implantitis with resective surgery. A 3-year clinical trial on rough screw-shaped oral implants. Part II: radiographic outcome. Clin Oral Implants Res 2007;18:179–187.

[16] Froum SJ, Froum SH, Rosen PS. Successful management of peri-implantitis with a regenerative approach: a consecutive series of 51 treated implants with 3- to 7.5-year follow-up. Int J Periodontics Restorative Dent 2012;32:11–20.

[17] Dörtbudak O, Haas R, Bernhart T, Mailath-Pokorny G. Lethal photosensitization for decontamination of implant surfaces in the treatment of peri-implantitis. Clin Oral Implants Res 2001;12:104–108.

[18] Schwarz F, Sahm N, Iglhaut G, Becker J. Impact of the method of surface debridement and decontamination on the clinical outcome following combined surgical therapy of peri-implantitis: a randomized controlled clinical study. J Clin Periodontol 2011;38(3):276–284.

[19] Schwarz F, Hegewald A, John G, et al. Four-year follow-up of combined surgical therapy of advanced peri-implantitis evaluating two methods of surface decontamination. J Clin Periodontol 2013;40:962–967.

[20] Mailoa J, Lin GH, Chan HL, et al. Clinical outcomes of using lasers for peri-implantitis surface detoxification: a systematic review and meta-analysis. J Periodontol 2014;85(9):1194–1202.

[21] Romeo E, Ghisolfi M, Murgolo N, et al. Therapy of peri-implantitis with resective surgery. A 3-year clinical trial on rough screw-shaped oral implants. Part I: clinical outcome. Clin Oral Implants Res 2005;16:9–18.

[22] Wetzel AC, Vlassis J, Caffesse RG, et al. Attempts to obtain re-osseointegration following experimental peri-implantitis in dogs. Clin Oral Implants Res 1999;10:111–119.

[23] Yeung SC. Biological basis for soft tissue management in implant dentistry. Aust Dent J 2008;53:S39–S42.

[24] Frisch E, Ziebolz D, Vach K, Ratka-Krüger P. The effect of keratinized mucosa width on peri-implant outcome under supportive postimplant therapy. Clin Implant Dent Relat Res 2015;17(Suppl 1):e236–e244.

[25] Brito C, Tenenbaum HC, Wong BK, et al. Is keratinized mucosa indispensable to maintain peri-implant health? A systematic review of the literature. J Biomed Mater Res B Appl Biomater 2014;102(3):643–650.

[26] Gobbato L, Avila-Ortiz G, Sohrabi K, et al. The effect of keratinized mucosa width on peri-implant health: a systematic review. Int J Oral Maxillofac Implants 2013;28(6):1536–1545.

[27] Lin GH, Chan HL, Wang HL. The significance of keratinized mucosa on implant health: a systematic review. J Periodontol 2013;84(12):1755–1767.

[28] Charalampakis G, Rabe P, Leonhardt A, Dahlén G. A follow-up study of peri-implantitis cases after treatment. J Clin Periodontol 2011;38:864–871.

自学问题回答

A：

种植体周围炎手术治疗的目的是暴露种植体表面，清理种植体表面感染物质，从而清除炎症病变，阻止疾病进展，维持种植体周围组织的健康[3,6]。此外，种植体周围炎手术治疗还可能促进骨缺损处骨组织再生，使种植体再次形成骨结合。

B：

种植体周围黏膜炎可仅通过非手术治疗去除菌斑微生物来获得良好的治疗效果[7]。然而，对于种植体周围炎，单纯的非手术治疗通常难以获得良好的治疗效果[8]。对于种植体周围炎，手术治疗效果优于非手术治疗，因为手术治疗能充分暴露种植体周围组织，从而彻底清除种植体表面肉芽组织及感染性物质[7]。但是，在所有手术治疗前，均应先进行非手术治疗，以便对术区的预后、患者的依从性和口腔卫生状态进行评估。

C：

种植体周围炎手术治疗的适应证为种植体周围已形成巨大的骨内袋（探诊深度>5 mm）并存在骨吸收[9]。当患者处于急性感染阶段时，首先应进行抗感染治疗，待术区无明显感染后再进行手术治疗，手术治疗前需对患者进行口腔卫生指导[10]。

在手术治疗开始前，应先明确骨缺损类型，再根据缺损类型选择合适的治疗方式。当种植体周围垂直向骨缺损<3mm或存在1～2壁骨缺损时，可采用切除性手术消除牙周袋，恢复正常的骨形态[11]；当种植体周围发生环形骨吸收或存在3壁骨缺损时，则应采用引导骨组织再生术及骨移植方法来实现缺损区骨组织再生[12]。

D：

- *翻瓣清创术*。许多动物实验研究结果显示，种植体周围炎翻瓣的清创治疗比不翻瓣的清创更加有效[2]。一项病例研究报道了翻瓣清创治疗种植体周围炎的长期疗效。结果显示58%的种植体可完全治愈[13]。但是，在接受治疗的26颗种植体中，仍有7颗种植体发生失败，另有4颗种植体炎症持续发展未得到控制[13]。

- *骨修整术*。骨修整术包含骨切除术和骨成形术，配合根向复位瓣缝合。骨修整术的目的在于减少探诊深度和创造良好的软组织形态，以便患者进行自我口腔卫生维持，维持种植体周围健康状态。然而出于美观考虑，骨修整术一般仅适用于非美学区域的种植体[14]。

- *引导骨组织再生术*。引导骨组织再生术的目的在于尝试重建种植体周围缺损组织。特别适用于治疗种植体周围的"弹坑状"缺损或骨内袋。通常采用自体骨、同种异体骨和异种异体骨联合使用可吸收或不可吸收膜[2]。研究报道，种植体清创术搭配引导骨组织再生术的治疗效果要优于单纯进行清创术[2]。目前，对于植骨后是否盖膜的研究结果有争议[2]，然而，引导骨组织再生术的治疗效果是毋庸置疑的。

E：

- *机械清创术*。机械清洁感染种植体的表面可使用以下器械：
  - 专门设计的纯钛、塑料或全瓷刮匙

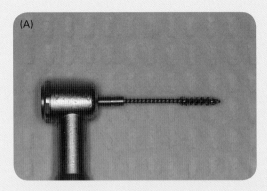

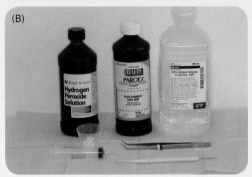

图13：种植体表面清理。（A）机械清洁的钛制清洁刷。（B）化学清洁（如过氧化氢、葡萄糖酸氯己定）与无菌生理盐水冲洗

- 带塑料洁治头或特氟龙涂层的超声洁治器
- 磨砂仪器
- 纯钛旋转刷头（TiBrush）（图13A）
- 掺铒铝石榴石激光（铒激光）
- 种植体表面成形术为直接磨除种植体表面暴露的螺纹。一项影像学研究对比了切除性手术结合种植体表面成形术与单纯切除性手术的治疗效果。结果显示种植体表面成形术有利于提高种植体留存率[15]。
- *化学清创术*。通常建议在机械清创后立即行化学清创。可使用葡萄糖酸氯己定、过氧化氢、柠檬酸和盐酸四环素去除种植体表面玷污层，然后，用无菌盐水溶液彻底冲洗种植体表面（图13B）。虽然化学清创方法有很多，但其中最为出名的是"Froum法"，共包括6个步骤：[16]

1. 首先于种植体表面涂布小苏打粉
2. 使用无菌生理盐水冲洗种植体
3. 用棉球或小毛刷浇蘸四环素涂布种植体表面
4. 使用碳酸氢盐颗粒喷涂种植体表面
5. 0.12%葡萄糖酸氯己定冲洗种植体
6. 再次使用无菌生理盐水冲洗种植体

F：

　　激光可用于种植体表面清理。一项临床研究通过测量激光照射种植体后残留的牙周致病菌（伴放线聚集杆菌、牙龈卟啉单胞菌和中间普氏菌）的水平来评估激光对于种植体周围炎的疗效。研究结果显示激光治疗可显著地减少上述细菌的数量[17]。在所有的激光中，铒激光在临床上最常使用，因为它具有去除牙结石、清理肉芽组织和种植体表面的良好特性。一项随机对照研究对比了铒激光和塑料刮匙+棉球+无菌生理盐水对种植体周围炎的治疗效果，研究结果显示，无论在术后6个月的随访[18]或术后4年的随访[19]，两组的治疗结果均无显著性差异。一项近期的系统综述指出与传统种植体表面清理方式相比，激光治疗短期内可更大程度减少探诊深度[20]。

G：种植体周围炎骨缺损的形态决定了选用骨修整术或是引导骨再生术[21]。对于一些特殊情况，如非美学区的种植体周围炎伴随骨上袋或1壁骨缺损，通常建议采取骨修整术、种植体表面成形结合根向复位瓣进行治疗[21]。而引导骨组织再生术更加适合于治疗能够有效容纳植骨材料的"弹坑状"缺损（图14）[5]。

H：

　　影响种植体周围炎清创疗效的因素有许多：

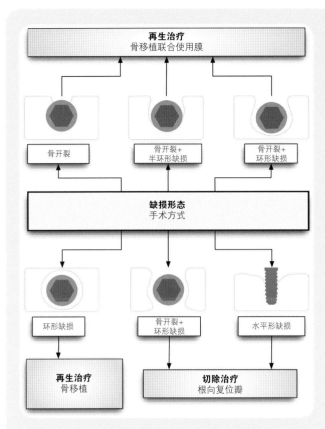

图14：不同骨壁缺损形态的治疗方案

如种植体周围骨缺损的形态和种植体的表面结构等。许多研究建立不同形态骨缺损的动物模型，并在此基础上研究不同骨缺损形态对种植体周围炎手术治疗效果的影响，通过组织学检查结果发现：骨缺损间隙的宽度与清创手术疗效之间具有相关性[2]。此外，植骨材料的使用有利于提高治疗效果。种植体周围深而窄骨缺损的治疗疗效要优于浅而宽的骨缺损[2]。此外，种植体周围多壁骨缺损的骨再生治疗的成功率要高于1壁骨缺损（如3壁优于1壁）[2]。

种植体的表面形态可能会影响种植体周围不同的骨缺损形态[2]。有研究指出，当等离子涂层和表面喷砂处理的种植体及机械表面纯钛种植体发生种植体周围炎时，周围所形成的骨缺损形态大小无显著性差异[22]，而羟基磷灰石涂层的种植体易于形成较大的骨缺损，从而引起种植

体周围炎[2]。

此外，另一项影响种植体周围炎疗效的因素为种植体周围是否具有足够的角化附着龈。虽然目前研究中很少涉及对治疗前后种植体周围角化龈宽度的报道[2]，但角化龈的缺失会导致种植体周围的卫生状况难以维持[23]。目前对于种植体周围存有角化龈是否为维持植体周围组织健康所必需，这一观点仍存有广泛争议[24]，但近期一项系统综述指出，种植体周围缺乏角化附着龈，更易引起炎症相关的临床指数增加，且口腔卫生状况难以维持[25-27]的。但由于这项研究纳入研究数量有限且异质性较大，因此证据强度有限。

I:

种植体周围炎的手术疗效受到许多因素影响，其成功率的相关报道的随访目前仅限于3～7.5年[16]，至今尚无长期的随访研究报道。种植体周围炎手术治疗在第6年的成功率可达45.3%[28]。在研究中可观察到单纯翻瓣清创配合使用抗生素治疗种植体仍然会发生失败，而引导骨组织再生术结合抗生素治疗种植体容易获得成功，但两者间的差异并无统计学意义[28]。而在翻瓣清创、骨修整、抗生素应用和根向复位瓣缝合联合实施后，种植体周围炎的治疗则更容易获得成功[28]。

J:

种植体周围再次形成骨结合是指在种植体因感染丧失周围骨组织后，在清创术的基础上，所填入的植骨材料能再次与种植体表面形成骨结合。欧洲第六届牙周病研讨会的共识报告提出，感染种植体在表面清创后进行引导骨组织再生术，可促进骨形成并在种植体表面再次形成骨结

合[3]。然而，一些研究指出不同种植体表面再次形成骨结合的效率各异[16]。目前种植体再次形成骨结合的相关研究仅限于动物组织学实验，未在人体中进行的临床组织学证明证实。许多临床研究，仅是在术后影像学检查中观察到再生手术后骨的形成（图15），而骨结合确认必须通过组织学检查。

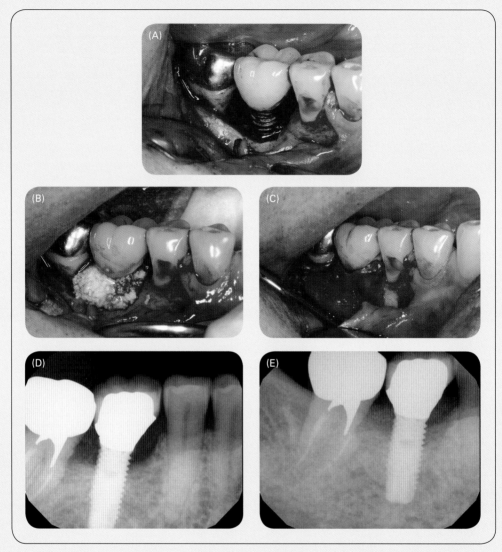

图15：种植体周围炎的引导骨组织再生治疗。（A）术区翻瓣后颊面观，可见水平向及垂直向骨缺损。（B）将釉基质提取物及异种骨（DBBM）植入骨缺损区。（C）胶原膜覆盖植骨材料表面。（D）术前根尖片。（E）术后根尖片

病例7

失败种植体的拔除及再种植

病例介绍

患者，58岁，女性。主诉：#17和#16种植术区疼痛不适。患者偶尔自觉晕眩和耳鸣，于24年前行缺失牙种植修复。影像学检查见#17、#16、#26和#27区已植入光滑表面种植体，#25区及双侧下颌后牙区植入叶状种植体。患者治疗计划为采用种植体取出工具微创拔除#17和#16种植体。图1和图2为该患者种植体拔除前的临床及影像学检查。

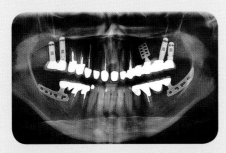

图1：影像学检查中可见#16种植体顶端周围存在低密度影

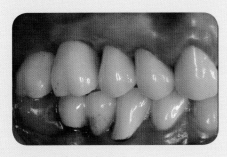

图2：#17和#16种植牙颊面观

学习目标

■ 理解可能引起种植体失败的原因
■ 掌握失败种植体的微创拔除术
■ 理解各种种植体拔除术的优缺点

既往史

患者全身健康状况良好，自诉对灰尘过敏。

一般情况

* 重要生命体征
  ○ 血压：155/93mmHg
  ○ 心率：78次/分钟
  ○ 呼吸：16次/分钟

社会与行为史

患者偶尔吸烟及饮酒。

口外检查

患者颌面部无肿胀及包块，未触及肿大淋巴结，开口度正常，开口型稍偏斜。

口内检查

* 口腔软组织检查无异常，未查及可疑癌性病变
* 边缘龈充血

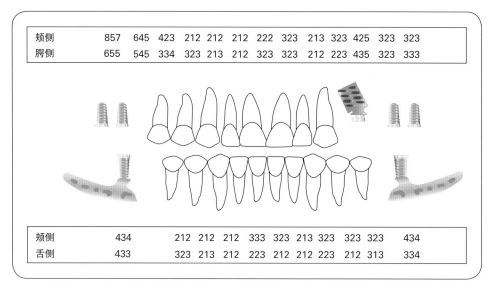

| 颊侧 | 857 | 645 | 423 | 212 | 212 | 212 | 222 | 323 | 213 | 323 | 425 | 323 | 323 |
| 腭侧 | 655 | 545 | 334 | 323 | 213 | 212 | 323 | 323 | 212 | 223 | 435 | 323 | 333 |

| 颊侧 | 434 | | 212 | 212 | 212 | 333 | 323 | 213 | 323 | 323 | 323 | | 434 |
| 舌侧 | 433 | | 323 | 213 | 212 | 223 | 212 | 212 | 223 | 212 | 313 | | 334 |

图3：全口天然牙和种植体周探诊深度

图3为该患者的牙周量表。

咬合检查

患者侧向𬌗为组牙功能𬌗，Spees曲线平直，磨牙𬌗关系为安氏Ⅰ类（图2）。

影像学检查

#16种植体邻近上颌窦底，右上颌窦内可见低密度影像（图1）。

诊断

慢性牙周炎（图3），缺牙区牙槽骨为Seibert Ⅲ型（存在水平向及垂直向骨吸收），角化附着龈缺失，前庭沟较浅。慢性上颌窦炎，#17和#16失败种植体。

治疗计划

患者#17、#16种植体感染，右侧上颌窦炎，嘱患者服用阿莫西林875mg 2天。拔除失败种植体。使用种植体取出工具微创拔除感染种植体，并同期在种植窝内植入骨粉覆盖可吸收胶原膜，在胶原膜上方使用钛支架加强膨体聚四氟乙烯（ePTFE）膜覆盖。

术前沟通

术前回顾患者全身系统状况。将治疗的益处和风险详细告知患者。患者知情后同意拔除感染种植体。

种植体拔除过程

4mg咪达唑仑静脉麻醉后，于局部区域行局部浸润麻醉（3单位4%阿替卡因+1∶100000肾上腺素）。去除#17和#16修复体（图4和图5），使用#15刀片做#17和#16区颊侧沟内切口，并翻瓣显露术区（图6）。

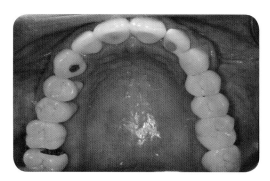

图4：上颌𬌗面观

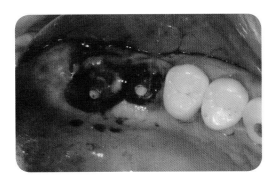

图5：#17和#16种植牙去除冠修复体

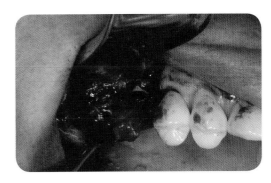

图6：#17和#16区颊侧翻瓣

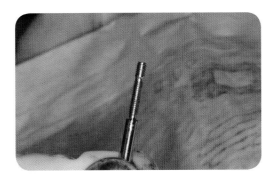

图7：种植体取出螺丝

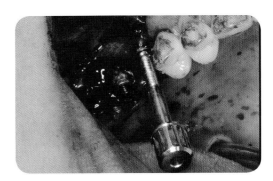

图8：将取出螺丝以35N·cm力矩连接到种植体上

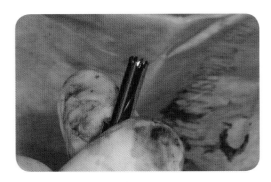

图9：种植体取出螺丝外套管

　　暴露种植体后，使用种植体取出工具拔除种植体。首先以35N·cm扭矩将取出螺丝连接于种植体平台（图7和图8）。随后安放取出螺丝外套管（图9），以逆时针方向加扭矩至300N·cm（图10和图11）。

　　#17和#16种植体拔除后（图12~图14）可见#17种植体拔除窝远中存在感染组织（图15）。使用血管钳去除所有感染肉芽组织，甲硝唑溶液冲洗术区。清理感染组织，使用骨锉修整牙槽嵴（图

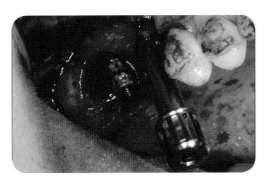

图10：将种植体取出螺丝外套管安装于种植体取出螺丝上

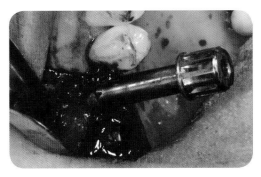

图11：将种植体取出螺丝外套管以300N·cm扭矩逆时针方向转动

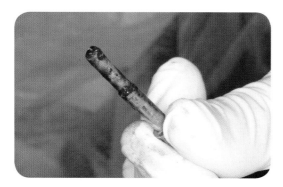

图12：微创拔除种植体

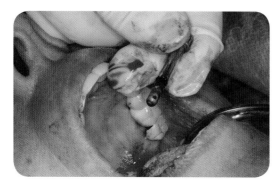

图13：拔除#16感染种植体

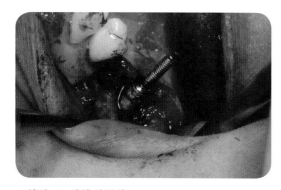

图14：拔除#17感染种植体

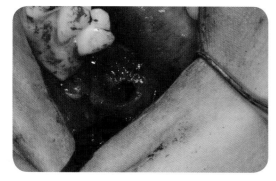

图15：#17区存在大量肉芽组织

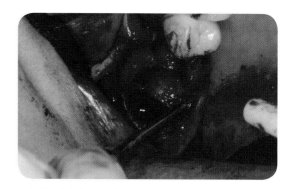

图16：清除残余肉芽组织

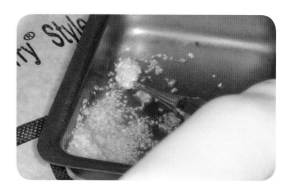

图17：250mg/mL甲硝唑溶液浸泡植骨材料

16）。

将冻干骨植骨材料（FDBA）放置于250mg/mL甲硝唑溶液中浸泡15分钟后（图17），植入术区（图18）。覆盖Cytoplast胶原膜（图19）及不可吸收的Cytoplast钛网膜（图20和图21）。最后以Cytoplast缝线连续缝合关闭创口（图22）。术后3周拆除缝线及不可吸收膜（图23），术后4周观察术区愈合良好（图24）。

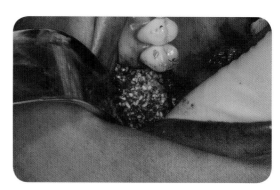

图18：将植骨材料植入#17和#16窝洞区域

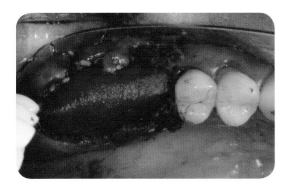

图19：固定Cytoplast可吸收胶原膜

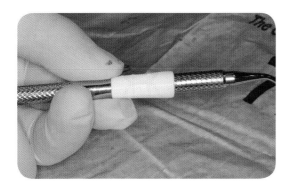

图20：将Cytoplast钛网膜塑形

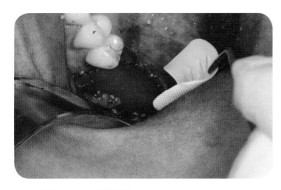

图21：固定Cytoplast钛网膜

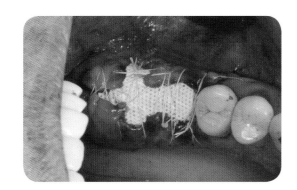

图22：用Cytoplast钛网膜关闭术区创口

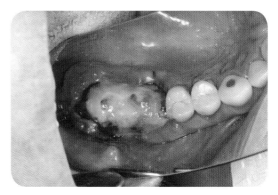

图23：拆线时去除钛网膜后可见胶原膜仍位于原位

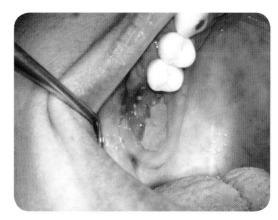

图24：种植体拔除术后4周

讨论

本病例在种植体植入24年后才发生种植体周围炎，需要微创拔除种植体，行引导骨组织再生术。

车针、环钻、牙挺、拔牙钳、超声骨刀等器械均可用于拔除种植体。这些器械的使用常常会去除过多的牙槽骨，不利于术区牙槽骨的保留。因此，在拔除种植体时，应尽可能选择微创操作，保留局部牙槽骨以便于后续治疗[1]。

许多种植医师认为，只要种植体未脱落或未发生松动，即可认为是成功种植体。然而通常这类种植体实为"留存的种植体"而非"成功的种植体"。种植体留存和成功的概念常常被混淆，留存的种植体为仍存在口腔内的种植体，无论种植体本身是否存在生物学或机械并发症；而种植体成功的定义是种植体长期（10年以上）无松动，影像学检查种植体周围无明显低密度影像，第1年垂直骨吸收<0.2mm，种植体周围无炎性反应，无疼痛或麻木感等[2-4]。

种植体的成功很大程度上取决于种植体是否受到细菌感染[1]，因此，种植术前的基础治疗十分重要，包括：口腔卫生的维护、牙周治疗及牙髓治疗。这些均有利于种植术后良好的愈合。

种植体的失败可分为早期失败及晚期失败。种植体的晚期失败多数为种植体周围炎、种植体折断、种植体负载过重及殆创伤等。而因种植体周围炎引起的种植体失败，临床症状多数与牙周炎相似，包括探诊出血、探诊深度增加（>4mm）、疼痛、化脓和牙槽骨吸收等[2,5-6]。研究显示，种植体早期失败的发生率显著大于晚期失败[6]。

种植体周围炎可采取手术治疗及非手术治疗两种治疗方式来清除种植体表面感染物质[7]。而发生种植体周围炎的种植体若邻近上颌窦时，通常容易并发进行性上颌窦炎[8-9]。有研究指出，导致种植体进入到上颌窦内的原因之一为种植体周围的炎性反应[10]。

有学者提出，使用反转扭矩扳手拔除种植体可最大限度降低种植体拔除过程中对周围组织的损伤[2]。然而，对于种植体仍然存在部分骨结合时，则不能使用反转扭矩扳手，因为此时种植体内部连接的强度通常弱于拔除时的扭矩。

自学问题

A：种植体拔除方式有哪些？

B：哪种拔除种植体的方式所造成的创伤最小？

C：文献报道发生折断的种植体有哪3种取出方法？

参考文献

[1] Porter JA, von Fraunhofer JA. Success or failure of dental implants? A literature review with treatment considerations. J Acad Gen Dent 2005;53(6):423–432.

[2] Froum S, Yamanaka T, Cho SC, et al. Techniques to remove a failed integrated implant. Compendium 2011;32(7):2–50.

[3] Simonis P, Dufour T, Tenebaun H. Long-term implant survival and success: a 10–16 year follow-up of non-submerged dental implants. Clin Oral Implants Res 2010;21(7):772–777.

[4] Albrektsson T, Zarb G, Worthington P, Eriksson AR. The long-term efficacy of currently used dental implants: a review and proposed criteria of success. Int J Oral Maxillofac Implants 1986;1(1):11–25.

[5] Kim J-E, Shim J-S, Huh J-B, et al. Altered sensation caused by peri-implantitis: a case report. Oral Maxillofac Surg 2013;116(1):9–13.

[6] Palma-Carrió C, Maestre-Ferrín L, Peñarocha-Oltra D, et al. Risk factors associated with early failure of dental implants. A literature review. Med Oral Patol Cir Bucal 2011;16(4):e514–e517.

[7] Mombelli A, Moëne R, Décaillet F. Surgical treatments of peri-implantitis. Eur J Oral Implantol 2012;5(Suppl):S61–S70.

[8] Prathapachandran J, Suresh N. Management of peri-implantitis. Dent Res J. 2012;9(5):516–521.

[9] Viña-Almunia J, Peñarocha-Diago MA, Peñarocha-Diago M. Influence of perforation of the sinus membrane on the survival rate of implants placed after direct sinus lift. Literature update. Med Oral Patol Oral Cir Bucal 2009;14(3):E133–E136.

[10] Fusari P, Doto M, Chiapasco M. Removal of a dental implant displaced into the maxillary sinus by means of the bone lid technique. Case Rep Dent 2013;2013:260707.

自学问题回答

A：

1. 反转扭矩扳手

2. 超声骨刀或高速手机取出术

3. 环钻取出术

4. 通过电加热器升温种植体，使种植体周围发生骨坏死，取出种植体

B：

　　使用反转扭矩扳手是取出种植体创伤最小的方法。其余种植体拔除术均会损伤种植体周围余留组织。

C：

　　根据折断种植体冠部及根部是否仍存在骨结

合分为3种取出方式：

1. 先取出折断松动的种植体冠部，留下仍存在部分骨结合的种植体根部于骨内，再使用环钻磨除种植体根部及其周围的骨组织，取出种植体根部

2. 使用环钻磨除整个种植体周围的骨组织，先取出折断的种植体冠部，再取出种植体根部

3. 使用环钻磨除种植体冠部及其周围的骨组织，取出折断的种植体冠部，再取出松动的种植体根部

结论

　　种植体微创拔除技术较传统环钻、车针及超声骨刀更有利于保存种植体周围组织，以最小创伤拔

除种植体便于未来的再种植和修复。此病例中，我们采用了一种灵巧的反转扭矩扳手，无创拔除种植体。

（洪国峰　赵　凯　译）